普通高等教育"十三五"规划教材
全国高等医药院校规划教材

耳鼻咽喉头颈外科学

主编　张勤修　刘世喜

U0286974

清華大学出版社

北　京

内容简介

本书参考了国内外相关教材和最新文献,紧扣教学大纲,系统介绍了耳鼻咽喉头颈外科学相关的解剖学、生理学等知识,结合最新医学指南,对耳鼻咽喉头颈外科的常见病、多发病的诊断与治疗进行了详细阐述。本书力求反映学科最新进展,注重培养学生临床思维能力与动手能力。

本书既可作为普通高等医学院校临床医学本科生教材,也可供低年资住院医师、研究生、进修生使用,还可作为执业医师资格考试的参考书。

图书在版编目(CIP)数据

耳鼻咽喉头颈外科学/张勤修,刘世喜主编. —北京:清华大学出版社,2017
(普通高等教育"十三五"规划教材·全国高等医药院校规划教材)
ISBN 978-7-302-45435-9

Ⅰ. ①耳… Ⅱ. ①张… ②刘… Ⅲ. ①耳鼻咽喉科学—外科学—医学院校—教材 ②头—外科学—医学院校—教材 ③颈—外科学—医学院校—教材 Ⅳ. ①R762 ②R65

中国版本图书馆 CIP 数据核字(2016)第 274512 号

责任编辑:罗　健
封面设计:戴国印
责任校对:刘玉霞
责任印制:沈　露

出版发行:清华大学出版社
　　　　网　　　址:http://www.tup.com.cn,http://www.wqbook.com
　　　　地　　　址:北京清华大学学研大厦 A 座　　　　邮　　编:100084
　　　　社 总 机:010-62770175　　　　　　　　　　　邮　　购:010-62786544
　　　　投稿与读者服务:010-62776969,c-service@tup.tsinghua.edu.cn
　　　　质量反馈:010-62772015,zhiliang@tup.tsinghua.edu.cn
印 装 者:北京国马印刷厂
经　　销:全国新华书店
开　　本:185mm×260mm　　印　张:25.25　插　页:6　字　数:629 千字
版　　次:2017 年 7 月第 1 版　　　　　　　　　　　印　次:2017 年 7 月第 1 次印刷
印　　数:1~2500
定　　价:69.80 元

产品编号:040139-01

编委会名单

主 编 张勤修 刘世喜

副主编 阮 标 覃 纲 胡国华 张天宇 龚正鹏 宋为明

编 委（以姓氏笔画为序）

叶惠平（贵州医科大学附属医院）

朱 力（成都医学院附属第一医院）

刘 洋（成都中医药大学附属医院）

刘世喜（四川大学华西医院）

刘兆辉（遵义医学院附属医院）

安 伟（遵义医学院附属医院）

阮 标（昆明医科大学第一附属医院）

邹 剑（四川大学华西医院）

宋为明（北京大学附属第三医院）

张天宇（复旦大学附属眼耳鼻喉科医院）

张勤修（成都中医药大学附属医院）

陈 雄（华中科技大学同济医学院附属协和医院）

赵 宇（四川大学华西医院）

周 立（成都中医药大学附属医院）

胡国华（重庆医科大学附属第一医院）

袁雅生（复旦大学附属眼耳鼻喉科医院）

唐嗣泉（川北医学院附属医院）

龚正鹏（贵州医科大学附属医院）

崔 勇（南方医科大学）

覃 纲（西南医科大学附属医院）

蒋路云（成都中医药大学附属医院）

谢明国（成都中医药大学附属医院）

蔡 晶（昆明医科大学第一附属医院）

戴春富（复旦大学附属眼耳鼻喉科医院）

秘 书 周 立（成都中医药大学附属医院）

前 言

FOREWORD

随着医学和生命科学的迅猛发展,临床工作急需大量具有创新意识和现代医学知识体系并有较强学科专业知识与动手能力的人才,医药院校培养人才的任务十分繁重。随着我国医药院校教学改革的不断深入,医药院校逐渐推广以学生为主体的人才培养模式。为了编写一部综合、实用、与时俱进的耳鼻咽喉头颈外科学教材,我们邀请了全国部分兄弟院校的相关专家共同编写普通高等教育"十三五"规划教材·全国高等医药院校规划教材《耳鼻咽喉头颈外科学》。该教材紧扣教育部新版教学大纲,严格遵守课程标准,强调因地制宜、因材施教,体现多维知识构架,融入本学科的最新进展,并对临床中的常见和实用技术进行了梳理。

本教材参考了现行多个版本的同类教材,在以下方面做了一些调整:

(1)删减一些章节及临床少见病,如耳鼻咽喉的特殊性炎症、耳鼻咽喉的职业病及颈动-静脉瘘等,增加了一些临床常见病的内容,如急、慢性鼻炎和鼻窦炎等,增添了一些新的诊疗技术进展。

(2)适当增加了一些常见病的手术操作步骤,如扁桃体剥离术、鼻中隔成形术、鼻内镜下鼻窦开放术、支撑喉镜下声带息肉切除术等,让学生能更好地融入临床实习中。

(3)兼顾疾病的诊断与治疗,关注国内外最新的研究进展,如慢性鼻窦炎的诊治参考了欧洲鼻-鼻窦炎、鼻息肉诊疗意见书(EPOS2012),阻塞性睡眠呼吸暂停低通气综合征诊断参考了2008年杭州会议的标准。

(4)增删部分图片及影像学资料,提高教材的可读性,增强学生的学习兴趣。

本教材汇集了各位编者多年来积累的知识和教学经验。为了确保本教材内容的精练、完整、概念准确,教材的编写始终遵循精心编写、认真校对、反复推敲的原则,合理有序、精练清晰地安排各个章节。参编的专家反复磋商,尽力做到精益求精。

本教材适用于本科五年制临床医学及相关专业学生使用,也可供见习医生、住院医师规范化培训以及低年资医生自学使用。

在本书编写过程中,承蒙清华大学出版社各位领导特别是罗健编辑的指导和支持,参加本教材编写的各位专家通力合作,秘书周立副教授在稿件收集、整理方面也付出了辛勤劳动,在此向付出辛勤劳动的各位同仁表示诚挚的谢意。

由于水平和时间有限,本书必然存在一些不足,敬请有关专家和读者批评指正。

张勤修 刘世喜
2017 年 2 月

目 录
CONTENTS

第 2 篇　咽科学

第 3 篇　喉科学

第 6 篇　颈科学

绪　论

　　耳鼻咽喉头颈外科属临床医学二级学科，主要研究耳、鼻、咽喉与气管、食管以及头颈部诸器官的解剖、生理和疾病现象。作为医学领域的一个重要组成部分，耳鼻咽喉头颈外科学包含丰富的内容，涉及与嗅觉、听觉、平衡觉、发声、言语、呼吸及吞咽等相关的器官的解剖与发育、生理与病理学知识，以及耳鼻咽喉头颈外科疾病的预防、诊断与治疗等内容。

　　耳鼻咽喉头颈外科学的形成经历了一个由分到合的过程。在18~19世纪，独立的耳科首先见于欧洲，其后相继出现鼻科学与喉科学。由于耳、鼻、咽喉器官的解剖及功能存在密切的联系，这些相对独立的学科逐渐合并，在19世纪中叶，形成耳鼻咽喉科学。20世纪中期之后，随着医学的发展，头颈外科、颅底外科、听觉及言语疾病科等三级学科相继出现，极大地拓宽了耳鼻咽喉科领域。20世纪60年代，在北美、欧洲及亚洲的一些相对发达的国家，耳鼻咽喉科学更名为耳鼻咽喉头颈外科学。目前，医学界均采用耳鼻咽喉头颈外科学这一称谓。

　　在我国，耳鼻咽喉头颈外科学的研究有着悠久的历史。在我国传统医学典籍中，有很多关于耳鼻咽喉头颈外科学的论述。其中最具代表性的当属《黄帝内经》。这部中医经典著作成书于秦汉时期，其中有很多关于耳鼻咽喉头颈外科的解剖、生理和疾病的叙述。此后历代医家对耳鼻咽喉头颈外科疾病进行了广泛的探索。综合来看，传统医学对耳鼻咽喉头颈外科学的研究，侧重于单个具体疾病的描述及相应方剂的运用，未形成完整的知识体系。但古人的探索为现代耳鼻咽喉头颈外科学的形成奠定了基础，具有积极的意义。我国西医耳鼻咽喉头颈外科学起步于19世纪初。1906年，北京协和医学堂（协和医学院的前身）附属医院开设五官科并于1916年设立耳鼻喉科。这是中国耳鼻咽喉头颈外科学发展史上的一座里程碑，为我国培养了第一代耳鼻喉科的医学人才。从20世纪初至新中国成立，该阶段为我国耳鼻喉科学的萌芽阶段。在这段时间内，受当时具体国情所限，耳鼻咽喉头颈外科学在我国发展相当缓慢。新中国成立以后，特别是改革开放以来，我国的耳鼻咽喉科专业迎来了快速的发展，先后成立了许多与耳鼻咽喉头颈外科相关的学术协会，创办了学术期刊，建立了专科医院，一些医学院校也开设了耳鼻咽喉科专业本科教育。2005年，《中华耳鼻咽喉科杂志》更名为《中华耳鼻咽喉头颈外科杂志》。2007年，中华医学会耳鼻咽喉科分会更名为中华医学会耳鼻咽喉头颈外科分会。这标志着我国耳鼻咽喉科学正式发展为耳鼻咽喉头颈外科学。目前国内多数省份成立了耳鼻咽喉头颈外科学会，多数县一级医院开设了耳鼻咽喉头颈外科，涌现出很多优秀的专家学者。但我们同时也应该清醒地认识到，与欧美发达国家相比，我国的耳鼻咽喉头颈外科事业还相对落后，发展也相对不平衡。在我国很多地方，特别是西部地区，仍存在着设备落后，专业人才缺乏的现象。这需要我们每一位从业人员继续努力奋斗，将我国的耳鼻咽喉头颈外科事业推向新的高度。

耳鼻咽喉头颈外科的学习方法如下所述：

（1）熟练掌握耳鼻咽喉头颈的局部解剖。耳鼻咽喉头颈外科涉及的解剖范围上至颅底，下至膈肌，除耳鼻咽喉等器官本身复杂的解剖结构外，还有很多重要的神经、血管穿行其中。例如颞骨，其解剖结构的复杂程度为人体器官之最。颞骨本身分为鳞部、鼓部、乳突、岩部及茎突五个部分，内含锤骨、砧骨、镫骨、半规管等重要器官，还有面神经、听神经、颈内动脉等重要的神经、血管穿行其间。这些解剖结构与耳的听觉、平衡功能及相关的疾病表现密切相关。在学习耳科之前，必须掌握好这些解剖知识。客观地说，耳鼻咽喉头颈复杂的解剖结构是学习的难点，掌握有相当的难度。这就要求同学们必须努力学习，在认真仔细地阅读文字说明的同时还要结合实物，反复观摩，用心思考。随着内窥镜技术的运用推广，镜下解剖也是耳鼻咽喉头颈外科的必修科目。经常观看相关视频，对掌握镜下解剖结构会有很大的帮助。

（2）树立整体的观念。耳、鼻、咽喉、头颈这些器官之间既相对独立又相互联系，在解剖结构上相互连接，在功能上相互影响。因此在学习时，要勤于思考，善于联想。例如，看到渗出性中耳炎，就要想到患者是否患有鼻炎、腺样体肥大等鼻咽部疾病。诊断咽异感症时，要考虑其是否由茎突过长导致等。同时也不能忽视全身疾病在本科的表现。如对于鼻出血的患者，除了考虑鼻本身的疾病外，还要考虑患者是否患有高血压、肝硬化、血液系统的恶性肿瘤等其他疾病。

（3）重视实际操作。作为临床学科，耳鼻咽喉头颈外科具有很强的实践性。在学好理论知识的同时，也要进行必要的实践操作，在见习与实习的过程中，加深对本学科知识的了解。

（4）广泛学习相关学科知识，注重吸收新知识、新理论。现代耳鼻咽喉头颈外科学的领域不断扩大，已发展出嗓音学、听力学、颅底外科学等边缘学科。这意味着本学科向着更宽广、更精细的方向发展。因此，除传统的解剖、生理等基础学科外，现代耳鼻咽喉头颈外科还涉及声学、电子学、生物仿生学等相关学科知识。在学好专业知识的同时，了解甚至掌握这些相关学科知识，加深理解，融会贯通，勇于创新才能成为一名优秀的专科医生。

客观地说，"小"是耳鼻咽喉头颈外科最大的特点。首先是耳鼻咽喉这些器官相对较小。其次，在多数综合医院中，耳鼻咽喉头颈外科的规模小于内科、外科。但是，小器官却蕴含着大学问。同学们应本着求真务实的态度、锲而不舍的精神，勤奋学习，努力钻研，大胆创新，这样才能肩负起维护人民健康的重任。愿更多的有志青年加入本学科，一起推动耳鼻咽喉头颈外科学发展。

第1篇

鼻科学

第 1 章 鼻的临床解剖学

鼻（nose）由外鼻、鼻腔和鼻窦三部分组成。外鼻位于面部正中间，后方为鼻腔，鼻腔的上方、上后方和两侧共有 4 对鼻窦，分别为上颌窦、筛窦、额窦和蝶窦。

第 1 节 外鼻的应用解剖

【外鼻】

外鼻（external nose）由骨和软骨构成支架，外覆以软组织和皮肤。外鼻部皮肤厚薄不一，含有较多汗腺和皮脂腺，上部皮肤含汗腺较多，下部含皮脂腺较多，以鼻尖和鼻翼最明显，是痤疮、疖肿及酒渣鼻的好发部位。

1. 外鼻的标志（图 1-1-1）

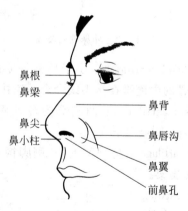

鼻根
鼻梁
鼻背
鼻尖
鼻唇沟
鼻小柱
鼻翼
前鼻孔

图 1-1-1 外鼻的标志

2. 外鼻的骨性支架 由鼻骨（nasal bone）及两侧的上颌骨额突构成（图 1-1-2 A）。额骨的鼻骨切迹与鼻骨相连，成为鼻骨的坚强支撑点。

梨状孔（pyriform aperture）：由鼻骨下缘、上颌骨额突内缘和上颌骨腭突游离缘围成，鼻骨下缘为梨状孔的最高点（图 1-1-2 B）。

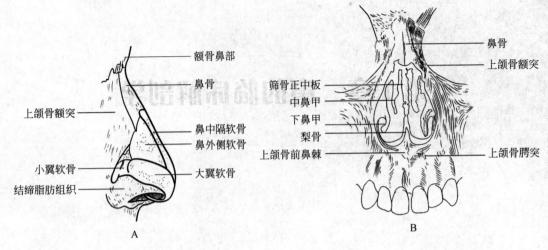

图 1-1-2　外鼻支架与梨状孔
A—外鼻的骨性支架与软骨支架；B—梨状孔

3. **外鼻软骨支架**　主要由鼻外侧软骨和大翼软骨组成(图 1-1-3)，其他数目不等的小软骨借助于致密的结缔组织附着在梨状孔边缘，软骨之间也通过结缔组织连接。

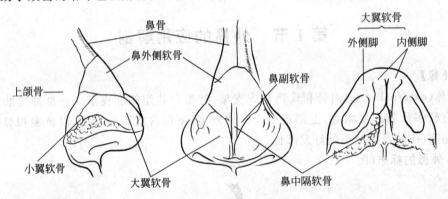

图 1-1-3　外鼻软骨支架

(1) 鼻外侧软骨(lateral nasal cartilage)：位于鼻梁与鼻背的侧面，上方连接鼻骨下缘和上颌骨额突，两侧鼻外侧软骨的内侧缘在鼻中线会合并连接鼻中隔软骨的前上缘。

(2) 隔背软骨(septodorsal cartilage)：两侧翼为鼻外侧软骨，中间为鼻隔板(septal nasal plate)，即鼻中隔软骨(septal cartilage)。

(3) 大翼软骨(greater alar cartilage)：呈马蹄形，外侧脚构成鼻翼支架，左右内侧脚夹住鼻中隔软骨前下缘构成鼻小柱支架。

(4) 小翼软骨(lesser alar cartilage)和籽状软骨(sesamoid certilage)，统称为鼻副软骨，充填于鼻外侧软骨和大翼软骨之间。

4. **外鼻神经**　主要由三叉神经及面神经分支支配(图 1-1-4)。

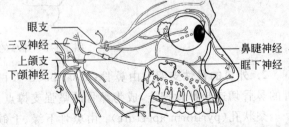

图 1-1-4　外鼻神经

（1）三叉神经眼神经的末梢神经——鼻睫神经以及上颌神经的分支——眶下神经，共同构成感觉神经。

（2）面神经颊支为主要的运动神经，支配鼻部运动。

5．外鼻血管及淋巴

（1）动脉（图 1-1-5）：主要包括鼻背动脉、筛前动脉、额动脉、面动脉、上唇动脉、眶下动脉的分支。

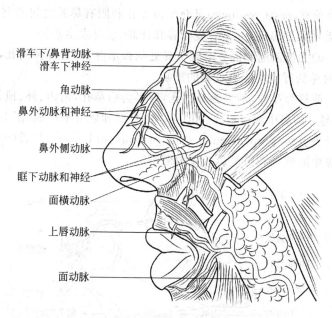

图 1-1-5　外鼻的动脉

（2）静脉（图 1-1-6）：分别经内眦静脉、面前静脉汇入颈内静脉。内眦静脉可经眼上、下静脉与海绵窦相通，面部静脉管内无瓣膜，血液可上下流通，故当鼻面部感染或疖肿时，若治疗不当或用力挤压，则可引起海绵窦血栓性静脉炎或其他颅内并发症。

（3）淋巴（图 1-1-7）：外鼻的淋巴管汇集于下颌下淋巴结、耳前淋巴结和腮腺淋巴结。

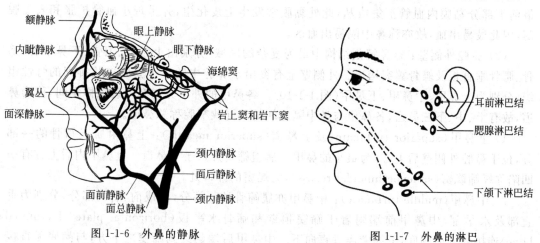

图 1-1-6　外鼻的静脉　　　　　图 1-1-7　外鼻的淋巴

第 2 节　鼻腔的应用解剖

【鼻腔】

鼻腔（nasal cavity）由鼻中隔分为左右两腔，前起于前鼻孔，后止于后鼻孔，每侧鼻腔分为鼻前庭和固有鼻腔两部分。

1. 鼻前庭　鼻前庭（nasal vestibule）是介于前鼻孔和固有鼻腔之间的空腔（彩图 1-1-8）。披覆皮肤，其上附着粗硬的鼻毛，并富有皮脂腺和汗腺，较易发生疖肿。

鼻阈（limen nasi）为鼻前庭和固有鼻腔交界处的弧形隆起，又称鼻内孔，较前鼻孔狭小，为鼻腔最狭窄处，对鼻的呼吸功能有重要的影响。

2. 固有鼻腔　简称为鼻腔，前界为鼻内孔，后界为后鼻孔，由内、外、顶、底四壁组成。

（1）鼻腔内侧壁：即鼻中隔（nasal septum），由骨部和软骨部组成（图 1-1-9）。

1）骨部为筛骨垂直板（perpendicular plate of ethmoid bone）和犁骨（vomer）。

2）软骨部为鼻中隔软骨和下侧鼻软骨内侧脚。

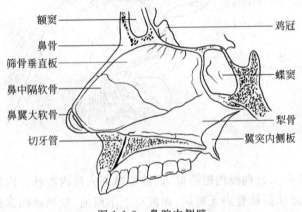

图 1-1-9　鼻腔内侧壁

3）利氏动脉区（利特尔区，Little's area）：由颈内动脉和颈外动脉系统的分支在鼻中隔最前下部分黏膜内血管汇集成丛，此处黏膜常发生上皮化生，并呈现小血管扩张和表皮脱落，因此最易出血，故亦称鼻中隔易出血区。

（2）鼻腔外侧壁：是鼻解剖结构中最为复杂的区域，分别由上颌骨、泪骨、下鼻甲骨、筛骨、腭骨垂直板及蝶骨翼突构成。外侧壁上有突出于鼻腔中的三个呈阶梯状排列的骨性组织，分别为上鼻甲、中鼻甲、下鼻甲（图 1-1-10）。各鼻甲的外下方均有一裂隙样空间，称为鼻道，故有上、中、下三鼻道，各鼻甲与鼻中隔之间的共同狭窄腔称总鼻道。

1）上鼻甲（superior turbinate）及上鼻道（superior meatus）：上鼻甲属于筛骨的一部分，位于鼻腔外侧壁后上方，为最小的鼻甲。后组筛窦开口于上鼻道。上鼻甲内后上方有一凹陷称蝶筛隐窝（sphenoethmoidal recess），为蝶窦的开口处。

2）中鼻甲（middle turbinate）：中鼻甲亦属筛骨的一部分，分成前、后两部分，分别为垂直部及水平部，中鼻甲前端附着于筛窦顶壁和筛骨水平板（horizontal plate of ethmoid bone）连接处的前颅底，下端游离垂直向下。中鼻甲后端延续到筛窦之下方，与颅底无直接的骨性连接。

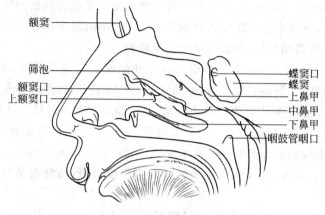

图 1-1-10　鼻腔外侧壁

3）中鼻甲基板（lamella of middle turbinate）：中鼻甲后部在向后延伸中，逐渐向外侧转向，附着在纸样板后部，并向上连接于前颅底，是支撑和固定中鼻甲的一个重要结构。中鼻甲基板将筛窦分成前组筛窦和后组筛窦，其生理作用是减少前组鼻窦的炎症向后组鼻窦扩散。

4）中鼻道（middle meatus）：位于中鼻甲之下外侧，为前组鼻窦的开口引流处，重要结构包括钩突（uncinate process）、筛泡（ethmoid bulla）、半月裂（semilunar hiatus）、筛漏斗（ethmoid infundibulum）、额隐窝（frontal recess）（图 1-1-11）。

5）筛漏斗：钩突为内界，筛泡为外界，向内经半月裂、中鼻道与鼻腔相通，前界为盲端。

6）额隐窝：额窦引流口开放于此，其后为前组筛窦开口，最后为上颌窦开口。

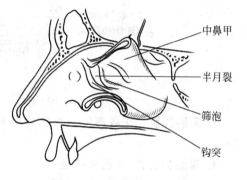

图 1-1-11　中鼻道重要结构

7）窦口鼻道复合体（ostiomeatal complex，OMC）：它是以筛漏斗为中心的附近区域，包括筛漏斗、钩突、筛泡、半月裂、中鼻道、中鼻甲、前组筛房、额窦口及上颌窦自然开口等一系列结构。该区域解剖结构的异常和病理改变均会影响前组鼻窦的通气和引流，导致鼻窦炎的发生（图 1-1-12）。

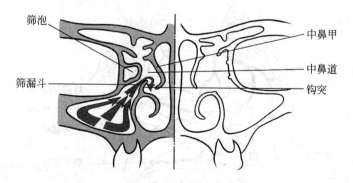

图 1-1-12　窦口鼻道复合体

8）下鼻甲（inferior turbinate）：下鼻甲骨为独立呈水平状卷曲的薄骨，附着于上颌骨内侧壁和腭骨垂直板，下鼻甲后端距咽鼓管咽口约 1～1.5cm，故下鼻甲肿胀或肥大时，病变的下鼻甲可影响咽鼓管鼻咽开口，导致咽鼓管功能障碍。

9）下鼻道（inferior meatus）：下鼻甲和鼻腔外侧壁之间为下鼻道，是各鼻道中最宽长者。下鼻道呈穹隆状，其顶端有鼻泪管（nasolacrimal duct）开口，距前鼻孔 3～3.5cm。距离下鼻甲前端 1～2cm 的下鼻甲外侧壁骨质较薄，是上颌窦穿刺的最佳进针位置。

（3）鼻腔顶壁：呈穹隆状，分为三段：前段倾斜上升，为额骨鼻部及鼻骨的背侧面；中段呈水平状，为分隔颅前窝与鼻腔的筛骨水平板，又称筛板（cribriform plate），筛板薄而脆，嗅区黏膜的嗅丝由此通过，在外伤或手术时易发生损伤，导致脑脊液鼻漏；后段倾斜向下，由蝶窦前壁构成。

（4）鼻腔底壁：即硬腭的鼻腔面，与口腔相隔（图 1-1-13）。

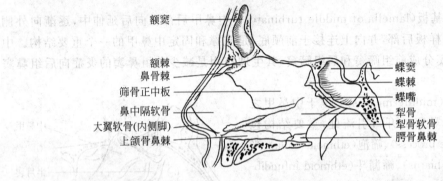

图 1-1-13　鼻腔的底壁

3. 鼻腔黏膜　按各部位组织学构造和生理功能不同，分为嗅区黏膜和呼吸区黏膜两部分。

4. 鼻腔的血管、淋巴和神经

（1）动脉：主要来自颈内动脉的分支——眼动脉和颈外动脉的分支——上颌动脉。

1）眼动脉分出筛前动脉（anterior ethmoid artery）和筛后动脉（posterior ethmoid artery），分别穿过相应的筛前孔和筛后孔进入筛窦，筛前动脉颅底附着处为额隐窝的后界，是鼻内镜额窦手术的重要解剖标志（图 1-1-14）。

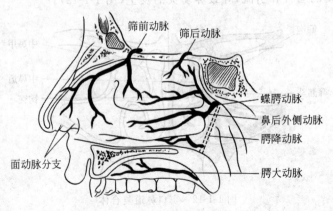

图 1-1-14　鼻腔的动脉

2）上颌动脉在翼腭窝内分出蝶腭动脉（sphenopalatine artery）、眶下动脉（infraorbital artery）和腭大动脉（greater palatine artery）供应鼻腔，其中蝶腭动脉是鼻腔的主要供血动脉（图 1-1-14 ）。

（2）静脉（图 1-1-15）：鼻中隔前下部的静脉构成静脉丛，称为克氏静脉丛（Kiesselbach's plexus），为鼻部常见出血原因。在老年人下鼻道外侧壁后部近鼻咽部有扩张的鼻后侧静脉丛，称为鼻咽静脉丛（Woodruff's plexus），是鼻腔后部出血的重要来源。

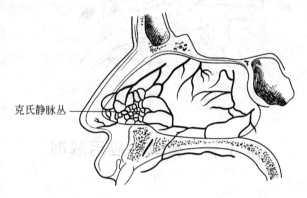

克氏静脉丛

图 1-1-15　鼻腔的静脉

（3）淋巴（图 1-1-16）：鼻腔前 1/3 的淋巴管与外鼻淋巴管相连，汇入耳前淋巴结（anterior auricular lymph nodes）、腮腺淋巴结（parotid lymph nodes）及颌下淋巴结（submandibular lymph nodes）。鼻腔后 2/3 的淋巴汇入咽后淋巴结（retropharyngeal lymph nodes）和颈深淋巴结上群（图 1-1-16）。

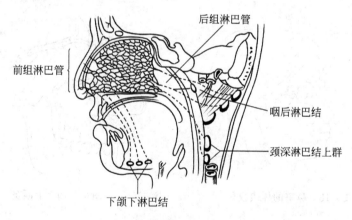

后组淋巴管

前组淋巴管

咽后淋巴结

颈深淋巴结上群

下颌下淋巴结

图 1-1-16　鼻腔的淋巴回流

（4）神经：鼻腔的神经包括三类，分别为嗅神经、感觉神经和自主神经（图 1-1-17）。

1）嗅神经（olfactory nerve）：分布于嗅区黏膜，嗅神经中枢突汇集成嗅丝，经筛孔到达嗅球。

2）感觉神经：为三叉神经的眼神经和上颌神经的分支。

3）自主神经：主管鼻黏膜血管的舒缩，可以分为交感神经和副交感神经。交感神经主管鼻黏膜血管收缩，副交感神经主管鼻黏膜血管扩张和腺体分泌。

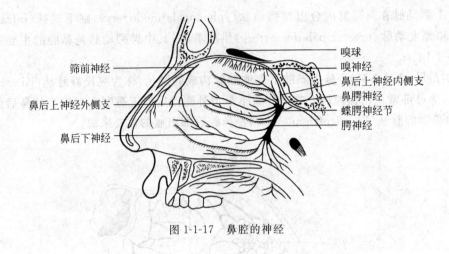

图 1-1-17　鼻腔的神经

第 3 节　鼻窦的应用解剖

【鼻窦】

鼻窦(nasal sinuse)是鼻腔周围颅骨中的一些含气空腔,左右成对,共有 4 对,依其所在颅骨命名,称为上颌窦、筛窦、额窦和蝶窦。依照窦口引流的位置、方向和鼻窦的位置,又将鼻窦分为前组鼻窦和后组鼻窦。前组鼻窦包括上颌窦、前组筛窦、额窦,窦内引流至中鼻道,后组鼻窦包括后组筛窦和蝶窦,后组筛窦引流至上鼻道,蝶窦引流至蝶筛隐窝(图 1-1-18)。

1. **上颌窦**(maxillary sinus)　为 4 对鼻窦中最大者,有 5 个壁(图 1-1-19)。

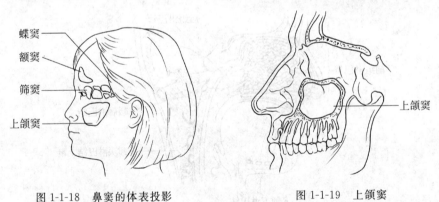

图 1-1-18　鼻窦的体表投影　　　　　图 1-1-19　上颌窦

1)前壁:中央薄而凹陷,称为尖牙窝(canine fossa)。在尖牙窝上方,正对瞳孔有一骨孔称眶下孔。

2)后外壁:与翼腭窝及颞下窝毗邻。

3)内壁:为中鼻道和下鼻道外侧壁的大部分,后上方邻接后组筛窦,称为筛上颌窦板。上颌窦自然开口位于上颌窦内侧壁前上方。

4)上壁:为眼眶的底部。

5)底壁:相当于上颌牙槽突,常低于鼻腔底部,为上颌窦各骨壁中骨质最厚者,与上列第二尖牙及第一、第二磨牙根部有密切关系。

2. 额窦（frontal sinus）　额窦位于额骨的内、外两层骨板之间（图 1-1-20），额窦通过额窦口与额隐窝相通。

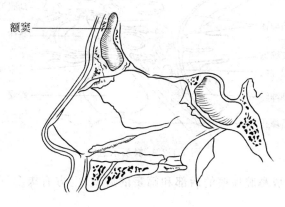

额窦

图 1-1-20　额窦

3. 筛窦（ethmoid sinus）　位于鼻腔外上方筛骨内，呈蜂窝状气房结构，为 4 对鼻窦中解剖关系最复杂、变异最多、与毗邻器官联系最密切的解剖结构（图 1-1-21A、1-1-21B 及彩图 1-1-21C）。

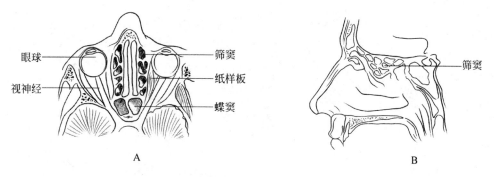

眼球　　　　　　筛窦
　　　　　　　　纸样板
视神经　　　　　蝶窦

A　　　　　　　　　　筛窦　　B

图 1-1-21　筛窦
A—筛窦水平位图；B—筛窦矢状位图

1）外侧壁：筛窦的外侧壁为眼眶的内侧壁，由泪骨和纸样板（lamina papyracea）组成。

2）内侧壁：筛窦内侧壁为鼻腔外侧壁的上部，附有上鼻甲和中鼻甲。

3）顶壁：内侧与筛骨水平板连接，外侧与眶顶延续，筛顶上方为前颅窝。

4）下壁：为中鼻道上部结构，如筛泡、钩突、鼻丘气房等。

5）前壁：由额骨筛切迹、鼻骨嵴和上颌骨额突组成。

6）后壁：与蝶窦毗邻，后组筛窦变异极大，如果最后组筛窦气化到蝶窦上方，称为蝶上筛房。如果视神经管隆突在最后组筛窦的外侧壁形成突向窦内的隆起，称为视神经隆突。具有该隆突的最后筛房，称为 Onodi 气房。

4. 蝶窦（sphenoid sinus）　位于蝶骨体内，居鼻腔最上后方（图 1-1-22）。由于气化程度不一，大小和形态极不规则。

1）外侧壁：结构复杂，与海绵窦、视神经管、颈内动脉毗邻。

2）顶壁：上方为颅中窝的底壁，呈鞍形，称为蝶鞍。蝶鞍上方为脑垂体。

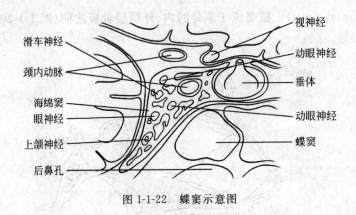

图 1-1-22　蝶窦示意图

（图中标注：滑车神经、颈内动脉、海绵窦、眼神经、上颌神经、后鼻孔；视神经、动眼神经、垂体、动眼神经、蝶窦）

3）前壁：参与构成鼻腔顶壁的后部和筛窦的后壁，上方有蝶窦开口，前壁的前方有中鼻甲的后端附着。

4）后壁：骨质甚厚，毗邻枕骨斜坡。

5）下壁：为后鼻孔上缘和鼻咽顶，翼管神经位于下壁外侧的翼突根部。

（邹剑）

第2章 鼻的生理学

第1节 外鼻及鼻腔生理

【外鼻生理】

外鼻对人的容貌十分重要,其形状有个体差异,包括外鼻轮廓高低的均衡及其与面部各结构或器官之间的关系。鼻翼的活动有助于面部表情和鼻阻力的调整。

【鼻腔生理】

鼻腔主要有呼吸、嗅觉功能,另外还有共鸣、反射、吸收和排泄泪液等功能。

1. 呼吸功能 鼻腔吸入的空气在鼻内孔处受到阻力后便分为两股气流,即层流(laminar flow)和紊流(turbulent flow)。层流从鼻内孔朝后上方向弧形流向后鼻孔再散开,为鼻腔气流的大部分,与通气量关系甚大,亦是肺部进行气体交换的主要部分。紊流形成于鼻内孔的后方,系呈旋涡状而又不规则的气流,为吸入空气的小部分,有利于增加气体与鼻腔黏膜之间的相互接触。

鼻阻力是维持正常鼻通气的重要前提,鼻阻力由鼻瓣区(nasal valve area)的多个结构形成,包括鼻中隔软骨前下端、鼻外侧软骨前端和鼻腔最前端的梨状孔底部。同时,鼻阻力与下鼻甲的大小也有很大的关系。正常鼻阻力的存在对充分保护肺泡气体交换过程的完成很重要。如果鼻腔阻力降低(如萎缩性鼻炎、下鼻甲过度切除),可出现肺功能下降;鼻阻力过大(如肥厚性鼻炎),也会造成鼻腔通气不足,影响呼吸和循环功能。

鼻周期或称生理性鼻甲周期:正常人两侧下鼻甲黏膜内的容量血管呈交替性和规律性的收缩与扩张,表现为两侧鼻甲大小和鼻腔阻力呈相应的交替性改变,但左右两侧的鼻总阻力仍保持相对的恒定,大约2～7h出现一个周期,称为生理性鼻甲周期(physiologic turbinal cycle)或鼻周期(nasal cycle)。生理性鼻甲周期的生理意义在于促使人睡眠时反复翻身,有助于解除睡眠的疲劳。

2. 温度调节 鼻腔的作用是将吸入鼻腔的外界空气调节到近似正常体温,以保护下呼吸道黏膜不受损害。

3. 湿度调节作用 鼻黏膜中含有大量的腺体,在 24h 呼吸期间分泌约 1000ml 液体,其中 70% 用以提高吸入空气的湿度,少部分向后流入咽部。

4. 过滤及清洁作用 鼻前庭的鼻毛由四周伸向前鼻孔中央,对空气中较粗大的粉尘颗粒及细菌有阻挡和过滤作用。较小的尘埃颗粒吸入鼻腔后可随气流的紊流部分沉降,或随层流散落在鼻黏膜表面的黏液毯中,不能溶解的尘埃和细菌随鼻黏膜的纤毛摆动到达后鼻孔,进入咽腔,被吐出或咽下。

5. 嗅觉功能 主要依赖于鼻腔嗅区黏膜和嗅细胞,嗅觉起识别、报警、增加食欲和影响情绪的作用。

6. 发声共鸣功能 鼻腔在发声时起共鸣作用,使得声音悦耳动听,鼻腔阻塞出现鼻闭塞性鼻音,腭裂出现开放性鼻音,鼻音为语音形成的重要部分。

7. 鼻的反射功能 鼻腔内神经分布丰富,当鼻黏膜受到刺激时,可引起广泛的呼吸和循环方面的反应。反应的程度取决于刺激的强度,强度从打喷嚏到呼吸心跳停止。鼻腔最重要的反射有鼻肺反射(nasopulmonary reflex)和喷嚏反射(sneeze reflex)。鼻肺反射是鼻部刺激性疾病引起支气管病变的原因之一。喷嚏反射的传入支为三叉神经,当鼻黏膜三叉神经末梢受到刺激时,发生一系列的反射动作,如深吸气,悬雍垂下降,舌根上抬,腹肌和膈肌剧烈收缩,声门突然开放,气体从鼻腔急速喷出,借以清除鼻腔中的异物和刺激物。

第 2 节　鼻窦生理

鼻窦的生理作用主要是对吸入空气起加温、加湿作用。鼻窦黏膜是鼻腔黏膜的延续,可增加呼吸区黏膜面积,促进对吸入空气温度和湿度的调节作用。其他作用,如对声音的共鸣作用、减轻头颅质量、缓冲冲撞力、保护重要器官等尚存争议。

(邹剑)

第3章　鼻的检查法

第1节　耳、鼻、咽喉检查所需的基本设备

耳鼻咽喉科检查室一般应配有检查台、光源、额镜（head mirror）、头灯以及常用的检查器械。

条件较好的医院可配备耳鼻咽喉科多功能综合治疗台，将常用器械、吸引系统、药品等集于一体，甚至可以配置耳、鼻、咽喉内镜，图像显示及处理系统。额镜的应用是耳鼻咽喉科医师的一项基本操作（图1-3-1），用额镜对光时要掌握以下两个要点：

（1）保持瞳孔、镜孔、反光焦点和检查部位成一直线；

（2）单眼视，但另一只眼不闭。

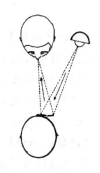

图1-3-1　额镜对光

第2节　外鼻及鼻腔的检查法

【外鼻】

观察外鼻形态及临近部位是否畸形、缺损、肿胀或异常隆起；鼻梁有无歪斜或塌陷等；鼻尖或鼻翼有无触痛。

【鼻腔】

一般检查需使用前鼻镜（anterior rhinoscope），从前鼻孔观察鼻腔内情况。检查方法：左手执前鼻镜，右手扶持受检者的额部，轻轻张开鼻镜镜唇，调节受检者的头位，检查鼻腔内情况，右手可持枪状镊做必要的检查操作，镜唇前端勿超过鼻阈，以防损伤鼻黏膜。

1. 鼻前庭检查　观察鼻前庭皮肤有无红肿、糜烂、皲裂、结痂，以及鼻毛脱落情况。还应注意鼻前庭有无新生物及压痛。

2. 鼻腔检查　前鼻镜检查鼻腔时需要变换如下体位（图1-3-2）：第一头位：受检者头稍向前倾，可看到下鼻甲、下鼻道、总鼻道下部、鼻中隔前下区和鼻腔底部，有时可看到鼻咽

部及软腭的运动。第二头位：头后仰约 30°,可看到中鼻甲、部分中鼻道、鼻中隔和总鼻道中部及嗅裂的一部分。第三头位：头再后仰 30°,可看到中鼻甲前端、鼻丘、嗅裂后部和鼻中隔上部。若患者下鼻甲黏膜肿胀妨碍观察,可先将 1‰麻黄素生理盐水棉片置于下鼻甲与鼻中隔之间,3min 后取出。或用 1‰麻黄素生理盐水鼻内喷雾 1～2 次,待黏膜收缩后再行检查。

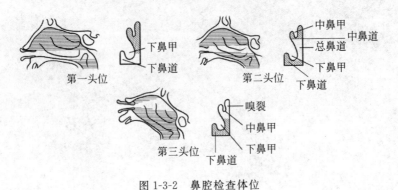

图 1-3-2　鼻腔检查体位

第 3 节　鼻窦检查法

【望诊和触诊】

与鼻窦相应的面部皮肤不同程度的红肿、压痛多见于炎性病变。鼻窦肿瘤若累及面部可有鼻窦的面部相应部位隆起,或有皮肤表面破溃,触诊有质地硬韧感。鼻窦囊肿引起窦腔扩大,窦壁变薄,也可使面部相应部位膨隆,触诊有乒乓球感。肿瘤或囊肿若侵入眼眶可引起眼球突出或移位。

【前鼻镜检查】

前鼻镜检查不能窥清鼻窦内情况,主要是观察鼻窦的引流情况。若嗅裂和中鼻道有脓液,则表明鼻窦有化脓性感染。脓液在鼻腔不同位置有不同诊断意义,中鼻道前端出现脓性分泌物,多为额窦炎症;中部有脓,多为前组筛窦感染;中部稍后有脓,多为上颌窦炎。嗅裂部出现脓液,则考虑后组筛窦或蝶窦的炎症。临床上疑有鼻窦炎的存在,但鼻镜检查未发现中鼻道有脓液,可行体位引流。

方法：首先将 1‰麻黄素生理盐水棉片置入鼻腔,收缩肿大的下鼻甲。然后再将棉片置入中鼻道,收缩中鼻道黏膜,促使窦口开放。疑为上颌窦积脓时,侧卧头低位,患侧在上;如疑为额窦或筛窦积脓,则取正坐位,10～15min 后取出棉片,再行鼻镜检查,观察鼻道内有无脓液。

【口腔检查】

上颌窦底壁为上颌骨牙槽突,行鼻窦检查时应同时检查口腔,注意观察上列磨牙牙龈有无充血,有无病牙。

【上颌窦穿刺冲洗】

上颌窦穿刺冲洗是诊断和治疗上颌窦病变的常用方法之一。通过上颌窦穿刺,可将冲洗液或抽吸物进行实验室和病理检查,以明确窦内病变性质和确定治疗方针。

第4节　鼻腔及鼻窦内镜检查法

鼻内镜(nasal endoscope)以其多角度、视野广的特点,可完成对鼻腔内各个部分的检查。鼻内镜包括0°和侧斜30°、70°、90°、110°、120°等多种视角镜,镜长18cm,外径4mm,一般常配备有照相、显示和录像装置。使用时先用1‰麻黄素生理盐水棉片收缩鼻黏膜,再以1‰丁卡因行黏膜表面麻醉。持0°或30°角镜沿鼻底进入,越过鼻中隔后缘,转动镜面观察鼻咽各壁情况,然后逐渐退出,指向鼻腔要检查的部位。

鼻内镜检查主要观察黏膜形态、分泌物性质、有无糜烂、血管扩张;观察中鼻道内各结构的形态,如钩突的大小、额窦、前组筛窦和上颌窦的开口。观察各处有无黏膜息肉或真菌团块;观察有无新生物,其表面形态如何等。当镜端到中鼻甲后端时镜面外转,应观察蝶筛隐窝、蝶窦开口和后组鼻窦开口的形态、有无分泌物等。

第5节　鼻功能检查法

【鼻通气功能检查法】

鼻通气功能检查的目的主要是判定鼻通气程度、鼻气道阻力大小、鼻气道狭窄部位、鼻气道有效横断面积等,测定这些指标对判定病情、确定治疗方针均有重要价值。主要包括以下检查:

1. 鼻测压计(rhinomanometer)　用于测定呼吸时气流在鼻腔的阻力。正常成人鼻阻力是196~294Pa(2~3cmH$_2$O)/(L·s)。

2. 声反射鼻测量计(acoustic rhinometry)　主要用于定量判断鼻腔及鼻咽腔容积、最小横截面积,进而对鼻腔及鼻咽部疾病的病变程度、疗效,甚至疾病的性质作出客观评价。

【鼻自洁功能检查法】

主要通过对鼻黏液纤毛传输系统的检查来判定鼻的自洁功能。常用糖精实验(saccharin test):取直径0.5mm的糖精颗粒,置于下鼻甲上表面距鼻甲前端0.5cm处。嘱受检者每15s吞咽一次,当其感到咽部有甜味时立即报告,记录的从放置糖精颗粒到感到咽部有甜味时的时间即为糖精受黏液纤毛推动由前向后的移行时间。以细卷棉子由前鼻孔插至咽后壁,测量糖精放置处至咽后壁的距离,以此距离除以移行时间所得之商即为鼻黏液纤毛传输速度。成人正常值为3.85~13.2mm/s,平均为7.82mm/s。

【嗅觉功能检查法】

1. 嗅瓶实验(smell bottles test)　将含有常见5种不同气味的溶液(如蒜、醋、香精、酒精、煤油等)分别装于形状相同的5个褐色小瓶中,让受检者辨别各瓶的气味。能嗅出全部气味者为嗅觉存在。只辨出2种以下者为嗅觉减退。

2. 嗅阈检查(smell threshold test)　以多数人可嗅到的最低嗅剂浓度为一个嗅觉单位,将该嗅剂按1~10嗅觉单位配成10瓶,选出7种嗅剂,共配成大小相同的70个褐色瓶。让受检者依次嗅出各瓶气味,测出其最低辨别阈。也可以7×10小方格绘出嗅谱图,使结果更为直观。

3. 嗅觉诱发电位（olfactory evoked potential，OEP）　嗅觉诱发电位系由气味剂（odorant）或电脉冲刺激嗅黏膜，应用计算机叠加技术，在头皮特定部位记录到的特异性脑电位。由气味剂刺激诱发者亦称嗅性相关电位（olfactory event-related potential，OERP）。可应用于嗅觉障碍的诊断、手术监测和评价、某些临床疾病的辅助诊断。

（邹剑）

第 4 章　鼻的先天性疾病及畸形

第 1 节　鼻部脑膜脑膨出

组织通过先天性颅骨缺损疝至颅外,称为脑膜脑膨出(encephalomeningocele)。按疝出的内容分为脑膜膨出(meningocele)、脑膜脑膨出、积水性脑膜脑膨出(encephalomeningo-cystocele)三种。膨出物来自颅前窝者最多,常侵入鼻根、鼻腔、眶内;颅中窝者很少,常侵入鼻咽部;颅后窝者极少,侵入鼻咽或口咽部。脑膜和部分脑组织经过未发育完善或钙化不全的鼻部骨质疝至颅外而构成的先天性畸形,则称为鼻部脑膜脑膨出。

【临床表现及诊断】

按膨出物的位置大体分为鼻外型和鼻内型。

1. 鼻外型　在新生儿即可发现鼻根部或眼眶内侧有圆形肿物,触之柔软,表面光滑,透光试验阳性。肿物如果蒂部宽大,患儿哭闹或压迫颈内静脉时,肿物体积增大或张力增高(Furstenberg's test 阳性),但若骨缺损较小时,则此种表现不明显。肿物随年龄增大逐渐增大,并常有眼距增宽。

2. 鼻内型　新生儿或幼儿如有鼻塞、哺乳困难,鼻腔或鼻咽部可见表面光滑的圆形肿物,其根蒂位于鼻顶部,触之柔软,有时可见搏动。无论 Furstenberg 试验是否阳性,应首先考虑鼻内型脑膜脑膨出。检查时不可对包块贸然试行穿刺或取活检,以防造成脑脊液鼻漏或颅内感染。轻压前囟门,鼻部肿块可稍有增大;若压迫鼻部肿物,肿物可回缩,且前囟门稍向外突。这些体征表示肿物与颅内相通。鼻颏位 X 线拍片,可见颅前窝骨质缺损或筛骨鸡冠消失。

【治疗】

采用手术治疗,手术原则是切除膨出物,修补颅底缺损。除膨出部皮肤菲薄有破裂倾向者须急行手术外,一般以 2～3 岁手术为宜。若手术过晚,膨出物随颅底骨质缺损增大而增大,引起的颅面畸形则难以矫正。并发脑积水者,宜先行脑脊液分流术,再作修补术。

21

第 2 节　先天性后鼻孔闭锁

先天性后鼻孔闭锁(congenital atresia of posterior nare)系胚胎发育过程中鼻颊膜或颊咽膜遗留,或者后鼻孔被上皮栓块堵塞,可为单侧性或双侧性。

【症状】

主要症状是鼻塞、流白黏涕、嗅觉障碍及呼吸困难。患者症状的轻重缓解,与闭锁的程度和年龄有关。双侧后鼻孔闭锁者出生后即出现阵发性发绀,吮奶时呼吸困难,憋气促使患儿张口啼哭,借此空气得以经口腔进入呼吸道,使症状得以缓解。待呼吸平静后患儿又企图经鼻呼吸,发绀、呼吸困难又重新出现。由于新生儿不会经口呼吸,故有窒息的危险。约3～4周,患儿习惯用口呼吸,症状才有所好转。但患儿在吮奶时不得不与张口呼吸交替进行。随着年龄增长,其闭塞性鼻音越来越明显,鼻内有涕但不易擤出,常有鼻前庭炎。单侧闭锁症状较轻,患侧鼻塞明显,鼻腔内常积有黏性分泌物。

【诊断】

凡新生儿有呼吸困难,哭时症状减轻,吮奶呈间断性,则应考虑先天性后鼻孔闭锁的可能。可用小号导尿管自前鼻孔试着通入鼻咽部。如深入不到32mm即遇有障碍,则多有闭锁。也可用美兰滴入鼻腔,观察咽部是否着色。对较大儿童或成人,可用后鼻镜或内镜检查闭锁情况。鼻腔螺旋CT检查可明确闭锁隔的性质(膜性、骨性或混合性)。

【治疗】

双侧后鼻孔闭锁的新生儿应紧急处置,帮助患儿及早用口呼吸。简易的方法是将橡胶奶头的顶端剪去,放在患儿口内,建立呼吸通道,以利患儿经口呼吸,同时用系带固定于头部,待患儿习惯经口呼吸时方可取出口中奶头,2周岁以后可经鼻或腭手术,将闭锁部切除。

第 3 节　歪　　鼻

鼻部是衬托整个脸部气质的关键点,鼻子是表现轮廓的一个重要器官。歪鼻(wry nose)虽然表现为外鼻尤其是鼻尖及鼻梁的偏斜,但常常与鼻中隔偏曲或鼻中隔软骨前脱位同时存在(彩图 1-4-1)。

根据解剖学特点,可将外鼻支架分为上、中、下 3 段:上段为具有一定预应力的鼻骨;中段为易在暴力下造成骨折或移位的鼻侧软骨;下段为极富弹性的鼻翼软骨。歪鼻以始于中段的歪斜为多见,下段往往受中断的影响而出现歪斜。凌莹等将歪鼻分为三类:偏斜型、扭曲型和斜线型,并提出了偏斜程度的量化数值。以鼻根中心点与人中上端中点为面轴中线,鼻尖或鼻梁偏离中线的距离为偏斜程度的数值,偏斜程度在 0.2cm 以内为正常范围,偏斜0.3～0.5cm 为轻度歪鼻,偏斜 0.6～0.8cm 为中度歪鼻,偏斜 0.9～1.2cm 为重度歪鼻。歪鼻可为先天性畸形,然由外伤引起者居多,较严重者还会伴有鼻骨或上颌骨额突等梨状孔周围的面颅骨骨折,患者多诉一侧鼻塞。

【手术治疗】

外伤性歪鼻的急诊处理原则与鼻骨骨折的急诊处理原则相同,即在外伤后的短期内,鼻面部尚未出现肿胀之前或待其肿胀消退之后，于施行鼻骨和鼻中隔复位的同时，以鼻骨复位钳复位歪鼻。

因各种缘故在外伤早期不宜或未能行闭合式手法复正者，则成为陈旧性外伤性歪鼻，其整形与先天性歪鼻相似。由于多伴有鼻中隔偏曲，应与鼻中隔整形同时完成，称为鼻-鼻中隔整形术（septo-rhinoplasty）。外鼻美容整形几乎都需要矫正鼻中隔，否则鼻梁不可能整直。具体方法如下：

1. 切口　可取鼻外径路，采用前鼻孔前缘蝶形切口。也可取鼻内径路，采用鼻中隔切口联合双侧的上侧鼻软骨与鼻翼软骨间切口。软骨段歪鼻，单纯鼻中隔切口即可完成，而骨性歪鼻及合并驼鼻、蛙鼻的矫正，则需采用蝶形切口或鼻中隔切口联合双侧的上侧鼻软骨与鼻翼软骨间切口。

2. 鼻中隔的整形　应尽量采用鼻中隔黏膜下矫正术，而非黏膜下切除术，主张只切除偏曲部分而尽可能地减少正常结构的损伤，保证鼻中隔内有支撑物，防止术后的鼻中隔摆动和软骨段的塌陷。

3. 软骨段歪鼻合并鼻中隔偏斜或鼻中隔软骨前脱位者的整形　可行转门法手术。

4. 骨性外鼻支架歪鼻的整形　其鼻背正面外观必为一侧较宽（简称宽侧），一侧较窄（简称窄侧）。做前鼻孔前缘蝶形切口，或双侧的上侧鼻软骨与鼻翼软骨间切口。循着切口向上，从鼻背板前面作皮下分离达梨状孔上缘，将鼻骨及上颌骨额突从骨膜下分离。在鼻背宽侧以骨凿、骨剪或骨锯去除一块连同宽侧鼻黏膜在内的三角形骨片；此三角形的底在下，位于宽侧梨状孔边缘；尖朝上位于鼻根处。再以骨凿向上凿断窄侧上颌骨额突根部达鼻根，双侧截骨完成后，骨性外鼻支架即可松动，此时以手法内外结合复正鼻梁至中线。

5. 术毕行鼻腔及外鼻内外固定　内固定应以凡士林纱条衬于鼻腔黏膜表面，再以碘仿纱条行松紧适度的均匀填塞，一般填塞 7 天左右；外固定以用牙科打样胶或特制夹板为宜，其时间不应少于 2 周。须重视换药及抗生素的使用，防止并发感染。

近年来鼻内镜技术在鼻及鼻中隔整形术中的辅助作用日益得到重视。与传统的手术方式相比，鼻内镜技术并未改变手术基本步骤，却使之变为可视化的过程。在监视器放大显示下，术者可精确地切除畸形的骨和软骨，达到疗效最大化和并发症最小化的效果。

（朱力）

第5章 外伤与异物

第1节 鼻骨骨折

外鼻突出于面部中央,易遭受创击而发生鼻骨骨折(fracture of nasal bone)。鼻骨上部厚而窄,较坚固。下端宽而薄,又缺乏支撑,故多数骨折多累及鼻骨下部。严重者常伴有鼻中隔骨折、软骨脱位、面部明显畸形、眶壁骨折等。

【临床表现】

局部疼痛,软组织肿胀或皮下瘀血。可见鼻梁偏斜,骨折侧鼻背塌陷。肿胀明显可掩盖外鼻畸形。擤鼻后可出现伤侧下眼睑、颜面部皮下气肿。鼻中隔若受累可有血肿、易位等产生的鼻塞、下段鼻梁塌陷等症状。若鼻中隔血肿继发感染,则引起鼻中隔脓肿,导致软骨坏死,鞍鼻畸形。

【检查】

局部触痛,可触之鼻骨塌陷,有时可感知骨擦音。面部肿胀多发生于受伤3h后,若出现皮下气肿,触之有捻发音。鼻腔可见黏膜肿胀,如有鼻中隔受累,可见中隔偏离中线,前缘突向一侧鼻腔。若有中隔血肿,中隔黏膜向一侧或两侧膨隆。

【诊断】

根据临床表现和检查即可作出诊断,X线鼻骨侧位片(图1-5-1)或CT(图1-5-2)可作为诊断依据。疑有鼻中隔血肿可穿刺抽吸确诊。

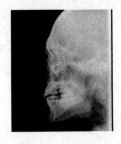

图1-5-1 X线鼻骨侧位片

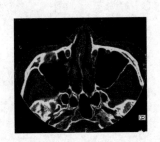

图1-5-2 鼻骨CT片

【治疗】

应尽早治疗,并预防感染,以免日后遗留面部畸形。

1. 骨折复位　应在伤后组织肿胀发生之前复位,不仅使复位准确,且有利于早期愈合。若肿胀明显,可暂缓进行,但不能超过10d,以免发生错位愈合,增加处理困难。先以1‰麻黄素收缩鼻腔黏膜,再用1‰丁卡因表面麻醉鼻黏膜。用复位器伸入鼻腔下塌处,置于鼻骨之下将其抬起,此时常可听到鼻骨复位时的"咔嚓"声。复位器伸入鼻腔且勿超过两侧内眦连线,以免损伤筛板(图1-5-3)。

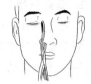

图1-5-3　鼻骨骨折
复位

如有鼻中隔软骨脱位也应同步复位。将复位器的两叶伸入两侧鼻腔,置于中隔偏曲处的下方,夹住鼻中隔垂直向上移动,即可使脱位的中隔复位。复位后鼻腔须加填塞,以便起到支撑和止血的作用。填塞物如为一般凡士林纱条,在鼻腔滞留时间不可超过48h。

2. 鼻中隔血肿和脓肿的处理　血肿内的血块很难吸收,须早期手术清除,以免发生软骨坏死。切口要够大,可做L形切口,彻底引流,术后鼻腔填塞,以防复发,并使用足量抗生素。

第2节　鼻窦骨折

前组鼻窦外伤多与颌面部创伤同时发生。后组鼻窦骨折多与颅底外伤同时存在。鼻窦上临颅脑,旁及眼眶,严重的鼻窦骨折可见脑部、眼部症状及严重的鼻出血(图1-5-4)。

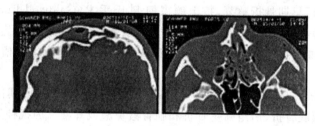

图1-5-4　鼻窦骨折

1. 额窦骨折(fracture of frontal sinus)　多发生在窦前壁。按骨折部位分为前壁骨折、前后壁复合骨折和底部骨折。皮肤未裂开者为单纯性骨折,皮肤裂开者为复杂性骨折。前壁线性骨折者,额窦前壁未变形,但有软组织肿胀,局部压痛。症状较轻,常被误诊为软组织挫伤。前壁凹陷性骨折可见前壁塌陷入窦腔内,眶上区肿胀,睑部瘀血、皮下气肿。因额窦前壁有骨髓,前壁骨折时有患骨髓炎的可能。前后壁复合骨折时,常有脑膜损伤,继发颅前窝气肿、血肿或脑脊液鼻漏,引起颅内严重感染。故应及早借助X线平片、CT作出诊断,以便尽早处理,防止并发症的发生。底部骨折一般较少见,多合并有筛窦骨折。

【治疗】

(1) 单纯性线型骨折无须特殊治疗,仅以1‰麻黄素滴鼻保持鼻额管通畅,给以抗生素即可。前壁骨折额部塌陷,可沿眉弓作切口,以剥离子进入额窦,挑起塌陷的骨片,使其复位;或将窦底凿开,用弯止血钳伸入窦内复位。窦内不填塞,缝合切口。

（2）复杂性骨折应行常规外科清创，除去异物或游离的碎骨片，清理窦内异物、血块和碎骨片，扩大鼻额管以利引流，并查看后壁有无骨折。后壁凹陷性或粉碎性骨折者，应检查有无脑膜撕裂、脑脊液鼻漏，以便及时用筋膜或肌肉修补。须注意给予足量抗生素控制感染。

2. 筛窦骨折（fracture of ethmoidal sinus）　常合并额窦、眼眶和鼻骨的损伤，即所谓鼻额筛眶复合体骨折（fracture of naso-fronto-ethmoido-orbital complex）。通常是由于鼻骨或额骨遭受暴力打击冲撞，鼻骨或额骨下缘骨折，骨折端嵌入筛窦，或是颅底骨折所致。有时可伤及视神经骨管，造成该骨管骨折，从而导致失明。筛窦上壁损伤可发生脑脊液鼻漏，内外壁破裂可损伤筛前动脉，发生眶后血肿或严重出血。表现为鼻腔上部出血，鼻根及眼眶部肿胀，内眦距增宽或塌陷畸形，鼻额角变锐。视力障碍，患侧瞳孔散大，光反射消失，但间接反射存在（Marcus-Gunn 瞳孔）。

【治疗】

有严重鼻出血、鼻腔填塞无效者，可经眶内缘切口结扎筛前动脉。伤后即出现视力严重减退者应尽早实施视神经管减压术。如有眶内血肿，可采取鼻外筛窦凿开术或经鼻腔在鼻内镜下开放筛窦，清除血肿。如有脑脊液鼻漏，经保守治疗不愈，以在鼻内镜下修补为宜。

3. 上颌窦骨折（fracture of maxillary sinus）　多由外界暴力直接撞击或火器、爆炸伤等引起，以前壁塌陷性骨折为常见，主要为上颌骨的额突和眶下孔部位。由于软组织肿胀、瘀血，面部畸形不甚明显，一俟肿胀减轻，即显面部塌陷。上颌窦的顶壁为眶底，颌面部受强力撞击可发生眶底骨折而引起一系列眼部症状，包括眼球内陷、复视、视力减退及内眼外伤性改变（晶状体脱位、玻璃体出血等）。

【治疗】

伤后 24h 内可行早期骨折整复，按上颌窦柯-陆氏手术（Galdwell-Luc operation）径路，清除窦内血肿、异物和骨碎片，抬起塌陷部分，窦内填塞碘仿纱条以作固定和引流，数天后经下鼻道窗口取出。如受伤超过 24h，可待肿胀消失后整复。如伴有上牙槽骨骨折，复位后应行牙间固定。

4. 蝶窦骨折（fracture of sphenoidal sinus）　单独发生者少见，因其位于颅底中央的蝶骨体内，故多合并颅底骨折、后组筛窦骨折和脑脊液鼻漏或耳漏。因视神经管内侧壁与蝶窦和筛窦最后筛房相邻，蝶窦外侧壁又有颈内动脉，蝶窦骨折时可并发视神经管骨折导致的视力减退和颈内动脉破裂，血液进入蝶窦导致的严重鼻出血。若在局部形成假性动脉瘤，该瘤破裂可再次或多次严重鼻出血。若外伤累及蝶鞍内的脑垂体后叶，可发生创伤性尿崩症。因此，蝶窦骨折的处理复杂，如病情危及患者生命，应请神经外科医师先行抢救。单独的蝶窦骨折如无并发症可不做处理。

第 3 节　脑脊液鼻漏

脑脊液经破裂或缺损的蛛网膜、硬脑膜和颅底骨板流入鼻腔或鼻窦，再经前鼻孔或鼻咽流出，称为脑脊液鼻漏（cerebrospinal rhinorrhea）。脑脊液鼻漏的潜在危险在于上呼吸道感染后可继发严重的颅内感染。

【病因】

多由头部外伤引起，以颅前窝骨折最多。筛骨筛板和额窦后壁骨板很薄，与硬脑膜紧密相连,外伤时若脑膜与骨板同时破裂,则发生脑脊液鼻漏。颅中窝骨折时脑脊液经破损的蝶窦流入鼻内,或通过中耳破裂或缺损的鼓室天盖经咽鼓管流至鼻腔,则称为脑脊液耳鼻漏(cerebrospinal otorhinorrhea)。如外伤时,硬脑膜完整但疝入骨折缝隙中而后产生硬膜小孔,或暂时将硬脑膜和骨板裂隙封闭的血块日后分解,均可引起迟发性脑脊液鼻漏。其他少见的原因有:鼻内手术操作不当,损伤颅底,造成医源性脑脊液鼻漏;先天性颅骨缺损;脑肿瘤、脑积水等引起的脑膜及骨质的破坏等(图1-5-5)。

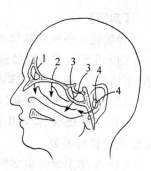

图 1-5-5 脑脊液鼻漏

1—额窦;2—前颅窝;

3—蝶窦;4—斜坡

【临床表现】

主要为鼻腔间断或持续性流出清亮、水样液体,多数为单侧。在低头、用力、压迫双侧颈静脉时可诱发流出量增多。如为外伤所致,鼻漏多在伤后即发生,鼻内有血性液体流出,后渐变为清亮如水。迟发性者伤后数天至数周才发生,极少数可在伤后数年发生。有些患者可能忽视鼻漏主诉,而有反复发生细菌型脑膜炎的病史。鼻腔检查多无异常发现,头部外伤者可有鼻出血或其他外伤表现。

【诊断】

若外伤时有血性液体自鼻孔流出,其在手帕或纸上的痕迹中心呈粉红色而周边色淡、清澈;或流出的液体干燥后不呈痂状者;鼻漏液体清澈无色,低头用力或压迫颈静脉流量增加;或有反复发生细菌型脑膜炎的病史者皆提示脑脊液鼻漏的可能。确诊依据为鼻漏出液的葡萄糖含量在1.7mmol/L以上。但应注意若混入泪液或血迹可因含有少量葡萄糖而致假阳性结果。颅底、鼻窦、中耳、乳突及岩部等处的X线照片和CT扫描显示的骨折部位可供瘘孔定位时参考。

【治疗】

外伤性脑脊液鼻漏大都可用保守疗法治愈。包括预防感染,降低颅内压,创造条件促使漏孔自然愈合,如头高卧位,限制饮水量和食盐摄入量,止咳通便,避免喷嚏和用力擤鼻。一般观察4~6周,如不见好转,则行手术疗法。

手术前须有脑脊液漏孔的准确定位。虽有较多方法,但以鼻内镜法较为准确。经前鼻孔插入鼻内镜,按鼻腔顶前部、后部、蝶筛隐窝、中鼻道和咽鼓管咽口5个部位仔细观察。观察上述部位时,可压迫双侧颈内静脉,注意看液体从何处流入鼻腔。采用放射性核素ECT法行漏孔定位准确率也较高。手术方法有颅内法和颅外法。颅内法多系在处理脑外伤同时,仔细寻找前颅窝底的漏孔,发现硬脑膜裂口,给予紧密缝合,颅底漏孔以自体肌肉块填塞。颅外法多采用鼻内镜法。用鼻内镜找到漏孔后,扩大漏孔处的骨质并用自体肌肉、脂肪或筋膜封堵压紧即可。耳鼻漏者须行中耳鼓室探查,并对漏孔封堵。

第4节 鼻腔及鼻窦异物

鼻异物(foreign body in the nose)可分为内生性和外生性两大类:前者有死骨、凝血块、鼻石、痂皮等;后者又可分为生物性和非生物性。生物性中以植物性为多见,动物性则较为罕见。

【病因】

异物进入鼻腔和鼻窦的方式有以下几种：

（1）儿童玩耍时自己或他人将豆类、果核、纸卷、塑料玩物等塞入鼻孔内又难以自行取出，事后忘记，造成鼻腔异物。

（2）热带地区水蛭和昆虫较多，爬入野浴或露宿者的鼻内。

（3）工矿爆破、器物失控飞出、枪弹误伤等使石块、木块、金属片、弹丸经面部进入鼻窦、眼眶及翼腭窝等处。

（4）鼻部手术时填塞的纱条、棉片或器械断端遗留鼻内形成医源性异物。

【病理】

因异物阻塞鼻腔或鼻窦引流，加之异物的刺激，可引起鼻内感染，如鼻炎、鼻窦炎和骨髓炎。异物在鼻、鼻窦内滞留时间过长，炎性分泌物日久蒸发，浓缩分解出多种无机盐类，逐步沉积于异物表面，以此为核心，逐渐形成结石，称为鼻石（rhinolith）。其外壳成分有钙、镁、磷、氯化钠等盐类，因成分不同，鼻石颜色可有差异。

【临床表现】

儿童鼻腔异物多有单侧鼻腔流黏脓涕、涕中带血和鼻塞症状，呼出气有臭味。面部外伤性异物除有外伤表现外，随异物大小、性质、滞留时间和所在位置症状有所不同。动物性异物鼻内多有虫爬感，日久可有鼻窦炎。医源性异物在术后仍有较重鼻塞、脓性分泌物和头痛。

【诊断】

儿童有单侧鼻流脓涕，时有涕中带血，且呼出气有臭味，应首先考虑为鼻腔异物。如异物存留过久，鼻内有肉芽组织形成，须用探针辅助检查。对金属异物须行 X 线定位检查，应包括下颌骨在内的头颅正位和侧位片，以避免投影偏差。必要时可行 CT 检查。

【治疗】

儿童鼻腔异物可用前端为环状的器械经前鼻孔进入，绕至异物后方向前钩出。切勿用镊子夹取，尤其圆滑异物可因夹取滑脱，将其推向后鼻孔或鼻咽部，甚至误吸入喉腔或气管，给取出带来困难及并发症。动物性异物须先用 1% 地卡因将其麻醉后，再用鼻钳取出。外伤性异物在充分估计伤情和妥善准备后，经准确定位，选择相应手术进路和方法，必要时在 X 线荧光屏观察下，实施手术取出。如异物较大且嵌顿在头面部大血管附近，须先行相关血管结扎再取出异物，如贸然取出有发生致死性大出血的可能。对无症状的细小金属异物，若不处在危险部位，可不必取出，但须定期复查。

（朱力）

第6章 外鼻炎症性疾病

外鼻及鼻前庭炎性疾病是耳鼻咽喉科的常见病,以感染性和过敏性炎症为主。治疗主要采用局部用药。当伴有严重的并发症时,应合理使用抗生素。鼻部的疖肿应避免挤压。

第1节 鼻前庭炎

鼻前庭炎(nasalvestibulitis)是鼻前庭皮肤的弥漫性炎症,可分为急性和慢性两种。

【病因】

由鼻腔内分泌物,尤其是脓性分泌物,经常刺激鼻前庭皮肤所致,因此,鼻腔内任何急性或慢性、特异性或非特异性炎症、鼻腔异物、肿瘤等,都可以并发鼻前庭炎。长期有害粉尘(如烟草、皮毛、水泥、石棉等)的刺激,挖鼻或摩擦致鼻前庭皮肤损伤继发感染也是本病病因之一。

【临床表现】

急性者(彩图 1-6-1),感鼻前庭处疼痛较剧,检查见鼻前庭内及其与上唇交界处皮肤弥漫性红肿,或有皲裂及浅表糜烂,鼻毛上附有黏脓块。慢性者,感觉鼻前庭发热、发干、发痒、有触痛,检查见鼻前庭鼻毛稀少,局部皮肤增厚,有痂皮形成,清除痂皮后可有小出血创面。

【诊断】

根据上述临床表现,诊断不难,但应注意与鼻前庭湿疹鉴别,后者常是全身湿疹的局部表现,瘙痒较剧烈,常见于儿童。此外,应注意排除梅毒或结核。

【治疗】

(1)必须彻底消除鼻腔内刺激性分泌物,避免有害粉尘的刺激,改正不良挖鼻习惯。

(2)急性者可用抗生素治疗,局部湿热敷,并用红外线理疗,促使炎症消退。

(3)慢性者可先用 3% 双氧水清洗,除去结痂,局部涂 1%～2% 黄降汞软膏或抗生素软膏。皮肤糜烂和皲裂处先用 10%～20% 硝酸银烧灼,再涂以抗生素软膏,每日 3 次。

第 2 节　鼻　疖

鼻疖(furuncle of nose)是鼻前庭毛囊、皮脂腺或汗腺的局限性化脓性炎症,有时也可发生于鼻尖或鼻翼。

【病因】

挖鼻、拔鼻毛或外伤致鼻前庭皮肤损伤,继发化脓性细菌感染,最常见的致病菌是金黄色葡萄球菌。糖尿病、抵抗力低者、慢性鼻前庭炎易继发鼻疖。

【临床表现】

局部触痛、灼热、红肿,可伴有低热和全身不适。随着病情发展,出现自发性疼痛,日益加重。检查时见一侧鼻前庭内有隆起,周围浸润发硬、发红(彩图 1-6-2)。疖肿成熟后,顶部出现黄色脓点,溃破则流出脓液。病重者可引起上唇及颊部蜂窝组织炎,有畏寒、发热、头痛、全身不适症状。由于面部静脉无瓣膜,血液可正、逆向流动,鼻疖如被挤压,感染可由小静脉、面静脉、眼上静脉向上直达海绵窦,形成海绵窦血栓性静脉炎(thrombophlebitis of the cavernous sinus)。其临床表现为寒战,高热,头痛剧烈,患侧眼睑及结膜水肿,眼球突出固定,视乳头水肿,甚至失明,严重者危及生命。另外,还可并发眶内、颅内感染。

【诊断】

鼻尖部或鼻前庭皮肤红肿,肿胀可能侵及面部周围组织,有触痛。晚期有脓头突出,破溃后流出脓液,有时排出绿色脓栓。

【治疗】

(1) 治疗原则是严禁挤压,未成熟时忌行切开,控制感染,预防并发症。

(2) 全身治疗:包括酌情使用抗生素、适当的镇痛剂,中医中药治疗以消炎、解毒、消肿为主,可用五味消毒饮(银花 9g,野菊花、紫花、地丁、天葵、蒲公英各 4.5g,水煎服)。屡发病者,可试用自身疫苗(autovaccine)注射。如有糖尿病,应控制血糖。

(3) 局部治疗:①疖未成熟者:局部热敷、超短波、红外线照射,以消炎止痛为主,患处涂以 10％鱼石脂软膏或中药六合丹,促其成熟穿破;②疖已成熟者:可待自然穿破或在无菌条件下用小探针蘸少许 15％硝酸银或纯碳酸腐蚀脓头,促其破溃排脓,亦可用碘酊消毒后以锋利尖刀将脓头表面轻轻挑破,以小镊子钳出脓栓,也可用小吸引器吸出脓液。切开时不可切及周围浸润部分,严禁挤压;③疖破溃者:局部消毒清洁,促进引流,使用抗生素软膏保护伤口不使其结痂。

(4) 并发海绵窦血栓性静脉炎时,必须住院,给予足量、有效抗生素治疗,绝不能疏忽。

(朱力)

第7章 鼻腔炎症性疾病

第1节 急性鼻炎

急性鼻炎(acute rhinitis)是鼻黏膜的急性炎症疾病,由病毒感染引起,后期可合并细菌感染。俗称"伤风"、"感冒"。急性鼻炎多发生于季节变换时,冬季更多见。

【病因】

常见于鼻病毒、副流感病毒、腺病毒冠状病毒及柯萨奇病毒感染,病毒经飞沫或被污染的用具传播。人体感染病毒后大约有一个月的免疫期,但该免疫力较弱,且各种病毒之间无交叉免疫。急性鼻炎的后期可在病毒感染的基础上合并细菌感染,常见的有溶血性链球菌、流感嗜血杆菌、肺炎球菌及葡萄球菌等。

诱因:①全身因素:受凉,过劳,烟酒过度,维生素缺乏,内分泌失调或其他全身性慢性疾病等;②局部因素:鼻中隔偏曲、慢性鼻炎等鼻腔慢性疾病,致鼻腔通气引流障碍,进而影响鼻腔生理功能。邻近部位的感染性疾病,如慢性鼻窦炎、慢性扁桃体炎等也可诱发急性鼻炎。

【病理】

呈现为单纯炎症性疾病的病理变化。发病早期黏膜血管痉挛、局部缺血、腺体分泌减少,继之血管扩张、黏膜充血、水肿、腺体分泌增加、单核细胞和巨噬细胞浸润、纤毛及黏膜表皮细胞坏死脱落。继发细菌感染后,中性粒细胞浸润并脱落于分泌物中,使分泌物呈脓性。

【临床表现】

全部病程大体可分为三期:

(1)前驱期:鼻内灼热、干燥,全身乏力、酸软,1～2天。鼻腔检查:鼻腔黏膜充血、干燥。

(2)卡他期:渐出现鼻塞、水样或清洗鼻涕、鼻痒、喷嚏、嗅觉减退及闭塞性鼻音。继发细菌感染后鼻涕变为黏脓性及脓性。全身不适、倦怠、发热(37～38℃)和头痛等。鼻腔检查:鼻黏膜充血、肿胀,总鼻道或鼻底有较多分泌物,初期为水样,以后逐渐变为黏液性、黏

31

脓性或脓性。

（3）恢复期：鼻塞、脓涕逐渐消失。全身不适减轻。如无并发症，7～10 天可自愈。

【并发症】

炎症经鼻窦自然开口可引起急性鼻窦炎；经咽鼓管向中耳扩散可导致急性中耳炎；感染向下蔓延，可导致急性咽炎、喉炎、气管炎及支气管炎。如果是抵抗力低下的小儿或老人，还可并发肺炎。

【鉴别诊断】

（1）变应性鼻炎：本病起病骤然，突发喷嚏、鼻痒、清水涕，发作过后，一切恢复正常，无全身症状。检查见鼻黏膜苍白、水肿，鼻腔分泌物涂片见嗜酸性粒细胞增多，此外变应原皮肤点刺试验、激发试验及血清特异性 IgE 抗体测定等有助于鉴别诊断。

（2）流行性感冒：有明显的流行趋势，起病急，全身症状重，如高热、寒战、头痛、全身关节及肌肉酸痛等。鼻部症状轻，上呼吸道症状不明显。病毒分离及血清学检查可鉴别。

（3）急性传染病前驱症状：麻疹、脊髓灰质炎、脑炎、猩红热等传染病早期可出现急性鼻炎症状，但尚有其本身疾病的表现。通过详细的体格检查、对病程的严密观察及必要的实验室检查可鉴别之。

【治疗】

包括两方面：

（1）增强机体抵抗力：加强锻炼身体，提倡冷水洗脸或冷水浴，冬季增加户外活动，增强对寒冷的适应能力。此外，注意劳逸结合和饮食合理。成人注射鼻病毒疫苗可有助于防止感染。有报告称儿童在流行期注射丙种球蛋白或胎盘球蛋白有增强抵抗力和预防感染之效。

（2）避免传染："感冒"流行期间应避免与患者密切接触，尽量不出入公共场所，注意居室通风。板蓝根等中药有一定预防作用。

【治疗】

以支持和对症治疗为主，注意预防并发症。

1. 全身治疗　卧床休息，保持室内空气流通，多饮水，清淡饮食，疏通大便。可配合使用辛散、通窍的中药，方剂可使用通窍汤或银翘散加减。合并细菌感染或可疑并发症时可全身应用抗生素。

2. 局部治疗

（1）糖皮质激素鼻喷剂：具有抗炎、抗水肿的作用，是鼻黏膜炎症的一线常规治疗药物。

（2）血管收缩剂：如鼻塞、流涕严重，可短时间（不超过 10 天）、低浓度使用麻黄碱滴鼻液、盐酸羟甲唑啉喷雾剂等，以消除黏膜水肿，减轻鼻塞，改善引流。

（3）针刺、艾灸及穴位按摩：鼻塞者可选用如迎香、印堂穴；发热者选用风池、合谷、曲池穴等，对上述穴位进行针灸和按摩，可减轻症状。

第 2 节　慢 性 鼻 炎

慢性鼻炎（chronic rhinitis）是黏膜和黏膜下层的慢性炎症，持续数月，炎症反复发作，常无明确致病微生物感染。慢性鼻炎可分为慢性单纯性鼻炎（chronic simple rhinitis）和慢性肥厚性鼻炎(chronic hypertrophic rhinitis)。

【病因】

致病因素包括：全身因素、局部因素及职业与环境因素。

1. 全身因素

(1) 全身性慢性疾病：贫血、结核、糖尿病、风湿病以及心、肝、肾疾病和自主神经功能紊乱等，可引起鼻黏膜长期瘀血或反射性充血。

(2) 营养不良：缺乏维生素 A、C，烟酒过度等。

(3) 内分泌失调：甲状腺功能减退可引起鼻黏膜水肿。月经期、妊娠后期和青春期，鼻黏膜可发生充血、肿胀，少数可引起鼻黏膜肥厚。

2. 局部因素

(1) 急性鼻炎反复发作或未获彻底治疗。

(2) 鼻腔及鼻窦慢性疾病：鼻黏膜长期反复受到脓液刺激，发生慢性鼻炎。

(3) 鼻中隔偏曲、鼻腔肿瘤等妨碍鼻腔的通气引流，致炎症反复发生。

(4) 长期滴用减充血剂：如长期用滴鼻净或麻黄碱滴鼻液，导致黏膜收缩与舒张功能障碍，血管扩张，黏膜肿胀。丁卡因、利多卡因等麻醉药也可损害鼻黏膜纤毛输送功能。

3. 职业及环境因素 长期或反复吸入粉尘(如水泥、石灰、煤尘、面粉等)或有害化学气体(如二氧化硫、甲醛、酒精等)，生活或生产环境中温度和湿度的急剧变化(如炼钢、烘熔、冷冻作业)均可导致本病。

一、慢性单纯性鼻炎

【病理】

鼻黏膜深层动脉慢性扩张，失去收缩能力；下鼻甲的海绵状血窦也呈慢性扩张，通透性增加；血管和腺体周围有以淋巴细胞和浆细胞为主的炎性细胞浸润；黏膜腺体功能活跃，分泌增加。

【临床表现】

1. 鼻塞 多呈间隙性或交替性。间隙性：白天、温暖、劳动或运动时减轻，夜间、休息、寒冷时加重。间隙性鼻塞与运动时全身自主神经兴奋，鼻黏膜血管收缩，鼻塞减轻有关。交替性：变换侧卧方位时，两侧鼻腔阻塞随之交替，居下位的鼻腔阻塞，居上位者则通气。交替性鼻塞也与自主神经反射有关。

2. 鼻涕增多 一般为黏液涕，继发感染时呈黏脓涕或脓涕。鼻涕可经后鼻孔倒流至咽喉，引发咽喉不适。小儿因鼻涕长期刺激，可发生鼻前庭炎、湿疹等。

3. 头痛，头晕，鼻根部不适。

【检查】

(1) 双侧下鼻甲肿胀、充血，表面光滑，柔软富于弹性，用探针轻压凹陷，探针移开后立即复原，鼻黏膜对血管收缩剂敏感(彩图 1-7-1)。

(2) 鼻底、下鼻道或总鼻道有较黏稠鼻涕。

【治疗】

(1) 消除病因，增强体质，提高机体免疫力，避免过度疲劳。

(2) 积极治疗全身性慢性疾病、邻近感染病灶和鼻中隔偏曲等。

（3）局部治疗。

1）鼻用糖皮质激素喷剂。

2）减充血滴鼻剂：通常用0.5%～1%麻黄碱滴鼻液或0.05%盐酸羟甲唑啉喷雾剂。注意减充血剂使用不宜超过10天。盐酸萘甲唑啉类减充血剂（滴鼻净）因容易导致药物性鼻炎，应避免使用。

3）用生理盐水冲洗鼻腔。

4）针刺疗法：针刺迎香、合谷、百会、上星等穴。

5）中药：针对不同的病机，可选用黄芩汤、温肺止流丹或通窍活血汤加减。

（4）口服小剂量大环内酯类抗生素，使用1～3月，适用于鼻腔炎症明显、分泌物增多伴痰涕倒流者。

二、慢性肥厚性鼻炎

【病理】

黏膜固有层动、静脉扩张以及静脉和淋巴管周围淋巴细胞和浆细胞浸润。因静脉和淋巴管回流障碍，静脉通透性增加，黏膜固有层水肿。继而纤维组织增生，黏膜肥厚，骨膜亦增殖。因纤维组织增生压迫，血液循环障碍。下鼻甲黏膜增生肥厚，表面呈结节状、桑葚状。

【症状】

（1）持续性鼻塞：伴闭塞性鼻音、嗅觉减退，肥大的下鼻甲后端压迫咽鼓管咽口可发生耳鸣和耳闭塞感及听力减退，可伴有少量黏脓性或黏液性涕。

（2）头痛、头昏、咽干、咽痛。

【检查】

下鼻甲黏膜增生、肥厚，表面呈结节状或桑葚样，色泽暗红或呈淡紫红色。探针轻压下鼻甲有硬实感，无凹陷，或虽有凹陷，但不立即复原。下鼻甲黏膜对血管收缩剂不敏感。

【治疗】

（1）保守治疗：鼻内用血管收缩剂后下鼻甲尚能缩小者，可用与慢性单纯性鼻炎相同的方法治疗。

（2）手术治疗：可行下鼻甲黏膜下低温等离子消融术或下鼻甲黏-骨膜下切除术或下鼻甲骨折外移术。术中注意保留下鼻甲黏膜，减少对下鼻甲及下鼻甲黏膜的损伤。

第3节　萎缩性鼻炎

萎缩性鼻炎（atrophic rhinitis）是鼻黏膜、黏膜下血管、腺体以及骨质的慢性进行性萎缩及退行性病变，常使鼻甲萎缩，最终致鼻腔异常宽大，干痂集聚。干痂经臭鼻杆菌作用产生恶臭。黏膜萎缩性改变可向下发展到鼻咽、口咽、喉咽等处，因此，本病是全身性疾病的鼻部表现。本病女性患者较多，在贫困落后地区发病率较高。

【病因】

临床上有原发性和继发性两种。前者病因不明，后者与术中切除过多的鼻甲组织等有关。

1. 原发性　该病在贫困落后地区发病率较高，分析该病与营养及生活条件有关，维生素缺乏、血中胆固醇含量偏低、微量元素缺乏等可致该病。此外,内分泌功能紊乱、自身免疫性疾病、遗传因素、有害粉尘、气体及干燥高温的环境亦可致病。

2. 继发性

(1) 慢性鼻炎、鼻窦炎脓性分泌物的长期刺激。

(2) 不适当鼻腔手术,特别是下鼻甲切除过多(彩图 1-7-2)。

(3) 鼻的特殊性传染病,如结核、梅毒和麻风损害鼻黏膜。

【病理】

随疾病发展时期的不同,鼻黏膜呈现不同的病理表现。早期仅呈慢性炎症改变,继而发展为进行性萎缩。黏膜纤毛脱落,鳞状上皮化,血管壁结缔组织增生,血管逐渐发生闭塞性动脉内膜炎和海绵状静脉丛炎,黏膜供血不足致黏膜、腺体、骨膜和骨质萎缩。

【临床表现】

1. 鼻塞 鼻腔内脓痂或分泌物阻塞所致。此外,鼻黏膜及感觉神经萎缩,患者不能感知通过的气流而产生"鼻塞感"。

2. 鼻出血 鼻黏膜萎缩干燥,加之挖鼻和用力擤鼻损伤毛细血管所致。

3. 嗅觉减退或失嗅 嗅区黏膜萎缩及痂皮堵塞所致。

4. 恶臭 晚期和严重者脓痂中的蛋白质被腐臭鼻杆菌分解所致。因患者嗅觉丧失,自己常不觉。故本病又称臭鼻症(ozena)。

5. 头痛、头昏 因鼻黏膜和鼻甲萎缩,鼻腔调温、保湿功能减退,冷空气刺激,或脓痂压迫,或鼻阻力改变,影响颅底血窦的血液回流动力,致使颅内静脉压改变所致。

【检查】

鼻黏膜干燥,鼻腔宽大,从前鼻孔可直接窥及鼻咽部,鼻甲缩小(尤以下鼻甲为甚)。鼻腔内大量灰绿色脓痂充塞并有恶臭。若病变发展至鼻咽、口咽和喉咽部,亦可见同样表现。严重者外鼻变形,鼻孔扁平,鼻翼外翻,鼻梁塌陷,形成鞍鼻(saddle nose)。

【治疗】

1. 局部治疗

(1) 鼻腔冲洗:温热生理盐水冲洗,清洁鼻腔、除去脓痂和臭味。

(2) 用复方薄荷樟脑滴鼻剂、清鱼肝油、植物油等滴鼻,以润滑黏膜、软化脓痂便于擤出。用金霉素软膏涂抹鼻腔,可抑制细菌生长。

(3) 局部使用链霉素、庆大霉素等抗生素,可抑制臭鼻杆菌生长,控制鼻腔的继发性炎症。

2. 手术治疗:目的是缩小鼻腔,减少鼻腔通气量,降低鼻黏膜水分蒸发,减少结痂形成。方法有:

(1) 鼻腔黏-骨膜下填塞术,埋藏材料有羟基磷灰石人工骨、自体骨或软骨、硅橡胶等。

(2) 前鼻孔缩窄术,两侧可分期或同期进行。

3. 全身治疗 加强营养,改善环境。补充维生素 A、B_2、C、E;补充铁、锌等微量元素;口服桃金娘油,稀释黏液,促进腺体分泌,促进纤毛运动。

第8章 鼻黏膜高反应性疾病

第1节 变应性鼻炎

变应性鼻炎(allergic rhinitis,AR)是个体暴露于变应原后,由免疫球蛋白IgE介导的鼻黏膜的变态反应性炎症,主要症状为发作性喷嚏、鼻塞及流清涕。根据世界卫生组织(World Health Organization,WHO)的 ARIA(allergic rhinitis impact on asthma)工作小组的推荐,依据该病的持续时间和对生活质量的影响,将变应性鼻炎分为间隙性和持续性变应性鼻炎。

【病因】

导致变应性鼻炎的变应原常有屋尘螨、粉尘螨、动物毛屑、昆虫、植物花粉、真菌等,螨类常存在于旧的枕头、床褥、地毯、绒毛玩具等处,常在温暖、湿润处生长。因此,我国南方因螨类致敏的人群多于干燥的北方。流行病学调查亦显示我国东北和华北地区对花粉过敏的人群相对较多,致敏花粉主要为蒿属花粉。花生、坚果、鱼、蟹、牛奶、鸡蛋等食物也可成为变应原引发机体的变态反应。婴幼儿的变态反应与食物类过敏原的关联可能更大,常引发除了鼻部,还有皮肤、消化道在内的过敏症状。变应性鼻炎还是一个多基因遗传倾向的疾病,可能受到多种环境因素的影响。此外,个体早期的状态,如孕期的激素水平、出生时低体重、围产期缺氧、生长延迟或早熟都可能成为变应性鼻炎的发病因素。

【发病机制】

本病属免疫球蛋白IgE介导的I型变态反应,与两种类型的辅助性 T 细胞,即 Th1(type 1 helper T cell)和Th2(type 2 helper T cell)的失衡有关。变应性鼻炎的基本病理生理过程为:

(1) 变应原致敏阶段(sensitization phase):机体在出现变应性鼻炎症状前,接受一定浓度的变应原持续刺激后,抗原提呈细胞(单核/巨噬细胞、树突状细胞)将变应原传递给CD4$^+$ T 淋巴细胞,并分泌细胞因子白介素 10(IL-10),使辅助性 T 细胞的前提细胞(Th0)向Th2 细胞分化。Th2 细胞分泌 IL-4,刺激 B 淋巴细胞,使其转化为浆细胞并合成 IgE 抗体。

36

IgE抗体通过血液和组织液到达肥大细胞使嗜碱性粒细胞与之结合,完成机体对变应原的致敏过程。

（2）基本免疫反应:分为速发相反应(acute-phase reaction)和迟发相反应(late-phase reaction)。

1）速发相反应:被致敏的机体再次在抗原的持续刺激下,与IgE结合的肥大细胞增多,识别沉积在呼吸道黏膜中的变应原而发生脱颗粒,释放出颗粒中的炎性介质,如组胺、类胰蛋白酶、肝素等。同时肥大细胞还分泌前列腺素D2、白三烯等炎性介质。患者在数分钟内出现鼻痒、喷嚏、清水样涕等症状。

2）迟发相反应:在此阶段,肥大细胞和Th2细胞产生IL4、IL5分别刺激B细胞及嗜酸性粒细胞;此外,肥大细胞分泌的炎性介质还作用于血管内皮细胞,产生血管细胞黏附分子(vascular cell adhesion molecule,VCAM)和选择素E,在具备趋化作用的细胞因子协同作用下,进一步加重嗜酸性粒细胞、嗜碱性粒细胞、中性粒细胞、T细胞、巨噬细胞等浸润呼吸道黏膜组织;另外,上述的炎性细胞还分泌神经营养素,作用于神经细胞,使局部感觉神经末梢经由轴索反射(axon reflex)释放神经肽,如P物质(substance P,SP)、降钙素基因相关肽(calcitonin gene related peptide,CGRP)等神经肽类物质,与鼻黏膜上特异性受体结合,再经过受体内化(internalization)和核转位(nuclear transition)调控细胞基因的表达,使炎症介质及细胞因子合成增加。患者在接触变应原后6～9小时内症状再次到达高峰,反复发作,并出现相对较久的鼻塞。在整个免疫反应过程中,变应性鼻炎是Th1和Th2免疫反应的失衡,是以Th2为主的鼻黏膜变态反应性炎症。

【病理】

鼻黏膜内可见嗜酸性粒细胞、嗜碱性粒细胞、肥大细胞、中性粒细胞等细胞的浸润,伴鼻黏膜水肿,血管扩张,腺细胞增生。鼻黏膜上皮细胞可见崩解等退行性改变。伊红-亚甲基蓝染色可见嗜酸性粒细胞增多,但鼻分泌物嗜酸性粒细胞的增多也可见于阿司匹林三联征、非变应性鼻炎伴嗜酸性粒细胞增多综合征(nonallergic rhinitis with eosinophilia syndrome,NARES)。但如经甲苯胺蓝染色发现肥大细胞、嗜碱性粒细胞,则提示变应性鼻炎。因为这两种细胞只在该病的鼻分泌物涂片中见到。

【临床表现】

本病以鼻痒、阵发性喷嚏、水样涕、涕倒流和鼻塞为主要特征,可伴有眼结膜痒、咽痒、咳嗽、耳闷等。因为鼻黏膜肿胀以及鼻腔内大量清水样分泌物,患者常有嗅觉减退。10%～40%的患者可能合并哮喘。

【检查】

（1）鼻内镜检查发现持续性变应性鼻炎的鼻黏膜可能充血、苍白或呈浅蓝色,分泌物或黏或清稀。间隙性变应性鼻炎的发作期可见鼻黏膜明显苍白水肿,鼻腔内有大量清水样涕,下鼻甲肿胀,甚至与鼻中隔相贴,中鼻甲不能窥及。间隙性变应性鼻炎的间隙期鼻黏膜可趋于正常,也可能充血、苍白或呈浅蓝色(彩图1-8-1)。长期严重发作的患者鼻甲可发生水肿息肉样变,并可以形成息肉。

（2）变应性鼻炎的特异性诊断试验:变应性鼻炎的特异性诊断方法分为体内和体外诊断法。变应原皮肤试验是目前广泛采用的体内诊断法,此外还包括鼻黏膜、口腔黏膜、支气管黏膜激发试验。体外诊断法主要是血清特异性IgE(specific serum IgE)的检测。在变应原皮肤试验中,皮肤点刺试验(skin prick test)常用于快速变态反应的检测。变应原皮肤点刺试验是在前臂屈侧腕部 5cm 以上和肘前窝以下 3cm 的区域内,以酒精消毒皮肤后,滴上一小滴变应原溶液,每滴变应原液之间间隔 2～5cm;使用一次性点刺针,垂直进针,透过变应原溶液,迅速刺入表皮,深度为刺破表皮但不引起出血为宜(注意:每点刺一种变应原均应更换一枚点刺针)。点刺完毕 1min 后,用吸水纸吸净多余的变应原溶液。操作完毕 15min 后观察结果。进行变应原皮肤点刺试验必须在注射器中常备 1：1000 的肾上腺素以备急诊抢救之需。

【诊断】

变应性鼻炎的诊断主要依据病史和变应原皮肤点刺试验或血清特异性 IgE 的测定等特异性检查。在我国,变应性鼻炎的诊断可以参照 2009 年在武夷山颁布的标准。

临床症状:喷嚏、清水样涕、鼻塞、鼻痒等症状出现 2 项以上(含 2 项)。每天症状持续或累计在 1h 以上。可伴有眼痒、结膜充血等眼部症状。

体征:鼻黏膜苍白、水肿、鼻腔水样分泌物。酌情行鼻内镜和鼻窦 CT 等检查。

皮肤点刺试验:使用标准化变应原试剂,在前臂掌侧皮肤点刺,20min 后观察结果。每次试验均应进行阳性和阴性对照,阳性采用组胺,阴性采用变应原溶媒。按标准化变应原试剂说明书判定结果。皮肤点刺试验应在停用抗组胺药至少 7 天后进行。

血清特异性 IgE 检测:可以作为变应性鼻炎诊断的实验室指标之一。确诊变应性鼻炎要求患者临床表现与皮肤点刺试验或血清特异性 IgE 检测结果相符。

【鉴别诊断】

(1) 血管运动性鼻炎:可以有鼻痒、喷嚏、流清涕和鼻塞等症状,但是变应原皮肤点刺试验及血清特异性 IgE 检测阴性,鼻分泌物涂片无改变。

(2) 非变应性鼻炎嗜酸性粒细胞增多综合征:具有变应性鼻炎类似的症状,鼻分泌物涂片中可见大量的嗜酸性粒细胞,但是不能发现肥大细胞及嗜碱性粒细胞,血清特异性 IgE 检测也呈阴性。

【治疗】

1. 避免接触变应原　对花粉过敏者在花粉播散季节减少户外活动,使用专用的防花粉口罩,或暂时移居至花粉少的地区。对户尘螨过敏者,注意控制室内湿度,定期清洗床上用品及沙发,减少地毯、绒毛玩具等的使用等。

2. 药物治疗　按照 ARIA2008 年的推荐,可以采用阶梯治疗方案:

(1) 对于轻度间隙性变应性鼻炎,可以口服或鼻用抗组胺药或(和)减充血剂。

抗组胺药:主要通过与组胺竞争效应细胞膜上的组胺受体发挥抗 H1 受体的作用。可以迅速缓解鼻痒、喷嚏和鼻分泌亢进。传统抗组胺药(亦称第一代抗组胺药),如氯苯那敏(扑尔敏),大多有中枢抑制作用和抗胆碱能作用,从事精密机械操作和司乘人员应慎用。第二代抗组胺药克服了传统抗组胺药的中枢抑制作用,而且抗 H1 受体的作用明显增强,但也有一些新的问题,如心脏并发症等。因此,临床使用该类药物时应掌握适应证,权衡利弊。

(2) 中-重度间隙性鼻炎:鼻内使用糖皮质激素。必要时加用抗组胺药或短期口服糖皮质激素。

临床常用的鼻用糖皮质激素有丙酸倍氯米松鼻喷雾剂(伯克纳)、丙酸氟替卡松鼻喷雾剂(辅舒良)和糠酸莫米松鼻喷雾剂(内舒拿)等。该类激素的局部副作用包括鼻出血、鼻腔干燥和鼻黏膜萎缩等。

（3）轻度持续性鼻炎：抗组胺药或低剂量鼻用糖皮质激素。

（4）中-重度持续性鼻炎：鼻用糖皮质激素，口服抗组胺药，或在治疗开始短期服用糖皮质激素。

3. 免疫治疗　包括皮下注射和舌下含服，疗程分为剂量累加阶段和剂量维持阶段，总疗程不少于 2 年，主要适用于常规药物治疗无效的成人和儿童、尘螨导致的变应性鼻炎。

4. 其他

（1）降低鼻黏膜敏感性：如下鼻甲冷冻、激光、射频、微波等。

（2）手术：选择性神经切断术包括翼管神经切断、筛前神经切断等，适用于部分患者。治疗后可使神经兴奋性降低，在一定时期内产生一定治疗作用，但不应作为首选治疗。

5. 中医中药　根据变应性鼻炎不同证型，可以选用玉屏风散、温肺止流丹、补中益气汤等方剂进行加减。此外，针灸疗法及穴位埋线疗法对变应性鼻炎具有一定作用。

第 2 节　血管运动性鼻炎

血管运动性鼻炎（vasomotor rhinitis）是指神经内分泌对鼻黏膜血管、腺体功能调节失衡而引起的一种高反应性鼻病。其主要症状为鼻塞、流涕及喷嚏，与变应性鼻炎相似。与变应性鼻炎不同的是，血管运动性鼻炎缺乏导致该病的免疫学证据。因此目前认为血管运动性鼻炎是一种非变应性鼻炎。

【病因】

血管运动性鼻炎的病因尚不明确，一般认为该病因可能是自主神经功能紊乱、内分泌失调、非 IgE 介导的炎性介质释放等因素所致。自主神经功能紊乱为该病的主要病因。如交感神经张力降低，副交感神经兴奋性增高，引起乙酰胆碱、血管活性肠肽（vasoactive intestinal peptide，VIP）的异常释放。近年来发现鼻黏膜感觉神经末梢释放神经肽诱导神经源性炎症反应，可引起血管扩张、腺体分泌亢进，甚至诱导肥大细胞脱颗粒释放组胺，引发过敏样反应。此外，甲状腺功能低下、雌激素水平增高等内分泌失调也可导致鼻黏膜反应性增强。化学物质刺激、气温变化、情绪改变也可引起组胺等炎性介质释放。

值得注意的是，有部分血管运动性鼻炎病例，经过一段时间后，又可找到相关免疫学证据，从而又诊断为变应性鼻炎。

【病理】

鼻黏膜组织水肿，血管扩张，腺体增生和杯状细胞增多是血管运动性鼻炎的主要病理表现。但小血管内皮细胞连接完整，粒细胞浸润不明显，这与变应性鼻炎有所区别。

【临床表现】

鼻塞、流涕、喷嚏、鼻痒为其主要症状。典型病例可表现出全部症状，部分病例以某一症状为主。如果病程较长，黏膜持续水肿，患者可伴有头痛、嗅觉减退等症状。

【检查】

鼻内镜下鼻黏膜表现缺乏特异性，与变应性鼻炎很相似。鼻腔常有水样或黏性分泌物，鼻黏膜充血水肿，鼻甲，尤其是下鼻甲充血或肥大。皮肤点刺试验、血清特异性 IgE 检测阴性。外周血及鼻分泌物涂片中嗜酸性粒细胞不高。

【诊断】

目前尚未发现血管运动性鼻炎的特异性诊断方法。该病与变应性鼻炎极易混淆,诊断主要依靠排除法。对该病的疑似患者要详细询问病史,仔细检查,认真分析诱发因素,排除变应性、感染性鼻炎后方可诊断。血管运动性鼻炎具有以下特点:①症状发作与季节变化、常见变应原无明显相关性,而与温度、气压、刺激性气体及情绪变化等因素密切相关;②皮肤点刺试验和(或)血清特异性 IgE 检测阴性;③外周血及鼻分泌物涂片中嗜酸性粒细胞不升高。

【治疗】

1. 避免接触刺激性因素,合理饮食,增强体质 尽量减少接触刺激性化学物品,气候干冷时使用口罩,平衡饮食,戒除烟酒,多参加体育锻炼。这些措施均能起到预防发作的作用。

2. 药物治疗 根据病情,可考虑选用鼻用糖皮质激素、鼻内抗胆碱能药物、抗组胺药物、减充血剂等。

3. 手术治疗 对药物治疗效果不佳或无效患者,可考虑手术治疗。如鼻塞较重患者可用下鼻甲成形术,喷嚏、流涕严重患者可用鼻腔副交感神经切断术。

(张勤修)

第9章 鼻中隔疾病

第1节 鼻中隔偏曲

鼻中隔偏曲（deviation of nasal septum）是指鼻中隔向一侧或两侧偏曲局部突起，并引起鼻腔生理功能障碍或产生症状的疾病。无功能障碍的鼻中隔偏曲称为生理性偏曲。偏曲可以位于鼻中隔软骨部、骨部或二者皆有之，偏曲一般呈 C 形或 S 形。鼻中隔如局部呈尖锥样突起称为骨棘或矩状突（spur of nasal septum）；若呈由前向后的长条状突起，则称骨嵴（ridge of nasal septum）。中鼻甲游离缘以上对应的鼻中隔存在的偏曲称为高位偏曲。

【病因】

鼻中隔软骨的发育晚于筛骨垂直板和犁骨，如其发育受到限制，鼻中隔将发生偏曲。犁骨与腭结合部的发育障碍也会导致鼻中隔偏曲。鼻中隔外伤、婴儿出生时产道狭窄或产钳夹持不当；鼻内肿瘤或异物压迫鼻中隔以及儿童时期腺样体肥大、硬腭高拱限制鼻中隔发育、遗传等因素均可导致鼻中隔偏曲。

【临床表现】

1. 鼻塞 为最主要症状。向一侧偏曲者，初期常为单侧鼻塞。对侧鼻腔因为承担了主要的通气功能，使鼻黏膜长期处于充血状态，继而出现下鼻甲代偿性肥大而发生结构性鼻炎，因而后期也出现双侧鼻塞。向双侧偏曲如 S 形偏曲者，则多为双侧鼻塞（彩图 1-9-1A，彩图 1-9-1B）。

2. 鼻出血 常发生在偏曲之凸面、骨棘或骨嵴的顶尖部。此处黏膜薄，常受气流和尘埃刺激，易发生糜烂而出血。

3. 头痛 鼻中隔偏曲的凸出部压迫同侧鼻甲而引起反射性头痛。

4. 邻近器官症状 高位的鼻中隔偏曲常妨碍窦口鼻道复合体的引流，继发鼻窦炎。

【诊断】

鼻中隔偏曲的诊断必须结合病史和症状，即鼻中隔有偏曲而且有明显症状者才予以诊断。诊断时注意与鼻中隔黏膜结节状增生相鉴别（用探针触诊，后者质软）。

【治疗】

手术矫正,恢复正常的鼻腔通气及生理功能。方法有鼻内镜下鼻中隔成形术和鼻中隔黏膜下切除术。前者强调通过尽量少的切除组织来消除软骨张力、矫正骨板形态,比较符合鼻生理功能,因而成为治疗鼻中隔偏曲的主要术式。后者因为术中需要切除鼻中隔软骨和骨板,较大地破坏了鼻中隔支架,手术并发症较大,所以使用较少。

第 2 节　鼻中隔血肿和脓肿

鼻中隔血肿(nasal septum hematoma)是鼻中隔软骨膜或骨膜下积血。鼻中隔脓肿(nasal septum abscess)则是鼻中隔软骨膜或骨膜下积脓,后者多由前者继发感染而致。

【病因】

1. 外伤　鼻外伤、鼻中隔骨折或鼻中隔手术致使鼻中隔局部血管损伤出血而不伴有鼻中隔黏-骨膜的破损,血液集聚在鼻中隔黏骨膜下形成血肿。鼻中隔矫正术和鼻中隔黏膜下切除术也可并发本病。

2. 血液系统疾病　血友病、血管性紫癜等出血性疾病可以导致鼻中隔原发性血肿。

鼻中隔血肿继发化脓感染就导致鼻中隔脓肿。

【临床表现】

1. 鼻中隔血肿　多有单侧或双侧鼻塞、额部头痛和鼻部胀满疼痛感。检查见鼻中隔单侧或双侧半圆形隆起,黏膜色泽暗红或正常,触之柔软而有波动,穿刺回抽有血。

2. 鼻中隔脓肿　除鼻中隔血肿的表现,全身和局部还出现感染的表现,如鼻梁和鼻尖红肿热痛、畏寒、发热。检查见鼻中隔膨隆,黏膜色泽暗红,触之柔软而有波动,穿刺回抽为脓性分泌物。

【诊断】

结合外伤或鼻中隔手术史、临床表现、鼻内镜检查及穿刺结果等,即可明确诊断。

【治疗】

1. 鼻中隔血肿　较小者穿刺抽出血液,双侧鼻腔填塞压迫止血。较大者或已经凝固的血肿,在血肿最低处作 L 形切口,排除瘀血或血块,充分止血,然后双侧鼻腔紧密填塞压迫止血。全身应用抗生素预防感染。

2. 鼻中隔脓肿　及时切开排脓引流,在脓肿最低处作切口,充分清除脓液及坏死骨片,抗生素盐水冲洗术腔,并放置引流条,每日换药。全身应用抗生素控制感染。

第 3 节　鼻中隔穿孔

鼻中隔穿孔(perforation of nasal septum)是指各种原因导致的鼻中隔骨部或软骨部贯穿两侧鼻腔的永久性穿孔。穿孔形态和大小各异。

【病因】

(1) 外伤或医源性损伤:挖鼻、外伤或鼻中隔手术同时损伤鼻中隔两侧对应部位的黏软骨膜,未及时修补;鼻部手术或鼻出血术腔填塞过紧使鼻中隔局部黏膜缺血坏死。

(2) 感染:如结核、狼疮、麻风引起鼻中隔软骨坏死而穿孔,梅毒多导致鼻中隔骨部穿孔。急性传染病,如白喉、天花、伤寒和猩红热等,鼻中隔脓肿未恰当处理。

(3)理化因素:腐蚀性或刺激性物质,如水泥、矽尘、强酸等的长期吸入;激光、微波等离子不恰当的操作。

(4)肿瘤及恶性肉芽肿:原发于鼻中隔的肿瘤或鼻腔鼻窦肿瘤侵犯鼻中隔。

(5)鼻腔异物或结石长期压迫和继发感染。

【临床表现】

由于引起鼻中隔穿孔的病因很多,故它可以表现为一独立疾病,也可作为某一疾病的局部表现,后者的临床表现是复杂的。仅就鼻中隔穿孔而言:

(1)鼻部症状:主要表现为鼻腔干燥和脓痂形成,常伴有头痛和鼻出血。鼻中隔前段小穿孔者,呼吸时常发生吹哨声。结核和梅毒引起的穿孔常伴有臭味的脓涕。检查可见鼻中隔贯穿性穿孔,穿孔处结痂,穿孔边缘糜烂,易出血。

(2)引发鼻中隔穿孔的疾病的其他表现:如为结核、梅毒、狼疮或鼻肿瘤等疾病引发的鼻中隔穿孔,则可出现该疾病的其他表现。

【诊断】

根据症状和检查可确诊,注意需找出导致鼻中隔穿孔的病因。

【治疗】

针对不同的病因,采用不同的处理,如避免继续接触或吸入腐蚀性或刺激性物质,抗结核、抗梅毒治疗等。症状明显的鼻中隔穿孔者,可以施行修补术,根据穿孔的位置和大小选择不同的修补方式。主要方法有黏膜移位缝合修补术、带蒂黏骨膜瓣或黏膜瓣转移缝合法(取中鼻甲黏骨膜瓣或下鼻甲黏膜瓣)、游离组织片移植法。

(张勤修)

第10章 鼻 出 血

　　鼻出血(epistaxis)常由鼻、鼻窦及其邻近部位局部病变、颅面外伤,以及某些影响鼻腔血管状态和凝血机制的全身性疾病引起,是鼻科常见症状和急症之一。根据病因和出血程度,应积极采取不同的治疗措施。

【病因及病理】

1. 局部原因

　　(1)创伤或医源性损伤:局部血管或黏膜破裂而致。如鼻骨、鼻中隔或鼻窦骨折、鼻窦气压骤变、鼻-鼻窦手术及经鼻插管、挖鼻或用力擤鼻和剧烈喷嚏、鼻腔异物等。严重的鼻-鼻窦外伤、前颅窝底或中颅窝底骨折,可引起严重鼻出血,危及生命。

　　(2)炎症:各种鼻腔和鼻窦的非特异性或特异性感染,均可损伤黏膜血管而出血。

　　(3)鼻中隔病变:鼻中隔偏曲(多发生在骨嵴附近或偏曲的凸面)、黏膜糜烂、溃疡或穿孔。

　　(4)肿瘤:最易发生出血的是鼻中隔毛细血管瘤、鼻咽血管纤维瘤、出血性息肉、鼻腔或鼻窦肿瘤。前两种疾病常引起大量鼻出血。鼻腔或鼻窦恶性肿瘤引起大出血者,常与局部感染有关,故在处理时,控制感染很重要。鼻咽癌常为涕中带血,到晚期则可出现明显的鼻出血。

　　(5)鼻炎和鼻腔特殊性传染病:急、慢性鼻炎和干燥性鼻炎均可引起鼻出血,但通常出血量不多。萎缩性鼻炎常在清除鼻痂、挖鼻或用力擤出痂皮时起少量出血。结核、狼疮、梅毒等,导致黏膜糜烂、溃疡、肉芽,或形成鼻中隔穿孔等引起鼻出血。鼻白喉患者双侧鼻腔常有少量血涕。在高原地区,部分患者由于高原氧分压低及其他高原因素影响,可发生高血压及继发性红细胞增多症,血小板减少,成为鼻出血的诱发因素。鼻腔及鼻窦的真菌感染也可引起鼻出血,多为曲霉菌感染,常表现为鼻腔及鼻窦肿块,可误诊为恶性肿瘤,行病理检查方能确诊。

　　(6)鼻腔异物:常见于儿童,多系一侧鼻出血,为少量血涕。某些动物性鼻腔异物,如水蛭,可反复引起大出血。

　　(7)变态反应:许多学者认为,反复发作的鼻出血可能与鼻的变态反应有关系。

44

2. 全身性疾病

（1）急性发热性传染病：流感、出血热、麻疹、疟疾、鼻白喉、伤寒和传染性肝炎等。由于高热患者体温过高及血管神经功能障碍，以致毛细血管破裂出血。

（2）心血管疾病：多系动脉压增高所致，如高血压、血管硬化、肾炎、伴有高血压的子痫等。其他用力过猛、情绪激动、气压急剧改变（如航空、登山、潜水）均可因一过性动脉压升高而发生鼻出血，并因鼻黏膜血管的回缩力和收缩力减弱，破裂后常不易愈合，而致反复出血不止。出血前常有前兆，如头昏、头痛、鼻内血液冲击感等。出血常发生在深夜或清晨，多系动脉型出血，呈鲜红色，有时可见搏动，但又会突然自行停止。出血常为一侧，多为鼻腔中段、后段，或鼻腔前段近鼻顶处，不加细查，很难发现出血部位。

（3）血液病：①凝血机制异常的疾病，如血友病、白血病、纤维蛋白形成障碍、异常蛋白血症（如多发性骨髓瘤）、胶原性疾病和大量应用抗凝药物后等。②血小板量或质异常的疾病，如血小板减少性紫癜、再生障碍性贫血等。

（4）营养障碍或维生素缺乏：维生素 C、K、P 或钙缺乏，可致毛细血管壁脆性和通透性增加。此外维生素 K 与凝血酶原形成有关，缺乏时凝血酶原时间延长，易发生鼻出血。

（5）肝、肾等慢性疾病和风湿热等：肝功能损害致凝血障碍，以肝硬化常见；尿毒症时由于肾功能不全致体内毒素积聚，抑制骨髓造血功能和减少肠道对生血素和镁的吸收，易致小血管损伤；风湿热患儿的鼻出血系由高热及鼻黏膜血管脆性增加所致。

（6）中毒：磷、汞、砷、苯等化学物质可破坏造血系统功能，使凝血机制紊乱，血管壁易受损伤；长期服用水杨酸类药物可致凝血酶原减少易致鼻出血。

（7）遗传性出血性毛细血管扩张症：常有家族史，多见于儿童，是一种染色体显性遗传累及小血管壁的全身性疾病，如 Osler 病，表现为鼻、舌、腭、口唇等处黏膜易出血，且反复发作或出血不止，长期失血致血浆蛋白减少，并影响凝血因子水平。

（8）内分泌失调：主要见于女性，青春发育期和月经期可发生鼻出血和先兆性鼻出血，绝经期或妊娠的最后 3 个月亦可发生鼻出血，系毛细血管脆性增加之故。

上述病因单独存在就可以引起鼻出血。然在某些情况下，这些病因可能合并存在，如鼻-鼻窦炎症合并鼻中隔偏曲、全身性疾病合并鼻-鼻窦炎症等。

【临床表现】

仅出血的临床表现而言，轻者可仅为涕中带血或回吸血涕，或仅少量从前鼻孔滴出；重者则可为一侧或双侧鼻腔血流如注，同时经口涌出。由于鼻出血因不同的病因引起，除表现为鼻出血外，还伴有病因本身（引起出血的疾病）的临床表现。如头鼻部创伤、医源性损伤、鼻-鼻窦肿瘤或鼻咽和鼻颅底肿瘤以及其他全身性疾病等。仅以鼻黏膜出血而言，为了便于处理，出血部位大体上可分为 4 个部位：

1. 鼻腔前部出血 该部位出血主要来自鼻中隔前下方的利特尔动脉丛或克氏静脉丛。一般出血量较少，可自止或较容易止血。多见于儿童和青年。

2. 鼻腔上部出血 该部位出血常来自鼻中隔后上部，多为动脉性出血，一般出血较剧，量较多，多数需要采取前鼻孔或前后鼻孔填塞止血。多见于中壮年人，有高血压者较易发生。

3. 鼻腔后部出血 该部位出血多来自下鼻道后端的鼻-鼻咽静脉丛。出血部位隐蔽，前鼻孔填塞不易压迫到出血处，故常需行后鼻孔填塞。常见于中老年人。

4. 鼻腔黏膜弥漫性出血 此类出血多为鼻黏膜广泛部位的微血管出血。出血量有多有少。多发生于有全身性疾病如肝、肾功能严重损害、血液病、急性传染病和中毒等患者。

【治疗】

应采取综合治疗措施处理鼻出血,但首先的治疗措施是止血。在达到止血目的后,再对病因进行检查和治疗。下面介绍鼻出血处理的原则和止血的方法:

1. 一般处理 情绪紧张和恐惧者,应予以安慰,使之镇静,必要时给予镇静剂。嘱患者尽量勿吞咽血液,以免刺激胃部引起呕吐,同时亦有助于掌握出血量。一般出血或小量出血者取坐位或半卧位,大量出血疑有休克者,应取平卧低头位。接诊患者时应问清是哪一侧鼻腔出血或首先出血。仔细检查鼻腔(最好在鼻内镜下检查),明确出血部位及严重程度。临床上最多见的出血部位是鼻中隔前下部(易出血区),该部位出血量一般较少。嘱患者用手指捏紧两侧鼻翼(旨在压迫鼻中隔前下部)10~15min,同时用冷水袋或湿毛巾敷前额和后颈,以促使血管收缩减少出血;或用浸以1%麻黄素生理盐水或0.1%肾上腺素棉片置入鼻腔暂时止血,以便寻找出血部位。出血较剧者,可用吸引器管吸出鼻腔内血液,并寻找出血部位。在选择适宜的止血方法止血成功后,详细了解病史、临床表现,并做相应的检查以明确出血的病因,进一步治疗原发病。

2. 常用止血方法

(1) 局部处理:一般采取坐位或者半坐位(休克患者须平卧)。先将鼻腔内所有填塞物及血块取出,用0.1%肾上腺素棉片收缩鼻腔黏膜,约2~5min后取出,详细检查鼻腔及鼻咽部。根据出血情况及出血部位,选择适当的方法止血。

(2) 局部止血药物:适用于鼻腔前段出血,此法简单易行,对患者痛苦较小。用2%利多卡因加0.1%肾上腺素、凝血质或凝血酶,紧塞鼻腔中5min~2h。出血较多者可用各种可吸收性止血材料,如明胶海绵等。

(3) 烧灼法:适用于反复小量出血且能找到明显出血点者,对动脉性出血无效。常用激光烧灼法、射频烧灼法、等离子射频消融法等。因操作简单,烧灼温和,损伤小而常用。其作用机制是:破坏出血部位组织,使血管封闭或凝血。应用烧灼法止血前,先用浸有1%地卡因和0.1%肾上腺素溶液棉片麻醉和收缩出血部位及其附近黏膜。烧灼的范围越小越好,避免烧灼过深,烧灼后涂以软膏保护创面。传统的方法有:①化学药物烧灼法:如用30%~50%硝酸银等点灼出血部位。②电灼法:因灼力较强,易造成黏膜溃疡或软骨坏死,若烧灼不当,反致出血加剧,现已少用。

(4) 前鼻孔填塞:在出血较剧烈或者出血不明时使用。

1) 将无菌凡士林纱布的一端双叠10~12cm,将折叠一端放进鼻腔后上方嵌紧,再将折叠部分上下分开,使短的一端平贴鼻腔上部,长的一端平贴鼻腔底部,形成一向外开口的"口袋",然后将纱布的长段填入"口袋"深处,自上而下,从后向前进行连续填塞,使纱条紧紧填满整个鼻腔,剪去前鼻孔多余的纱条。填塞完毕,必须检查是否仍有新鲜血经后鼻孔流入咽部。经观察后如仍出血,需取出纱布重新填塞,或改用后鼻孔填塞术。鼻腔填塞物通常宜在24~48h后1次或分次取出,以免发生鼻窦或中耳感染,对出血剧烈或者血液病鼻出血者,可适当延长填塞时间至72h,但须使用足量抗生素,以预防感染。

2) 用可吸收性材料填塞 淀粉海绵、明胶止血海绵或纤维蛋白绵等。较适用于血液病所致的鼻黏膜弥漫性出血以及出血部位明确且量较小或范围较小的鼻出血。将淀粉海绵、明胶止血海绵或纤维蛋白绵等放置在出血部位。可在材料表面蘸上凝血酶粉、三七粉或云南白药以增强止血效果。填塞时仍须给予适当的压力,必要时可辅以小块凡士林油纱条以加大压力。可吸收性材料填塞的优点是填塞物不必取出,可避免因取出填塞材料后再出血。

3)用不可吸收材料填塞 膨胀海绵、藻酸钙纤维敷料。较适用于血液病所致的鼻黏膜弥漫性出血、相对较小量出血、部位明确的较小范围的出血。选择大小合适的膨胀海绵放入总鼻道,然后注入含抗生素的生理盐水使海绵膨胀达到压迫的目的。将藻酸钙纤维敷料放置出血部位,敷料与出血创面接触后转变为凝胶物质达到保护创面和止血的目的。上述两者联合使用可增强止血效果。膨胀海绵、藻酸钙纤维敷料质地软,取出时对鼻黏膜的损伤小,减少了再出血的可能。

(5)后鼻孔填塞:前鼻孔填塞后出血仍不止,且向后流入咽部,或由对侧鼻孔涌出者,说明出血部位在鼻咽后部,宜改用锥形凡士林纱布球行后鼻孔填塞术(图1-10-1)。

(6)鼻腔或后鼻孔气囊或水囊压迫:是用指套或气囊缚在小号导尿管头端,置于鼻腔或鼻咽部,囊内充气或充水以压迫出血部位达到止血目的。此方法可代替前后鼻孔填塞。与纱条填塞相比,患者痛苦小,取出时对黏膜损伤小,再出血的可能性亦较小,但止血效果不如纱条填塞。近年,国内外均生产有适应鼻腔解剖的止血气囊,使此方法变得更为方便和有效。

(7)血管结扎法:对以上方法无效的严重出血者采用此法。中鼻甲下缘平面以下出血者可选择结扎上颌动脉或颈外动脉;中鼻甲下缘平面以上出血者,则选择结扎筛前动脉;鼻中隔前部出血者可选择结扎上唇动脉。但由于不是结扎责任血管,侧支循环的建立效果常不尽如人意。

(8)血管栓塞法:又称数字减影血管造影(digital subtraction angiography,DSA),对严重后鼻孔出血具有诊断和治疗双重功效。本法用海绵微粒、钢丝螺圈等栓塞血管,是治疗经前后鼻孔填塞仍不能止血的严重鼻出血的有效方法。与传统的动脉结扎术相比,具有准确、快速、安全可靠等优点,不良反应有偏瘫、失语及一过性失明等。

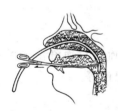

(1) 将导尿管头端拽出口外

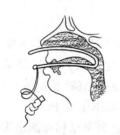

(2) 将纱球尖端的丝绒缚于导尿管头端,回抽导尿管

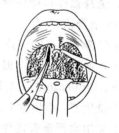

(3) 借助器械,将纱球向上推入鼻咽部

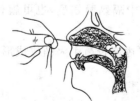

(4) 将线拉紧,使纱球嵌入后鼻孔

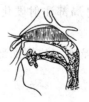

(5) 再做鼻腔填塞

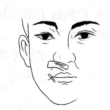

(6) 纱球尖端上的系线固定于前鼻孔处,底部单线固定于口角

图 1-10-1 后鼻孔填塞

3．手术治疗

（1）鼻中隔手术：因鼻中隔偏曲、骨嵴或骨崤反复发生鼻出血者，可在血止后行鼻中隔黏-骨膜下矫正术，以去除病因。鼻中隔虽无明显偏曲，但鼻中隔黏膜（利特尔区）反复发生出血，可选择鼻中隔黏膜划痕术、鼻中隔黏-骨膜下分离术。

（2）止血：对鼻腔或鼻窦肿瘤引起的鼻出血，应视具体情况或先止血，或施行手术加以切除，或采用放射疗法，或结扎颈部血管以止血。

（3）血管结扎术：一般极少有此必要，一般见于严重外伤，肿瘤侵蚀较大血管等。结扎前，必须判断出血来源，再决定结扎哪一条动脉，例如：①颈外动脉结扎术（图 1-10-2）；②筛动脉结扎术；③上唇动脉结扎术；④上颌动脉结扎术。

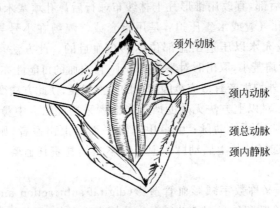

图 1-10-2　血管结扎术

（4）放射疗法：适用于诸法治疗无效的反复发作性鼻出血。

4．全身治疗和特殊治疗

（1）全身治疗

1）镇静剂：有助于减少出血，对反复出血者尤为重要。

2）止血剂：常用注射用血凝酶（立止血）、卡巴洛克（安络血）、抗血纤溶芳酸（para-aminomethylbenzoic acid，PAMBA）、酚磺乙胺（止血敏）、6-氨基己酸等。

3）维生素：维生素 C、维生素 K_4 和维生素 P。

4）鼻出血严重者需住院观察，注意失血量和可能出现的贫血或休克。鼻腔填塞可致血氧分压降低和二氧化碳分压升高，故对老年患者应注意心、肺、脑功能。

5）有贫血或休克者应纠正贫血或抗休克治疗。

（2）特殊治疗

1）鼻中隔前下部反复出血者，可局部注射硬化剂或行鼻中隔黏膜划痕，也可施行鼻中隔黏骨膜下剥离术。

2）遗传性出血性毛细血管扩张症则可应用面部转移全层皮瓣行鼻中隔植皮成形术。

3）治疗全身性疾病。

（朱力）

第 11 章　鼻窦炎症性疾病

第 1 节　急性鼻窦炎

急性鼻窦炎(acute sinusitis)是指鼻窦黏膜的急性炎症,发病 5 天后鼻部症状加重或症状持续 10 天以上,但 12 周内症状完全消失。临床分为:①普通感冒/急性病毒性鼻窦炎;②急性病毒后鼻窦炎;③急性细菌性鼻窦炎。

【病因及发病机制】

1. 全身因素　过度疲劳,受寒受湿,营养不良,维生素缺乏引起全身抵抗力下降,烟酒过度,居住与工作环境不卫生均可诱发本病。此外,变态反应或特应性体质、全身性疾病(如贫血、结核、梅毒、内分泌失调、急性上呼吸道感染)和急性传染病(流感、麻疹、伤寒、猩红热和白喉)等均可导致本病的发生。

2. 局部因素

(1) 窦源性感染

由于鼻窦在解剖学上的特殊性,鼻窦开口一般都较为狭小,如若发生堵塞,鼻窦的通气引流就会受到影响,造成脓液积留。加之各窦口与窦壁相互毗邻,一个鼻窦发生炎症时,容易使相邻鼻窦受累。

(2) 鼻腔源性疾病

1) 急性鼻炎:急性鼻炎是急性鼻窦炎的常见病因之一。由于鼻腔鼻窦黏膜的连续性,造成炎症易于侵入鼻窦。

2) 鼻腔其他疾病:鼻腔的解剖变异,如鼻中隔偏曲、中鼻甲肥大或泡状中鼻甲、钩突移位或肥大;或肥厚性鼻炎、鼻变态反应性疾病、鼻腔肿瘤和异物等,均可导致鼻道或窦口阻塞,使鼻窦的引流通气受阻而发病。

3) 污物进入鼻腔鼻窦:如游泳、跳水、潜水不当或游泳后用力擤鼻致污水进入鼻窦,将致病菌直接带入鼻窦而发病。

4) 邻近组织器官的感染:如慢性扁桃体炎、腺样体肥大、牙病、面部丹毒及面部骨髓炎等。

5)鼻腔填塞物留置时间过久:引起局部刺激、继发感染,妨碍窦口引流和通气。

(3)创伤性感染

1)外伤:如鼻窦外伤骨折、异物进入鼻腔鼻窦或血块积留鼻腔鼻窦等引起急性鼻窦炎。

2)鼻窦气压骤变:高空飞行迅速下降或用力擤鼻、喷嚏时致窦腔负压,使鼻腔炎性物或污物进入鼻窦,从而引起鼻窦炎。该类鼻窦炎多见于额窦和上颌窦。

【临床表现】

1. 全身症状

表现不一。临床常见有发热、畏寒、烦躁、精神不振、倦怠嗜睡、失眠、咳嗽、呕吐、食欲不振、便秘等症状。

2. 局部症状

(1)鼻塞:可表现为单侧或双侧持续性鼻塞,多由鼻腔黏膜充血肿胀和分泌物过多潴留鼻腔所致,擤除分泌物后可暂时改善通气。

(2)流涕:流涕是急性鼻窦炎的主要症状之一。常表现为患侧有大量黏脓性或脓性分泌物,分泌物可从前鼻孔擤出,或向后吸入,从口吐出(彩图 1-11-1)。若脓涕为腐臭味,多为牙源性上颌窦炎。

(3)嗅觉障碍:多为暂时性,常表现为嗅觉减退或嗅觉缺失。嗅觉障碍的主要原因是嗅区黏膜急性充血水肿,或脓性分泌物潴留嗅裂等。当急性炎症消退,嗅觉可逐渐改善。

(4)局部疼痛及头痛:急性鼻窦炎患者在发病初期,常表现为持续性弥漫性头痛,急性期过后,头痛可逐渐减轻,部位变得局限。头痛多在咳嗽、低头、用力擤鼻等使头部静脉压增高的情况下,或情绪激动时明显加重。急性上颌窦炎疼痛多位于患侧上颌窦前壁,头痛和局部疼痛的特点是晨起轻,午后加重;侧卧位患侧朝上时减轻,站立时加重。急性筛窦炎疼痛较轻,部位不定,可为患侧眼内眦或鼻根部胀痛,也可表现为前额部头痛;其疼痛特点一般是晨起渐重,午后减轻。急性额窦炎可表现为全头痛、眶上神经痛或前额部疼痛。疼痛特点具有规律性,多为晨起逐渐加重,中午时疼痛最为剧烈,午后逐渐减轻,夜间消退。急性蝶窦炎多表现为枕后或眼球深部的钝痛,其疼痛规律一般是晨起轻,午后重。局部疼痛和头痛多在休息、滴鼻药、蒸气吸入或引流改善、鼻腔通气后减轻。

(5)咽喉部症状:可有咽痛、咽异物感等表现。后组鼻窦炎者,鼻内分泌物向后流至咽喉部,可引起咽痒、刺激性咳嗽、咳吐脓痰、恶心呕吐等。

【检查和诊断】

1. 症状 症状持续超过 10 天,但 12 周以内症状完全消失。两种或两种以上症状突然起病,其中一种为鼻塞、鼻黏膜充血或前后鼻漏,可伴有局部疼痛、嗅觉减退或缺失。

2. 体征 前鼻镜或鼻内镜检查下多表现为中下鼻甲黏膜充血肿胀、中鼻道变窄或有息肉样变。脓液位于中鼻道者多为前组鼻窦炎;脓液潴留于嗅裂或上鼻道者,多为后组鼻窦炎者。急性蝶窦炎者,鼻黏膜充血多局限于鼻腔后上部或后鼻孔。急性筛窦炎者,多可见筛泡和中鼻甲黏膜充血肿胀。若无法判断脓液的来源,可先用鼻黏膜血管收缩剂收缩后再行检查。

3. 口腔和咽部检查 咽、喉部检查常可见黏膜充血肿胀,或腭扁桃体肿大;牙源性上颌窦炎者,可见同侧上列第 2 双尖牙或第 1、2 磨牙牙根处黏膜红肿压痛;前组鼻窦炎者,脓液可沿咽侧壁流下;后组鼻窦炎者可见脓性分泌物从咽后壁流下。

4. 影像学检查 鼻窦 X 线、CT 及 MRI 扫描可显示窦腔大小、形态以及窦内黏膜不同程度增厚、窦腔密度增高、液平面等情况。鼻窦 CT 使鼻窦炎的诊断变得更加简便。其中冠状位扫描可显示窦口鼻道复合体(ostiomeatal complex,OMC)平面,对精确判断各鼻窦病变程度及范围及鉴别鼻窦占位性病变有重要价值,同时也有助于了解鼻中隔与窦口鼻道复合体关系;而水平位扫描可清楚地显示前后组筛窦与蝶窦的毗邻,特别是眶尖及球后区域的病变。少数病例需行 MRI 检查。临床上,应根据患者临床症状、表现、局部检查情况和影像学结果,综合判断,采取正确的治疗手段。

5. 上颌窦穿刺冲洗 急性上颌窦炎时,在全身症状已消退并在抗生素的控制下,可行上颌窦穿刺术,是较常用的集检查、诊断和治疗于一体的方法。通过穿刺冲洗,可以了解窦腔内脓液的性质、量、有无恶臭等情况,并便于对窦内穿刺冲洗物行细菌培养和药物敏感试验,据此可判断病变程度和制订治疗方案;亦可向窦内注入药物,达到局部治疗的作用。

【治疗】

1. 治疗原则 以非手术治疗为主,采取中西医综合治疗的手段,积极控制感染,促进鼻腔鼻窦的通气引流,防止并发症或转为慢性鼻窦炎。

2. 治疗方案

(1)全身用药

1)抗生素:首选使用足量的广谱青霉素类抗生素。对于急性细菌性鼻窦炎,同时应添加口服或者局部用糖皮质激素。若患者对青霉素过敏或致病菌对其有耐药性,可选用大环内酯类、林可酰胺类或头孢菌素抗生素。注意在使用抗生素之前,可先做细菌培养和药敏试验。及时、正确选用抗生素的治疗,可防止并发症的发生和转化为慢性鼻窦炎。

2)解热镇痛药:①阿司匹林和非甾体类抗炎药物:具有抗炎的作用,能促进鼻黏膜血管收缩,减轻鼻腔、鼻窦黏膜的充血状态,改善鼻部通气引流。②对乙酰氨基酚:可缓解急性鼻窦炎引起的头痛、发热等症状。

3)抗组胺、止痛药、减轻充血药物联合使用:主要适用于病毒性鼻窦炎,用以减轻鼻腔黏膜的水肿程度。

(2)局部治疗

1)鼻用糖皮质激素:糖皮质激素具有很强的抗炎、抗水肿作用,局部应用糖皮质激素来控制鼻-鼻窦黏膜的急性炎症和水肿,能达到迅速改善鼻腔通气和引流的目的。局部联合使用激素与抗生素可有效缩短急性细菌性鼻窦炎病程。

2)生理盐水冲洗:是目前常用的治疗和鼻腔保健护理方法。冲洗方法:35~40℃无菌温生理盐水经鼻窦冲洗器,直接进行鼻腔冲洗。可以达到清洁鼻腔,促进鼻腔鼻窦分泌物排出,改善黏膜环境的目的。使用 2.8% 高渗盐水冲洗鼻腔可减轻黏膜水肿。

3)异丙托溴铵:主要适用于病毒性鼻窦炎。可用异丙托溴铵溶液行鼻腔雾化吸入,具有控制黏液腺体的分泌及改善纤毛运动的作用,从而减少了分泌物阻塞以改善鼻部通气。对大豆、花生、阿托品及其衍生物过敏者应禁用。

4)鼻窦置换治疗:能够促进鼻窦引流,将药物通过负压置换进入窦腔内,起到抗炎排脓的作用。

（3）中医药治疗

1）中成药：目前常用于治疗急性鼻窦炎的中成药有仙璐贝滴剂、狭花天竺葵、吉诺通、鼻渊舒口服液等。

2）针刺：可针刺迎香、上星、印堂、鼻通、风池等穴位，或进行上述穴位按摩，以达到减轻鼻塞的目的。

（4）手术治疗：急性鼻窦炎一般不宜手术。临床上，多在鼻窦炎症引起严重并发症时，严格掌握适应证而施行手术。

（5）预防：益生菌用于预防病毒性鼻窦炎。适当地添加益生菌，能一定程度上协助鼻腔鼻窦微生态的平衡。

第 2 节　慢性鼻-鼻窦炎

慢性鼻-鼻窦炎（chronic rhinosinusitis，CRS）是指发生于鼻腔和鼻窦黏膜的慢性炎症，鼻部症状持续超过 12 周，症状未完全缓解甚至加重。临床分为：①慢性鼻-鼻窦炎（不伴鼻息肉）；②慢性鼻-鼻窦炎（伴有鼻息肉）。

【病因及发病机制】

目前认为纤毛损伤、呼吸道变态反应、鼻腔鼻窦解剖学异常、感染为慢性鼻-鼻窦炎的主要致病因素。遗传、环境、医源性因素、呼吸道纤毛系统疾病、全身免疫学功能低下等也可成为诱因。

1. 纤毛损伤　纤毛功能在鼻窦的清洁和慢性炎症的预防中发挥重要的作用。在慢性鼻-鼻窦炎患者中可以发现次级纤毛运动障碍，这种变化是可逆的，一段时间后可以恢复。纤毛运动障碍和囊性纤维化患者，纤毛无法转送黏稠的黏液，导致纤毛功能障碍，引发慢性鼻-鼻窦炎。

2. 变态反应　变态反应性炎症是造成特应性个体容易发生慢性鼻-鼻窦炎的重要原因。变态反应性疾病和慢性鼻-鼻窦炎呈相同的趋势增长。变应性鼻炎患者的窦口黏膜水肿，影响通气，甚至阻塞窦口，从而引起黏液淤滞和感染。流行病学资料显示慢性鼻-鼻窦炎患者中变应性鼻炎的患病率增高，但变态反应对慢性鼻-鼻窦炎的影响仍未清楚。

3. 局部因素　某些解剖变异，如泡状鼻甲、鼻中隔偏曲、钩突移位，被看作是慢性鼻-鼻窦炎发生、发展的潜在危险因素。在考虑慢性鼻-鼻窦炎的病因学时，我们不能忽视慢性牙源性鼻-鼻窦炎。

4. 微生物

（1）细菌：由于抗生素的使用使得一些耐药菌株存活，同时，鼻窦内局部环境改变、氧减少和酸碱度降低，这些都适合厌氧菌的生长。作为一个慢性过程，需氧菌和兼性厌氧菌将逐渐被厌氧菌取代。此外，我们也常常可以同时发现多种病原体。

（2）真菌：真菌所致的鼻窦疾病是由空气中传播的真菌抗原引起的，这已经引起人们的关注。虽然真菌已经从患者的鼻窦腔内被分离出来，但这并不意味着它们直接导致疾病的发生和发展。

（3）免疫缺陷状态：在各种免疫系统功能紊乱的情况中，先天性免疫缺陷患者在生命早期即出现症状。然而，免疫缺陷也有在成年以后才发生并与慢性鼻-鼻窦炎同时存在。对于传统治疗无效的慢性鼻-鼻窦炎患者,应该把免疫学实验作为诊断中不可缺少的一部分。

【临床表现】

1. 全身症状　轻重不等,有时则无。较常见为精神不振、倦怠、头昏、记忆力减退、注意力不集中等。

2. 局部症状

(1)鼻塞:多为黏膜肿胀,鼻甲肿大,鼻内分泌物过多和(或)伴有息肉形成阻塞通气所致,擤除分泌物后可暂时缓解症状。

(2)流脓涕:流涕多是慢性鼻-鼻窦炎的一个主要症状,来自前组鼻窦的分泌物多可从前鼻孔擤出;后组鼻窦产生的分泌物多向后流,从后鼻孔流入鼻咽部,诉"涕倒流"或"痰多"。慢性鼻-鼻窦炎分泌物一般较黏稠,色黄或灰白色,可呈团块状,亦常有腥臭味。牙源性上颌窦炎时,脓涕多带腐臭味。

(3)嗅觉障碍:常表现为嗅觉减退或嗅觉缺失,多为暂时性,如嗅区黏膜长期炎性病变,可导致退行性病变,造成永久性失嗅。嗅觉障碍的主要原因是嗅区黏膜炎性病变,或形成息肉,或脓性分泌物积蓄于嗅裂等。

(4)局部痛及头痛:鼻窦炎患者常或多或少地感到局部沉重、痛感,多在低头、咳嗽、用力等使头部静脉压增高时,或情绪激动时症状加重。慢性鼻-鼻窦炎者头痛多不明显,仅有局部钝痛及闷胀感,疼痛时间及部位多较固定。头痛常有下列特点:①多有时间性或固定部位,多为白天重、夜间轻,且常为一侧,如为双侧者必有一侧较重。②前组鼻窦炎者多发生前额部痛,后组鼻窦炎者多发生枕部痛。③休息、滴鼻药、蒸气吸入或引流改善、鼻腔通气后头痛减轻。④咳嗽、低头位或用力时因头部静脉压升高而使头痛加重。⑤吸烟、饮酒和情绪激动时,头痛亦加重。

(5)视觉障碍:慢性鼻-鼻窦炎引起的眶内并发症,病变多存在于筛窦或蝶窦,炎症累及眶内、眶尖及管段视神经时症状较明显。主要表现为视力减退或失明(球后视神经炎所致),也有表现其他视功能障碍如眼球移位、复视和眶尖综合征等。孤立性蝶窦炎(特别是蝶窦真菌感染)导致视力损伤的机会最多。

【检查和诊断】

1. 症状　持续超过12周的4种症状:主要症状为鼻塞、黏脓性鼻涕;次要症状为嗅觉减退,头面部闷胀沉重感。4种症状中必须有2种以上症状,其中主要症状必具其一。

2. 体征　前鼻镜或内窥镜检查下可见到以下病变:鼻黏膜慢性充血、肿胀或肥厚,中鼻甲肥大或息肉样变,中鼻道变窄、黏膜水肿或有息肉。前组鼻窦炎者脓液位于中鼻道(彩图1-11-2),后组鼻窦炎者脓液位于嗅裂,或下流积蓄于鼻腔后段或流入鼻咽部。怀疑鼻窦炎但检查未见鼻道有脓液者,用0.1%肾上腺素丁卡因棉片麻醉收缩鼻黏膜并做体位引流后,复做上述检查,可以帮助诊断。

3. 口腔和咽部检查　牙源性上颌窦炎同侧上列第二双尖牙或第一、二磨牙可能存在病变,后组鼻窦炎者咽后壁可能见到脓液或干痂附着。

4. 影像学检查　鼻窦X线平片或鼻窦CT扫描可显示窦腔大小、形态以及窦内黏膜不同程度增厚、窦腔密度增高、液平面或息肉阴影等。其中冠状位扫描可显示窦口鼻道复合体平面,对精确判断各鼻窦病变程度及范围及鉴别鼻窦占位性病变有重要价值,同时也有助于了解鼻中隔与窦口鼻道复合体关系,而水平位扫描可清楚地显示前、后组筛窦与蝶窦的毗邻,特别是眶尖及球后区域的病变。

5. 上颌窦穿刺冲洗　通过穿刺冲洗可了解窦内脓液之性质、量、有无恶臭等,并便于脓液细菌培养和药物敏感试验,据此判断病变程度和制订治疗方案。

【治疗】

1. 治疗原则　控制感染和变态反应因素导致的鼻腔鼻窦黏膜炎症;改善鼻腔鼻窦的通气、引流。病变轻者、非慢性鼻窦炎者及不伴有解剖畸形者,采用药物治疗(包括全身和局部药物治疗)即可取得较好疗效;否则应采取综合治疗的手段,包括内科和外科措施。

2. 治疗方案

(1) 全身用药

1) 抗生素　大环内酯类抗生素是治疗慢性鼻窦炎的一线用药。此类药物可直接作用于重要的炎性细胞因子,下调或抑制炎性病变的发生和发展;同时破坏和抑制细菌生物膜生长,可选用药物包括克林霉素或罗红霉素小剂量(常规剂量的一半)长期口服,疗程不少于12周。

2) 黏液稀释及改善黏膜纤毛活性药可稀释脓性分泌物,同时恢复黏膜纤毛的活性,有利于分泌物的排出和鼻腔黏膜环境的改善。常用药物为氨溴索缓释胶囊,小剂量(常规剂量的一半)长期口服,疗程不少于12周。

3) 抗组胺类药物　对于合并变应性因素者可适当加用抗组胺类药,以减轻鼻腔黏膜的水肿程度。

(2) 局部用药及治疗

1) 减充血剂的应用　长期使用鼻腔减充血剂会对黏膜纤毛系统的形态与功能造成破坏,如盐酸羟甲唑啉、麻黄碱类药物。临时使用一般不超过1周。

2) 局部糖皮质激素　局部糖皮质激素具有强大的抗炎、抗水肿效应,无论病因是感染性的还是变态反应性的,无论病变及范围的轻重,局部糖皮质激素都可作为主要用药;常规应用糖皮质激素喷雾治疗,可控制鼻-鼻窦黏膜的炎症及水肿,最终达到改善鼻腔通气和引流的目的。局部联合使用激素与抗生素可缩短病程和延长再发时间。使用时间为:慢性鼻窦炎,3个月以上;慢性鼻窦炎鼻息肉手术后,6~12个月以上。

3) 生理盐水冲洗　是目前国内外常用的治疗和鼻腔保健护理方法。冲洗方法:用35~40℃无菌温生理盐水(经特制的器皿)直接冲洗鼻腔;可以达到清洁鼻腔,改善黏膜环境的目的。使用2.8%高渗盐水冲洗鼻腔可减轻黏膜水肿。

4) 鼻窦置换治疗　目的是促进鼻窦引流,并将药物通过负压置换入窦腔内,起到排脓抗炎的作用,可用于慢性额窦炎、筛窦炎和全鼻窦炎者,儿童慢性鼻窦炎者尤为适用。

(3) 外科手术

慢性鼻窦炎药物治疗无效时,可采取手术治疗。手术以解除鼻腔鼻窦解剖学异常造成的机械性阻塞、结构重建、通畅鼻窦的通气和引流、黏膜保留为主要原则。

1) 纠正鼻腔鼻窦解剖学异常,所有影响窦口鼻道复合体引流的解剖学异常都应纠正,如重度的高位鼻中隔偏曲、泡状中鼻甲、中鼻甲反向弯曲、筛漏斗区域的畸形等。

2) 清除影响通气与引流的新生物,如鼻息肉、内翻性乳头状瘤等。

3) 修正炎症性组织增生(如钩突、筛泡、中鼻甲的息肉样变)。对于以上这些机械阻塞,外科手术是最有效的方法。

4) 开放鼻窦。鼻窦开放术大致分为两种术式：

① **传统的鼻窦手术**：包括经典的柯陆氏手术（上颌窦根治术）、鼻内筛窦切除术、经上颌窦的筛窦手术、额窦环钻术等都是以往比较常用的手术，最早的已有120年历史。这类手术普遍存在视野狭窄、照明不清、一定程度的盲目操作以及病变切除不彻底、创伤较大或面部留有疤痕等缺点。

② **鼻内镜鼻窦手术**：也称为功能性鼻内镜鼻窦手术（functional endoscopic sinus surgery，FESS），在鼻内镜和电视监视下，纠正鼻腔解剖学异常，清除不可逆的病变，尽可能保留鼻-鼻窦的黏膜，重建鼻腔鼻窦通气引流（尤其是窦口鼻道复合体区域的通畅与引流），为鼻腔鼻窦黏膜炎症的良性转归创造生理性局部环境，最终达到鼻-鼻窦黏膜形态与自身功能的恢复。FESS以其创伤小、术野清晰、操作精确等优势，已成为慢性鼻-鼻窦炎外科治疗的主流手术方式。

第3节 儿童鼻窦炎

本病发生于儿童，是一种多发病和常见病。临床上，由于婴幼儿对局部感染常表现出明显的全身反应或呼吸道、消化道症状，常首诊于儿科，以致被误诊和忽视。此外，儿童支气管扩张和下呼吸道慢性炎症与鼻窦炎密切相关，须早发现、早治疗。从病因、病理、症状、诊断及治疗各方面来说，因年龄、解剖和生理上的差异，儿童鼻窦炎与成人鼻窦炎既存在共性，又存在其特殊性。研究表明，急性鼻窦炎患儿的常见致病菌依次为金黄色葡萄球菌、肺炎链球菌、流感嗜血杆菌、厌氧菌感染、卡他莫拉菌等。慢性鼻窦炎者多为厌氧菌感染。12岁以下的患儿根据病程可分为以下几类：①急性鼻窦炎：每次发病4周以内，全身症状较重，30天内症状全部消失。②亚急性鼻窦炎：30～90天以内，全身症状较轻，在此期间症状完全消失。③复发性急性鼻窦炎：症状持续8周以内，每年发病3次以上。④慢性鼻窦炎：全身症状较轻，局部症状持续12周以上。

【病因】

（1）由于发育先后的不同，各个鼻窦炎的发生时期也不同，其中，筛窦和上颌窦的发病时间最早。急性筛窦炎可在出生后不久即发生，婴儿时期可患上颌窦炎。额窦炎和蝶窦炎常发生于7～10岁以后。各鼻窦炎中，上颌窦炎发病率最高，其次为筛窦炎。

（2）由于儿童鼻腔狭窄，鼻窦窦口相对狭长而窄小，鼻窦黏膜相对娇嫩，感染易侵入鼻窦及邻近组织，加之儿童免疫力、抵抗力较差或居住环境差等条件，若发生急性感染，鼻腔鼻窦黏膜更易发生水肿，分泌物增多并潴留，致窦口迅速阻塞，从而妨碍窦腔的通气引流。

（3）呼吸道变态反应对儿童鼻窦炎有重要意义。其常引起鼻腔和鼻窦黏膜水肿，妨碍窦腔的引流；变态反应诱发鼻窦炎后，细菌感染与之互为因果，形成恶性循环，常导致病情迁延或反复发作。

（4）儿童扁桃体和腺样体肥大，易发生内分泌功能障碍，引起鼻腔阻塞，且常常伴有感染，影响鼻腔鼻窦黏膜的生理功能。

（5）由于儿童游泳、跳水方式不正确，导致污水进入鼻窦而发病；细小的鼻腔异物留存鼻腔，导致感染引发鼻窦炎。

（6）胃食管反流也是导致儿童鼻窦炎的主要原因之一。因婴幼儿常将食物呛至鼻咽部,引发鼻窦炎。

(7) 先天性异常如先天性甲状腺机能减退、后鼻孔闭锁、先天性丙种球蛋白缺少症、纤毛不动综合征、遗传性囊性纤维病和 Kartagener 综合征(右心转位、支气管扩张和鼻窦炎三联征)等均常伴发鼻窦炎。

【临床表现】

因年龄、解剖和病变程度的不同,患儿症状差异很大。年龄越大,其临床症状与成人越相似;年龄越小,全身症状就更明显,且变化更多。

1. 急性鼻窦炎 初期类似于急性鼻炎或感冒,出现鼻塞,分泌物呈黏液性,3～4 天后分泌物变为黏性或黏脓性并增多,鼻塞逐渐加重。可有畏寒、发热、脱水、食欲不佳、呼吸急促、精神萎靡、嗜睡或烦躁不安等症状,常伴有上、下呼吸道炎症症状,如咽痛、咳嗽等,还可伴有急性中耳炎,鼻出血或关节疼痛。较大儿童可诉头痛或一侧面颊部疼痛。此外,若儿童将脓涕咽下,可引起恶心、呕吐和腹泻等消化道症状。并发眶内并发症者,较成人稍多见。

2. 慢性鼻窦炎

(1) 鼻部症状间歇性或经常性鼻塞,流黏液性或黏脓性鼻涕及鼻出血等。有时鼻腔可无流涕,鼻涕倒流至咽部可引起慢性咳嗽、咽部不适等症状。少见头痛和嗅觉障碍。

(2) 全身及继发性症状如发育障碍、精神萎靡、食欲欠佳、体重下降、记忆力和注意力变差、继发性贫血、风湿、关节痛、低热、慢性支气管炎、哮喘、胃肠或肾脏疾病等。若患儿持续长期鼻塞或张口呼吸,可致面部发育畸形。

(3) 邻近器官症状若并发邻近器官的感染,可出现颈淋巴结肿大、支气管,或肺部炎症、声嘶、慢性中耳炎、扁桃体炎、腺样体肥大、泪囊炎等。

【诊断】

主要通过认真分析病史和详细的检查进行诊断。5 岁以下小儿常不知主诉,故向家属详细询问病史和症状尤为重要。除了如鼻塞、流涕、发热、头痛等鼻窦炎的常见症状外,还应追问是否有上呼吸道感染、变态反应史或急性传染病史等。同时,还应注意了解其他伴发症状。

1. 局部检查 鼻前庭周围皮肤常发生红肿和皲裂,可有痂皮附着,前鼻镜检查常见鼻腔黏膜呈急性或慢性充血肿胀,鼻腔内常有大量黏稠分泌物潴留,中鼻道或嗅裂可见脓性分泌物。常伴有邻近组织器官如眼眶等的红肿、压痛等;有时可见脓性分泌物倒流至鼻咽部并顺着咽壁流下;扁桃体和腺样体常增生肥大,咽后壁淋巴滤泡增生。慢性鼻窦炎者鼻涕较少,甚至看不到。

2. 影像学检查 X 线鼻窦检查或 CT 扫描可作为诊断的依据。因 5 岁以下的婴幼儿的上颌窦底壁常高于鼻腔底部,鼻窦黏膜较厚,上颌骨内尚有牙胞,若其 X 线片显示混浊,并不提示患有鼻窦炎。上颌窦穿刺冲洗若为阳性即可确诊,穿刺宜在急性炎症期后进行。术前需行 X 拍片或 CT 扫描,以了解窦腔的大小、高低和黏膜的厚度等。

【治疗】

由于儿童鼻窦炎常伴有其他全身性疾病,如免疫力较差、变态反应性疾病、扁桃体或腺样体肥大、胃食管反流等,故治疗上与成人有所不同,急性与慢性的治疗方式也有所不同。

1. 急性鼻窦炎的治疗

(1) 控制感染:全身应用抗生素、抗过敏药物。常选用的是青霉素类和头孢菌素类抗生素。必要时可静脉联合应用糖皮质激素。

（2）局部治疗：使用鼻部糖皮质激素，必要时可予低浓度鼻减充血剂，如盐酸羟甲唑啉等，但使用时间不宜超过 7 天，可有效改善鼻腔鼻窦的通气引流。

（3）上颌窦穿刺冲洗：是治疗儿童上颌窦炎的有效方法。对疑有上颌窦积脓者，可施行上颌窦穿刺冲洗术。

（4）置换疗法：可用于急性鼻窦炎的全身症状消退期。

（5）中医中药疗法：中医中药、针灸等治疗，对缩短病程有重要意义。

（6）其他疗法：此外，在急性期还可采用局部湿热敷、物理治疗、鼻腔蒸气吸入等疗法。

（7）手术治疗：若无严重并发症，一般不主张手术。

2. 慢性鼻窦炎的治疗

（1）药物治疗：①控制感染：推荐使用青霉素类、头孢菌素类和大环内酯类。对变态反应性病因的患儿可酌情全身使用糖皮质激素。②用鼻用糖皮质激素、黏液促排剂两类药物治疗慢性鼻窦炎。③抗胃食管反流药物：轻症联合应用雷尼替丁和西沙必利；重症应用奥美拉唑和西沙必利。

（2）局部治疗：鼻腔冲洗，鼻腔药物雾化吸入，可一定程度上改善鼻腔鼻窦的通气引流。

（3）中医中药治疗：有助于减轻局部症状。

（4）外科干预：对于慢性鼻窦炎伴有腺样体肥大者，宜及早施行腺样体切除术。

（5）功能性鼻内镜鼻窦手术：适用于充分的药物治疗无效、多发性鼻息肉、严重的鼻腔鼻窦解剖结构异常或同时伴有哮喘者。手术治疗应考虑全面、慎重对待。对于 9 岁以下的儿童，一般不宜施行鼻窦手术，以免影响儿童面部及鼻窦的发育。

（蒋路云）

第12章 鼻 息 肉

鼻息肉是鼻部常见病、多发病,是由于极度水肿的鼻腔鼻窦黏膜在重力作用下逐渐下垂而形成。临床以持续性鼻塞为主要表现。本病具有较高的复发率,与多种呼吸道炎症性疾病关系密切,可严重影响生活质量和身体健康。发病率占总人口的 $1\% \sim 4\%$。与内源性哮喘、阿司匹林耐受不良、变应性真菌性鼻窦炎及囊性纤维化病等全身性疾病有密切联系。多见于成年人,儿童及幼儿少见。

【病因】

目前,鼻息肉的发病原因和机制尚不明确,主要认为呼吸道慢性炎症、变态反应是引起鼻息肉的主要原因:

1. 慢性炎症 目前认为,上、下呼吸道黏膜炎症具有相关性。长期的呼吸道慢性炎症或鼻腔鼻窦的脓性分泌物刺激鼻黏膜,使鼻腔黏膜发生血栓性静脉炎和淋巴回流障碍,导致血浆渗出、静脉瘀血,以及鼻腔的正常菌群作为超抗原不经抗原递呈细胞而直接激活中鼻道鼻黏膜内的大量 Th2 细胞、B 细胞、嗜酸性粒细胞和肥大细胞,使其合成并释放大量促炎细胞因子,促使小血管渗出增加及黏膜水肿加重,加重中鼻道内的局部炎症反应,以致形成息肉。

2. 变态反应 在组胺、白三烯等化学介质的介导下,鼻变态反应性鼻炎患者的鼻黏膜的小血管的通透性增高、血浆渗出增加,使得鼻黏膜极度水肿,并受重力影响下垂而形成息肉。

【病理】

光镜下鼻息肉由高度水肿肥厚的鼻黏膜形成。其上皮为假复层柱纤毛上皮,也有部分上皮化生为鳞状上皮,上皮基底膜广泛增厚并扩展到黏膜下层,形成不规则的透明膜层。上皮下为水肿的疏松结缔组织,组织间隙明显扩大,并可有增生的腺体,其间有浸润的炎性细胞,包括浆细胞、中性粒细胞、嗜酸性粒细胞和淋巴细胞等。其中嗜酸性粒细胞浸润是鼻息肉组织学的一个明显特点。

【临床表现】

鼻息肉好发于双侧,单侧者少见。

1. 鼻塞　常见的症状为渐进性持续性鼻塞,并随息肉体积长大而加重。可单侧,亦可为双侧。后鼻孔息肉可致呼气时经鼻呼气困难。

2. 鼻腔分泌物增多　分泌物可为浆液性或黏液性,伴有鼻窦炎症者,分泌物可为脓性或黏脓性。

3. 嗅觉障碍　系嗅区黏膜病变和息肉堵塞所致。鼻塞重者说话呈闭塞性鼻音,睡眠时打鼾。

4. 头痛　息肉阻塞鼻腔鼻窦导致鼻腔鼻窦引流障碍,引发鼻窦炎,患者出现鼻额部及面部、枕部胀痛不适。

【并发症】

1. 鼻窦炎和增生性鼻窦病(hyperplastic sinus disease,HSD)　随着息肉的逐渐增大,阻塞窦口,导致鼻窦炎的发生。

2. 中耳炎　当息肉体积增大坠入鼻后孔或伴有鼻窦炎时,堵塞咽鼓管咽口或炎性刺激,可导致咽鼓管功能障碍,发生中耳炎,引起耳鸣和听力减退。

【检查】

1. 前鼻镜检查　鼻腔内可见有单个或多个表面光滑、呈灰白色、淡黄色或淡红色的如新鲜荔枝肉样半透明新生物,触之质软,可移动,无触痛,不易出血。鼻腔内可见到浆液性、黏液性或脓性分泌物。

2. 鼻咽镜检查　鼻息肉向后发展可突至后鼻孔甚至鼻咽,此时,则需做鼻咽镜检查。突至后鼻孔的息肉多为单发型。行鼻腔收缩后可在中鼻道见到细长、光滑的根蒂。

3. 蛙鼻　时间较长的双鼻息肉或巨大鼻息肉可导致外鼻畸形,即鼻背变宽,形似蛙腹,称为“蛙鼻”。

【诊断与鉴别诊断】

根据临床症状及检查,诊断不难。鼻部 X 线拍片和 CT 扫描对确定病变范围有重要意义。临床上,可分为单发型和多发型。单发型仅有一体部,有独立的根蒂,鼻内其他部位黏膜大都正常,术后不易复发,临床诊断为鼻息肉。后者常可见多个根蒂不明的息肉体部,鼻-鼻窦黏膜广泛水肿增生,息肉、息肉样变黏膜与正常黏膜间无明显界限,具有双侧性、复发性、多发性和弥漫性的特点,诊断为鼻息肉病(nasal polyposis)。此型术后易复发,患者常有反复手术史,且常常伴有慢性呼吸道炎症性疾病和变态反应性疾病。虽诊断不难,但需与下列疾病相鉴别:

(1)鼻腔良、恶性肿瘤:如鼻咽纤维血管瘤、鼻内翻型乳头状瘤、嗅神经母细胞瘤、鳞状细胞癌等,要仔细辨别,通过活检可以明确诊断。

(2)上颌窦后鼻孔息肉:可于上颌窦内找到其根蒂,以细长茎蒂经自然孔突出垂至后鼻孔,且下垂至鼻咽部。术后一般不易复发。

(3)出血性坏死性息肉:有慢性鼻出血史,检查可见鼻腔内大量暗红色坏死组织,触之易出血。X 线拍片或 CT 扫描可见鼻腔“占位性病变”。

(4)脑膜-脑膨出:多发生于婴幼儿。乃筛板先天性缺损致脑膜或连同脑组织坠向鼻腔之故,形似息肉。肿块多位于鼻腔顶部、嗅裂或鼻中隔的后上部。若婴幼儿出现鼻塞,行鼻腔检查发现“息肉”,需谨慎对待,切不可贸然活检,疑似者,须作颅前窝 CT 增强扫描。否则,可导致脑脊液鼻漏和颅内感染。

【治疗】

以综合治疗为主。对初诊患者,如息肉较大,严重影响鼻功能,应先行外科治疗;息肉较小,鼻塞症状较轻者,可行内科治疗,1 个月后疗效不佳者再行手术治疗。对伴有鼻窦感染者,宜先抗感染,或行鼻息肉摘除,以利开放鼻窦引流。对复发性鼻息肉,应行筛窦切除术,术后鼻内应用皮质类固醇 1~2 年。

1. 糖皮质激素治疗

(1) 全身治疗适合下列情况:①息肉体积较大,手术时器械进入鼻腔较为不便;②初发息肉,息肉较小、位于中鼻道内者,患者愿意接受内科治疗。方法是每日口服强的松 30mg,连服 7 天,以后每日递减 5mg,整个疗程不超过两周。这种短期冲击疗法全身性副作用不明显。经上法治疗后,可明显缩小息肉体积。部分患者在服药几天后鼻塞便有减轻,且嗅觉也明显改善。此时可采取手术摘除或改为鼻内局部应用糖皮质激素。

(2) 鼻用糖皮质激素适用于:①初诊时息肉体积较小,未超越中鼻甲下缘者,可用糖皮质激素喷鼻剂喷鼻,每日 2~3 次,可连续应用 3~4 周。可阻止息肉生长,甚至消失,改善嗅觉。②口服强的松后反应较好,愿意继续内科治疗者;③鼻息术后防止复发:术后以鼻用糖皮质激素喷入鼻腔,每天 2 次,坚持 4~12 周。期间如有合并鼻窦感染,应配合使用抗生素治疗。

2. 手术治疗　对鼻腔大部或完全被堵塞,严重影响生理功能者,或药物治疗无效或多发性大息肉者,应首先考虑手术治疗。如患有心血管疾病、哮喘发作期等,应待病情稳定后再行手术。如有窦内黏膜突起形成多处息肉应一并去除,但要区分水肿之黏膜,因后者术后经治疗可望恢复正常。手术彻底可明显降低息肉复发率。近年来开展的鼻内窥镜鼻窦外科手术,为筛窦切除术提供了一种精细、准确和有效的方法,使鼻息肉术后的复发率明显降低。伴有支气管哮喘或阿司匹林不耐受的鼻息肉病患者术后复发率高,尤以后者为甚。为避免手术诱发哮喘,手术应尽量采取全身麻醉。术前 1 周,每天口服强的松 30mg,术前肌内注射地塞米松 10mg,术后仍每天口服强的松 30mg,维持一周,再改用鼻用糖皮质激素,持续应用 4~12 周。

(蒋路云)

第 13 章 鼻源性并发症

第 1 节 鼻源性眶内并发症

鼻窦炎的眶内并发症主要是由局部解剖因素决定的：①鼻窦与眶壁相邻，眶壁与各个鼻窦之间有较多间隙，或部分个体存在先天性骨缺损；②分隔眶内容物和筛窦的骨板为菲薄的眶纸板，鼻窦手术损伤或创伤累及相关眶壁未及时处理；③局部感染重，窦口引流障碍；④眶内无淋巴管和淋巴结；⑤免疫力低下。

【并发症种类及其临床表现】

1. 眶内炎性水肿 又称眶骨壁骨炎和骨膜炎（orbital inflammatory edema），是鼻源性眶内并发症的早期阶段。首起症状是眼睑水肿和轻压痛。筛窦炎引起的水肿始于内眦，上颌窦炎引起者始于下眼睑，额窦炎引起者始于上眼睑。不伴眼球运动受限、眼球突出、移位及视力减退等症状。

2. 眶壁骨膜下脓肿（subperiosteal orbital abscess） 急性鼻窦炎者感染较重，使与鼻窦相邻的骨壁受累，引起骨壁血栓性静脉炎和静脉周围炎，伴有骨小管周围骨质破坏，炎症侵袭骨膜，发生化脓性骨膜炎，形成大块死骨，进而形成骨膜下脓肿。慢性者以稀疏性骨炎为主，骨质的毁损部分被肉芽所充填，形成局限性组织融合。前组鼻窦炎引起者可表现为眼睑充血水肿、肿胀和压痛。额窦炎者以上眼睑为重，上颌窦炎者以下眼睑为重，前组筛窦炎者以内眦部分为重。后组鼻窦炎者，眼睑症状及局部压痛均不明显，多表现为深部炎性症状，如视力减退、眼球移位及眼球运动障碍等。有些蝶窦炎引起者可累及视神经孔和眶上裂，可突然出现眼眶深部剧烈疼痛，上睑下垂、眶周皮肤感觉障碍、眼球突出固定、眼裂缩小、复视甚至失明等症状，称为眶尖综合征（orbital apex syndrome）。一般情况下，此并发症的全身症状较重。若治疗及时，可使炎症局限而愈。若治疗不及时或感染严重者，脓肿可进一步发展至眶内引起眶内蜂窝组织炎及眶内脓肿。

3. 眶内蜂窝组织炎（orbital cellulitis） 多由骨膜下脓肿发展而来。全身症状较重，可出现高热、剧烈头痛等，局部主要表现为眼球突出和运动受限，还可出现视力下降，甚或失明、眼睑水肿、眶深部疼痛及头痛等症状。若沿血管向后发展可引起脑膜炎和海绵窦血栓性静脉炎,乃最严重的眶内并发症。

4. 眶内脓肿(orbital abscess)　常分为管内、外脓肿。患者通常表现为突眼、复视、眼肌瘫痪。

5. 球后视神经炎(retrobulbar neuritis)　后组筛窦或蝶窦的炎性病变可引起球后视神经炎。蝶窦和后组筛窦与视神经管仅隔一极薄骨壁,有时甚至缺如,易致蝶、筛窦的炎性病变累及视神经。主要表现为视力下降甚至失明。早期眼底检查可正常,可逐渐发生视乳头变化。

【诊断】

根据病史、症状、体征及影像学检查,诊断不难。患者常有急慢性鼻窦炎的病史。患者常常首诊于眼科,应尽量避免漏诊或误诊。原因不明、反复发作或经药物治疗无效的球后视神经炎,应考虑是鼻源性球后视神经炎。各个眶内并发症可相互转化,应以眼球突出和视力下降的程度作为评估病情轻重的依据。鼻窦 X 线拍片、CT 及 MRI 扫描对诊断有重要意义。

【治疗】

首先应积极控制感染,治疗急、慢性鼻窦炎。

(1) 眶内炎性水肿者,应使用足量抗生素积极治疗急性炎症,并促进鼻窦通气引流。必要时可辅以上颌窦穿刺。急性鼻窦炎的及时治疗可使本并发症得到迅速控制。

(2) 眶壁骨膜下脓肿一经形成应先切开引流,全身抗炎控制感染,再行鼻窦手术。

(3) 眶内蜂窝组织炎和眶内脓肿,应在施行鼻窦手术的同时,广泛切开眶骨膜便于引流。同时配合全身抗炎治疗,必要时可请眼科医生协同诊治。

(4) 球后视神经炎者,须及早施行筛窦和蝶窦开放术,术后不填塞鼻腔,便于引流。同时,配合足量抗生素和糖皮质激素治疗,经治 3~5 天后,无效者须同时行视神经管减压术。

(5) 全身支持治疗亦很重要,除全身使用抗生素外,糖皮质激素和神经营养药物的治疗对控制感染、减轻视神经水肿尤其重要,能够有效促进视神经恢复。

第 2 节　鼻源性颅内并发症

鼻和鼻窦与颅底密切的解剖学关系是鼻源性颅内并发症发病的基础:鼻腔顶壁(筛板)、筛窦顶壁和额窦后壁均是前颅底结构,这些结构时有先天缺损,使鼻、鼻窦黏膜与硬脑膜相贴;额窦黏膜静脉与硬脑膜和蛛网膜的静脉相通,额骨板障静脉汇入上矢状窦,蝶骨板障静脉汇入上海绵窦;嗅神经鞘膜与硬脑膜相连,鞘膜下间隙与硬脑膜下间隙存在潜在交通。因此,鼻、鼻窦感染可经上述解剖学途径进入颅内。

【病因】

机体免疫力下降、鼻窦引流不畅、鼻腔鼻窦外伤、鼻腔鼻窦手术损伤或异物损伤累及颅内。其中,以额窦引起者居首,蝶窦引起者次之,筛窦炎及多鼻窦炎引起者又次之,上颌窦引起者少见。

【并发症种类及其临床表现】

按鼻源性感染途径和病情轻重的不同,引起的颅内并发症有以下几种:硬脑膜外脓肿、硬脑膜下脓肿、化脓性脑膜炎、脑脓肿和海绵窦血栓性静脉炎等。有时可有 2 至 3 种并发症同时发生，也可与眶内并发症同时发生。

1. 硬脑膜外脓肿（epidural abscess） 常继发于急性额窦炎和额骨骨髓炎。常有头痛、发热症状，通常被急性鼻窦炎症状所掩盖而难以察觉，当脓肿逐渐变大，头痛加重，出现呕吐、脉慢、抽搐等颅内压增高症状时，应考虑该病的可能性。脑脊液检查一般正常或仅有反应性蛋白增多。

2. 硬脑膜下脓肿（subdural abscess） 乃硬脑膜下腔弥漫性或包裹性积脓。常同时合并有化脓性脑膜炎或其他颅内感染。以头痛、发热、颅内压增高及脑脊液细胞数和蛋白量增高为主要表现。因该病缺乏独立性症状，故须通过 CT 扫描、核磁共振成像或手术探查才能得以确诊。

3. 化脓性脑膜炎（purulent meningitis） 一般起病急，临床表现和体征与其他原因引起的脑膜炎大致相同。若由鼻窦炎引起者，一般发病缓慢。

4. 脑脓肿（brain abscess） 由额窦炎引起额叶脓肿多见，少见蝶窦炎引起颞叶脓肿者。其早期症状与一般的脑脓肿相同，表现为头痛、呕吐、视乳头水肿和视神经萎缩。由于额叶为大脑最静区，局灶性症状常不显著，发生病变后首见症状为性格改变，其次为单侧嗅觉丧失，或后天获得性复杂动作发生障碍。脓肿位于左侧额叶前部累及小脑束时，表现为小脑症状，如眩晕、运动失调、轮替性运动不能、自发性眼震以及对侧迷路冷热试验增强等。脓肿位于额叶后段，影响前中央回时，可出现对侧面肌和肢体抽搐或瘫痪。CT 扫描表现为额叶有一周围边缘密度较高的低密度影，对诊断有重要意义。

5. 海绵窦血栓性静脉炎（thrombophlebitis of the cavernous sinus） 多由鼻疖所引起，蝶窦炎引起者次之，也可由鼻源性眶内并发症引起。首先表现为脓毒血症症状，如一般情况不良、弛张热伴寒战、脾大等，进而出现眼静脉回流受阻症状和第 II ～ VI 脑神经麻痹症状，如患侧眼睑和结膜水肿、眼球突出、眼球运动障碍、瞳孔固定及眼底改变等。因两侧海绵窦相互交通，晚期可累及对侧。本病死亡率较高。

【诊断】

根据患者病史和临床表现诊断不难。患者常有急慢性鼻-鼻窦炎的病史，除有鼻窦炎的一般表现外，更有颅内感染和相应脑神经受损症状。可借助 CT 和 MRI 等影像学检查明确诊断，还可行脑脊液穿刺。

【治疗】

首先，应根治原发病灶，行鼻窦手术，同时，选用能透过血-脑脊液屏障的抗生素控制颅内感染，并予支持疗法。对硬脑膜外脓肿者，术中应咬除坏死的窦壁至正常边界，广泛暴露硬脑膜，充分引流脓肿。对硬脑膜下脓肿者需广泛切开硬脑膜引流脓肿。对化脓性脑膜炎者也应广泛暴露硬脑膜，必要时可行腰穿放出适量脑脊液降低颅内压。对海绵窦血栓性静脉炎者，除根治原发病灶外，还须考虑使用抗凝剂。

【预防】

上呼吸道感染期切忌游泳和跳水。避免在鼻腔和鼻窦急性感染期施行手术。鼻腔及鼻窦术后、外伤后的鼻腔鼻窦填塞应小于 48h。脑脊液鼻漏者应及时应用足量易穿透血-脑屏障的抗生素。

（蒋路云）

第14章 鼻部特殊感染

第1节 鼻真菌病

鼻真菌病(rhinomycosis)是由真菌(fungus)感染鼻部引起的疾病。较常见的致病真菌有曲霉菌(aspergillus)、毛霉菌(mucor)、念珠菌(monilia)、鼻孢子菌(rhinosporidium)和申克孢子丝菌(sporotria Schenck)等。真菌是条件致病菌,即在长期使用大量广谱抗生素、糖皮质激素、免疫抑制剂,患有糖尿病、血液病等消耗性或代谢性疾病,以及接受放射治疗使机体免疫能力降低的情况下,真菌侵入人体,大量繁殖而致病。

【鼻真菌病的微生物学检查法及病理变化】

鼻真菌病一般可通过直接镜检和真菌培养鉴定。

(1)直接镜检:标本置载玻片上,加10％氢氧化钾少许,低倍或高倍镜下检查,如见菌丝或孢子可初步诊断。

镜下鼻真菌病的病理变化主要为非特异性变态反应,可见局灶性水肿、肉芽、坏死、干酪样物及组织增生,肉芽肿内见大量嗜酸性粒细胞、嗜酸性颗粒、夏科-莱登(Charcot-Leyden)结晶及真菌菌丝;侵袭性鼻真菌病,可见真菌侵入黏膜动脉,导致血栓性动脉,并致黏膜和骨壁坏死。

(2)真菌培养:培养后菌丝、孢子、菌落的不同形态有助于鉴别诊断。非侵袭型病变局限窦腔内,窦腔内充满淡绿、暗褐、灰黑色污秽碎屑状干酪样物。鼻窦黏膜水肿和增生。

【临床表现】

根据侵袭性可以分为侵袭型和非侵袭型。非侵袭型又分为真菌球型和变态反应型。本病多发生在鼻窦,一般为单侧发病,其中以上颌窦发病率最高。

(1)非侵袭型:为鼻真菌病最常见类型,女性多于男性。主要症状为鼻塞、脓涕,伴有涕血、头痛、牙痛、面部麻木疼痛等。全身症状不显著。

鼻腔检查:鼻黏膜充血肿胀,中鼻甲正常或息肉样变,有时鼻腔内见黑褐色、灰黄色泥沙样或结石样团块。

鼻窦CT：病变窦腔模糊，不规则软组织影，其内散在高密度影，但无骨质破坏。

（2）侵袭型：本型发病严重而迅猛，除上述症状外，患者球结膜充血、眼球突出、眼肌麻痹视力减退及出现颅内并发症，可合并脾、肺真菌侵犯的症状。

鼻腔检查：鼻黏膜坏死、结痂，并迅速波及鼻腔外侧壁、甚至前壁、上壁、累及面部和眼眶。

鼻窦CT：见窦壁骨质破坏（图1-14-1）。

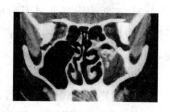

图1-14-1　鼻真菌病（非侵袭型）

【诊断】

如病史中有不明原因鼻涕带血、涕中有干酪状物，久治不愈的鼻窦炎，应考虑本病。诊断主要依靠临床症状、体征、组织病理学检查、真菌培养以及影像学检查。组织病理学检查找到典型的菌丝、孢子，分泌物培养出真菌，可以确诊。

【治疗】

（1）手术治疗：非侵袭型可经鼻内镜清除病灶，保留正常黏膜。改善鼻窦鼻腔的通气引流。侵袭型应尽早彻底清除病灶；病变累及眶内应行鼻侧切开及下睑切口清除病灶；病变累及颅内应行颅面联合进路清除病变。术后可用生理盐水或抗真菌药溶液冲洗术腔。

（2）全身治疗：注意改善全身状况，重症者行全身支持治疗。病变较重，真菌侵犯眶内、颅内或肝、脾、肺等器官时，可以全身使用抗真菌药。

第2节　鼻　梅　毒

梅毒（syphilis）是由苍白螺旋体感染的慢性系统性传染病，可以侵及人体的各种组织器官，产生各种症状。耳鼻咽喉是性器官以外较为常见的发病部位。先天性梅毒经胎盘或产道感染，后天梅毒绝大多数由性交直接传染。一、二期梅毒称为早期梅毒。早期梅毒患者的尿、乳汁、唾液和精液中也可以含有梅毒螺旋体，使少数人通过直接或间接接触以上分泌物而感染。

【病理改变】

（1）灶性闭塞性动脉内膜炎及血管周围炎，多见于早期梅毒。病变中小血管内皮细胞肿胀，有的血管闭锁局灶性组织坏死，溃疡形成。血管周围浆细胞浸润明显，还可见单核细胞、淋巴细胞浸润。

（2）坏死性肉芽肿，常见于晚期梅毒病变。镜下可见组织干酪样坏死，周围有类上皮样细胞、郎罕氏巨细胞。因为肉芽肿质地如树胶，故称为树胶肿（syphiloma）。

【病程分期及临床特点】

随梅毒分期的不同，鼻梅毒呈现不同的改变。

（1）一期梅毒：梅毒螺旋体侵入人体3～4周后，在侵入皮肤处繁殖并侵入淋巴系统，产生原发性损害，形成质硬、境界明显、周围有红色浸润、基地平坦、边缘高耸的溃疡，成为硬下疳（hard chanere）。一期鼻梅毒少见，多为鼻前庭皮肤及鼻中隔软骨部的硬下疳，可伴有颌下淋巴结肿大。

（2）二期梅毒：此期梅毒螺旋体经淋巴管及血管进入血液，在体内大量繁殖产生损害。表现为硬下疳消失后3～4周，全身多处组织器官出现梅毒疹，伴全身淋巴结肿大。此期鼻梅毒为全身发病的一部分,鼻中隔、鼻甲等鼻黏膜红肿、糜烂表面覆有白色黏膜斑。

(3)三期梅毒:主要因为早期梅毒未经治疗或治疗不足,机体对体内残留螺旋体的变态反应增加有关。此时鼻黏膜可出现溃疡、瘢痕、萎缩,鼻软骨以及鼻腔骨质破坏,形成鼻中隔、硬腭穿孔及鞍鼻;梅毒累及鼻部骨质,导致上颌骨、鼻骨、鼻中隔的骨炎。

【咽梅毒感染途径】

一期梅毒:以口对生殖器,特别是口交为主要原因。还有接吻及医源性传播,如压舌板等医疗器械消毒不严。二期梅毒:性接触占95%,生殖器梅毒通过血行播散引起咽黏膜梅毒斑,也可以在二期梅毒的基础上重复感染发生硬下疳。值得指出的是,扁桃体特殊的隐窝结构是易被感染的重要原因。输被梅毒螺旋体污染的未被处理过的新鲜血液也是一种传播途径。

【诊断】

需结合病史、体格检查及实验室检查,综合分析。

(1)有与梅毒患者排出梅毒螺旋体的损害部位密切接触史(主要为性生活史)。

(2)临床症状和体征符合梅毒的特点。

(3)组织活检发现梅毒损害的病理学证据。

(4)非特异性抗原梅毒血清学试验:分为非特异性抗原(脂类抗原)血清试验和螺旋体抗原血清试验。

非特异性抗原梅毒血清试验是利用类脂质抗原进行的血清学反应。但因为在梅毒和其他一些螺旋体,以及一些非螺旋体所致疾病的血清中均存在类似的反应素,会导致这类血清学反应出现沉淀,所以这种血清学反应不是梅毒的特异性反应,但是大多数梅毒患者可发生有效的阳性血清反应,加之这些试验方法简单,故常用于梅毒的诊断。常用的有血浆反应素环状卡片快速试验(rapid plasma reagin circle card test,RPR)。

螺旋体抗原血清试验是使用梅毒螺旋体提取的抗原所做的血清学试验,常用的有梅毒螺旋体血凝集试验(treponema pallidum blood haemagglutination assay,TPHA)。

【鉴别诊断】

需与白色念珠菌感染、口腔扁平苔癣、急性扁桃体炎、樊尚氏咽峡炎、白喉、急性唇炎以及鼻的特异性炎症如结核、鼻硬结症、喉角化症及喉癌相鉴别。

【治疗方法及治愈标准】

早期梅毒

治疗方法:苄星青霉素肌注,每侧臀部各120万U,共240万U,每周一次,共两次。

治疗注意及时,足量、足疗程。治疗后1年内,应作4次临床及血清学检查,以后每半年复查一次,直至临床症状消退、血清完全转阴为止。患者配偶及性伴侣应同时进行检查及治疗。

(张勤修)

第15章 鼻囊肿

第1节 鼻前庭囊肿

鼻前庭囊肿(nasal vestibular cyst)系指位于鼻前庭底部皮肤下、上颌骨牙槽突浅面软组织内的囊性肿块。是胚胎时期形成面颌的上颌突、鼻内突的球突以及鼻外突等面突接合处,由残余或迷走的胚胎上皮逐渐发展而成,属于面裂囊肿(facial cleft cyst)。

【病理】

囊肿多呈圆形,囊壁上皮多为纤毛柱状上皮、立方上皮或扁平上皮,内含丰富的杯状细胞。囊内见黄色或棕色、黏液性或浆液性囊液。若发生感染则呈脓性。

【临床表现】

囊肿生长缓慢,早期多无症状。囊肿长大后,一侧鼻翼附着处、鼻前庭或梨状孔前外方隆起,可伴有鼻塞。如囊肿伴发感染,则肿物增大、疼痛。

【诊断】

缓慢发生的一侧鼻前庭、鼻翼附着处或梨状孔外侧部隆起,触诊隆起质地柔软并有弹性,一般无明显触痛,若合并感染则有触痛。在无菌条件下穿刺时,可抽出黄色或棕色囊液。

【鉴别诊断】

可与外鼻皮样囊肿或上颌窦含牙囊肿、根尖囊肿等牙源性囊肿相鉴别。

【治疗】

手术切除。取唇龈沟横切口进路,剥离并彻底切除囊肿,术后鼻前庭凡士林纱条填塞;或采用"揭盖法"切除囊肿。

第2节 鼻窦黏液囊肿

鼻窦黏液囊肿(paranasal sinuses mucocele)是鼻窦囊肿中最为常见者。多发于筛窦,其次为额窦,上颌窦较少见,蝶窦罕见。

【病因】

多认为是鼻窦自然开口堵塞,窦内黏液积留而逐渐形成。窦口堵塞的原因可能有:窦口鼻道复合体的解剖变异;鼻息肉、鼻腔及鼻窦肿瘤等堵塞;外伤或手术致鼻窦开口堵塞。

【病理】

囊壁上皮多为纤毛柱状上皮、立方上皮或扁平上皮,内含丰富的杯状细胞。黏膜下层可见慢性炎性细胞浸润。囊液为淡黄、棕褐的黏稠液体,含胆固醇结晶。发生感染囊液变脓性。囊肿增大后可压迫、破坏鼻窦骨壁。

【临床表现】

1. 眼部症状　囊肿侵入眼眶,使眼球移位,发生复视、头痛、视力减退。如果后组筛窦或蝶窦的囊肿压迫视神经孔和眶上裂,引起失明、眼肌麻痹、眼部感觉障碍及疼痛,称为眶尖综合征。

2. 面部变形　囊肿逐渐增大,可致面部膨胀变形。如发生感染成为脓囊肿,则局部隆起处皮肤红、肿、热、痛。

3. 鼻部　可鼻塞、流涕,中鼻道、鼻顶出现隆起,并出现嗅觉减退。

【诊断】

(1)临床表现:主要是囊肿在面、鼻部表现。

(2)影像学检查:鼻窦 CT 扫描或 MRI 显示窦腔内边缘光滑、密度均匀的囊肿影,邻近骨质可有受压吸收现象(图 1-15-1)。

(3)囊肿穿刺。

【鉴别诊断】

应与鼻腔、鼻窦肿瘤、脑膜脑膨出等相鉴别。

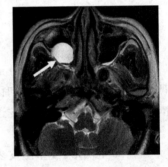

图 1-15-1　右上颌窦囊肿(MRI)

【治疗】

手术摘除囊肿,改善病变窦口的通畅引流。

(张勤修)

第16章 鼻部肿瘤

第1节 概　　述

鼻部的肿瘤多发生于鼻腔及鼻窦,发生于外鼻的较少。从发生概率看,约55％的鼻部肿瘤来源于上颌窦,35％源于鼻腔,9％发生于筛窦,而发生于额窦及蝶窦的极为少见。部分鼻部肿瘤不易判断其原发部位。

鼻部肿瘤的主要症状是鼻塞、鼻出血和涕血,还可以伴有患侧流泪。肿瘤继续发展可发生鼻、面变形、牙松动及鼻、面麻木等。

对疑有鼻部肿瘤的患者,除了进行常规的鼻部鼻内镜检查,还需注意对患者面部、眼部、齿槽骨、牙齿,以及三叉神经面部各感觉支进行仔细检查。此外,鼻腔、鼻窦的影像学检查也非常重要,包括 CT、MRI、MRA(磁共振血管造影,magnetic resonance angiography)等检查。

第2节　鼻部良性肿瘤

鼻部最常见的良性肿瘤内翻性乳头状瘤、血管瘤、骨瘤。

1. 内翻性乳头状瘤(inverted papilloma)　可能和 HPV-6 型和 HPV-11 型人乳头状瘤病毒感染有关。该肿瘤常起源于鼻腔外侧壁,并常侵犯上颌窦和筛窦。内翻性乳头状瘤在病理上属良性,但可侵蚀破坏骨质,向邻近结构和器官扩展、切除后易复发及恶变。镜下检查可见肿瘤组织扁平上皮增生,并呈手指样内翻向基质内生长。

【临床表现】

常单侧发病,男性多于女性,主要症状为:单侧鼻塞;流血性黏脓涕;反复鼻出血;可伴有嗅觉减退及头痛。随肿瘤的生长和累及部位的扩大,可出现相应的症状和体征。

检查:鼻腔内间暗红色或灰白色新生物,表面乳头状、息肉样,触之易出血。肿瘤可向周围侵犯,出现相应表现。CT 可见鼻腔、鼻窦密度增高影及骨质破坏。诊断需靠病理切片检查,有时需多次切片方能确诊。

【治疗】

内翻性乳头状瘤亦应首选手术切除。经鼻内镜手术切除肿瘤具有创伤小、反应轻、术后恢复快等优点,但是远期疗效有待进一步观察。传统术式多采用鼻侧切开,切除后常规作电凝固。对复发者、组织病理学呈异常增生或有恶变者,术后应辅予放疗。

2. 血管瘤　分为毛细血管瘤(capillary hemangioma)和海绵状血管瘤(cavernous hemangioma)两类。前者多见,一般瘤体较小,有蒂,色鲜红或暗红,质较软,有弹性,易出血,好发于鼻中隔前下部和下鼻甲前端,镜下为由多数分化良好的毛细血管所组成。后者则瘤体较大,基广,质软可压缩,好发于上颌骨及鼻骨,镜下瘤体多无完整包膜,由大小不一的血窦组成。

【临床表现】

单侧鼻塞和反复鼻出血。长期反复出血可引起贫血,严重血可引起休克。鼻腔检查可见颜色鲜红或暗红、质较软、有弹性、易出血的肿瘤。肿瘤增大可脱出前、后鼻孔引起相应症状,肿瘤侵入邻近器官引起面部隆起、眼球移位、复视和头痛等。

诊断除了进行鼻窦 CT 检查,还可以进行血管造影。一般不主张诊断性穿刺和活检,因可能导致大出血。

【治疗】

以手术切除为主。较大或巨大血管瘤为减少术中出血和便于切除,术前可选择数字减影血管栓塞术、术前小剂量放疗、注射硬化剂或颈外动脉结扎等。

3. 骨瘤(osteoma)　常发生于鼻窦,好发于额筛交界处,额窦最为多见。

【临床表现】

骨瘤增长缓慢,小者多无症状。常于鼻窦或头颅 X 线拍片检查中偶然发现。较大的骨瘤患处出现隆起,出现面部畸形、鼻塞、头痛及眼球突出等。主要依据 CT 检查,可见圆形或椭圆形高密度阴影,边缘光滑而清楚。

【治疗】

骨瘤小和无症状者定期随访,暂不必手术。肿瘤增大伴颅面畸形或已向颅内扩展者,宜早日手术。

第 3 节　鼻部恶性肿瘤

外鼻恶性肿瘤常见者为基底细胞癌、鳞状细胞癌以及恶性黑色素瘤。鼻腔原发性恶性肿瘤较少,多继发于鼻窦恶性肿瘤。在鼻窦恶性肿瘤中,以上颌窦最为多见,筛窦次之,蝶窦罕见。

鳞状细胞癌是鼻腔最为多见的恶性肿瘤,以起源于鼻腔侧壁者最常见。腺癌次之,可以分为乳头状腺癌、广基腺癌和滤泡黏液癌。此外尚有基底细胞癌、嗅神经上皮癌等。鼻部肉瘤如淋巴肉瘤、平滑肌肉瘤及黑色素肉瘤等。鼻部恶性肿瘤中,癌多于肉瘤,前者好发于50～70 岁,后者多在 40 岁以下。

【临床表现】

1. 外鼻恶性肿瘤　外鼻恶性肿瘤多为原发性,常见于老年人,大多发展缓慢,临床预后较好。基底细胞癌常发生于鼻翼、鼻梁或鼻尖皮肤,患处见硬结、中心坏死及浅溃疡。溃疡边缘略隆起,质硬,与健康皮肤界限明显。鳞状细胞癌最初呈皮肤疣状物或浅溃疡,逐渐成为难以愈合的肉芽溃疡面。恶性黑色素瘤的患者多为青年,常表现为原有的良性色素痣在反复刺激下短期内增大,伴表面溃疡、出血及淋巴结转移。

2. 鼻腔、鼻窦恶性肿瘤 单侧进行性鼻塞,嗅觉减退丧失,黏脓血性鼻涕,或鼻出血,鼻面麻木感,肿瘤增长侵入邻近组织或器官时,可侵入眼眶致眼球移位、复视;肿瘤压迫上齿槽神经引起牙痛、头痛,还可以导致张口困难,牙齿松动等。

【诊断】

外鼻新生物病检可确诊外鼻恶性肿瘤。

对于单侧进行性脓血鼻涕、鼻塞、牙痛、面部麻木的患者进行鼻内镜检查,鼻窦 CT 可提示肿瘤侵犯的部位和范围。对新生物行组织活检可以确诊。对高度怀疑鼻腔鼻窦恶性肿瘤,但临床又不能确诊者,可重复活检或行鼻窦探查术,术中结合冰冻切片检查有助于诊断。

【治疗】

外鼻恶性肿瘤主要行手术治疗和放射治疗相结合。对于恶性黑色素瘤伴淋巴结转移和广泛血行转移的患者,可以行化疗与手术相结合。

鼻腔鼻窦恶性肿瘤主要有手术、放射治疗和化学疗法。手术中务必彻底清除肿瘤,手术安全缘应包括 1cm 的正常黏膜。视肿瘤范围、部位,可以考虑鼻中隔切除术、全鼻切除术、上颌骨部分或全部切除术、眶内容物剜除术或其他手术。伴有淋巴结转移的,应行颈淋巴结廓清手术。术前或术后配合放疗或化疗。

(张勤修)

第 17 章　鼻内镜外科技术

第 1 节　发 展 沿 革

　　鼻内镜手术(nasal endoscopic surgery，NES)是指应用鼻内镜及其特殊的配套手术器械，经鼻内进行鼻腔、鼻窦、鼻颅底和鼻眼区域手术的外科技术。鼻内镜的首次应用可追溯到 20 世纪初，德国鼻科医生 Hirshman 创造性地将当时用于行膀胱检查的"内镜"稍加改良，经齿槽观察鼻腔鼻窦，开创了"鼻内镜技术"先河。而这项技术在 20 世纪 70 年代初才由奥地利鼻科医生 Messeklinger 初步建立，因此又被称为 Messerklinger 技术(Messerklinger Technique，MT)。20 世纪 80 年代中期，美国鼻科医生 Kennedy 提出了功能性鼻窦内镜外科学(functional endoscopic sinus surgery，FESS)的概念，进一步推动了内镜鼻窦手术技术的发展。目前，功能性鼻窦内镜手术已成为当代治疗多种鼻腔、鼻窦疾病的首选手术方式。我国鼻内镜技术起步较晚，20 世纪 80 年代末我国才开始建立鼻内镜诊断技术，90 年代初发展迅速，到 90 年代中期已成功将该技术延伸应用到鼻颅底、鼻眼眶和鼻咽等手术区域。功能性鼻内镜手术是将传统的根治性大部分或全部刮除窦内黏膜的破坏性手术，变为根据病变的程度及范围，在彻底清除病变的基础上，尽可能地保留鼻腔鼻窦的正常黏膜和结构，形成良好的通气引流，使鼻腔鼻窦黏膜形态和生理功能恢复的功能性手术，能有效防止病变复发。目前，功能性鼻内镜手术已经成为鼻外科系统的主干技术。该项技术在鼻科学领域的广泛应用促进了鼻腔鼻窦解剖学的发展，使内窥镜鼻腔鼻窦手术的疗效和安全性不断提高。我国学者在借鉴国外经验的基础上，结合我国的发病特点进行了大量的基础研究和临床实践，建立了我国鼻内镜微创外科学的系统理论和技术。

第 2 节　常 用 设 备 及 器 械

　　鼻内镜的常用设备和器械是一套完整的精密仪器系统，首先，应通过熟悉它的性能才能熟练掌握它的使用方法。

【常用设备】

1. 鼻内窥镜　鼻内窥镜有纤维镜和硬管镜两种,临床常用的是硬管镜,镜身通常长 20～23cm,有 4 种角度,0°、30°、70°、110°,管径分为 1.9mm、2.7mm 和 4mm 三类。

2. 光源　常有 3 种冷光源:(1)应用最为广泛的标准光源。(2)用于内窥镜腔内照相,可自动调整曝光时间的自动曝光光源。(3)用于内窥镜电视监控系统的电视光源。

3. 光源线　用于连接鼻内镜纤维光束和光源的导线,长约为 1.2～1.5m。因光束纤维易折断受损,故在使用时切勿扭曲和用力弯折。

4. 电视监视和录像系统　由电视监视器、录像机和微型摄像机构成。这套系统可真实清晰地录下手术全过程,有利于临床资料的保存,便于临床教学。

5. 照相系统　鼻内镜照相采用的是 135mm 型标准照相机,由一专用的接头固定于镜头上与鼻内镜相连接,在光源接通后便可行腔内照相。

【手术器械】

1. 常用器械　有鼻镜、枪状镊、吸引器、吸引头、吸引管、通条、注射器、线剪、麻醉针头、刮匙、剥离器及巾钳。

2. 筛窦咬钳　分为直钳和弯钳两种,前者有大、中、小三种型号,后者有 0°、45°、90° 三种。

3. 咬骨钳　种类较多。常用的有筛窦咬骨钳、反向咬骨钳等。较薄骨质的处理常使用筛窦咬骨钳,开放上颌窦时多使用反向咬骨钳。

4. 鼻甲剪　有直剪、左右弯剪,用于剪断病变的鼻甲组织及骨质。

5. 黏膜刀　用于切开和分离黏膜。

6. 刮匙　有两种类型,一种用于处理病变组织及黏膜,另一种用于刮除筛房间隔。

第 3 节　诊断性鼻内镜检查

临床上,借助前、后鼻镜对鼻腔鼻窦的疾病进行检查时,对于鼻腔鼻窦难以详查。鼻内镜其镜身小、视野宽阔、亮度强,检查全面,更有利于疾病的诊断和治疗。

【适应证】

1. 鼻腔检查适应证　有鼻部症状,经前、后鼻镜检查未发现异常者,可行鼻腔内镜检查。

(1)有鼻塞、流涕、嗅觉障碍、头痛症状,不能明确阻塞部位或分泌物来源及查看嗅区有无损伤、颅底有无损伤。

(2)用于不明原因、部位不确定的鼻出血者寻找出血部位和原因,还可进行镜下止血。

(3)镜下探取鼻腔异物。

(4)怀疑鼻腔或鼻咽部新生物者,可鼻内镜下查明原发部位、病变范围,并取活检。

(5)脑脊液鼻漏者。

(6)观察鼻腔鼻窦术后改变及术后清理换药。

(7)X 线、CT 扫描发现鼻腔异常者。

2. 上颌窦检查适应证

(1)X 线拍片发现上颌窦病变,或有头痛、鼻塞、流脓涕等症,内镜检查可查看窦口是否有堵塞并可内镜下行上颌窦穿刺冲洗。

(2) 鼻出血在鼻腔内未找到出血部位。

(3) 探取上颌窦异物或行上颌窦新生物活检。

(4) 牙源性上颌窦炎查看上颌窦内有无异生牙或瘘管等。

(5) 探明上颌窦骨壁骨折或眶底骨折的部位。

(6) 鼻窦术后检查窦口是否通畅,有无粘连。

3. 蝶窦检查适应证

(1) 用于化脓性蝶窦炎、蝶窦囊肿的明确诊断或 X 线、CT 扫描发现蝶窦占位性病变者。

(2) 眶尖综合征疑为蝶窦病变引起者。

(3) 脑脊液鼻漏疑为蝶窦病变引起者。

4. 额窦检查适应证

(1) 化脓性额窦炎、额窦囊肿及额窦肿瘤的诊断,并可行病理活检。

(2) 脑脊液鼻漏疑为额窦病变引起者。

(3) 额窦窦壁骨折者。

【检查方法】

检查前以 1%丁卡因加入 0.1%盐酸肾上腺素棉片麻醉收缩鼻腔,中鼻道、嗅裂、蝶筛隐窝等重点检查部位的麻醉尤为重要。

1. 鼻腔内镜检查　检查径路有两种:下鼻道径路和中鼻道径路。

(1) 下鼻道径路:检查顺序依次为下鼻甲前端、下鼻甲全表面、下鼻道、鼻泪管开口、上颌窦副口或自然开口、鼻中隔、鼻咽部、蝶筛隐窝、中鼻道。

(2) 中鼻道径路:先找到中鼻甲前端,然后是中鼻道,中鼻道入口处外侧壁有一隆起为钩突,钩突与筛泡间为半月裂,半月裂后下部凹入侧壁内为筛漏斗。半月裂在筛泡前上方扩大为三角形,为鼻额裂。筛泡与筛漏斗之间为后囟。嗅裂外侧为上鼻甲,上鼻甲上方有时可见最上鼻甲及鼻道,最上鼻道和鼻中隔之间为蝶筛隐窝。中、下鼻甲后端即为鼻咽部,以咽鼓管圆枕为标志,其下方为咽鼓管咽口,咽鼓管之后为咽隐窝,鼻咽癌好发于此。退镜时可查看鼻中隔及下鼻甲后端,同时检查上颌窦副口和鼻泪管开口。

2. 常见鼻腔疾病的鼻内镜下表现

(1) 鼻腔炎症:急性炎症表现为鼻腔黏膜充血肿胀,鼻腔有黏液性或黏脓性分泌物;慢性炎症,鼻黏膜呈暗红色,并且增厚或黏膜苍白、肥厚呈结节状。萎缩性鼻炎表现为鼻黏膜干燥、鼻腔宽大、鼻甲缩小及干痂附着;变应性鼻炎发作时可见鼻黏膜苍白水肿,可伴中下鼻甲息肉样变。急性鼻窦炎时可见鼻腔大量脓性分泌物潴留,鼻腔黏膜充血水肿;慢性鼻窦炎可见中鼻道或后鼻孔有脓涕附着。

(2) 鼻出血:出血部位以鼻中隔前下方利氏区为最多。其次,为下鼻道外侧壁后方近鼻咽部的吴氏-鼻咽静脉丛。反复不明原因、部位的出血,更应借助内镜以明确出血部位。

(3) 息肉:多发生于中鼻道附近区域,以中鼻甲、钩突、筛泡为最常见。息肉可呈单蒂,也可多发。息肉较大或较多时,多引起鼻塞,可妨碍鼻腔鼻窦通气引流,检查时可见脓性分泌物。

(4) 脑脊液鼻漏:多由鼻部、头部外伤或手术所致,可见鼻腔有血水样或棕黄色液体流出。内镜检查主要是寻找瘘孔,明确部位及原因,为手术提供依据。瘘孔常位于嗅裂顶部的筛板处。

(5)肿瘤:常见的纤维血管瘤、毛细血管瘤、海绵状血管瘤、乳头状瘤、鼻窦恶性肿瘤等。纤维血管瘤常位于鼻咽部,多呈红色或苍白色,表面可有假膜。毛细血管瘤常见于鼻中隔处,瘤体较小,质软易出血。海绵状血管瘤多位于下鼻甲,瘤体大,呈广基型,质软无包膜,易出血。乳头状瘤常见于鼻中隔或中鼻道,活检能明确其性质。鼻腔鼻窦恶性肿瘤常呈菜花状,常伴溃烂坏死,易出血。

3. 上颌窦内镜检查　正常的上颌窦黏膜为淡红色,其内侧壁可见自然开口,时见上颌窦副口。行上颌窦检查时,可选用30°、70°、120°视角的内镜。常用下鼻道径路,与上颌窦穿刺径路相同。于穿刺部位形成一个较大直径的通道,便于窦内引流和术后冲洗。

常见上颌窦疾病的镜下表现:上颌窦炎可见窦内或窦口黏膜充血水肿,黏液或黏脓性分泌物潴留窦内;上颌窦囊肿多位于上颌窦底壁或后壁,囊壁较薄,表面光滑,边界清楚,内为淡黄色半透明液体;霉菌性上颌窦炎者,窦腔内可见肉芽坏死样或干酪样真菌团块;上颌窦息肉好发于上颌窦窦口、外上角或窦底,基底部一般较宽;牙源性上颌窦炎常于窦内发现异生牙或瘘管;上颌窦恶性肿瘤可于内镜下取活检,以明确诊断。

4. 蝶窦内镜检查　充分麻醉收缩鼻腔后,以0°镜从前鼻孔进入鼻腔后上方,至中鼻甲后端,于中隔与上鼻甲下缘之间寻找蝶筛隐窝,其顶部附近即蝶窦口。蝶窦口多呈圆形或椭圆形,大小不均,找到窦口后应观察窦口有无充血水肿、狭窄或阻塞,有无异常分泌物或新生物。蝶鞍肿瘤易破坏窦壁垂入窦内;蝶窦息肉常位于窦口。因蝶窦位置最深,临床常规检查常难以涉及,多结合CT及核磁共振对蝶窦疾病进行诊断。

5. 额窦内镜检查　若行额窦内镜检查,常需要切开皮肤,钻孔才能进行,损伤较大。X线、CT扫描多能明确其病变,故临床多不采用内镜检查。

【检查注意事项】

(1)操作应轻柔、仔细,避免粗暴推进镜腔,造成黏膜损伤和出血。

(2)熟悉鼻腔、鼻窦的正常解剖结构是镜检的基础。

(3)随时保持镜面干净清晰。镜面沾有血污时应以生理盐水或75%酒精棉球擦拭。

(4)做好检查前准备,完善必要的相关辅助检查,如X线、CT扫描等,以助于了解鼻腔鼻窦情况。

第4节　术前准备

对于拟行鼻内镜手术的患者,术前应做好充分的准备,正确评估手术的风险,排除相对和绝对手术禁忌证,避免术中出血及并发症的发生。

1. 全身检查　包括血常规、生化、凝血全套、心电图、胸片、血压等,以排除有无手术禁忌证。术前应仔细检查鼻腔,了解病情及既往手术所致局部解剖标志的改变,认真阅读和分析CT片,确认高危区的CT特征。

2. 鼻腔局部处理　主要是修剪鼻毛、冲洗鼻腔,为创造清晰的术野做好准备。

3. 术前用药　对于鼻腔鼻窦炎症较重的患者,术前应使用适量抗生素以减轻鼻腔鼻窦的充血及水肿,控制局部炎症,以减少术中的出血及并发症的发生。

4. **输血准备**　估计术中出血可能较多的患者,做好输血的准备。

5. **眼科检查**　包括对患者视力、视野、眼压、眼球运动、瞳孔及眼底等的检查。

第5节　麻　　醉

鼻内镜手术的术野小、操作精细,手术位置较深,鼻腔解剖关系复杂,病变部位血管多较丰富,易出血。因此,麻醉的选择尤为重要。为使手术能够顺利进行,麻醉应达到术中患者配合,镇痛效果好,术野清晰,出血少,呼吸道通畅,避免误吸的目的。如何选择麻醉应根据患者的局部病情及全身情况来定。

【局部麻醉】

1. 局部黏膜浸润麻醉　通常使用2%的丁卡因25~30ml加入0.1%盐酸肾上腺素4ml混合均匀,浸湿适量棉片,棉片湿润度以挤压不滴出混合液为最佳。一般行2次麻醉,时间间隔3~5min,第一次麻醉以收缩鼻腔为主,主要麻醉部位为中下鼻甲、嗅裂。第二次麻醉应尽量放入鼻腔空隙内。主要麻醉部位为筛前神经和筛后神经分布区域,前者如鼻顶部、嗅裂区、中鼻甲上缘和前缘;后者如中鼻道、中鼻甲后缘及蝶筛隐窝。此外,还应注意行中鼻甲后端附着处后上方的麻醉,此处为蝶腭孔所在,有蝶腭神经核蝶腭动脉通过。

2. 局部注射麻醉　鼻腔局部浸润麻醉后,以1%利多卡因注射液5ml加入0.1%盐酸肾上腺素注射液2~3滴于中鼻甲前缘鼻丘相对应鼻腔外侧壁及中鼻甲后端附着处后上方处行局部注射麻醉,以阻滞筛前神经、蝶腭神经、额神经及眶上下神经。

【全身麻醉】

随着鼻内镜手术的广泛开展,其适应证不断扩宽,对于以下情况,应采用全身麻醉:

(1) 既往鼻腔手术史者,手术解剖标志欠清,手术时间较长,手术难度大者。

(2) 筛窦全切除术,尤其是骨质增生型筛窦者,或全组鼻窦开放术,局部麻醉效果欠佳者。

(3) 患者情绪不稳定、精神高度紧张,恐惧手术者。

(4) 经鼻内镜行其他类型的手术,如鼻内镜下鼻咽纤维血管瘤切除术、鼻眼相关手术、视神经减压术、眶减压术及鼻颅相关手术。

(5) 手术估计出血量较多,全身麻醉经口气管插管,其气囊可防止血液阻塞呼吸道,避免出现呼吸道梗阻和误吸。

第6节　鼻内镜鼻窦手术要点

首次阐述鼻内镜鼻窦外科(endoscopic sinus surgery, ESS)基本原理和方法的是Messerklinger。他的研究表明,慢性鼻窦炎的发生与窦口复合体的病变所导致的鼻窦引流口阻塞有关。因此,清除病变、开放阻塞的窦口,恢复鼻腔、鼻窦的通气引流功能后,病变的黏膜可逐渐恢复正常,遭到破坏的黏液纤毛清除功能和腺体功能可得到恢复,从而治愈慢性鼻窦炎。Kennedy在此基础上进一步提出功能性鼻内镜鼻窦外科(functional endoscopic sinus surgery, FESS)的概念,指出FESS手术的核心是在对疾病准确定位、保留黏膜和恢复正常黏液纤毛传输功能的基础上,准确地去除病变,并提出该手术的适应范围包括:①经系统药物治疗无效的慢性鼻窦炎；②与窦口鼻道复合体结构异常相关的复发性急性鼻窦炎。功能性内窥镜鼻窦手术必须具备下述 3 项基本点：①在彻底清除不可逆病变的基础上，尽可能保存窦内黏膜，尤其是要保留中鼻甲。②建立良好的以筛窦为中心的各窦通畅引流，其中最重要的是开放和扩大上颌窦和额窦的自然开口。③建立良好的鼻腔通气。

鼻内镜鼻窦手术的基本术式，包括从前向后法和从后向前法：

【从前向后法】

由奥地利鼻科学者 Messerklinger 首先提出，并经不断地改进完善而日趋成熟，称为 Messerklinger 术式：

(1) 切除钩突：切除钩突的水平部和垂直部的大部分，目的是扩大中鼻道术腔，为充分暴露上颌窦、筛窦自然口创造条件。常用剥离子或镰状刀从钩突垂直部中份插入，沿钩突与鼻腔外侧壁的附着缘。向上下分离出钩突并切除之。钩突的尾部可能残留，堵塞上颌窦自然口，应在内镜下仔细辨别并用镰状刀予以去除。钩突切除后，可见其后上方的筛泡及后下的上颌窦自然口。

(2) 开放前组筛窦：一般从筛泡开始，应选用不同角度的筛窦咬切钳或切割吸引器由前至后开放前组筛窦，若窦内病变较轻，筛窦气化良好，则开放气房，能够保证通畅引流即可，如病变严重，则在考虑保留可能恢复的黏膜的基础上，清除不可逆病变，开放前筛气房后达中鼻甲基板，外达眶纸板，上达前颅底。

(3) 开放上颌窦：用探针循钩突尾端切除后的鼻腔外侧壁黏膜，向外轻压找到上颌窦自然口，如有膜闭可用镰状刀等器械切开，如窦口黏膜良好可保证窦腔引流，可不予扩大窦口，否则可用咬切钳或反向咬切钳等向后或向前扩大自然口，吸除窦内分泌物，用 70°内镜观察窦内情况并决定是否行进一步处理。

(4) 开放后组筛窦：用不同角度的筛窦咬切钳从中鼻甲基板水平部与垂直部交界处向后开放后组筛窦直至蝶窦前壁。与开放前组筛窦相同，如窦内黏膜病变较轻，应尽量减少手术对黏膜的损伤，否则可视情况扩大开放范围。

(5) 开放蝶窦：一般经蝶窦自然口开放蝶窦。蝶窦自然口位于蝶窦前壁约距后鼻孔上缘 10~12mm 蝶筛隐窝近中线处。手术中定位蝶窦自然口比较恒定的解剖标志是上鼻甲，在上鼻甲肥大或蝶筛隐窝狭窄的情况下，可将上鼻甲后下部分切除，以利于暴露蝶窦自然口。若蝶窦自然口开放较好，窦腔内无严重病变，可不予扩大自然口。否则可用蝶窦咬切钳扩大蝶窦自然口即蝶窦的前壁。

(6) 开放额窦：寻找额窦开口并开放额窦的关键是确认额窦后壁，额窦后壁骨性分隔由鼻丘气房、筛泡上气房、额窦气房组成。术中用带角度的探针朝前下方轻轻触压探查上述结构，并用带角度的咬切钳清除骨性碎片，直至额窦窦腔内。

(7) 填塞术腔：目的在于术腔止血、塑形、促进创面愈合。应根据手术范围、病变的程度、术中出血情况以及医学经济性等方面选择合适的填塞物，并应严格记录填塞物的数量，以备术后换药时对照。

【从后向前法】

又称为 Wigand 法，与从前向后法相反，该手术方式从蝶窦开始，以蝶窦顶壁和外侧壁作为参考标志。作为术区的上方和外侧边界，沿颅底及眼眶内侧板从后向前依次开放后组筛窦、前组筛窦、额窦及上颌窦。该手术方式的优点是减少了误伤颅底、眼眶、大血管的可能,缺点是手术范围较大,一般的病变通常不需要如此大的范围。该手术主要适用于有前期手术史,鼻腔病变范围广、解剖标志不清,或者仅需行单独蝶窦开放术的患者。

需要指出以下几个问题:①手术个性化的原则:鼻内镜鼻窦手术的目的是以较小的窦口及周围结构的处理换取鼻窦炎症的消退及功能的恢复。针对每个患者的具体情况,术前应划定合理的手术范围。手术范围的确定有利于术后各种详细的检查和分析,特别是鼻内镜检查和鼻窦 CT 等影像学检查,对明确病变范围、解剖结构改变情况、周围重要结构的毗邻关系等方面有重要参考意义。②规范化的微创手术治疗原则:微创理念要贯穿于鼻内镜手术操作的每个环节,术中操作仔细,对病变黏膜的合理取舍,术毕适当的填塞,术后正确的创面处理都是保证黏膜功能恢复的重要因素。③手术安全原则:术者应具备良好的内镜手术基础,术前详细的检查、对患者鼻腔鼻窦解剖结构的掌握,术中的谨慎操作都是保证手术安全、防止并发症发生的关键。④综合治疗原则:鼻内镜鼻窦手术本身不能解决鼻腔鼻窦炎症,只能创造炎症恢复的内环境,围手术期的药物治疗、局部清理、冲洗治疗,才能保证病变尽可能痊愈。

第7节　手术并发症及术后处理

虽然功能性鼻内镜鼻腔鼻窦手术具有诸多优势,但由于鼻腔鼻窦与前颅底、眼眶、管段视神经、颈内动脉及海绵窦相毗邻,一旦发生并发症,常致严重后果。

【并发症发生的原因】

(1) 术中出血,术野欠清,手术范围广:病变破坏邻近器官和组织,纤维血管瘤和恶性肿瘤等出血性疾病导致术野不清晰。

(2) 对于鼻腔鼻窦解剖结构不熟悉,手术缺乏经验,尤其是对术中止血技术不熟悉易导致并发症的发生;或手术操作不规范、粗暴,对鼻内镜的使用不熟悉。

(3) 解剖标志不清:因解剖变异或多次手术术野标志被破坏。

(4) 选用手术器械不当、基本设备不全、设备陈旧落后或手术器械质量低劣。

(5) 术后术腔未定期清理换药或换药不合理。

【并发症的种类】

(1) 眶眼并发症:如眶周青紫肿胀、眶内血肿或积气、眶内感染、内直肌或上斜肌损伤所致眼球运动障碍、鼻泪管损伤、视神经损伤(包括缺血性损伤、直接或间接损伤)所致视力障碍复视或视野缺损。

(2) 鼻内并发症:鼻出血、术腔粘连闭塞、鼻中隔穿孔及窦口闭锁。

(3) 颅内并发症:脑脊液鼻漏、脑膜炎、脑脓肿、颅内积气、颅内血肿、颈内动脉或海绵窦损伤大出血。

【并发症的预防】

减少并发症的关键在于术者应具有良好的鼻腔、鼻窦、颅脑解剖基础知识;熟练掌握内镜下鼻内镜手术的操作规范。术者术前应仔细检查患者鼻腔,充分了解病变程度、范围、血管分布及既往术史所致解剖标志改变,认真阅读CT片,确认高危区CT的特征。术中操作应轻柔,牢记手术的要点,均对预防并发症的发生有积极的意义。

【术后处理】

1. 一般处理　术后患者应取半卧位,注意渗血和出血量,防止渗血进入下呼吸道,引发呼吸道梗阻和误吸;全身应用抗生素预防感染,适当使用止血药物及补液支持治疗;观察患者生命体征,如体温、血压、心率、呼吸的变化,及时予以对症处理。

2. 眼部检查　术后应注意观察患者眼睑及球结膜是否有充血水肿,眼球运动有无障碍,眼压、视野、视力眼底有无改变。

3. 术腔的处理

术后术腔的处理是一个长期而需要耐心的过程,有时甚至需要坚持半年以上。

(1)术后 7~10 天:此时鼻腔痂皮堆积较多,应于鼻内镜下以吸引器吸除血凝块及痂皮,此期可每日予鼻腔冲洗剂冲洗鼻腔,对于新生的肉芽组织应钳除,并分离粘连的部位。

(2)术后 1 个月:该阶段是保证手术效果的关键时期,应予以重视。原则是 7~10 天复查 1 次,使用鼻内镜对术腔进行详细检查。此阶段应彻底清除新生肉芽,分离粘连部位,坚持生理盐水冲洗鼻腔。

(3)术后 3 个月:此阶段应每隔 1~2 周至医院复查,对于术腔新生囊泡应予以清除,分离粘连,防止二次感染、窦口缩窄及迁延性炎症等。

(4)疗效维持期:此期长达术后半年以上。患者应 1~2 月复查 1 次,处理方法同前。若术腔恢复不佳,出现窦口闭锁、粘连等,则需再次手术。

(蒋路云)

第 2 篇

咽 科 学

第18章 咽的临床解剖学

　　咽（pharynx）位于颈椎前方，为呼吸道和消化道上端的共同通道。咽上起颅底，下至第6颈椎下缘平面，与食管入口相连，全长约12cm。前壁由上而下分别与鼻腔、口腔和喉相通；后壁与椎前筋膜相邻；两侧与颈内动脉、颈内静脉和迷走神经等重要结构毗邻。

一、咽的分部

　　从软腭游离缘平面及会厌上缘平面向后作两条延长线将咽自上而下分为鼻咽、口咽和喉咽三部分（图2-18-1）。

　　1. 鼻咽（nasopharynx）　顶部位于蝶骨体和枕骨基底部下方。向前经后鼻孔通鼻腔，后方平对第1、2颈椎，向下经鼻咽峡续口咽。可分为六个壁，即前、后、顶以及左、右两侧和底壁。

　　（1）顶后壁：由蝶骨体、枕骨底部和第1、2颈椎构成。顶部与后壁移行处黏膜内有丰富的淋巴组织集聚，称腺样体（adenoid），又称咽扁桃体（pharyngeal tonsil）。腺样体肥大可影响呼吸，或压迫咽鼓管咽口引起听力减退。

　　（2）侧壁：重要结构有咽鼓管咽口及咽隐窝。

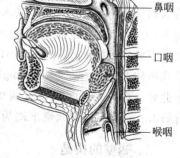

图2-18-1　咽的分部

　　咽鼓管咽口（pharyngeal opening of auditory tube）：双侧下鼻甲后端向后1～1.5cm处各有一开口，即为咽鼓管咽口，鼻咽通过该口与中耳相连。咽鼓管咽口周围的散在淋巴组织称咽鼓管扁桃体（tubal tonsil），其后上方有一隆起称咽鼓管圆枕（torus tubalis）。

　　咽隐窝（pharyngeal recess）：为咽鼓管圆枕后上方的凹陷。其上方紧邻颅底破裂孔，是鼻咽癌的好发部位（图2-18-2）。

　　（3）前壁：前壁与鼻腔相通。

　　（4）底壁：与口咽相通。

　　2. 口咽（oropharynx）　介于软腭游离缘与会厌上缘平面之间，是口腔向后方的延续

（图 2-18-3）。

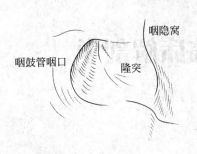

图 2-18-2　鼻咽侧壁

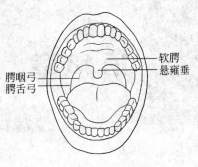

图 2-18-3　口咽

　　向前经咽峡与口腔相通。所谓咽峡（faux），系由上方的悬雍垂（uvula）和软腭游离缘、下方舌背、两侧腭舌弓（glossopalatine arch）和腭咽弓（pharyngopalatine arch）所围成的环形狭窄部分。腭舌弓与腭咽弓之间为扁桃体窝，（腭）扁桃体（tonsilla palatina）即位于其中。两侧腭咽弓后方各有纵行条索状淋巴组织，称为咽侧索（lateral pharyngeal band）。

　　口腔顶称腭。前 2/3 为硬腭，由上颌骨腭突和腭骨水平部组成；后 1/3 为软腭，由腭帆张肌、腭帆提肌、腭舌肌、腭咽肌、悬雍垂肌等肌肉组成。舌后 1/3 表面有淋巴组织团块，称舌扁桃体（tonsilla lingualis）。

　　3. 喉咽（laryngopharynx）　上起会厌软骨上缘，下至环状软骨下缘平面接食管入口，该部位有环咽肌环绕。后壁平对第 3～6 颈椎。前面自上而下有会厌、杓会厌襞和杓状软骨所围成的入口，称喉入口，经此通喉腔。在会厌前方，舌会厌外侧襞（lateral glossoepiglottic fold）和舌会厌正中襞（median glossoepiglottic fold）之间，左右各有两个浅凹称会厌谷（vallecula epiglottica），异物易嵌顿停留于此处。在喉入口两侧各有两个较深的隐窝名为梨状窝（pyriform sinus），梨状窝下端为食管入口（图 2-18-4）。

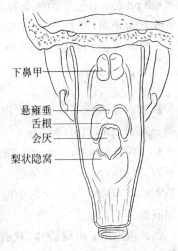

图 2-18-4　喉咽（背面观）

二、咽壁的构造

　　1. 咽壁的分层　咽壁由内至外有 4 层，即黏膜层、纤维层、肌肉层和外膜层。纤维层与黏膜层紧密附着，无明显黏膜下组织层。

　　（1）黏膜层：咽的黏膜与鼻腔、口腔、喉和咽鼓管黏膜相延续。鼻咽部的黏膜主要由假复层纤毛柱状上皮构成。

　　（2）纤维层：纤维层又称腱膜层，介于黏膜和肌层之间，主要由颅咽筋膜构成。上端较厚接颅底，下部逐渐变薄，两侧的纤维层在咽后壁正中线上形成坚韧的咽缝（pharyngeal raphe），为两侧咽缩肌附着处。

　　（3）肌肉层：咽的肌肉按其功能的不同，分为如下 3 组：

　　1）咽缩肌组：咽缩肌主要包括咽上缩肌、咽中缩肌和咽下缩肌三对。两侧咽缩肌在后壁中线止于咽缝。吞咽食物时，咽缩肌由上而下依次收缩，将食物压入食管。

2）咽提肌组：咽提肌包括茎突咽肌、腭咽肌及咽鼓管咽肌。三对咽提肌收缩时可使咽、喉上举，咽部松弛，封闭喉口，开放梨状窝，使食物越过会厌进入食管，以协调吞咽动作。

3）腭帆肌组：包括腭帆提肌、腭帆张肌、腭舌肌、腭咽肌和悬雍垂肌。收缩时上提软腭，关闭鼻咽腔，同时，也使咽鼓管咽口开放。

（4）外膜层：又称筋膜层，覆盖于咽缩肌之外，由咽肌层周围的结缔组织组成，上薄下厚，系颊咽筋膜的延续。

2. 筋膜间隙　咽筋膜与邻近筋膜之间有多个疏松组织间隙，主要有咽后隙和咽旁隙。

（1）咽后隙（retropharyngeal space）位于椎前筋膜与颊咽筋膜之间，上起颅底，下至上纵隔，相当于第1、2胸椎平面，两侧仅以薄层筋膜与咽旁间隙相隔，中线处被咽缝将其分为左右两部分，每侧咽后间隙中有疏松结缔组织和淋巴组织。扁桃体、口腔等处的炎症可引起咽后淋巴结感染，形成咽后脓肿。

（2）咽旁隙（parapharyngeal space）位于咽后隙的两侧，左右各一，形如锥体（图2-18-5）。上至颅底，下达舌骨。内侧为颊咽筋膜和咽缩肌，与扁桃体相邻；外侧为下颌骨升支、腮腺深面及翼内肌；后界为颈椎前筋膜。茎突及其附着肌肉将此间隙分为两部分，前隙较小，内有颈外动脉及静脉丛通过，内侧与扁桃体毗邻，扁桃体炎症可扩散到这个间隙；后隙较大，内有颈内动脉、颈内静脉、舌咽神经、迷走神经、舌下神经、副神经、交感神经干等通过，另有颈深淋巴结上群位于此隙，咽部感染可向此隙蔓延。

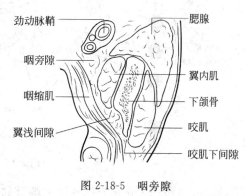

图2-18-5　咽旁隙

（图中标注：劲动脉鞘、腮腺、咽旁隙、翼内肌、咽缩肌、下颌骨、翼浅间隙、咬肌、咬肌下间隙）

三、咽的淋巴组织

咽黏膜下淋巴组织丰富，呈环状排列，称为咽淋巴环（Waldeyer淋巴环），主要由咽扁桃体（腺样体）、咽鼓管扁桃体、腭扁桃体、咽侧索、咽后壁淋巴滤泡及舌扁桃体构成内环，其淋巴流向颈部淋巴结。淋巴结间又互相交通，称外环，主要由咽后淋巴结、下颌角淋巴结、颌下淋巴结、颏下淋巴结等组成（图2-18-6）。

1. 腺样体　又称咽扁桃体（pharyngeal tonsil），位于鼻咽顶壁与后壁移行处，表面不平，有5～6条纵形沟隙，居中的沟隙最深。腺样体出生后即存在，6～7岁时最显著，10岁以后逐渐萎缩。

2. 腭扁桃体　又称扁桃体（tonsil），位于腭舌弓与腭咽弓围成的扁桃体窝内，左右各一。3～5岁时淋巴组织增生，为生理性肥大，成年以后逐渐萎缩。

（1）扁桃体的结构：扁桃体是一对呈扁卵圆形的淋巴上皮器官，分为内侧面、外侧面、上极和下极。扁桃体内侧游离面朝向咽腔，表面有鳞状上皮黏膜覆盖，其黏膜上皮向扁桃体实质陷入形成6～20个深浅不一的盲管称为扁桃体隐窝，易形成感染"病灶"。外侧面与咽腱膜和咽上缩肌相邻，咽腱膜与被膜间有疏松结缔组织，形成一潜在间隙，称扁桃体周围间隙。

（2）扁桃体的血管：腭扁桃体的血液供应丰富，动脉均来自颈外动脉的分支：腭降动脉

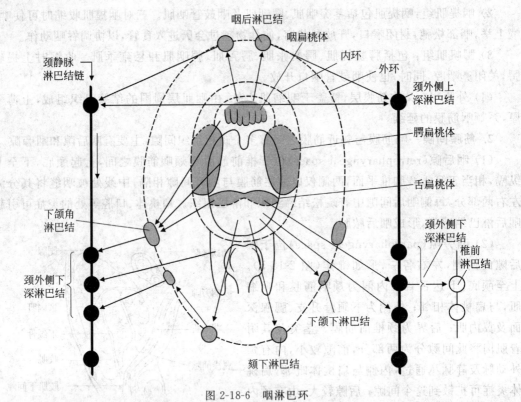

图 2-18-6　咽淋巴环

为上颌动脉的分支,分布于扁桃体上端及软腭;腭升动脉为面动脉的分支;面动脉扁桃体支;咽升动脉扁桃体支;舌背动脉(图 2-18-7)。

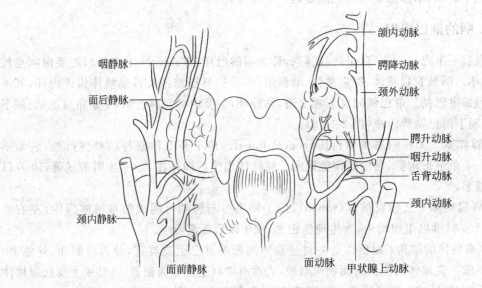

图 2-18-7　扁桃体的血管

扁桃体静脉血先流入扁桃体包膜外的扁桃体周围静脉丛,经咽静脉丛及舌静脉汇入颈内静脉。

（3）扁桃体的神经：扁桃体由咽丛神经、三叉神经第二支（上颌神经）以及舌咽神经的分支共同支配。

3. 舌扁桃体　位于舌根部，呈颗粒状，含有丰富的黏液腺。

4. 咽鼓管扁桃体　为咽鼓管咽口后缘的淋巴组织，炎症肥大时可阻塞咽鼓管咽口而致听力减退或中耳感染。

5. 咽侧索　为咽部两侧壁的淋巴组织，位于腭咽弓后方，呈垂直带状，由口咽部上延至鼻咽，与咽隐窝淋巴组织相连。

四、咽的血管及神经

1. 动脉　咽部的血液供应来自颈外动脉的分支，有咽升动脉、甲状腺上动脉、腭升动脉、腭降动脉、舌背动脉等。

2. 静脉　咽部的静脉血经咽静脉丛与翼丛，流经面静脉，汇入颈内静脉。

3. 神经　咽部神经主要有舌咽神经、迷走神经和交感神经干的颈上神经节所构成的咽丛（pharyngeal plexus），司咽的感觉和相关肌肉的运动。

（周立）

第 19 章　咽的生理学

咽为呼吸和消化的共同通道,除呼吸、吞咽功能外,还具有协助构语及免疫等重要功能:

1. 呼吸功能　呼吸时空气经由鼻咽、口咽、喉咽、气管、支气管进到肺部,鼻咽黏膜具有丰富的腺体,对吸入气流中的尘粒、细菌等有吸附作用,同时也对吸入空气具有清洁及加温、加湿的作用。

2. 言语形成　咽腔为重要的共鸣腔,发音时,咽腔和口腔可改变形状,产生共鸣,使声音清晰,并通过软腭、口、舌、唇、齿等协同作用,产生语音。

3. 防御保护功能　主要通过咽的吞咽、呕吐反射来完成。吞咽时,通过吞咽反射可封闭鼻咽和喉,避免食物吸入气管或反流入鼻腔;但当异物或有害物质接触咽部时,则发生恶心、呕吐,有利于排除异物及有害物质。

4. 调节中耳气压功能　吞咽动作不断进行,咽鼓管不断随之启闭,以维持中耳内气压与外界大气压平衡,这是保持正常听力的重要条件之一。

5. 扁桃体的免疫功能　人类的扁桃体属末梢免疫器官,其生发中心含有各种吞噬细胞,可吞噬消灭各种病原体。同时,扁桃体可以产生多种具有天然免疫力的细胞和抗体,如T 淋巴细胞、B 淋巴细胞、吞噬细胞及免疫球蛋白等,可以清除、消灭从血液、淋巴或组织等途径侵入机体的有害物质。

6. 吞咽功能　吞咽动作是一种复杂的,由多种肌肉参与的反射性协同运动。根据吞咽时食物进入消化道的部位,吞咽过程可分为三期:口腔期、咽腔期和食管期。吞咽中枢位于延髓的网状结构内,靠近迷走神经核。参与吞咽反射的传入神经包括来自软腭、咽后壁、会厌和食管等处的脑神经传入纤维。

(周立)

第 20 章　咽的检查法

检查咽部前应详细询问病史,注意观察患者面容、表情及全身情况。分别对口咽、鼻咽、喉咽部进行触诊检查,必要时还需辅以内镜及影像学检查。本章主要对咽部一般检查法进行描述,有关内镜及影像学检查的内容可参看相关章节。

第 1 节　口咽检查法

【视诊】

受检者应端坐,放松,自然张口,用压舌板轻压舌前 2/3,注意观察以下情况:

(1) 黏膜有无充血、溃疡或新生物;

(2) 软腭有无下塌或裂开,双侧运动是否对称;

(3) 悬雍垂是否过长、分叉;

(4) 双侧扁桃体及腭舌弓、腭咽弓是否充血、水肿、溃疡,隐窝口是否有脓栓或干酪样物;

(5) 咽后壁有无淋巴滤泡增生、肿胀和隆起。

【触诊】

咽部触诊可以了解咽后、咽旁肿块的范围、大小、质地及活动度。

第 2 节　鼻咽检查法

【视诊】

间接鼻咽镜检查为基本检查方法。受检者端坐,用鼻呼吸以使软腭松弛。检查者左手持压台板,压下舌前 2/3,右手持加温而不烫的鼻咽镜,镜面朝上,由张口之一角伸入口内,置于软腭与咽后壁之间,勿触及周围组织,以免引起恶心而妨碍检查。调整镜面角度,依次观察鼻咽各壁、软腭背面、鼻中隔后缘、后鼻孔、咽鼓管咽口、咽鼓管圆枕、咽隐窝及腺样体

（图 2-20-1）。对于咽反射较敏感者，可经口喷施 1‰丁卡因，使咽部黏膜表面麻醉后再进行检查。

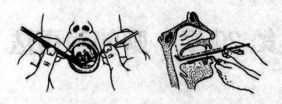

图 2-20-1　间接鼻咽镜检查法

【触诊】

鼻咽触诊主要用于儿童。助手固定患儿。检查者立于患儿的右后方，左手食指紧压患儿颊部，用戴好手套的右手食指经口腔伸入鼻咽，触诊鼻咽各壁，注意后鼻孔有无闭锁及腺样体大小。若发现肿块，应注意其大小、质地以及与组织的关系。撤出手指时，观察指端有无脓液或血迹。此项检查有一定痛苦，应向患儿家长说明。检查者操作应迅速、准确而轻柔。

第3节　喉咽检查法

喉咽部常规检查可通过间接喉镜检查完成（彩图 2-20-2），所用的器械是间接喉镜和额镜。检查方法为：受检者端坐、张口、伸舌，检查者坐在患者对面，先将额镜反射光的焦点调节到患者悬雍垂处，然后用纱布裹住舌前 1/3，用左手拇指和中指捏住舌前部，并将其向前下方拉，食指抵住上唇，以求固定。右手持间接喉镜，将镜面稍加热，防止检查时起雾，放入患者咽部前先在检查者手背上试温，确认不烫时，方可将间接喉镜放入患者口咽部，镜面朝前下方，镜背将悬雍垂和软腭推向后上方，检查舌根、会厌谷、会厌舌面、喉咽后壁、侧壁及双侧梨状窝。

（邹剑）

第21章 咽 炎

第1节 急 性 咽 炎

急性咽炎(acute pharyngitis)是咽部黏膜、黏膜下组织及淋巴组织的急性炎症。炎症可仅限于鼻咽、口咽、喉咽的一部分或波及整个咽部。可单独发生,亦可与急性鼻炎或急性扁桃体炎等同时存在。秋、冬季及冬、春季之交的季节容易发病。

【病因】

1. 病毒感染 近乎50%的病例由病毒感染引起,以柯萨奇病毒(Coxsackie virus)、腺病毒(adenovirus)、副流感病毒(para-influenza)多见,鼻病毒(rhinovirus)及流感病毒(influenza)引起者次之,病毒多通过飞沫和密切接触而传染。

2. 细菌感染 以溶血性链球菌、葡萄球菌及肺炎链球菌多见,其中以乙型链球菌感染者最为严重,目前认为这是最重要的感染菌株,有导致远处器官化脓性病变的可能,称为急性脓毒性咽炎(acute septic pharyngitis)。近年报道也有淋球菌感染者。

3. 环境因素 或称物理化学因素,如高温、粉尘、烟雾、刺激性气体等持续刺激均可引起本病。

本病的常见诱因为全身抵抗力下降时,如过度疲劳、体质虚弱、全身慢性疾病者或鼻、咽部慢性炎性疾病者。

【病理】

咽黏膜血管扩张及浆液渗出,黏膜下血管及黏液腺周围有中性粒细胞及淋巴细胞浸润,黏液腺分泌物增多,黏膜肿胀增厚。病变较重者,淋巴滤泡肿大,可伴有化脓,颌下淋巴结常肿大。

【临床表现】

一般起病较急,初起时咽部干燥、灼热、咽痛。咽痛特点为空咽时较进食时明显,并可放射至耳部及颈部。全身症状一般较轻,但因年龄、免疫力以及病毒、细菌毒力不同而程度不一,可有发热、头痛、食欲不振和四肢酸痛等。若无并发症者,病程一般1周左右。

【检查】

口咽部黏膜呈急性弥漫性充血,色鲜红。腭弓、软腭、悬雍垂充血水肿,咽后壁淋巴滤泡肿大,中央表面可见黄白色点状渗出物。咽侧索亦可红肿。病变严重者,可向下蔓延累及会厌及杓会厌壁,发生水肿,可有颌下淋巴结肿大,并伴有压痛。

实验室检查:病毒感染者,白细胞总数可正常,但淋巴细胞分类多有增高;细菌感染者,白细胞总数可增高,并有中性粒细胞增高。

【诊断】

根据病史、症状及体征,本病诊断不难。对儿童患者,应注意与某些急性传染病(如麻疹、猩红热、流感等)相鉴别。可行咽部细菌培养和抗体测定,以明确病因。此外,如见口腔、咽部出现假膜坏死、溃疡坏死等,应行血液学及全身检查,以排除血液病性咽峡炎及咽部特异性感染。

【并发症】

局部蔓延可引起中耳、鼻窦以及下呼吸道的急性炎症。急性脓毒性咽炎经血液循环感染可能并发急性肾炎、风湿热及败血症等全身疾病。

【治疗】

1. 局部治疗　无全身症状或症状较轻者,可选用局部治疗,如复方硼砂溶液含漱,各种含片及中成药可酌情选用;2%碘甘油涂抹咽后壁,有助于炎症消退,或激素局部雾化;针对病因可应用抗病毒药物。

2. 全身治疗　全身症状较重伴有高热者,除上述治疗外,应卧床休息,多饮水及进食流质。抗病毒药物可经静脉途径给药。全身可应用抗菌药物,多首选青霉素类对革兰阳性菌有效的药物;如为脓毒性咽炎,要给予足量、敏感的抗生素,治疗要彻底,以防复发。

第2节　慢性咽炎

慢性咽炎(chronic pharyngitis)为咽部黏膜、黏膜下组织、黏液腺及淋巴组织的弥漫性慢性炎症,常为上呼吸道慢性炎症或变应性炎症的一部分,也可独立存在。多见于成年人,病程长,症状顽固易反复,较难治愈。

【病因】

1. 局部因素

(1) 急性咽炎反复发作迁延而致慢性咽炎。

(2) 邻近器官炎症影响,如各种鼻病及呼吸道慢性炎症,长期张口呼吸及炎性分泌物反复刺激咽部,或受慢性扁桃体炎、牙周炎等影响。

(3) 反流性食管炎引发本病也越来越受到临床上的重视。

(4) 长期烟酒过度、粉尘、有害气体的刺激及辛辣食物等都可引起本病。

(5) 职业因素,主要多发于嗓音工作者,如教师、演员等。因长期说话和演唱,可刺激咽部,引起慢性充血而致病。

(6) 病原微生物感染,部分慢性咽炎患者咽分泌物中出现细菌学异常或病原体感染,微生物在慢性咽炎的发病中起着不容忽视的作用。

2. 全身因素　贫血、消化不良、下呼吸道慢性炎症、心血管疾病、内分泌功能紊乱、消化不良、便秘、维生素缺乏及免疫功能低下等亦可引发本病。另外,心理因素和精神状态也是慢性咽炎的重要诱因,在患者紧张或焦虑时症状常加重。

【病理】

本病在病理上分为4型:

1. 慢性单纯性咽炎(chronic simple pharyngitis) 最常见,病变主要在咽黏膜层,表现为黏膜慢性充血,黏膜鳞状上皮层增厚,上皮下层小血管增多,其血管周围有较多淋巴细胞浸润,黏液腺肥大,黏液分泌亢进。

2. 慢性肥厚性咽炎(chronic hypertrophic pharyngitis) 较多见,黏膜慢性充血增厚,黏膜下有广泛的结缔组织及淋巴组织增生,黏液腺周围淋巴组织增生,形成咽后壁多个颗粒状隆起。咽侧索淋巴组织增生肥厚,呈条索状改变。

3. 萎缩性咽炎与干燥性咽炎(atrophic pharyngitis and pharyngitis sicca) 临床较少见,病因不明。常伴有萎缩性鼻炎。主要病理变化为黏膜萎缩变薄、腺体分泌减少。

4. 慢性变应性咽炎(chronic allergic pharyngitis) 是以T淋巴细胞、嗜酸性粒细胞浸润为主要特征的变态反应性炎症,咽部黏膜水肿,血管扩张,肥大细胞在黏膜乃至上皮细胞间质增生。

【临床表现】

一般无明显全身症状。主要表现为咽部不适感,如异物感、发痒、发胀、灼热感、干燥感或微痛感等。上述症状因人而异,轻重不一,常反复发作。患者因常有黏稠分泌物附着于咽后壁,晨起时出现刺激性咳嗽,伴恶心,严重者可引起作呕感,无痰或仅有颗粒状藕粉样分泌物咳出。萎缩性咽炎患者常自觉咽干明显,有时可咳出带臭味的痂皮样痰块。变应性咽炎者除表现为咽部有紧缩感、发痒、刺激性干咳等症状外,并可伴有鼻痒、打喷嚏、鼻塞等鼻部变态反应性症状和喉水肿等喉部变态反应性症状。

【检查】

1. 慢性单纯性咽炎 黏膜弥漫性充血,血管扩张,呈暗红色,咽后壁有散在的淋巴滤泡,常有少量黏稠分泌物附着在黏膜表面。

2. 慢性肥厚性咽炎 黏膜充血增厚,咽后壁淋巴滤泡显著增生,可表现为多个散在突起或融合成片状;腭弓及软腭边缘肿胀、肥厚;咽侧索亦充血肥厚呈条索状,咽腔似较狭小。

3. 萎缩性咽炎与干燥性咽炎 咽腔明显扩大,黏膜干燥,萎缩变薄,色苍白发亮,咽部运动时黏膜可出现皱纹状,甚至隐约可见颈椎椎体轮廓;常附有黏稠分泌物或带臭味的黄褐色痂皮。

4. 慢性变应性咽炎 咽黏膜广泛水肿,颜色较淡,水样分泌物增多。皮肤过敏原试验、总IgE和血清特性IgE检测等可出现阳性反应。

【诊断】

根据病史及检查,本病容易诊断。但应注意,必须详细询问病史,全面仔细检查鼻、咽、喉、气管、食管、胃、颈部乃至全身的隐匿病变,以免误诊,特别要警惕早期恶性肿瘤,尤其早期的下咽癌及食道癌,症状常仅表现为咽异物感。在排除这些病变之前,不应轻易诊断为慢性咽炎。如为慢性萎缩性咽炎应注意排除干燥综合征。

【治疗】

1. 一般治疗 坚持户外活动,增强机体抵抗力;戒断烟酒等不良嗜好,保持室内空气清新,避免粉尘及有害气体刺激;同时注意加强患者的心理疏导。

2. 病因治疗　积极治疗各种相关性疾病,如鼻-鼻窦炎、气管和支气管炎、扁桃体炎等慢性炎症及其他全身性疾病;针对反流性食管炎,可采用 H_2 受体拮抗剂、质子泵抑制剂、促进胃动力的药物等。萎缩性咽炎与干燥性咽炎可服用维生素 A、B、C、E,促进黏膜上皮生长。如为变应性因素,要尽量避免接触过敏原,全身可应用抗组胺药物、糖皮质激素、免疫调节剂等。

3. 中医中药　慢性咽炎系脏腑阴虚,虚火上扰,治宜滋阴生津、清热润肺,可用增液汤加减。中成药含片也常在临床应用。

4. 局部治疗

(1) 单纯性咽炎:常用复方硼砂溶液、呋喃西林溶液、2%硼酸液含漱;亦可含服华素片、薄荷喉片、复方草珊瑚含片等。

(2) 肥厚性咽炎:除以上治疗方法外,对咽后壁淋巴滤泡广泛增生,处理应慎重。必要时可采用化学药物(如硝酸银)烧灼,也可采用等离子、射频、激光治疗等物理方法去除,治疗宜分次进行。治疗范围不宜过广过深,以防日后形成瘢痕,导致咽部黏膜萎缩,使咽干燥及异物感加重。

(3) 萎缩性咽炎与干燥性咽炎:可采用 2%碘甘油涂抹咽部,可改善局部血液循环,促进腺体分泌。也可局部涂用 10%弱蛋白银,口服雌激素或鱼肝油等药物。

(4) 变应性咽炎:局部可应用糖皮质激素,如布地奈德(雷诺考特)行雾化吸入或直接喷入咽部,可反复使用。

慢性咽炎诊治时应注意自上而下(从鼻、咽、喉到食道、胃肠),从局部到全身(包括咽、腭、舌扁桃体炎到饮食、月经),从常见病到少见病(包括反流性食道炎、结核、茎突综合征等),从诱因到既往治疗情况,全面询问,系统考虑。详细检查,对症处理方能取得良好疗效。

(阮标)

第 22 章　扁 桃 体 炎

第 1 节　急性扁桃体炎

急性扁桃体炎(acute tonsillitis)为腭扁桃体的急性非特异性炎症。多继发于上呼吸道感染,并常伴有咽黏膜和淋巴组织的急性炎症。好发于儿童及青年,在季节更替或气温变化时容易发病。中医称急性扁桃体炎为"烂乳娥""喉娥风"。

【病因】

乙型溶血性链球菌为本病的主要致病菌,葡萄球菌、肺炎链球菌、流感杆菌及腺病毒或鼻病毒、单纯性疱疹病毒等也可引起本病。近年来发现厌氧菌及革兰阴性杆菌感染有上升趋势。

病原体可来自于外界,也可存在于正常人咽部及扁桃体隐窝内,当人体抵抗力由于受凉、潮湿、过度劳累、烟酒过度、有害气体刺激而骤然降低时,病原体大量繁殖,毒素破坏隐窝上皮,细菌侵入其实质而发生炎症。

【病理】

本病一般分为 3 类。

(1) 急性卡他性扁桃体炎(acute catarrhal tonsillitis):多为病毒引起。炎症仅局限于黏膜表面,表现为黏膜充血,无明显渗出物,隐窝内及扁桃体实质无明显炎症改变。

(2) 急性滤泡性扁桃体炎(acute follicular tonsillitis):炎症侵及扁桃体实质内的淋巴滤泡,引起充血、肿胀甚至化脓。隐窝口之间的黏膜下可呈现多个黄白色斑点。

(3) 急性隐窝性扁桃体炎(acute lacunar tonsillitis):扁桃体充血、肿胀。隐窝内充塞由脱落上皮、纤维蛋白、脓细胞、细菌等组成的渗出物,自隐窝口排出。有时渗出物连成一片形似假膜,易于拭去。

【临床表现】

临床上将急性扁桃体炎分为两类,即急性卡他性扁桃体炎及急性化脓性扁桃体炎,后者包括急性滤泡性扁桃体炎和急性隐窝性扁桃体炎。扁桃体炎的症状大致相似,其中急性卡他性扁桃体炎的全身症状及局部症状均较轻。

1. 全身症状 多见于急性化脓性扁桃体炎。起病急,可有畏寒、高热、头痛、食欲下降、乏力、全身不适、便秘等,小儿可因高热而引起抽搐、呕吐及昏睡。

2. 局部症状 主要症状为剧烈咽痛,吞咽尤甚,常放射至耳部。因下颌下淋巴结肿大,有时感到转头不便。如为葡萄球菌感染者,扁桃体肿大较显著,幼儿患者还可引起呼吸困难。

【检查】

患者呈急性病容。咽部黏膜呈弥漫性充血,以扁桃体及两腭弓最为明显。腭扁桃体肿大,在其表面可见黄白色脓点,或在隐窝口处有黄白色或灰白色点状豆渣样渗出物,可连成一片形似假膜,但不超出扁桃体范围,易于拭去而不遗留出血创面(彩图 2-22-1)。常有下颌下淋巴结肿大及压痛。血常规检查常提示白细胞总数增加,中性粒细胞比例亦升高。尿液检查可出现暂时性蛋白尿。

【诊断及鉴别诊断】

根据其典型的临床表现及检查所见,本病不难诊断。但应注意与咽白喉、樊尚咽峡炎及某些血液病所引起的咽峡炎等相鉴别(表 2-22-1)。

表 2-22-1 急性扁桃体炎鉴别诊断

病　　名	咽　痛	咽部所见	颈淋巴结	全身情况	化验室检查
急性扁桃体炎	咽痛剧烈,咽下困难	两侧扁桃体表面覆盖白色或黄色点状渗出物。渗出物有时连成膜状,容易擦去不留创面	下颌下淋巴结肿大,压痛	急性病容、高热、寒战	涂片:多为链球菌、葡萄球菌、肺炎球菌;血液:白细胞明显增多
咽白喉	咽痛轻	灰白色假膜常超出扁桃体范围。假膜坚韧,不易擦去,强剥易出血	有时肿大,呈"牛颈"状	精神萎靡,低热,面色苍白,脉搏微弱,呈现中毒症状	涂片:白喉杆菌;血液:白细胞一般无变化
樊尚咽峡炎	单侧咽痛	一侧扁桃体覆盖灰色或黄色假膜,擦去后可见下面有溃疡。牙龈常见类似病变	患侧有时肿大	全身症状较轻	涂片:梭形杆菌及樊尚螺旋体;血液:白细胞略增多
单核细胞增多症性咽峡炎	咽痛轻	扁桃体红肿,有时盖有白色假膜,易擦去	全身淋巴结肿大,有"腺性热"之称	高热、头痛,急性病容。有时出现皮疹,肝脾肿大等	涂片:阴性或查到呼吸道常见细菌;血液:异常淋巴细胞、单核细胞增多可占 50% 以上。血清嗜异性凝集试验(+)

续表

病　名	咽　痛	咽部所见	颈淋巴结	全身情况	化验室检查
粒细胞缺乏症性咽峡炎	咽痛程度不一	坏死性溃疡,上面覆有深褐色假膜,周围组织苍白、缺血。软腭、牙龈有同样病变	无肿大	脓毒性弛张热,全身情况迅速衰竭	涂片:阴性或查到一般细菌; 血液:白细胞显著减少,中性粒细胞锐减或消失
白血病性咽峡炎	一般无痛	早期为一侧扁桃体浸润肿大,继而表面坏死,覆有灰白色假膜,常伴有口腔黏膜肿胀,溃疡或坏死	全身淋巴结肿大	急性期体温升高,早期出现全身性出血,全身衰竭	涂片:阴性或查到一般细菌; 血液:白细胞增多,分类以原始白细胞和幼稚白细胞为主

【并发症】

1. 局部并发症　多为炎症直接波及邻近组织而致,如扁桃体周围脓肿、咽旁脓肿,也可引起急性中耳炎、急性鼻炎及鼻窦炎、急性喉炎、急性淋巴结炎等。

2. 全身并发症　急性扁桃体炎可引起全身各系统许多疾病,常见者有急性风湿热、急性关节炎、急性骨髓炎、心肌炎及急性肾炎等,其发病机制尚不明确,多数学者认为这与各个靶器官对链球菌所产生的Ⅲ型变态反应(即免疫复合物型变态反应)有关。

【治疗】

1. 一般疗法　因本病具有传染性,要对患者适当隔离。卧床休息,进流质饮食,多饮水,加强营养及疏通大便。咽痛较剧烈或高热时,可口服解热镇痛药。

2. 抗生素应用　首选青霉素类药物,也可选用头孢类药物。若治疗2～3天后病情无好转,须改用高效广谱类抗生素。如有条件者,确定致病菌后,根据药敏试验选择抗生素。此外,在控制炎症的基础上,为改善症状,可酌情使用糖皮质激素。

3. 局部治疗　常用复方硼砂溶液、复方氯己定含漱液或1:5000呋喃西林液漱口。

4. 中医中药　疏风清热,消肿解毒。常用银翘柑橘汤、清咽防腐汤等中药。

5. 手术治疗　对反复发作者,特别对已有并发症者,应在急性炎症消退2周后再施扁桃体切除术。

第2节　慢性扁桃体炎

慢性扁桃体炎(chronic tonsillitis)多由急性扁桃体炎治疗不彻底,反复发作,扁桃体隐窝内细菌、病毒滋生感染而演变为慢性炎症。

【病因】

(1)病原菌多为链球菌和葡萄球菌。

(2)继发于猩红热、流行性感冒、麻疹等急性传染病。

(3)继发于邻近病灶鼻腔、鼻窦感染等。

【病理】

可分为3型。

(1)增生型:因炎症反复刺激,腺体淋巴组织与结缔组织增生,腺体肥大突出于腭弓之外。

（2）纤维型：腺体淋巴组织和滤泡变性萎缩，为纤维组织所取代而形成瘢痕收缩，腺体小而硬，常与周围组织粘连。病灶感染多为此型。

（3）隐窝型：腺体隐窝内有大量脱落上皮细胞、淋巴细胞、白细胞及细菌堆集形成脓栓，或隐窝口因炎症瘢痕粘连受阻，隐窝扩张形成小脓肿、小囊肿，成为慢性感染灶。

【临床表现】

1. 局部症状　反复急性炎症发作史是其主要特点。平时可有咽内发干、发痒、异物感、刺激性咳嗽、口臭等轻微症状。小儿扁桃体过度肥大，可能出现呼吸、吞咽或言语共鸣障碍。

2. 全身症状　隐窝脓栓不断排出及被咽下，刺激胃肠道，或隐窝内细菌、毒素等被吸收导致消化不良、头痛、乏力、低热等。

【检查】

扁桃体和舌腭弓呈慢性充血，挤压腭舌弓时，隐窝口有时可见分泌物或干酪样物溢出。扁桃体大小不定，成人扁桃体多已缩小，但可见瘢痕，常与周围组织粘连。

【诊断及鉴别诊断】

根据急性扁桃体炎反复发作病史，结合局部体征，容易诊断，但应注意扁桃体的大小并不能作为诊断依据。

鉴别诊断：

1. 扁桃体生理性肥大　小儿和青少年多见，无自觉症状，扁桃体光滑、色淡，与周围组织无粘连，触之柔软，隐窝口无分泌物潴留。无反复急性炎症发作病史。

2. 扁桃体角化症　常被误诊。角化症为隐窝口上皮过度角化，而出现白色角样物，触之坚硬，不易擦拭掉。类似角化物也可见于咽后壁和舌根等处。

3. 扁桃体肿瘤　一侧扁桃体迅速增大或伴有溃疡时，应考虑肿瘤的可能，病理检查可确诊。

【并发症】

病灶扁桃体慢性扁桃体炎可作为病灶，诱发机体发生变态反应，产生各种并发症，如风湿性关节炎、风湿热、心脏病、肾炎等。

慢性扁桃体炎常被视为全身感染"病灶"之一。在研究"病灶"与全身性疾病是如何联系时，应结合以下两点来考虑：

1. 询问病史　扁桃体炎引起全身性并发症者往往有反复急性发作史。例如肾炎患者，每当扁桃体急性发炎后，尿液出现明显异常。

2. 实验室检查　在"病灶扁桃体炎"病例中，测定红细胞沉降率（简称血沉）、抗链球菌溶血素"O"、血清黏蛋白、心电图等，结果可见异常。

【治疗】

1. 非手术疗法

（1）抗菌药物：可选用青霉素类药物，也可选用头孢类药物。

（2）免疫疗法：使用有脱敏作用的细菌制品（如用链球菌变应原和疫苗进行脱敏）；使用各种增强免疫力的药物，如注射胎盘球蛋白、转移因子等。

（3）局部治疗：扁桃体局部涂药、隐窝灌洗。

（4）加强体育锻炼，增强体质和抗病能力。

2. 手术疗法　施行扁桃体切除术（tonsillectomy），见本章第 3 节。

第3节 扁桃体切除术

【适应证】

扁桃体是重要的免疫器官,对机体有重要的保护作用,因此切除扁桃体必须严格掌握适应证。

(1)慢性扁桃体炎反复急性发作或曾并发过扁桃体周脓肿。

(2)扁桃体过度肥大,引起吞咽、呼吸及发声功能障碍。

(3)病灶扁桃体是引起其他脏器病变的病灶,或与邻近器官的病变有关联。

(4)白喉带菌或扁桃体角化症者,经保守治疗无效时。

(5)各种扁桃体良性肿瘤,可连同扁桃体一并切除;对恶性肿瘤则应慎重。

(6)不明原因的长期低热,同时扁桃体存在慢性炎症者。

(7)作为经口径路行茎突截短术的前驱手术。

【禁忌证】

(1)急性炎症期一般不施行手术,宜在炎症消退后2～3周后手术,但扁桃体周围脓肿时可行扁桃体切除手术,且手术变得容易。

(2)造血系统疾病及有凝血机制障碍者,一般不宜手术。

(3)严重的心、肺、肝、肾疾病,病情未控制时不宜手术。

(4)在脊髓灰质炎及流感等呼吸道传染病流行季节或流行地区;其他急性传染病流行时,或患有上呼吸道感染疾病期间,不宜手术。

(5)妇女月经期前和月经期、妊娠期,不宜手术。

(6)患者家族中免疫球蛋白缺乏或自身免疫病发病率高,白细胞计数特别低者,不宜手术。

【手术方法】

1. 扁桃体剥离术 为常用方法,可在局部麻醉或全身麻醉下进行手术。

麻醉后,先用扁桃体钳牵拉扁桃体,用弯刀切开腭舌弓游离缘及腭咽弓部分黏膜。再用剥离器分离出扁桃体包膜,沿包膜自上而下游离扁桃体,最后用圈套器绞断其下极的根蒂,扁桃体被完整切除,创面止血(图2-22-2)。

2. 扁桃体挤切术 为了避免局部麻醉或无麻醉状态下手术对儿童造成精神伤害,宜在全身麻醉下进行。

手术者持挤切刀从扁桃体下极套入,再转动刀环,将扁桃体后面及上极套进后,以另一手拇指将扁桃体全部压入环内。随即收紧刀柄,以迅速、果断、有力的扭转拽拔动作,摘下扁桃体,创面止血(图2-22-3)。手术过程中术者动作应一气呵成。

【术后处理】

1. 术后体位 全身麻醉者未清醒前应采用半俯卧位;局部麻醉者取平卧或半坐位。

2. 饮食 术后4小时进冷流质饮食,次日改用半流质饮食。

3. 注意出血 患者应随时将口内唾液吐出,不要咽下。唾液中混有少量血丝时,不必介意,如持续口吐鲜血或全身麻醉儿童不断出现吞咽动作者,应立即检查,及时止血。

4. 创口白膜形成 术后第2日扁桃体窝出现一层白色伪膜,是正常反应,对创面有保

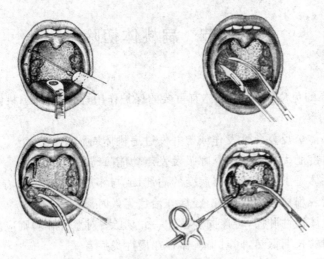

图 2-22-2　扁桃体剥离术

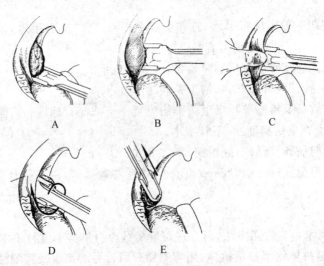

图 2-22-3　扁桃体挤切术
A—套；B—扭；C—挤；D—转；E—拽

护作用。如伪膜变黑或污秽，则表明有感染。一般伪膜在一周左右自行脱落。

5. 创口疼痛　术后 24 小时较为明显，适当应用镇静、止痛药，颈部冰敷或口含冰块可减轻疼痛。

【手术并发症及其处理】

1. 出血　分为原发性和继发性两种。原发性出血多发生在术后 24h 内，最常见的原因为术中止血不彻底、遗有残体等，其次为术后咽部活动过甚，如咳嗽、吞咽等。继发性出血常发生于术后一周左右，由于创口伪膜脱落，进食擦伤创面所致。发生出血时，应按下述方法处理。

（1）仔细检查出血部位：扁桃体窝内若有血凝块，应先清除，用纱布加压至少 10～15min；或用止血粉、明胶海绵贴附于出血处，再用带线纱布球压迫止血。

（2）活动性出血点，可用电凝止血或缝扎止血；弥漫性渗血，纱球压迫不能制止时，可用消毒纱球填压在扁桃体窝内,将腭舌弓及腭咽弓缝合,纱球留置1~2天。

（3）失血过多,应采取补液、输血等措施积极治疗。

2. 伤口感染　术后患者咽痛加剧,腭弓肿胀,创面伪膜污秽或无伪膜;体温升高达38.5℃以上时,应考虑伤口感染。应及时使用抗生素,加强口腔护理,使用复方硼砂液或1‰过氧化氢溶液漱口。

3. 肺部并发症　多因血液或异物被误吸,经 X 线检查证实有肺部病变时,可行支气管镜检查,吸除血液及异物,同时用足量抗生素治疗。

4. 创面过多瘢痕形成　过多瘢痕形成会影响口腔运动,对教师、歌唱家等职业的患者尤为重要。因此术后一周左右,应鼓励患者多做口腔活动,如吞咽、张口、咀嚼等,预防瘢痕形成。

（阮标　蔡晶）

第23章　腺样体疾病

腺样体也叫咽扁桃体或增殖体,位于鼻咽部顶部与咽后壁处,属于淋巴组织,表面呈橘瓣样。腺样体和扁桃体一样,出生后随着年龄的增长而逐渐长大,2～6岁时为增殖旺盛的时期,6～7岁最为显著,10岁后渐萎缩。腺样体疾病主要指急性腺样体炎和腺样体肥大,常见于儿童。

第1节　急性腺样体炎

急性腺样体炎(acute adenoiditis)为儿童常见的疾病,以3～10岁为多见,男女无差别。成年人的腺样体多已退化、消失,极少患此病。

【病因】

与急性扁桃体炎相同,多因细菌或病毒感染所致,鼻及鼻窦的炎症亦可循其黏膜累及腺样体。

【临床表现】

1. 全身症状　患儿常突发高热,体温可达40℃。鼻咽部隐痛、头痛、全身不适。由于鼻咽分泌物常被患儿咽入胃中,引起胃肠活动障碍,可导致厌食、呕吐、消化不良等。儿童可出现夜惊、多梦、反应迟钝、注意力不集中等。成人多表现为鼻咽干燥感、异物感等。

2. 局部症状

(1)耳部症状:腺样体肥大或咽鼓管口淋巴组织增生均可堵塞咽鼓管咽口,引起该侧的分泌性中耳炎,出现传导性耳聋及耳鸣症状。有时可引起化脓性中耳炎。耳部症状有时可为腺样体肥大的首发症状。

(2)鼻部症状:肥大的腺样体及黏脓性分泌物可堵塞后鼻孔,分泌物还可积于鼻腔内,且不易擤出,故常合并鼻炎及鼻窦炎而出现鼻塞、流鼻涕症状,并可有张口呼吸、哺乳困难、讲话有闭塞性鼻音及睡眠时打鼾等症状。

(3)咽喉部及下呼吸道症状:如并发咽炎,则有吞咽痛,受分泌物的刺激出现阵咳;下颌角淋巴结可肿大。

【检查】

使用小儿型纤维鼻咽镜或鼻内镜检查,可见腺样体充血肿大,表面覆有渗出物。鼻腔和口咽有不同程度的急性炎症,咽后壁有分泌物附着。

【治疗】

患儿应卧床休息,多饮水,高热时可及时使用退热剂;症状较重者选用足量抗生素,以控制感染,防止并发症的发生。局部用0.5%～1%麻黄素生理盐水滴鼻。一经确诊,应尽早行腺样体切除术。

第2节　腺样体肥大

正常生理情况下,6～7岁时腺样体发育为最大,青春期后逐渐萎缩,到成人则基本消失。若腺样体增生肥大且引起相应症状者称腺样体肥大(adenoid hypertrophy)。腺样体肥大系腺样体因炎症的反复刺激而发生病理性增生,从而引起鼻堵、张口呼吸的症状,尤以夜间加重。本病最多发生于3～5岁儿童,常与慢性扁桃体炎、扁桃体肥大合并存在。

【病因】

鼻咽部及其毗邻部位或腺样体自身的炎症反复刺激,促使腺样体发生病理性增生。

【临床表现】

1. 局部症状　腺样体肥大可引起耳、鼻、咽、喉等处症状。

(1)耳部症状:咽鼓管咽口受阻,将并发分泌性中耳炎,导致听力减退和耳鸣,有时可引起化脓性中耳炎。

(2)鼻部症状:常并发鼻炎、鼻窦炎,有鼻塞及流鼻涕等症状。说话时带闭塞性鼻音,睡时发出鼾声。严重者可引起阻塞性睡眠呼吸暂停低通气综合征。腺样体肥大是儿童阻塞性睡眠呼吸暂停低通气综合征(obstructive sleep apnea hypopnea syndrome,OSAHS)最常见的病因之一。鼾声过大和睡眠时憋气为两大主要症状,睡眠时张口呼吸、汗多、晨起头痛、白天嗜睡、学习困难等也是常见的症状。

(3)咽、喉及下呼吸道症状:鼻腔及鼻咽部分泌物向咽部倒流,刺激下呼吸道黏膜,常引起阵发性咳嗽,容易患气管炎。

(4)儿童鼻咽部较狭小,当腺样体肥大时,由于鼻塞影响呼吸而长期张口呼吸,面部的发育会变形,出现硬腭高拱、上切牙突出、上唇短厚翘起、下颌骨下垂、牙齿排列不整齐等,面部缺乏表情,长得像是猪八戒,即所谓“腺样体面容”(adenoid face)。

2. 全身症状　主要为慢性中毒及反射性神经症状:患儿表现为厌食、呕吐、消化不良,继而营养不良。因呼吸不畅,肺扩张不足,可导致胸廓畸形。夜间呼吸不畅,会使儿童长期处于缺氧状态,内分泌功能紊乱,引起生长发育障碍。患儿长期用口呼吸,鼻子不通气,易造成头部缺血、缺氧,出现精神萎靡、头痛、头晕、记忆力下降、反应迟钝等。

【检查】

(1)患儿张口呼吸,有时可见典型的“腺样体面容”。

(2)口咽检查:见硬腭高而窄,咽后壁见黏性分泌物从鼻咽部流下,多伴有腭扁桃体肥大。

(3)前鼻镜检查:鼻腔内有大量的分泌物,黏膜肿胀。

（4）纤维鼻咽镜或鼻内镜检查：鼻咽顶部和后壁可见分叶状淋巴组织，像半个剥了皮的小橘子。常常堵塞后鼻孔三分之二以上（彩图 2-23-1）。这是目前腺样体检查的最常用的方法。

（5）触诊：用手指作鼻咽触诊，在鼻咽顶及后壁可扪及柔软块状物。

（6）X 线鼻咽侧位片：可测量鼻咽气道的阻塞程度。

（7）CT 扫描：CT 轴位像可见鼻咽气腔变形变窄，后壁软组织增厚，密度均匀。

【治疗】

（1）一般治疗注意营养，预防感冒，提高机体免疫力，积极治疗原发病。随着年龄的增长，腺样体将逐渐萎缩，病情可能得到缓解或症状完全消失。

（2）药物治疗：患儿常常伴有鼻炎、鼻窦炎，经过恰当的治疗，如鼻喷糠酸莫米松鼻喷剂及适当滴用稀释的麻黄素，鼻腔通气好转，临床症状可以减轻。

（3）手术治疗：若保守治疗无效，应尽早行腺样体切除术。手术前应仔细检查，排除禁忌证（与扁桃体手术相同）。手术常同扁桃体切除术一并施行，若扁桃体无明确的手术适应证，可单独切除腺样体。

（阮标　蔡晶）

第 24 章　咽部间隙脓肿

第 1 节　扁桃体周脓肿

扁桃体周脓肿(peritonsillar abscess)为扁桃体周围间隙内的化脓性炎症。早期发生蜂窝组织炎(称扁桃体周围炎),继之形成脓肿,是急性扁桃体炎常见的并发症。多发生于扁桃体前上方,常为单侧性,此病多见于青壮年。

【病因及发病机制】

本病常继发于急性扁桃体炎或慢性扁桃体炎急性发作。由于扁桃体隐窝,特别是扁桃体上隐窝被堵塞,引流不畅,感染向深层发展,穿透扁桃体被膜,侵入扁桃体周围间隙而引起。常见致病菌多为溶血性链球菌或金黄色葡萄球菌。

【临床表现】

急性扁桃体炎发病 3～4 天后,发热仍持续或又加重,一侧咽痛加剧,吞咽时尤甚,致不敢吞咽,疼痛常向同侧耳部或牙齿放射。患者呈急性病容,表情痛苦,头倾向患侧,语言含糊不清,似口中含物,饮水自鼻腔反流。重症者因翼内肌受累而张口困难。因患侧颈部疼痛。同侧下颌角淋巴结常肿大。

【检查和诊断】

1. 症状　多继发于急性扁桃体炎后,发热、咽痛加重,严重者高热、寒战,全身出现中毒症状。一侧咽痛较扁桃体炎时加剧,周围炎症波及翼内肌时,出现张口困难。脓肿甚大者可能引起上呼吸道梗阻。

2. 体征　在早期周围炎时,可见一侧腭舌弓显著充血。若局部明显隆起,甚至张口有障碍,表示脓肿已形成。属前上型者,可见患侧软腭及悬雍垂红肿,并向对侧偏斜,腭舌弓上方隆起。扁桃体被遮盖且被推向内下方。后上型者,患侧腭咽弓红肿呈圆柱状,扁桃体被推向前下方。

3. 血常规检查　血白细胞及中性粒细胞计数增多。

4. 穿刺抽脓　咽痛逾 4～5 天;局部隆起明显及剧烈咽痛;隆起处穿刺有脓即可确诊。

【治疗】

1. 脓肿形成前的处理　按急性扁桃体炎处理,给予足量的抗生素控制炎症,并给予输液及对症处理。

2. 脓肿形成后的处理

(1) 穿刺抽脓:可明确脓肿是否形成及脓肿部位。用1%丁卡因表面麻醉后,用粗针头于脓肿最隆起处刺入。穿刺时,应注意方位,不可刺入太深,以免误伤咽旁隙内的大血管。针进入脓腔即有脓液抽出。

(2) 切开排脓:对前上型者,在脓肿最隆起处切开排脓。常规定位是从悬雍垂根部作一假想水平线,从腭舌弓游离缘下端作一假想垂直线,二线交点稍外即为适宜的切口处(图 2-24-1)。切口长1～1.5cm,切开黏膜及浅层组织后,用长弯血管钳插入切口扩张,充分排脓。对后上型者,则在腭咽弓处排脓。术后每天复查伤口,必要时可用血管钳再次撑开排脓。

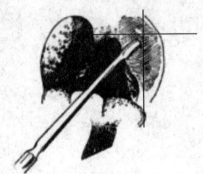

图 2-24-1　扁桃体周围脓肿切开引流术

(3) 脓肿期施行扁桃体切除术:一般情况下,扁桃体急性炎症消退后2～3周才可施行手术。但对于扁桃体周围脓肿者,确诊后或切开排脓后数日,在足量抗生素控制下,便可施行患侧扁桃体切除术。此时手术剥离扁桃体较易,出血少,疼痛轻。扁桃体切除后,其脓腔完全敞开,容易治愈。

第 2 节　咽 后 脓 肿

咽后脓肿(retropharyngeal abscess)是指咽后隙的化脓性炎症,因其发病机制不同,分为急性与慢性两型。

【病因及发病机制】

1. 急性型　最常见为咽后淋巴结化脓,多发生于3岁以内的幼儿。由于婴幼儿咽后隙淋巴组织丰富,口、咽、鼻腔及鼻窦的感染可引起淋巴结炎,进而化脓,脓液蓄积在口咽后方咽后隙的一侧。此外,成人因咽后壁异物刺入,或者外伤、手术等侵入性损害均可引起咽后隙感染。致病菌与扁桃体周脓肿相似。

2. 慢性型　多见于成人,由颈椎结核引起。在椎体与椎前筋膜之间形成寒性脓肿。

【临床表现】

1. 急性型　起病急,发热、烦躁、咽痛拒食、吸奶时吐奶或奶汁反流入鼻腔,有时可吸入呼吸道引起呛咳。说话及哭声含糊不清,如口中含物,常有不同程度的呼吸困难。如脓肿增大,压迫喉入口或并发喉炎,则呼吸困难加重。

2. 慢性型　多有结核病的全身症状,起病缓慢,无咽痛,多因脓肿大而出现咽部阻塞症状时方来就诊。

【检查和诊断】

1. 症状

(1) 急性型:急性病容,发热、婴幼儿可出现哭闹不止,脓肿较大时可出现说话及哭声含糊不清,并伴有不同程度的呼吸困难。

(2)慢性型:有不同程度的结核中毒症状,咽部不适,异物感或出现咽部阻塞症状。

2. 体征　急性者可见咽后壁一侧隆起,充血,脓肿较大者可将患侧腭咽弓向前推移。由外伤或异物引起的咽后脓肿,多位于喉咽,局部常有脓性分泌物,有时尚能查见异物。检查时,操作宜轻柔,以避免患儿哭闹挣扎导致脓肿破裂,如发生意外,应速将患儿头部倒下,防止脓液流入气管,发生窒息或引起吸入性肺炎。慢性者可见咽后壁隆起,常位于咽后壁中央,黏膜色泽较淡。

3. 影像学检查　行X线侧位拍片,以判断脓肿的大小及范围。对疑为外伤或结核引起者,通过X片也可检查有无异物或颈椎骨质破坏。结核性咽后脓肿常有肺部结核病变。

【治疗】

1. 急性咽后脓肿　一经确诊,须行切开排脓。

(1)患儿不需麻醉,成年患者喷用1%丁卡因即可。取仰卧头低位,用压舌板或直接喉镜压舌根暴露口咽后壁,用尖刀在脓肿下部最低处作一纵向切口,并用血管钳扩大切口,排尽脓液并充分吸出。术中应准备好气管切开包、氧气、喉镜及插管等器械,以便在意外情况出现时使用。

(2)术后使用抗生素控制感染。如脓液引流不畅,每日应扩张创口,排尽脓液直至痊愈。

2. 结核性咽后脓肿　除抗结核治疗外,可在口内穿刺抽脓,脓腔内注入0.25g链霉素液,但不可在咽部切开。有颈椎结核者,宜与骨科医师共同处理,同时行颈外切开排脓。

第3节　咽旁脓肿

咽旁脓肿(parapharyngeal abscess)是指咽旁隙的化脓性炎症,早期为蜂窝组织炎,继之发展形成脓肿。

【病因及发病机制】

多因炎症、外伤、异物因素引起。急性扁桃体炎、扁桃体周脓肿、咽后脓肿及牙槽脓肿等邻近器官或组织化脓性炎症的扩散,为最常见的致病因素,可直接侵入咽旁隙而发病。咽部外伤、手术、异物所引起的感染,也可引起咽旁脓肿。

【临床表现】

1. 全身症状　发热、寒战、出汗、头痛及食欲不振。体温可呈持续性高热或脓毒血症的弛张热,严重时可呈衰竭状态。

2. 咽部症状　咽旁及颈侧剧烈疼痛,吞咽困难,语言不清,当炎症侵犯翼内肌时,出现张口困难。

【检查和诊断】

1. 全身检查　患者呈急性重病容,颈部僵直,活动受限。患侧颈部、颌下区肿胀,触之坚硬,压痛明显。如已形成脓肿,则局部变软且有波动感。

2. 咽部检查　可见患侧咽侧壁隆起、充血,扁桃体及腭弓被推向中线,但扁桃体本身无红肿。

3. 穿刺抽脓　在压痛最显著处作诊断性穿刺抽脓,明确诊断。

【治疗】

1. 脓肿形成前 应全身使用广谱、足量有效的抗生素及适量的糖皮质激素等药物治疗。

2. 脓肿形成后 立即行脓肿切开排脓，一般经颈外进路切开。局部麻醉下，以下颌角为中点，在胸锁乳突肌前缘作一纵切口，用血管钳钝性分离软组织进入脓腔。排脓后，置入引流条。术后继续抗感染治疗。

（安伟）

第25章 咽部神经性疾病和感觉异常

第1节 运动性障碍

一、软腭瘫痪

【病因及发病机制】

中枢性病变常见于肿瘤、出血或血栓形成、炎性病变等原因引起的延髓病变。周围性病变者则以多发性神经炎多见。

【临床表现】

单侧软腭瘫痪可无临床症状,双侧者说话出现开放性鼻音;吞咽时,食物易逆行入鼻腔,偶可经咽鼓管流入中耳;患者不能做吸吮、吹哨或鼓气等动作。

【检查和诊断】

一侧软腭瘫痪则悬雍垂偏向健侧;发声时,悬雍垂和软腭向健侧移动,患侧不能上举。若双侧瘫痪,则软腭松弛下垂,如果影响咽鼓管开张能力,可出现中耳的症状和体征。

【治疗】

针对病因治疗。对周围性瘫痪者可用抗胆碱酯酶剂(氢溴酸加兰他敏)或神经兴奋剂(士的宁),以及维生素 B_1 治疗。

二、咽缩肌瘫痪

【病因及发病机制】

咽缩肌瘫痪常与食管入口、食管和其他肌群的瘫痪同时出现。引起咽缩肌瘫痪的原因大多与引起软腭瘫痪的相同。该病常常出现在流行性脊髓灰质炎之后。

【临床表现】

单侧咽缩肌瘫痪表现为吞咽不畅,有梗阻感,易发生呛咳。双侧咽缩肌瘫痪者,可出现明显的吞咽困难,并且易误吸食物入下呼吸道,导致吸入性气管炎、支气管炎或肺炎。

【检查和诊断】

单侧咽缩肌瘫痪,表现为患侧咽后壁下垂,并拉向健侧；双侧瘫痪,则见咽后壁黏膜上的皱襞消失,咽反射消失；口咽及梨状窝有大量唾液潴留。

【治疗】

应用改善微循环和营养末梢神经的药物,如尼莫通、脑复康、维生素 B_1 和维生素 B_{12} 等,促进神经恢复。食物宜做成稠厚糊状,防止发生下呼吸道并发症。

三、咽肌痉挛

【病因及发病机制】

咽肌痉挛大多原因不明。患慢性咽炎、长期烟酒过度、理化因素刺激和鼻分泌物长期刺激咽部等均可能导致咽肌痉挛的发生。

【临床表现】

强直性咽肌痉挛常发生于狂犬病、破伤风、癫痫、脑膜炎等,严重者伴有牙关紧闭、张口困难等症状；节律性咽肌痉挛是指软腭和咽肌发生规律性的或不规律性的收缩运动,每分钟可达 60～100 次,发作时,患者和他人都能听到咯咯声响,即所谓他觉性耳鸣。

【检查和诊断】

纤维喉镜或纤维食管镜检查,排除器质性病变引起的阻塞。

【治疗】

解除患者的思想顾虑,减轻其精神负担。进食无刺激性的食物,可用镇静解痉药物。病情较重者,可用肌肉松弛剂,如简箭毒碱、司可林等。

第 2 节　感觉性障碍

一、咽感觉减退或缺失

【病因及发病机制】

发生原因有中枢性和周围性两类。

【临床表现】

口咽部的感觉缺失,患者多无明显症状。若累及下咽或喉部,进食或饮水时常被误咽入气管,引起反呛和咳嗽,并可发生吸入性支气管炎和肺炎。

【检查和诊断】

咽反射功能明显减退或消失。若喉部受累,触诊喉部时,喉的反射性痉挛消失。

【治疗】

针对病因治疗。功能性疾病引起者,可酌情应用钙剂、维生素类药物以及喉部理疗等。

二、舌咽神经痛

【病因及发病机制】

有关病因及发病机制尚未完全明确,可能为神经脱髓鞘病变或肿瘤引起。

【临床表现】

舌咽神经痛为发作性一侧咽部及扁桃体区疼痛。可放射至同侧舌和耳深部,疼痛为针刺样剧痛,持续数秒至数十秒。

【检查和诊断】

需排除由该区的炎症、茎突过长、咽喉结核及鼻咽和喉咽恶性肿瘤等病导致的疼痛。

【治疗】

应用镇痛剂、镇静剂、表面麻醉均可减轻疼痛和缓解发作。口服卡马西平、苯妥英钠等也有止痛效果。保守治疗无效,可行舌咽神经切断术。

三、咽异感症

【病因及发病机制】

咽异感症是一种临床常见的症状,既可为器质性病变所引起,也可为非器质性者。病因有局部因素、全身因素、精神因素等。

【临床表现】

患者感到咽部阻塞感、烧灼感、痒感、紧迫感等,吞咽饮食无碍,常常伴有焦虑、急躁和紧张等精神症状。

【检查和诊断】

咽部及邻近器官检查及全身检查。必要时,行纤维喉镜、纤维食管镜或胃镜、食管吞钡透视、颈部及甲状腺 B 超检查等。

【治疗】

病因治疗。咽异感症绝大多数可以消失。病因不明者,采取对症治疗,如戒除烟酒,服用镇静剂。癔症者则给予暗示治疗及耐心解释等。

(安伟)

第26章 咽 肿 瘤

第1节 鼻咽纤维血管瘤

鼻咽纤维血管瘤(angiofibroma of nasopharynx)为鼻咽部最常见的良性肿瘤,常发生于10~25岁青年男性,故又名"男性青春期出血性鼻咽血管纤维瘤"。

【病因及发病机制】

该病病因不明。本病在病理上属良性,瘤体由胶原纤维及多核成纤维细胞组成网状基质,其间分布大量管壁薄且无弹性的血管,这种血管受损后极易出血。肿瘤常向邻近组织生长,常直接侵入周围组织及器官(如鼻腔、鼻窦、翼腭窝、颞下窝、眼眶),甚至压迫破坏颅底骨质侵入颅内,引起一系列症状。反复大量出血又可致严重贫血,常危及患者生命。

【临床表现】

1. 鼻出血 阵发性鼻腔或口腔出血,出血可为鲜红色血液,常为患者的首诊主诉。初期出血为间断发生,逐渐发展为不易制止的大出血。由于反复多次大出血,患者常有不同程度的贫血。

2. 鼻塞 肿瘤堵塞后鼻孔或侵入鼻腔,引起一侧或双侧鼻塞,常伴有流鼻涕、闭塞性鼻音、嗅觉减退等。

3. 其他症状 肿瘤压迫咽鼓管,引起耳鸣、耳闭及听力下降。肿瘤侵入邻近结构则出现相应症状,如侵入眼眶,则出现眼球突出,视力下降;侵入翼腭窝、颞下窝引起面颊部隆起;侵入颅内压迫神经,引起头痛及脑神经瘫痪。

【检查和诊断】

1. 前鼻镜检查 可见鼻腔后部表面光滑,呈粉红色或红色,表面有扩张血管的肿瘤。

2. 间接鼻咽镜检查 可见鼻咽部圆形或分叶状红色肿瘤,表面光滑而富有血管,瘤组织侵入鼻腔可引起外鼻畸形或软腭塌陷。

3. 触诊 手指触诊可触及肿块基底部,瘤体活动度小,中等硬度,但触诊应轻柔,因触诊易引起大出血,临床应尽量少用。

4. 影像学检查 CT和MRI检查可清晰显示瘤体位置、大小、形态,了解肿瘤累及范围、骨质破坏程度和周围解剖结构之间的关系。

5. 数字减影血管造影(digital subtractive angiography,DSA) 可了解肿瘤的供血动脉并可对供血血管进行栓塞,以减少术中出血。

6. 病理检查 本病的最后诊断有赖于术后病理检查。需要注意的是因肿瘤极易出血,临床检查考虑本病,禁忌采取活检,以免引起难以控制的大出血。

【治疗】

主要采取手术治疗。根据肿瘤的范围和部位采取不同的手术进路。常采用硬腭进路、颅颌联合进路等。因手术中出血多,术前行血管栓塞,术中控制性降低血压可减少出血。近年来有人在鼻内镜下行鼻咽纤维血管瘤切除术。

第2节 鼻 咽 癌

鼻咽癌(carcinoma of nasopharynx)是我国高发肿瘤之一,尤以广东、广西、湖南、福建等省(自治区)发病率高。以广东省四会市为例,其男性、女性的发病率分别为34.01/10万(男性人口)和11.15/10万(女性人口),居世界首位;男性发病率约为女性的2~3倍,40~50岁为高发年龄组。鼻咽癌98%属低分化鳞癌。高分化鳞癌、腺癌、泡状核细胞癌等较少见。鼻咽癌常发生于鼻咽顶后壁的顶部及咽隐窝,其次为侧壁,发生于前壁及底壁者极为少见。

【病因及发病机制】

目前认为与遗传因素、病毒因素及环境因素等有关。

1. 遗传因素

(1)家族聚集现象:许多鼻咽癌患者有家族患癌病史。

(2)种族易感性:鼻咽癌主要见于黄种人,少见于白种人;发病率高的民族,移居他处(或侨居国外),其后裔仍有较高的发病率。

(3)地域集中性:鼻咽癌主要发生于我国南方四省,即广东、广西、湖南、福建,占当地头颈部恶性肿瘤的首位。东南亚国家也是高发区。

(4)易感基因:近年来,分子遗传学研究发现,鼻咽癌肿瘤细胞发生染色体变化的主要是1、3、11、12和17号染色体,在鼻咽癌肿瘤细胞中发现多染色体杂合性缺失区(1p、9p、9q、11q、13q、14q和16q),提示鼻咽癌发生、发展过程中可能存在多个肿瘤抑癌基因的变异。还发现决定人类白细胞抗原(HLA)的某些遗传因素和鼻咽癌发生、发展密切相关。

2. EB病毒 1964年Epstein和Barr在Burkitt淋巴瘤肿瘤细胞中,发现疱疹病毒样颗粒,称之为Epstein-Barr病毒(Epstein-Barr virus,EBV)。Old等1966年首先从鼻咽癌患者血清中检测到EB病毒抗体,近年应用分子杂交及聚合酶链反应(PCR)技术检测,发现鼻咽癌活检组织中有EBV DNA特异性病毒mRNA或基因产物表达,更证实EB病毒在鼻咽癌发展中的重要作用。EB病毒抗体滴度的动态变化和监测可以作为临床诊断、估计预后和随访监控的指标。

3. 环境因素 流行病学调查发现,广东省鼻咽癌高发区内的婴儿,在断奶后首先接触的食物中便有咸鱼。另外,鱼干、广东腊味也与鼻咽癌发病率有关。这些食品在腌制过程中均有亚硝胺前体物——亚硝酸盐。人的胃液 pH 值在 $1\sim3$ 时,亚硝酸或硝酸盐(需经细胞还原成亚硝酸盐)可与细胞中的仲胺合成亚硝胺类化合物。这些物质有较强的致癌作用。某些微量元素,如镍等在环境中含量超标,也有可能诱发鼻咽癌。

【临床表现】

由于鼻咽部解剖位置隐蔽,鼻咽癌早期症状不典型,临床上容易延误诊断,应特别提高警惕。其常见症状为:

1. 鼻部症状 早期可出现回吸涕中带血或擤出涕中带血。时有时无,多不引起重视。瘤体的不断增大可阻塞鼻孔,引起耳塞,始为单侧,继而双侧。

2. 耳部症状 肿瘤发生于咽隐窝者,早期可压迫或阻塞咽鼓管咽口,引起该侧耳鸣、耳闷及听力下降,鼓室积液,临床易误诊为分泌性中耳炎。

3. 颈部淋巴结肿大 颈淋巴结转移者较常见,以颈淋巴结肿大为首发症状者占 60%,转移肿大的淋巴结为颈深部上群淋巴结,呈进行性增大,质硬,不活动,无压痛,始为单侧,继之发展为双侧。

4. 脑神经症状 肿瘤经咽隐窝由破裂孔侵入颅内。常先侵犯第 V、VI 脑神经,继而累及第 IV、III、II 脑神经而发生头痛、面麻木、眼球外展受限、上睑下垂等脑神经受累症状;瘤体的直接侵犯或转移淋巴结压迫均可引起第 IX、X、VIII 脑神经受损,而出现软腭麻痹、反呛、声嘶、伸舌偏斜等症状。

5. 远处转移 晚期鼻咽癌可发生肺、肝、骨等处转移,出现相应症状。

【检查和诊断】

1. 症状 若患者出现不明原因的回缩涕中带血、单侧鼻塞、耳鸣、耳闷、听力下降、头痛、复视或颈上深部淋巴结肿大等症状,应警惕鼻咽癌可能。

2. 体征

(1) 间接鼻镜检查:鼻咽癌好发于鼻咽顶前壁及咽隐窝,常表现为小结节状或肉芽肿样隆起,表面粗糙不平,易出血,有时表现为黏膜下隆起,表面光滑。早期病变不典型,仅表现为黏膜充血、血管怒张或一侧咽隐窝较饱满。对这些病变要特别重视,以免漏诊。

(2) 颈部触诊:颈上深部可触及质硬、活动度差或不活动、无痛性肿大淋巴结。

3. 电子纤维鼻咽镜或纤维鼻咽镜或鼻内镜检查 有利于发现早期微小病变。

4. EB 病毒血清学检查 可以作为鼻咽癌诊断的辅助指标。目前已开展有 EB 病毒壳抗原-免疫球蛋白 A(EB VCA-IgA)及 EB 病毒核抗原-免疫球蛋白 A(EB NA-IgA),EB 病毒特异性 DNA 酶(EBV-specific DNase)抗体等。

5. 影像学检查 CT 和 MRI 检查有利于了解肿瘤侵犯的范围及颅底骨质破坏的程度(见第 10 篇耳鼻咽喉头颈外科影像学)。

6. 病理学检查 对可疑患者立即行鼻咽部活检以明确诊断。

【治疗】

由于鼻咽癌多为低分化鳞癌,因此放射治疗为首选。常采用 Co^{60} 或直线加速器高能放射治疗。放射治疗后 5 年生存率为 45% 左右,局部复发与转移是主要死亡原因。在放疗期间可配合中医中药及免疫治疗,以提高放疗敏感性,减轻放射治疗并发症。放射治疗(简称放疗)后鼻咽部仍有残灶或局部复发,可采用化学治疗(简称化疗)及手术。

第3节　咽部其他肿瘤

一、口咽良性肿瘤

口咽良性肿瘤常见有乳头状瘤、纤维瘤、潴留囊肿、混合瘤及血管瘤等,其他肿瘤如脂肪瘤、淋巴管瘤、畸胎瘤等少见。

【临床表现】

多无自觉症状,常于体格检查或检查咽部其他疾病时,偶然发现。肿瘤较大时,可出现咽异感症,甚至可出现吞咽、呼吸及发音功能障碍。

【检查和诊断】

乳头状瘤发生于悬雍垂、扁桃体、腭弓等处,表面呈颗粒状,色白或淡红色,根部带蒂或较宽广。纤维瘤发生部位同乳头状瘤,肿瘤大小不一,呈圆形突起,表面光滑,触之较硬。潴留囊肿多发生于软腭、咽后壁、咽侧壁及扁桃体,呈圆形,表面光滑。混合瘤多发生于软腭,表面光滑。血管瘤常发生于软腭、咽后壁及侧壁,呈紫红色不规则肿块,易出血。

【治疗】

肿瘤较小者,可采用激光、电凝、冷冻等治疗。肿瘤较大时,需采用手术治疗,通常采用经口径路、经颈侧进路或颞下窝进路。

二、扁桃体恶性肿瘤

【病因及发病机制】

扁桃体恶性肿瘤为口咽部常见恶性肿瘤,病因尚不清楚,可能与吸烟、饮酒等因素有关。鳞癌发生率较高,恶性淋巴瘤次之,其他恶性肿瘤较少见。

【临床表现】

早期症状为咽部不适、异物感,一侧咽痛,吞咽时较明显,晚期咽痛加剧,引起同侧反射性耳痛,吞咽困难,讲话含糊不清,呼吸困难等。

【检查和诊断】

一侧扁桃体明显肿大,表面溃烂,不光滑或呈结节状隆起,触之较硬,易出血,扁桃体与周围组织粘连。同侧下颌角下方可触及肿大淋巴结,质硬不活动,无压痛。必要时取活检确诊。

【治疗】

根据病变范围及病理类型采取不同的治疗措施。对放射线敏感的恶性淋巴瘤及未分化癌,或因病变范围较广、手术难以切除的高分化鳞癌,宜用放射治疗,同时配合化疗及免疫治疗。病变局限于扁桃体可行扁桃体切除加胸大肌皮瓣手术。术后辅以放疗及化疗。

三、喉咽良性肿瘤

喉咽良性肿瘤很少发生,偶有发生者多为血管瘤、纤维瘤、脂肪瘤,常发生于梨状窝、咽侧壁及咽后壁。血管瘤表现为红色不规则隆起,易出血,纤维瘤及脂肪瘤则表现为黏膜下隆起。

【临床表现】

早期症状不典型,可有吞咽异物感或梗塞感。血管瘤者可咯血,尤其进食尖锐硬性食物后即可出血。肿瘤较大者可引起吞咽及呼吸困难。

【检查和诊断】

间接喉镜检查可发现肿瘤,但早期病变难以发现,需行纤维喉镜检查。喉咽部 CT 或 MRI 检查有助于了解病变范围。

【治疗】

血管瘤可采用 NA-YAG 激光、冷冻等治疗。纤维瘤、脂肪瘤需手术切除。

四、喉咽恶性肿瘤

【病因及发病机制】

原发于喉咽(下咽)的恶性肿瘤较少见,根据发生部位,分梨状窝癌、环后区癌及喉咽后壁癌,梨状窝较为多见。其病因不明,可能与过量烟酒及营养因素有关。95％为鳞状细胞癌,且大多数分化较差,故极易发生颈部淋巴结转移。

【临床表现】

早期症状为喉咽部异物感、吞咽梗塞感。肿瘤增大,溃烂时,可引起吞咽疼痛,并出现同侧反射性耳痛,常伴有进行性吞咽困难、流涎及痰中带血。肿瘤累及喉腔,则引起呼吸困难、声嘶。

【检查和诊断】

早期因无声嘶,易被漏诊。早期病变难以发现者,宜采用纤维喉镜检查,发现可疑病变及时取活检组织做病理检查。颈部检查注意喉体是否膨大,活动度是否受限,会厌前间隙及双侧颈部淋巴结是否肿大。CT 及 MRI 检查可进一步了解肿瘤侵犯的范围。

【治疗】

采用手术、放疗及化疗等综合治疗,根据肿瘤侵犯范围采取不同的手术方式。肿瘤累及喉部,需同时行喉切除。有颈部淋巴结转移者,需行颈淋巴结廓清术。根据术后创面大小,采用带蒂皮瓣、肌皮瓣、胃上提、结肠代食管等进行修复,术后辅以放射治疗和化学治疗。本病预后较差。

(安伟)

第27章　咽部异物、咽部灼伤、咽部狭窄及闭锁

第1节　咽部异物

【病因】

常见原因有：

（1）匆忙进食，误将鱼刺、肉骨、果核等咽下。

（2）幼儿常将玩物含入口中，哭闹、嬉笑或跌倒时，玩物容易坠入喉咽部。

（3）精神异常、睡眠、昏迷、酒醉或精神异常时，发生误咽。

（4）老年人牙齿或义齿松坠入喉咽。

（5）企图自杀者，有意吞入异物。

（6）医源性异物，如医疗手术中误将止血棉球、纱条留置于鼻咽部或扁桃体窝中，未及时清理。

【临床表现】

（1）咽部有异物刺痛感，部位大多比较固定，吞咽时症状加重。

（2）较大异物存留咽喉，可引起吞咽及呼吸困难；若刺入咽旁间隙可形成颈部皮下气肿，严重者可形成纵隔气肿。

（3）如刺破咽部黏膜，可见少量出血（血性唾液）。

（4）异物大多存留在扁桃体窝内、舌根、会厌谷、梨状窝等处。鼻咽部异物少见，偶见于因呕吐或呛咳而将食物、药片等挤入鼻咽部（图 2-27-1）。

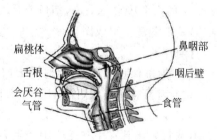

图 2-27-1　咽部异物容易停落的部位

【诊断】

经询问病史、口咽视诊、鼻咽镜检查及间接喉镜检查，一般能作出咽异物的诊断。行纤维喉镜或电子喉镜检查多可发现较隐蔽的异物，少数金属类异物可能完全进入咽黏膜以下部位，不易发现，经 X 线摄片，结合病史可确诊。

【治疗】

口咽部异物,可在直视下用镊子夹出。位于舌根、会厌谷、梨状窝等处的异物,行黏膜表面麻醉,在喉镜下用喉钳取出。已发生感染者,首先使用抗生素控制感染后,再取出异物。穿入咽壁的异物且并发咽后或咽旁脓肿者,可选择经口或颈侧切开,排脓的同时取出异物。

第2节　咽部灼伤

误咽高温液体或化学腐蚀剂导致咽部灼伤,除损伤局部黏膜外,严重者还可以引起严重的全身病理变化和中毒症状,甚至因窒息、心衰而死亡。

【病因】

1. 热灼伤　由火焰、高温蒸汽、煮沸饮食或其他高温液体所致,多发生于幼年儿童。

2. 化学灼伤　常因误吞强酸、强碱、重金属盐等化学腐蚀剂所致。

【病理】

咽部组织灼伤程度一般可以分为3度。

Ⅰ度:病变局限于黏膜层,黏膜表层充血肿胀,坏死脱落。创面愈合后无瘢痕形成,不遗留狭窄。

Ⅱ度:病变累及黏膜下层及肌层,急性时形成局部溃疡,表面有渗出或假膜形成。1~2周后,创面出现肉芽。3~4周后,瘢痕收缩,遗留食管狭窄。

Ⅲ度:病变累及食管全层及食管周围组织,可并发食管穿孔及纵隔炎等。

服腐蚀剂后数小时,食管病变较剧烈,在24h内黏膜高度水肿,表面有糜烂,覆以渗出物、血液与坏死组织。水肿在第3天后开始消退,但因腐蚀组织继续脱落,溃疡范围仍不断扩大,第5天后溃疡范围不再继续扩大。1周以内是食管黏膜最薄弱的时期,在3~4周时,主要是炎症后的纤维性变化时期,形成咽喉或食道瘢痕狭窄。

【临床表现】

受伤后的主要症状为口腔及咽部疼痛,吞咽时加重,咽下困难,出现流涎、咳嗽等,如伴有喉水肿,可出现呼吸困难。重度灼伤常有发热或中毒症状。

【检查】

检查可见口腔及咽部等处黏膜充血水肿、水疱、糜烂或覆有假膜。轻度灼伤,如无继发感染,1周内假膜自行消退,伤口愈合。重度灼伤,在2~3周后,结缔组织增生,形成瘢痕和粘连,发生咽喉狭窄或闭锁。

【治疗】

(1) 为确保呼吸道通畅,对重度灼伤伴喉水肿及呼吸困难者,应及时行气管切开术。

(2) 因强碱和强酸灼伤咽喉部立即就诊者,可予以化学中和疗法,用醋、橘子汁、柠檬汁、牛奶或蛋清中和碱剂;用镁乳、氢氧化铝凝胶、牛奶等中和酸剂。强酸灼伤者忌用碳酸氢钠(苏打),因其在中和反应中产生大量二氧化碳,有导致食管和胃穿孔的危险。

(3) 选用抗生素控制感染。

(4) 适量使用糖皮质激素,以预防水肿及抑制结缔组织增生。

(5) 轻度灼伤者,可局部涂液体石蜡油、龙胆紫、紫草油或喷次碳酸铋粉末,以保护创面。

（6）为了防止日后形成咽部及食管狭窄，必要时应早期插鼻饲管。

（7）如造成严重咽喉狭窄或闭锁，须待病情稳定后施行整复手术。

第3节 咽部狭窄及闭锁

【病因】

1. 外伤 咽部严重灼伤，黏膜广泛坏死，溃疡形成，愈合后形成瘢痕性狭窄甚至闭锁。医源性损伤如腺样体切除术、扁桃体切除术及鼻咽部肿瘤切除术等，若损伤黏膜及软组织较多，可能发生术后瘢痕性狭窄。

2. 特异性感染 结核、梅毒、硬结病及麻风病等均可引起咽部狭窄。

3. 先天性异常 如先天性鼻咽闭锁，常与后鼻孔闭锁并存。

【临床表现】

鼻咽狭窄或闭锁者，鼻呼吸困难，张口呼吸，闭塞性鼻音，鼻分泌物不易擤出，嗅觉减退，若咽鼓管被堵，则发生听力障碍或并发中耳炎。

口咽和喉咽狭窄者，常出现吞咽和进食困难，呼吸不畅，吐字不清等。病程长者有营养不良的表现。

【诊断】

经询问病史，咽部视诊，鼻咽镜及喉镜检查，一般可以做出诊断。X线拍片及碘油造影，可进一步明确闭锁的程度和范围。疑为特异性感染者，需行血清学、病原学和病理学检查。

【治疗】

根据不同的狭窄部位和程度，可分别选用咽部黏膜瓣修复术、舌组织瓣修复术、软腭瓣修复术、胸锁乳突肌皮瓣修复术和颈阔肌皮瓣修复术等。针对特异性感染所致的咽部狭窄或闭锁者，应先治疗原发病，病情稳定后，再行修复术。

（阮标）

第28章 阻塞性睡眠呼吸暂停低通气综合征

阻塞性睡眠呼吸暂停低通气综合征(obstructive sleep apnea hypopnea syndrome, OSAHS)是指患者睡眠时上气道塌陷阻塞引起呼吸暂停和低通气,通常伴有打鼾、睡眠结构紊乱,频繁发生血氧饱和度下降,白天嗜睡、注意力不集中等病症,并可能导致高血压、心脏病、Ⅱ型糖尿病等多系统损害。此综合征发病率在西方国家报道约为2%~5%。男性多于女性,老年人患病率更高。我国香港地区患病率为4.1%,上海市患病率为3.62%,长春市患病率为4.81%。OSAHS是一潜在影响患者生活质量、身体健康和家庭与社会生活的疾患。

【基本概念】

1. 呼吸暂停(apnea) 是指睡眠过程中口鼻气流停止(较基线水平下降≥90%),持续时间≥10s(图2-28-1)。可分为中枢性、阻塞性和混合性呼吸暂停。中枢性呼吸暂停是指口鼻呼吸气流消失,同时胸腹呼吸运动停止;阻塞性呼吸暂停是指口鼻气流消失,但胸腹呼吸运动仍然存在;而两者兼而有之者为混合性呼吸暂停。

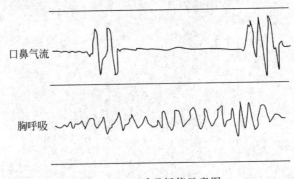

图 2-28-1 呼吸暂停示意图

2. 低通气(hypopnea) 是指睡眠过程中口鼻气流较基线水平降低≥30%以上,并伴有动脉血氧饱和度(SaO_2)下降≥0.04,持续时间≥10s;或者是口鼻气流较基线水平降低≥50%,并伴SaO_2下降≥0.03或微觉醒,持续时间≥10s(图2-28-2)。

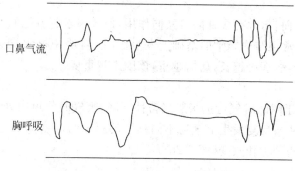

口鼻气流

胸呼吸

图 2-28-2　低通气示意图

3. 呼吸努力相关微觉醒（respiratory effort related arousal，RERA）　是指未达到呼吸暂停或低通气标准，但有≥10s 的异常呼吸努力并伴有相关微觉醒。

4. 呼吸暂停低通气指数（apnea hypopnea index，AHI）　是指平均每小时睡眠时间内呼吸暂停和低通气的次数（单位：次/h）。

5. 呼吸紊乱指数（respiratory disturbance index，RDI）　是指平均每小时睡眠中呼吸暂停、低通气和呼吸努力相关微觉醒的次数（单位：次/h）。

【病因】

OSAHS 的确切病因目前尚不完全清楚。目前研究表明，任何可导致上气道解剖性狭窄和局部软组织塌陷性增强的因素均可成为其发病原因，主要包括下述三方面因素。

1. 上气道解剖结构异常导致气道不同程度的狭窄

（1）鼻腔及鼻咽部狭窄：包括所有能导致鼻腔和鼻咽部狭窄的因素，如鼻中隔偏曲、鼻息肉、慢性鼻及鼻窦炎、鼻甲肥大、腺样体肥大等。

（2）口咽腔狭窄：以悬雍垂末端为界，口咽腔又分为上半部的腭咽腔，即软腭平面；下半部的舌咽腔，即舌根平面。腭扁桃体肥大、软腭肥厚、咽侧壁肥厚、舌根肥厚及淋巴组织增生等，均可引起该部位的狭窄。口咽腔左、右、前三面均无骨性支架，因此口咽腔狭窄在OSAHS 发病中占有非常重要的地位。

（3）喉咽腔狭窄：如婴儿型会厌、会厌组织的塌陷、巨大的声带肿物等。喉咽腔狭窄也可为 OSAHS 的重要病因，但较为少见。

（4）上、下颌骨发育不良、畸形：如小颌畸形等，可以导致上气道骨性结构狭窄，也是OSAHS 的常见及重要病因。

2. 上气道扩张肌肌张力异常　主要表现为颏舌肌、咽侧壁肌肉及软腭肌肉等上气道扩张肌张力降低，它也是 OSAHS 患者气道反复塌陷阻塞的重要原因之一。咽部肌肉的张力随着年龄的增长可有下降，但造成上气道扩张肌肌张力异常或过度降低的因素目前还不十分清楚。

3. 呼吸中枢调节功能异常　主要表现为睡眠过程中呼吸驱动力降低以及对高 CO_2、H^+ 及低 O_2 的反应阈值提高。此功能的异常可为原发，亦可继发于长期睡眠呼吸暂停和（或）低通气而导致的睡眠低氧血症。

4. 某些全身因素及疾病　如肥胖、妊娠期、绝经和围绝经期、甲状腺功能低下、糖尿病等，可诱发或加重本病。此外，遗传因素可使本病的发生概率增加 2～4 倍，饮酒、安眠药等因素也可加重病情。

对某一患者个体而言,常有多种因素共同作用,但各因素所占比例不同。结构异常常为患病基础;肌张力异常在结构异常的基础上发生作用;呼吸中枢调节功能异常常继发于长时期的睡眠低氧血症,故病史越长,病情越重,该因素越重要。

【病理生理】

OSAHS 患者由于睡眠时气道扩张肌兴奋性下降,吸气时气道内处于负压状态,上气道的解剖狭窄等因素,从而反复发生上气道不同程度的狭窄与阻塞而引起呼吸暂停和(或)低通气,引发一系列的病理生理改变(图 2-28-3)。

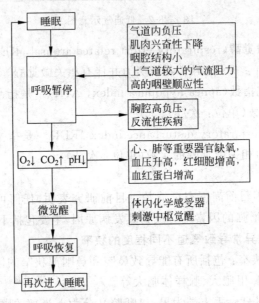

图 2-28-3　OSAHS 的病理生理改变

1. 低氧及二氧化碳潴留　低氧可使得机体内儿茶酚胺分泌增高,导致高血压形成。血氧饱和度降低还可以导致心律失常,促红细胞生成素升高导致红细胞升高、血红蛋白升高、血小板活性升高、纤溶活性下降,诱发冠心病和脑血栓等。低氧同时还可以导致肾小球滤过率增加,并使夜尿增加,使排尿反射弧受到影响,儿童患者表现为遗尿,少数成人患者也偶有遗尿。总之,OSAHS 所引起的病理生理改变几乎是全身性的。

2. 睡眠结构紊乱　由于睡眠过程中反复出现微觉醒,造成 NREMⅢ、Ⅳ 期睡眠和 REM 期睡眠明显减少,睡眠结构紊乱,从而导致患者白天嗜睡,乏力,注意力不集中,记忆力下降,长期受影响可发生抑郁、烦躁、易怒等性格改变。睡眠结构紊乱,可影响机体内的许多内分泌激素的分泌,如生长激素、雄性激素、儿茶酚胺、心房利钠肽、胰岛素等。生长激素分泌减少,严重影响儿童的生长发育;睾酮分泌减少,加之 REM 期睡眠减少造成的性器官末梢神经损害,可引起成年患者性欲减退、性功能障碍等。

3. 胸腔压力的变化　睡眠呼吸暂停时,吸气时咽腔负压可导致胸腔内负压明显增加,会对心血管系统产生巨大的影响;同时由于胸腔高负压的抽吸作用,可引起反流性食管炎、咽喉炎。

4. 高的血清瘦素水平　体脂含量及 OSAS 所致夜间反复发作性低氧引起血清瘦素水

平代偿性升高,而瘦素水平增高可能直接影响呼吸中枢功能,直接引起呼吸暂停。

【临床表现】

1. 日间的临床表现

(1)嗜睡:最常见的症状,轻者表现为困倦、嗜睡;重者可表现吃饭时,与人谈话时甚至驾车时即可入睡。

(2)头晕乏力:由于夜间反复呼吸暂停,低氧血症,觉醒次数增多,睡眠质量下降,日间常有不同程度的头晕、疲倦、乏力。

(3)精神行为异常:注意力不集中,精细操作能力下降、记忆力和判断力下降。老年患者可表现为痴呆。

(4)咽干:晨起后咽部明显干燥、咽异物感等。

(5)头痛:隐痛多见,不剧烈,常在清晨出现,可持续1~2h。

(6)性格改变:烦躁、焦虑、易激动,可出现抑郁症状。

(7)性功能减退:约有10%的患者可出现性欲减退、阳痿等性功能降低的表现。

(8)儿童学习成绩下降,生长发育迟缓,胸廓发育畸形等。

2. 夜间的临床表现

(1)打鼾:睡眠中打鼾是患者就诊的主要症状,随年龄和体重的增加可逐渐加重,呈间歇性,往往是鼾声-呼吸暂停-喘气-鼾声交替出现。严重者夜间睡眠时不能取平卧位。

(2)呼吸暂停:同室或同床睡眠者可发现患者有呼吸暂停现象,往往担心呼吸不能恢复而推醒患者。呼吸暂停气流中断的时间多为20~30s,个别可长达2min以上。

(3)憋醒:呼吸暂停后忽然憋醒,常伴有翻身、四肢不自主运动甚至抽搐,或是忽然坐起,感觉心慌、胸闷。

(4)睡眠时可伴有多动不安、出汗。有50%的患者夜尿次数明显增多,甚至出现遗尿等,目前研究表明夜间多尿主要与心房钠尿肽(ANP)分泌增多有关。在睡眠中有时可有恐惧、惊叫、呓语、夜游、幻听等表现。

3. 体征

(1)一般征象:多较肥胖或明显肥胖,颈部短粗,颈围大;重症患者有较明显的嗜睡,常在问诊过程中出现瞌睡;部分患者有明显的上、下颌骨发育不良。儿童患者一般发育较差,可有颌面发育异常及胸廓发育畸形。

(2)上气道征象:口咽腔狭窄,扁桃体肥大,软腭组织肥厚松弛,悬雍垂肥厚过长;有些患者还可有鼻中隔偏曲、鼻息肉、腺样体肥大、舌根肥厚、咽侧索肥厚等。

【诊断】

1. 多导睡眠呼吸监测(polysomnograph,PSG) 为诊断OSAHS的实验室金标准。多导睡眠监测指标主要包括以下项目:

(1)脑电图:用于判定患者的睡眠状态、睡眠时相,以了解患者的睡眠结构,计算患者的睡眠有效率和呼吸暂停低通气指数。

(2)口鼻气流:监测睡眠过程中呼吸状态,了解患者有无呼吸暂停和低通气。

(3)血氧饱和度(SaO_2):监测睡眠过程中的血氧饱和度变化,以了解患者夜间的血氧饱和度水平和变化。

(4)胸腹呼吸运动:监测呼吸暂停时有无呼吸运动的存在,据此判断呼吸暂停的性质,区分阻塞性、中枢性和混合性呼吸暂停。

（5）眼电图和下颌肌电图：辅助判定睡眠状态、睡眠时相，对区分快速眼动（rapid eye movement，REM）期和非快速眼动（non-rapid eye movement，NREM）期有重要的作用。

（6）体位：测定患者睡眠中的体位及体位与呼吸暂停低通气发生的关系。

（7）胫前肌肌电：用于鉴别不宁腿综合征，该综合征的患者夜间睡眠中发生反复规律性腿动，引起多次睡眠觉醒，导致白天嗜睡。

中华医学会耳鼻咽喉科学分会于 2002 年杭州会议讨论制定了 OSAHS 的诊断依据及病情严重程度分级标准，并于 2011 年讨论修订，制定了 OSAHS 诊断和外科治疗指南。

OSAHS 诊断依据：

（1）症状：患者睡眠时严重打鼾和反复的呼吸暂停，通常伴有白天嗜睡、注意力不集中、情绪障碍等症状，或合并有高血压、缺血性心脏病或脑卒中、2 型糖尿病等。

（2）多导睡眠呼吸监测：AHI≥5 次/h。呼吸暂停及低通气以阻塞性为主。如有条件，可有 RDI 标准。OSAHS 病情程度和低氧血症病情程度判断依据见表 2-28-1。

表 2-28-1　OSAHS 病情程度和低氧血症严重程度判断依据

程度	AHI/(次/h)	最低 SaO_2
轻度	5～15	0.85～0.90
中度	>15～30	0.65～<0.85
重度	>30	<0.65

注：以 AHI 为标准对 OSAHS 病情程度评判，注明低氧血症情况。例如，AHI 为 25 次/h，最低 SaO_2 为 88%，则报告为"中度 OSAHS 合并轻度低氧血症"。即使 AHI 判断病情程度较轻，如合并高血压、缺血性心脏病、脑卒中、2 型糖尿病等相关疾病，应按重度积极治疗。

OSAHS 需与下列疾病鉴别：中枢性睡眠呼吸暂停综合征以及其他伴有 OSAHS 症状的疾病，如甲状腺功能低下、肢端肥大症等。

2. 定位诊断　临床上可应用以下方法来检查 OSAHS 上气道阻塞部位及分析可能的病因：

（1）纤维鼻咽喉镜辅以 Müller 检查法：可观察上气道各部位的截面积及引起狭窄的结构。采用 Müller 检查法时嘱患者捏鼻、闭口，用力吸气，以模拟上气道阻塞状态咽腔塌陷情况。两者结合检查是目前评估上气道阻塞部位常用的手段。

（2）上气道持续压力测定：是目前最为准确的定位诊断方法。将含有微型压力传感器的导管自鼻腔经咽腔一直放入到食管内，该导管表面有多个压力传感器，分别位于上气道的不同部位，正常吸气时导管上的全部传感器均显示一致的负压变化，当上气道某一处发生阻塞时，阻塞平面以上的压力传感器将不显示压力变化，据此可判定上气道的阻塞部位。

（3）X 线头颅定位测量：主要用于评价骨性气道狭窄。

（4）上气道 CT、MRI：可以观察、测量上气道各平面两维及三维结构，并可计算截面积，但由于患者多在清醒状态进行检查，并不能准确反映睡眠状态下上气道的情况，多用于科研，临床应用较少。

根据上气道狭窄部位，可将 OSAHS 阻塞部位分为 4 型（彩图 2-28-4）：

Ⅰ型狭窄部位在鼻咽以上(鼻咽、鼻腔);

Ⅱ型狭窄部位在口咽部(腭和扁桃体水平);

Ⅲ型狭窄部位在下咽部(舌根及会厌水平);

Ⅳ型以上部位均有狭窄或有两个以上部位狭窄。

【治疗】

OSAHS 应采取多学科综合治疗模式,包括长期行为干预、持续正压通气、口腔矫治器和外科治疗等。

1. 一般治疗　减肥、戒烟、戒酒、体育锻炼、建立侧卧睡眠习惯,避免服用镇静类药物。

2. 非手术治疗

(1) 持续正压通气(continuous positive airway pressure,CPAP):是目前应用较为广泛并有效的方法之一(图 2-28-5)。当合并有较重心脑血管疾病等重症者,宜首先推荐 CPAP 治疗。其原理是通过一定压力的机械通气,可维持患者呼吸周期中上气道开放,保证睡眠过程中的呼吸通畅,其工作压力范围为 $0.39\sim1.96kPa(4\sim20cmH_2O)$。

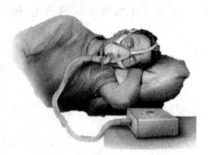

图 2-28-5　持续正压通气(CPAP)治疗

(2) 口腔矫治器:睡眠时佩戴特定的口内装置,从而将下颌向前拉伸,使舌根前移,扩大舌根后气道。主要适用于舌根后气道狭窄等病情较轻的患者。长期佩戴有引起颞下颌关节综合征的危险。

3. 手术治疗　是目前治疗 OSAHS 的重要手段,用于解除上气道的结构性狭窄和(或)气道软组织塌陷性。针对造成狭窄阻塞部位制定手术方案,多部位阻塞可实施多层面手术。

(1) 鼻腔、鼻咽手术:如下鼻甲减容术,鼻中隔、鼻瓣区手术,腺样体切除术等。鼻部手术治疗 OSAHS 通常需联合其他手术。

(2) 腭咽层面手术:包括悬雍垂腭咽成形术(uvulopalatopharyngoplasty,UPPP)及改良手术、软腭消融术(图 2-28-6)等。适用于阻塞平面在口咽部的情况。

(3) 舌咽层面手术:如舌根部分切除术、颏前移术、舌骨悬吊术等,适用于舌后会厌区气道有阻塞者。

另外,对于某些严重的 OSAHS 患者,下颌骨前徙术、上下颌骨前徙术和气管切开术也可以作为治疗 OSAHS 的二期手术,这也是一种较好的选择。

在所有上述手术中以 UPPP 术开展最为广泛。UPPP 手术自 1980 年由 Fugita 首次报道以来,得到了临床上广泛的应用,但手术的有效率仅为 50% 左右,UPPP 手术容易造成鼻咽腔狭窄、闭锁、鼻腔反流、开放性鼻音等并发症。自 1998 年开始,韩德民等采用保留悬雍垂、扩大软腭切除范围的改良 UPPP 手术(H-UPPP),其特点是完整保留咽腔的基本解剖生

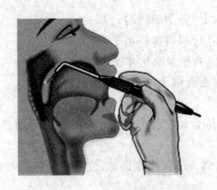

图 2-28-6　软腭消融术

理结构,首次提出了腭帆间隙这个概念：悬雍垂、软腭部重要肌肉和黏膜组织,以保证咽腔的正常功能；切除扁桃体,解剖腭帆间隙,去除其内脂肪组织及肥厚黏膜组织。术后悬雍垂肌、腭帆张肌、腭帆提肌及两侧软腭瘢痕组织收缩,使咽腔形态接近正常生理状态,不仅有效地扩大咽腔,消除阻塞症状,同时减少了术后并发症的发生,因而在临床上得到迅速推广。

（阮标）

第 3 篇

喉科学

第 29 章　　喉的临床解剖学

喉(larynx)位于颈前正中,上接喉咽,下通气管。喉上界平会厌上缘,下界平环状软骨下缘。前为颈前带状肌,后为喉咽及颈椎,两侧为颈部大血管、神经及甲状腺。喉以软骨为支架,由肌肉、韧带、纤维组织及黏膜所构成管腔状器官(图 3-29-1)。

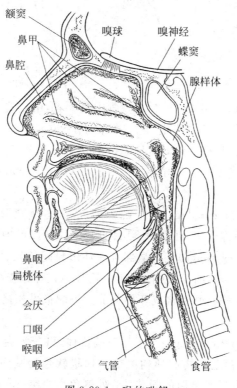

图 3-29-1　喉的毗邻

一、喉的软骨

构成喉支架的软骨共有 11 块,形状各异。单个软骨有甲状软骨、会厌软骨及环状软骨;成对的有杓状软骨、小角软骨、楔状软骨等。此外,还有数目不定的籽状软骨及麦粒软骨(图 3-29-2)。

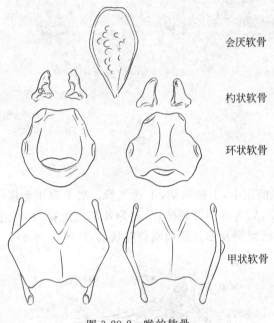

会厌软骨

杓状软骨

环状软骨

甲状软骨

图 3-29-2　喉的软骨

1. 甲状软骨(thyroid cartilage)　为喉软骨中最大者,由左右对称的四方形甲状软骨板组成。甲状软骨板的前缘在正中线上互相融合,其上方呈"V"形切迹,称甲状软骨切迹(thyroid notch),为颈部手术的一个重要标志。两块甲状软骨板在前缘会合形成一定的角度,此角度在男性近似直角,向前突出,称为喉结(laryngeal prominence),为成年男性的特征;在女性则近似钝角。

2. 会厌软骨(epiglottic cartilage)　上端游离,成人多呈圆形,平展,儿童则呈卷曲状。会厌软骨的表面覆以黏膜称会厌,吞咽时会厌向后、下移动以保护气道。

3. 环状软骨(cricoid cartilage)　是喉部唯一环形封闭的软骨,对于支撑呼吸道保持其通畅尤其重要(图 3-29-2)。其前部较细,为环状软骨弓;后部较高呈方形,为环状软骨板。环状软骨板的上缘两侧与杓状软骨构成环杓关节。每侧板弓相接处的外侧与甲状软骨下角形成环甲关节。

4. 杓状软骨(arytenoid cartilage)　形如三棱锥体,可分为尖、底、两突及三面。位于环状软骨板上缘的外侧,两者之间构成环杓关节。杓状软骨的基底呈三角形,前角名声带突(vocal process),系声韧带及声带肌的附着处;外侧角名肌突(muscular process),环杓侧肌及部分甲杓肌外侧部的肌纤维附着于其侧部,环杓后肌附着于其后部,杓肌附着于其底部的后内角。

5. 小角软骨(corniculate cartilage)　位于杓状软骨顶端。

6. 楔状软骨(cuneiform cartilage) 位于杓会厌襞内。

7. 麦粒软骨(triticeous cartilage) 为纤维软骨,包裹于舌骨甲状侧韧带内。

喉软骨的关节活动:喉软骨有两对关节,即环甲关节(cricothyroid joint)和环杓关节(cricoarytenoid joint)。

二、喉的韧带及膜

喉体的各软骨之间有纤维状结缔组织相连接,如图 3-29-3 所示。

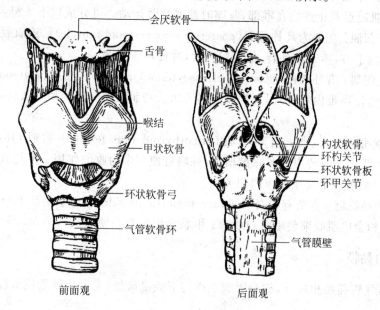

图 3-29-3 喉的韧带及膜

1. 甲状舌骨膜(thyrohyoid membrane) 为连接舌骨与甲状软骨上缘的薄膜,由纤维结缔组织构成。膜的中央部分增厚,名为甲状舌骨中韧带(median thyrohyoid ligament),两侧较薄,有喉上神经内支及喉上动脉、静脉经此入喉。

2. 喉弹性膜 为一宽阔展开的弹性纤维组织,属喉黏膜固有层的一部分,被喉室分为上、下两部。自喉入口以下至声韧带以上者为上部,较薄弱,为方形膜,此膜上缘游离,称为杓会厌皱襞,下缘游离称为室韧带。喉弹性膜下部为弹性圆锥(elastic cone of larynx),是一层坚韧而具弹性的结缔组织薄膜。其上缘两侧各形成一游离缘,名为声韧带(vocal ligament)。其下缘分为两层,内层附着于环状软骨的下缘,外层附着于环状软骨的上缘。在甲状软骨下缘与环状软骨弓上缘之间的弹力纤维膜名为环甲膜(cricothyroid membrane),其中央增厚而坚韧的部分称环甲中韧带(median cricothyroid ligament),为环甲膜切开术入喉之处。

3. 甲状会厌韧带(thyroepiglottic ligament) 连接会厌下端与甲状软骨,由弹性纤维组成,厚而坚实。

4. 舌会厌正中襞(median glossoepiglottic fold) 系自会厌舌面中央连接舌根的黏膜襞。其两侧各有舌会厌外侧襞。在舌会厌正中襞与外侧襞之间,左右各有一凹陷,称会厌谷(valecula epiglottica)。

5. 杓会厌襞(aryepiglottic fold) 自会厌两侧连向杓状软骨,构成喉入口的两侧缘。

在此襞后外下方,每侧有一凹陷,名为梨状隐窝(periform fossa),异物易停留此处。

三、喉的肌肉

分为喉外肌及喉内肌两组。

(1)喉外肌以舌骨为界,可分为舌骨上肌群和舌骨下肌群。上肌群包括二腹肌、茎突舌骨肌、下颌舌骨肌和颏舌骨肌;下肌群包括胸骨舌骨肌、胸骨甲状肌、甲状舌骨肌和肩胛舌骨肌。喉外肌的作用是使喉体上升或下降,同时使喉固定。

(2)喉内肌起点及止点均在喉部,收缩时使喉软骨运动。可分成以下4组:

1)声门开张肌:主要为环杓后肌(posterior cricoaryteoid muscle)。该肌收缩把杓状软骨的肌突拉向内下方,声带突外转,使声门开大,并使声带紧张。

2)声门关闭肌:有环杓侧肌(lateral cricoarytenoid muscle)和杓肌(arytenoid muscle)。环杓侧肌收缩时使声带内收、声门裂的膜间部关闭。杓肌收缩使两块杓状软骨靠拢,并闭合声门裂后部。

3)声带紧张和松弛肌:有环甲肌(cricothyroid muscle)和甲杓肌(thyroarytenoid muscle)。环甲肌收缩时使声带紧张度增加,并略有使声带内收的作用。甲杓肌收缩时使杓状软骨内转,以缩短声带及兼使声门裂关闭。

4)会厌活动肌群:主要有杓会厌肌(aryepiglottic muscle)和甲状会厌肌(thyroepiglottic muscle)。杓会厌肌收缩使喉入口收窄;甲状会厌肌收缩使喉入口扩大。

四、喉的黏膜

喉黏膜与气管黏膜相连续,杓会厌襞及声门下腔最疏松,易发生肿胀或水肿。

五、喉腔

喉腔以声带为界,将喉腔分为声门上区(supraglottic portion)、声门区(glottic portion)和声门下区(infraglottic portion)三部分(彩图3-29-4)。

1. 声门上区 位于声带上缘以上,其上口称喉入口(laryngeal inlet),由会厌游离缘、杓会厌襞和位于此襞内的楔状软骨、小角结节及杓状软骨间切迹所围成。

1)室带(ventricular cord):左右各一,位于声带上方,与声带平行,由黏膜、喉腺、室韧带及少量肌纤维组成,外观呈淡红色。

2)喉室(laryngeal ventricle):为声带和室带之间呈椭圆形的腔隙。此处有黏液腺,分泌黏液,润滑声带。

2. 声门区 位于声带之间,包括两侧声带、前连合、杓状软骨和后连合。

声带(vocal cord):位于室带下方,左右各一,由声韧带、声带肌和膜组成。前端位于甲状软骨板交角的内面,两侧声带在此融合成前连合(anterior commissure)。声带后端附着于杓状软骨的声带突,故可随声带突的运动而张开或闭合。声带张开时,出现一个等腰三角形的裂隙,称为声门裂(rima vocalis),简称声门,为喉最狭窄处。声门裂的前2/3介于两侧声韧带之间者称膜间部,后1/3介于两侧杓状软骨声带突之间者称为软骨间部,此部亦即所谓后连合(posterior commissure)。

声带的显微结构:声带可分为上皮层、固有层和声带肌。从显微结构上,可将声带分为

5层,由浅入深依次为:第1层系上皮层;第2层为任克层(Reinke layer),为疏松结缔组织;第3层为弹力纤维层;第4层为胶原纤维层;第3、4层构成声韧带;第5层为肌肉层,即声带肌。

3. 声门下区　为声带下缘以下至环状软骨下缘以上的喉腔。此区黏膜下组织疏松,炎症时容易发生水肿,常引起喉阻塞。

六、喉的神经、血管及淋巴

1. 喉的神经　喉的神经主要有喉上神经(superior laryngeal nerve)和喉返神经(recurrent laryngeal nerve),均为迷走神经的分支(图3-29-5)。此外,还有交感神经分布。

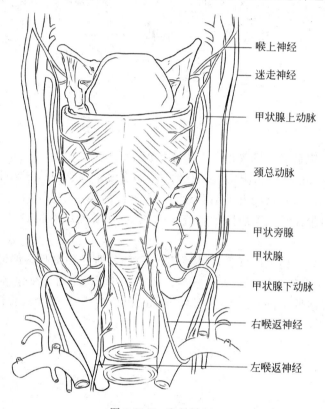

图 3-29-5　喉的神经

1)喉上神经:在舌骨大角平面分为内、外两支。外支主要为运动神经,支配环甲肌及咽下缩肌,但也有感觉支穿过环甲膜分布至声带及声门下区前部的黏膜。内支主要为感觉神经,在喉上动脉的后方穿入甲状舌骨膜。喉上神经受损时,喉黏膜感觉丧失,由于环甲肌瘫痪,声带松弛,音调降低。

2)喉返神经:迷走神经下行后分出喉返神经,两侧径路不同。右侧在锁骨下动脉之前离开迷走神经,绕经该动脉的前、下、后,再折向上行,沿气管食管沟的前方上升,在环甲关节后方进入喉内;左侧径路较长,在迷走神经经过主动脉弓时离开迷走神经,绕主动脉弓部之前、下、后,然后沿气管食管沟上行。

3)交感神经:由颈上神经节发出的咽喉支,通过咽神经丛,分布到喉的腺体及血管。

2. 喉的血管　喉的血管来源有二：一为甲状腺上动脉（来自颈外动脉）的喉上动脉（superior laryngeal artery）和环甲动脉（喉中动脉）；二为甲状腺下动脉的喉下动脉（inferior laryngeal artery）。喉上动脉在喉返神经的前下方穿过甲状舌骨膜进入喉内。环甲动脉自环甲膜上部穿入喉内。喉下动脉随喉返神经于环甲关节后方进入喉内（图 3-29-6）。静脉与动脉伴行，汇入甲状腺上、中、下静脉。

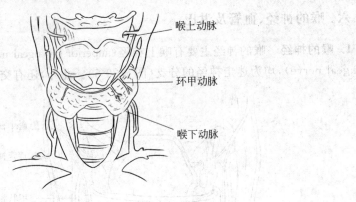

喉上动脉

环甲动脉

喉下动脉

图 3-29-6　喉的血管

3. 喉的淋巴　喉腔各区的淋巴分布引流情况如下所述。

1）声门上区：淋巴组织最丰富，多数（约 98％）引流至颈总动脉分叉部和颈深上淋巴结群，少数（约 2％）引流入较低的淋巴结群和副神经淋巴结群。

2）声门区：声带几乎无深层淋巴系统，只有在声带游离缘有稀少纤细的淋巴管，故声带癌的转移率极低。

3）声门下区：较声门上区稀少，亦较纤细。一部分通过环甲膜中部进入喉前淋巴结和气管前淋巴结（常在甲状腺峡部附近），然后汇入颈深中淋巴结群；另一部分在甲状软骨下角附近穿过环气管韧带和膜汇入颈深下淋巴结群、锁骨下、气管旁和气管食管淋巴结群。

（周立）

第 30 章　喉的生理学

喉主要起呼吸、发音作用,此外尚有吞咽、保护等作用。

1. 呼吸功能　喉部不仅是呼吸空气的通道,且对气体交换的调节亦有一定作用。平静呼吸时,声带位于轻外展位(声门裂大小约 13.5mm)。吸气时声门稍增宽,呼气时声门稍变窄。剧烈运动时,声带极度外展,声门大开(声门裂宽度约为 19mm),此时,气流阻力降至最小。呼出空气时阻力较大,有助于增加肺泡内压力,促进肺泡与血液中的气体交换。

2. 发声功能　正常人在发声时,先通过喉内肌关闭声门,经肺呼出的空气通过声门时振动声带而发音。喉部发出的声音称为基音,受咽、口、鼻、鼻窦(四者共称上共鸣腔)、气管和肺(二者共称下共鸣腔)等器官的共鸣作用而增强和使之发生变化,成为日常听到的声音。至于构音则由舌、唇、齿及软腭等所完成。

3. 保护功能　喉的构会厌襞、室带和声带,类似瓣状组织,具有括约肌作用,具有保护下呼吸道的功能。

4. 吞咽功能　吞咽时,喉头上升,喉入口关闭,呼吸受抑制,咽及食管入口开放。这是一个复杂的反射动作。食物到达下咽部时,刺激黏膜内的机械感受器,冲动经咽丛、舌咽神经和迷走神经的传入纤维到达延髓的孤束核,继至脑干的网状系统和疑核。疑核通过传出神经纤维,使内收肌收缩,同时抑制环杓后肌的活动,使声门紧闭,声带拉紧;而脑干的网状系统抑制吸气神经元,使呼吸暂停。喉外肌亦参与吞咽反射,正常吞咽时,由于甲舌肌的收缩和环咽肌的松弛,使甲状软骨与舌骨接近,喉头抬高。

5. 喉的循环反射系统　主动脉的压力感受器的传入纤维,经过喉的深部组织、交通支、喉返神经感觉支,传至中枢神经,形成反射弧。喉内这些神经如果受到刺激则会减慢心率或出现心律不齐。

(周立)

第31章　喉的检查法

喉的部位较深,检查时需要采取一些特殊的方法方能看清,主要检查方法包括喉的外部检查、间接喉镜检查、直接喉镜检查、纤维喉镜检查、动态喉镜检查、喉肌电图检查等。

第1节　喉的外部检查法

【视诊】　观察喉的外部有无畸形,大小是否正常,位置是否在颈前正中部,两侧是否对称。

【触诊】　甲状软骨和环状软骨的前部,可用手指触诊,注意喉部有无肿胀、触痛、畸形,颈部有无肿大的淋巴结或皮下气肿以及喉关节的动度。

第2节　间接喉镜检查法

喉部检查最基本的方法:让受检者正坐,上身稍前倾,头稍后仰,张口,将舌伸出。检查者先调整额镜对光,使焦点光线能照射到悬雍垂,然后用纱布包裹舌前部 1/3,避免下切牙损伤舌系带,以左手拇指(在上方)和中指(在下方)捏住舌前部,把舌拉向前下方,食指推开上唇抵住上列牙齿,以求固定。再用右手按执笔姿势持间接喉镜,稍稍加热镜面,不使起雾,但切勿过烫,检查前应先在手背上试温后,再放入咽部,以免烫伤黏膜。将喉镜伸入咽内,镜面朝向前下方,镜背紧贴悬雍垂前面,将软腭推向上方,避免接触咽后壁,以免引起恶心。检查者可根据需要,略予转动和调整镜面的角度和位置,以求对喉及喉咽部作完整的检查。首先检查舌根、舌扁桃体、会厌谷、喉咽后壁、喉咽侧壁、会厌舌面及游离缘、杓状软骨及两侧梨状窝等处。然后嘱受检者发“衣—衣”声音,使会厌上举,此时可看到会厌喉面、杓会厌襞、杓间区(位于两侧杓状软骨之间)、室带与声带及其闭合情况(图 3-31-1)。

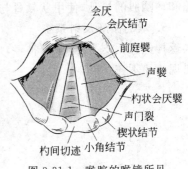

会厌
会厌结节
前庭襞
声襞
杓状会厌襞
声门裂
楔状结节
杓间切迹　小角结节

图 3-31-1　喉腔的喉镜所见

在正常情况下,喉及喉咽左右两侧对称,梨状窝无积液,黏膜呈淡红色,声带呈白色条状。发"衣"声时,声带内收,向中线靠拢;深吸气时,声带分别向两侧外展,此时可通过声门窥见声门下区或部分气管的软骨环。

检查时应注意喉的黏膜色泽和有无充血、水肿、增厚、溃疡、瘢痕、新生物或异物存留等,同时观察声带及杓状软骨活动情况。

间接喉镜检查有时比较困难。导致检查失败的原因有以下几种:舌背向上拱起,不能很好暴露咽部;咽反射过于敏感,喉镜伸入后受检者屏气,甚至呕吐;会厌不能上举或会厌发育不良(婴儿型会厌),掩盖喉入口。

因咽反射过于敏感,不能进行检查者少。若咽反射确很敏感,可于悬雍垂、软腭和咽后壁处喷以1％丁卡因2～3次,表面麻醉黏膜后再进行检查。

若根据病情必须作喉部检查,而间接喉镜检查又不成功,可使用纤维喉镜检查、动态喉镜或直接喉镜检查。

第3节　直接喉镜检查法

直接喉镜检查并不是喉的常规检查法,可弥补间接喉镜检查之不足,一般用于间接喉镜检查不能查明局部病变者。检查的基本原则是使口腔和喉腔处于一条直线上,以便视线直达喉部,进行喉腔内各部的检查(图3-31-2)。

做直接喉镜检查时,很容易引起恶心、呕吐,故手术须在空腹进行,即在检查前4～6h禁食。检查前一般用1％丁卡因作表面麻醉。先喷少量麻醉药于口腔,观察数分钟,如无不适或过敏反应,即可将麻醉药喷于口咽、舌根及喉咽部。然后在间接喉镜窥视下,挑起会厌,在发"衣"声时用弯头注射器将药液滴入喉腔及声带表面。如此重复2～3次后,可达到良好麻醉效果。对少数颈部短粗的成年或年幼不合作儿童,不能暴露声门时,可使用全身麻醉。对婴儿,一般在无麻醉状态下进行直接喉镜检查。

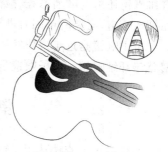

图3-31-2　直接喉镜检查

【检查方法】

(1) 受检者仰卧,头颈部置于手术台外,肩部靠近手术台边缘。助手坐于手术台的右侧前端。右足踏在梯形木箱上,左手固定受检者的头顶,并使头部后仰,右手托住受检者枕部,并使头部高于手术台10～15cm,检查者立于受检者头前方。对于小儿,应再由一助手按住肩部,固定四肢,以防挣扎乱动。

(2) 受检者全身放松,张口平静呼吸。检查者以纱布保护受检者上列牙齿及上唇后,左手持直接喉镜沿舌背正中或右侧导入咽部。看见会厌后,即将喉镜稍向咽后壁方向倾斜,再深入1cm左右,使喉镜尖端置于会厌喉面之下,挑起会厌,用力向上抬起喉镜,即可暴露喉腔。唯不可以上切牙为支点将喉镜向上翘起,以免牙齿受压脱落。

(3) 检查的范围包括舌根、会厌谷、会厌、杓会厌襞、杓状软骨、室带、声带、声门下区、气管上段、两侧梨状窝、喉咽后壁和环后隙等处。检查时应注意黏膜色泽、形态、声带运动以及有无新生物、异物等。亦可用前连合镜经声门检查声门下区。

【注意事项】

（1）在直接喉镜检查时，偶可发生喉痉挛，多因麻醉不够充分，手术操作不细致或受检查情绪紧张所致。充分的麻醉、轻巧的操作和受检者的合作可防止喉痉挛的发生。一旦发生喉痉挛，应立即停止手术，使受检者坐起，作有规律的深呼吸，多能逐渐缓解。

（2）直接喉镜检查者，应按操作步骤轻巧地进行，以免损伤喉咽黏膜、引起血肿，同时注意对患者牙齿的保护。

（3）术后 2h 内禁食，以免食物呛入气管。

第4节　纤维喉镜检查法及电子喉镜检查法

纤维喉镜（fibrolaryngoscope）系利用透光玻璃纤维的可曲性，纤维光束亮度强和可向任何方向导光的特点，制成镜体细而软的喉镜（彩图 3-31-3）。

检查方法：患者取坐位或卧位，检查前可在鼻、咽喉处施以表面麻醉，在镜远端的 2～3cm 处涂以润滑油。检查者左手握镜柄的操纵体，右手持镜干远端，轻轻送入鼻腔，沿鼻底经鼻咽部，进入口咽，再调整远端，伸至喉部时，可观察舌根、会厌谷、会厌、杓会厌襞、梨状窝、室带、喉室、声带、前连合、后连合和声门下区。并能窥清直接喉镜下不能检查的部位，如会厌喉面、喉室等处。对颈部有畸形和张口困难者，亦能顺利检查。亦可用于年老体弱者。纤维喉镜还可与喉动态镜、摄像系统及计算机系统连接。若镜管同时配以负压吸引及活检钳插入通道，必要时可同时进行吸引及局部活检。

电子喉镜是近年来新发展起来的一种软性内镜，其外形和纤维喉镜相似，但图像质量明显优于纤维喉镜。电子喉镜是用其前端的 CCD 成像，和纤维喉镜相比，其图像更加清晰。

第5节　显微喉镜检查法

显微喉镜检查法适用于声带精细的手术，如声带小结、声带小息肉、喉室病变等。显微喉镜手术是通过特殊设计的支撑或悬吊喉镜，在手术显微镜的视野中，以特殊设计的微型手术器械进行喉部手术。其优点在于并用两手同时操作、手术精细度大大提高。与激光医学的发展相结合，促进了喉显微外科的发展。

第6节　动态喉镜检查法

喉动态镜又称为频闪喉镜（stroboscopy）。其主要原理是借助某种方法造成声带的快速振动减慢的假象，从而研究声带运动。频闪喉镜允许检查者仔细检查声带振动的多种特征。

声带在发音时振动频率为 80～1000 次/s，甚至可达 2000 次/s，人眼无法辨别。根据视觉残留定律（Talbot 定律），人眼每秒钟仅能感知 5 个图像（影像），即每一影像在视网膜上停留 0.2s，因此在普通光照射下，常规喉镜无法观察到声带的振动状况。频闪喉镜根据以上原理，发音的频率通过麦克风、放大器、差频产生器最后传至氙灯，氙灯根据脚踏开关的控制发射出同样或一定频率差值的间断光束，频闪的频率与声带振动频率同步时，声带形象可停止于任何需要的位置以得到正在发音的声带的清晰结构；改变光照频率，使它与振动频率有些微差异时，可提供慢动作的现象，使迅速周期性运动的物体产生静止或缓慢运动的光学错觉，便于检查者仔细观察。

喉动态镜观察项目包括：

（1）声带振动的频率：频闪喉镜仪上均能显示基频的数值。基频与年龄、性别有关，儿童的基频值高于女性，女性的基频值高于男性。

声带关闭特征：在声带振动周期中最大关闭时声带接近的程度。正常声带在关闭相时闭合良好，声门不完全闭合时会出现漏气，因而产生气息声。对于声带关闭程度的描述主要为完全关闭、梭形裂隙、沙漏样裂隙、前（后）部裂隙、不规则裂隙等。

（2）声门上活动：正常状态下，发音时声门上结构并未涉及振动，保持相对固定的状态。病理状态下部分声门上结构可出现振动，包括室带振动、杓状软骨区域振动、会厌根部振动、整个声门上结构震颤或声门上结构同时产生"挤压"动作。

（3）声带振动幅度：振动幅度为声带振动时水平相的位移。正常状态下与声带的大小有关。声带振动部分越短，声带组织越僵硬，声带质量越大，声门下压力越小；声门关闭过紧时，声带振动幅度越小。

（4）黏膜波：发音时声带黏膜的波动，自下而上跨越声带垂直断面，并由内向外传播，是声带振动的重要特征。黏膜波可用以下4种方式描述：①黏膜波缺乏：未发现黏膜波；②小黏膜波：黏膜波小于正常范围，并可根据其减弱程度分为轻、中、重三级；③正常：在习惯的基频及响度下发音时，黏膜波的程度及大小正常；④大黏膜波：黏膜波异常增大，同时应比较两侧黏膜波间的相对位移：左＜右，左＞右，左＝右。发音时，每侧声带的黏膜波从有到无，说明病变由轻到重；波动消失到声带振动减低或消失是病变从黏膜层向深层组织浸润的征象。声带浅表黏膜损害多影响黏膜波动，深部组织损害可引起声带振动异常。

（5）非振动部位：即发音时声带的任何一部位未振动的现象，可发生于部分或全部声带。

（6）声带振动的对称性及周期性：正常声带振动时双侧对称，当双声带开放、关闭位移相同时，声带运动为对称，反之亦然。非对称性声带运动可因声带的位置、形状、质量、张力、弹力及黏质性的差异而异。声带的非周期性振动产生噪声。

频闪喉镜较纤维喉镜具有放大作用，多为3～5倍，可获得更为清晰的影像，且无鱼眼效应，对于喉功能的观察更为全面。

第7节 喉肌电图检查法

喉肌电图（electromyography，EMG）是通过检测喉部在发音（不同音调）、呼吸、吞咽等不同生理活动时喉肌生物电活动的状况，以判断喉神经、肌肉功能状态，对神经性喉疾患、吞咽障碍、痉挛性发音困难、插管后喉关节损伤以及其他喉神经肌肉病变的诊断及治疗提供科学依据。喉肌电图的目的是区分正常及异常的动作电位，发现及评估肌肉及局部神经病变的严重性。喉肌电图能够确定喉神经肌肉病变的部位，评估自发恢复的预后，指导临床是否进行手术。

1944年，Weddell首先将肌电图应用于喉肌检查。1957年，Faaborg-Andersen首次使用喉肌电图分析喉的肌肉功能,用于检查运动神经及肌肉的麻痹。目前它已广泛应用于喉肌电生理研究。

喉肌电图原理:肌电图是一种神经肌肉检测技术,用于诊断各种局部神经损伤及神经肌肉障碍。肌电图研究通常有以下两种检测方式:

(1) 肌电检测:检查者将一薄的记录电极经皮插入所研究的肌肉,研究肌肉在静止和运动状态下的动作电位。

(2) 神经诱发电位检测:刺激运动神经以观察复合肌肉动作电位。

喉肌电图有助于对声带麻痹诊断的评估,可区别外周性神经病变或神经肌接头病变引起的声带异常,以确定声带运动障碍的性质以及喉运动神经的损伤部位、程度及其预后,指导治疗,评价疗效。肌电图检查的缺点:必须经过专业培训;一些信号噪声无法解释;操作为侵袭性操作,患者会有不适的感觉。

第8节 喉的其他检查法

嗓音声学特性的客观分析(voice acoustic analysis)即对声音信号进行客观分析。

1. 声图分析 是将声音信号作频率、响度和强度的声学分析。若被分析的信号为语言,称为语图(sonograph)。它可用于分析各种嗓音的特征,研究嗓音的音质,显示对喉部基音共振及构音作用的影响,客观记录语言缺陷、言语矫治及言语重建的特征。声图分析表示方式分为两种:①时间-频率-强度的三维图形:横轴代表时间,纵轴代表频率,图形的明暗代表强度。②在某一时间断面上频率-强度的二维图形。

2. 声谱分析 用电声学方法分析声音的物理学特性,对各种声信号进行客观分析,为声道疾病的诊断及疗效评估提供依据。目前主要嗓音学评估指标为基频、微扰值、信噪比、谐噪比、噪声谱等。

(1) 基频:F_0(fundamental frequency):振动系统的最低固有频率,随声带长度、张力及声门下压的增加而增加,随声带质量的增加而减小,女性高于男性。女性为 $150\sim350\mathrm{Hz}$(平均 220Hz),男性为 $80\sim200\mathrm{Hz}$(平均 120Hz);儿童为 $200\sim500\mathrm{Hz}$,平均 300Hz,歌手的基频范围增宽。

(2) 振幅:决定于声门裂隙及声带的紧张程度。它反映声带振动的强度,正常约为 $75\sim80\mathrm{dB}$。

(3) 微扰(perturbation):反映声带振动的稳定性,其值越小,声带振动越稳定,正常声带振动值分布在一定的范围内。①基频微扰(jitter):反映声带振动周期间频率的差异,与神经源性因素有关。基频增加,基频微扰减小。②振幅微扰(shimmer):连续的振动周期中振幅的变化。声带长度及神经因素均影响微扰值。③噪声谱:噪声为发音成分中离散、非周期的声音,可发生于整个频率范围或一定频带内,男女无区别,可用谐噪比、信噪比及标准化噪声能量等参数表示。

3. 嗓音声学特性的主观评价 训练有素的专业人士的"耳朵"最具有辨别力,目前普遍按日本言语矫正与语音学会提出声音嘶哑的评估标准 GRBAS 评估:G(grade)声音嘶哑总评分;R(roughness)粗糙声;B(breathness)气息声;A(asthenic)弱音;S(strained)紧张型音质。每个参数又分为四个等级:0 正常;1 轻度;2 中度;3 重度。最后总评记为:

GnRnBnAnSn。声音质量另一判定方法为患者的满意度,满意度评价可通过直接询问或特殊设计的问卷以主观分级。另外,声音残疾指数可定量分析声音主观感知,利于评估专业用声者声音。

4. 气流动力学测量

(1) 准肺功能实验:用于客观评估肺部状况。轻度阻塞性或限制性肺功能障碍可能为患者发音疲劳或发音困难的基础。

(2) 声门下压力:通常应用间接测量方法,而非气管穿刺或食管气囊测量法。当声门开放发闭塞轻辅音[p]/[t]时,测量口内压力,此时口腔内压力与声门下压力平衡。

(3) 最长发音时间:患者以最舒适的音调发[a]音一次的呼吸发音长度。

(4) 平均气流率(气流量/发音时间):低流量的速度提示喉部功能亢进、阻塞或原发性肺部疾病,测量值增高则提示声门闭合异常,有气体漏出。

5. 电声门图　通过测定声带接触时间及接触面积的变化,评价声门闭合程度。作为唯一评估声门关闭相的方法,可测量声门开放及关闭的速度。

(邹剑)

第 32 章　喉的先天性疾病

喉的先天性疾病(congenital lesion of larynx)一般在新生儿或婴儿期即已出现症状或体征,最常见的为呼吸、发音、保护功能障碍,严重者可危及生命。

第 1 节　先天性喉蹼

先天性喉蹼(congenital web)为胚胎喉发育异常所致,其发病率较高。Tucker 等统计2179 例先天性喉疾病,其中先天性喉蹼 224 例(10.3%)占第 3 位。喉蹼最常见为声门喉蹼,其次为声门下喉蹼、声门上喉蹼以及后部喉蹼。甲状软骨畸形通常伴有声门下喉蹼。

【临床表现】

喉蹼所处的部位和累及的范围不同,症状也不同。因为喉蹼最常发生于声带,所以呼吸费力、声嘶为最常见症状。严重者于出生后无哭声,呼吸困难或窒息,有呼噜样之喉鸣音,吸气时有喉阻塞现象,常有口唇发绀及不能吮乳的症状。此外,可有哮喘,小儿哭声微弱甚至失声等。

成人和儿童喉蹼一般皆无明显症状,偶有声嘶或发音易感疲倦,在剧烈活动时有呼吸不畅感。

【诊断】

喉蹼呈现为喉腔膜样蹼或隔,白色或淡红色,其后缘整齐,多呈弧形,少数呈三角形,吸气时蹼扯平,在哭闹或发音使声门关闭时,蹼向下隐藏或向上突起如声门肿物(彩图 3-32-1)。成人行间接喉镜即可观察到,小儿不能配合者需行直接喉镜检查,硬喉内镜、纤维喉镜检查对确定喉蹼具体部位、累及范围很有帮助。影像学 CT 扫描、MRI 对确定喉蹼的厚度,尤其是声门下和少见的双喉蹼有一定的作用。

婴幼儿先天性喉蹼应与其他先天性喉发育异常,如先天性声门下梗阻及先天性喉鸣等相鉴别。对儿童或成人,还应根据病史鉴别喉蹼为先天性或后天性。先天性喉蹼患者常伴有其他部位先天性异常,诊断时应注意。

【治疗】

治疗方法取决于喉蹼的类型。首要目标是恢复气道通畅,次要目标为改善音质。一般薄的喉蹼可在喉内镜下剪开,或用喉刀切开并持续扩张2周,直到创面上皮化以避免再度粘连形成蹼。不易切除的厚的和较大的喉蹼,一般在气管切开术后再行松解术,并于相应的前联合根部进行持续扩张。这些操作可经颈外切口喉裂开进行,也可于内镜下完成。对于创面处理,有人应用下唇黏膜移植,用纤维蛋白胶固定。Mcnaught 介绍了一种通过喉裂开的外进路方法,在喉蹼切除后,放入一个三角形的钽片,以防止粘连。另一种方法为通过喉镜插入一个三角形硅胶,用缝针穿过环甲膜缝合固定。也有置入金属、聚乙烯管者,固定扩张2周以防前连合粘连及喉蹼复发。近年也有人将颈前皮瓣转入以防止粘连。Biavati 1995年采用喉裂开手术径路切除喉蹼,利用四周黏膜瓣覆盖两侧创面I期修复,对声门下狭窄区行黏膜下切除并保留黏膜。

第 2 节　先天性喉软骨畸形

一、会厌畸形

会厌畸形(epiglottic malformation)这类疾病罕见,其中主要为会厌分叉(bifid epiglottis)畸形或两裂(先天性双会厌)。临床可见误咽症状。喉镜检查可见会厌分叉或裂开。先天性双会厌或会厌过大者易致吸气性呼吸困难,症状重时可行整形术。会厌缺失(absent epiglottis)为极其罕见先天性喉畸形疾病,至今仅见 Holinges 等报道2例,这2例均有严重的声门下狭窄。

二、甲状软骨和环状软骨异常

甲状软骨和环状软骨异常(thyroarytenoid and cricoid abnormalities)。甲状软骨异常常是由于两侧翼板在发育过程中中线融合不良,发生先天性甲状软骨裂、甲状软骨部分缺损或软骨软化等疾病。如果发生呼吸困难可采用整形术。环状软骨的异常,多为环状软骨胚胎发育期中线接合不良,留有裂隙,从而形成先天性喉裂。Holinger 和 Brown 报道3例缺损,他在缺损偏后处做一小开口,将取自其他部位的软骨填于其内侧面。亦有因环状软骨先天性增生,形成先天性喉狭窄、喉闭锁的报道。这些患者出现严重呼吸困难导致窒息时,需行紧急气管切开术。手术患者均需先行气管切开术。

第 3 节　先天性喉喘鸣

先天性喉喘鸣是由于婴幼儿因喉部组织软弱松弛、吸气时组织塌陷成活瓣震颤、喉腔变小所引起的喉鸣,亦称喉软骨软化。多由于胎儿发育期缺钙致使喉部软骨软弱,此外可见于会厌软骨过大而柔软、吸气性杓状软骨脱垂松弛等。

先天性喉软化症(congenital laryngomalacia)是婴儿先天性喉喘鸣最常见的原因。Olney(1999)统计了58例,发病年龄平均为出生后2.2周。

【临床表现】

喉软化症的特征表现为极度松弛的声门上软组织坠入喉入口引起喘鸣。喉喘鸣仅发生于吸气时,喉阻塞和喘鸣的程度取决于声门上软组织坠陷的程度,常因活动、啼哭等刺激使喘鸣或呼吸困难加重,俯卧位声门上组织前移使喘鸣减轻,因上呼吸道感染黏膜充血水肿而加重。喘鸣发生时多为持续性喘鸣。直接喉镜或纤维声带镜检查,可见会厌软骨两侧边缘向内卷曲接触,或会厌软骨过度柔软,两侧杓会厌襞互相接近,喉腔窄小。根据检查结果,临床将喉软化症分为三型:①Ⅰ型:杓状软骨黏膜脱垂。②Ⅱ型:杓会厌襞缩短。③Ⅲ型:会厌后移。部分患儿为Ⅰ、Ⅱ型的混合型。

【诊断】

主要依据婴儿出生后不久即发生喘鸣,通过直接喉镜或纤维喉镜看到喉软化症体征,另外可在喉镜下将金属吸引管置于喉入口处,其吸引负压会引起会厌和杓状软骨向喉腔内脱垂,这就称为 Narcy 征阳性,为本病直接的诊断依据。以直接喉镜挑起会厌后,喉鸣音消失,由此也可帮助诊断。影像学检查,如 CT 扫描和 MRI 也有助于诊断和排除其他先天性喉疾病。

【治疗】

喉软化症为一自限性疾病,诊断明确后,大多数患儿随喉的发育,症状多可自行缓解,平时注意预防感冒,增加营养即可,无须其他特殊治疗,此外小儿体位也与疾病恢复相关,仰卧可加重症状。

对有严重呼吸道阻塞或未能自愈的患儿可采取手术治疗,早期主要的外科处理是气管切开术,但并发症多,目前仅用于极度严重病例,且只在病情危急时采用。近年来更多的是采用喉内镜下声门上成形术,主要是用显微喉钳和剪刀,切除覆盖于杓状软骨上多余的黏膜,必要时连同楔状软骨和杓会厌襞上臃肿的黏膜一并切除,但必须保留杓间区黏膜以免瘢痕粘连,有效解决了吸气期声门上组织内陷的问题。术后需保留插管过夜,术后抗生素至少使用 5 天,同时需应用抗酸药物预防胃食管反流,并注意术后体位。

(陈雄)

第 33 章　喉创伤及异物

喉创伤（traumatic injury of larynx）常为颈部外伤所致，多合并颈段气管、食管伤。咽喉与甲状腺、颈部大血管、神经、颈椎等重要器官邻近，如同时受伤，可出现大出血、休克、窒息等危象，需及时抢救。因此，临床上对喉外伤作出正确的诊断和及时救治是十分必要的。

根据颈部皮肤有无伤口，咽喉创伤可分为闭合性咽喉创伤和开放性咽喉创伤。

第 1 节　闭合性喉创伤

闭合性喉创伤（closed trauma of larynx）是颈部皮肤外观无伤口的喉部创伤，多由钝器撞击或挤压所致，轻者仅有软组织损伤，重者可发生喉软骨移位、骨折、喉黏软骨膜的损伤，包括挫伤（contusion）、挤压伤（crush injury）、扼伤（strangulated injury）等。

【病因】

（1）常见原因是交通事故，尤其是汽车车祸已成为首要原因。

（2）工伤事故。如机器扎伤、轮带打伤。农村中的辘轳把打伤是常见原因之一，另有牲畜踢伤及牛角抵伤等。

（3）自缢或扼伤。

（4）运动竞技导致的损伤，如拳击、球类击伤、斗殴等。

（5）此外，偶尔强烈张口、剧烈呕吐引起的环甲关节与环杓关节脱位，也可导致喉损伤。

喉损伤的程度与外力大小和作用方向有关。侧方外力，因喉可向对侧移动，一般伤情较轻，仅有黏膜损伤，环杓关节脱臼等，而多无骨折。正前方的外力，因其后有颈椎，喉的活动范围小，不能有效缓冲，喉部被直接推挤到颈椎上，常造成甲状软骨翼板纵行或横形骨折，环状软骨单纯或粉碎性骨折及喉内黏膜的撕裂伤。

【临床表现】

1. 局部疼痛和压痛　喉及颈部疼痛显著，多有明显触痛。随发声、吞咽、咀嚼、咳嗽而加重，并可放射至耳部。

2. 声音嘶哑或失声　为常见症状，因声带或室带充血肿胀所致，也可由环杓关节或环甲关节脱位、喉返神经损伤所致。

3. 呼吸困难　喉黏膜下组织疏松，损伤后可很快形成局部的出血、水肿，导致喉狭窄，若出血较多，血液流入下呼吸道，可引起呼吸喘鸣（stridor），甚至窒息（asphyxia）。双侧喉返神经损伤也可引起吸气性呼吸困难（dyspnea）。若有软骨骨折，软骨碎片嵌顿于喉内，可很快出现喉阻塞，特别是当环状软骨骨折时，可迅速发生声门下水肿，引起严重呼吸困难、窒息，甚至死亡。

4. 颈部皮下气肿　伴喉软骨骨折、黏软骨膜破裂的严重喉挫伤，咳嗽时空气易进入喉部周围组织，轻者仅颈部局限气肿，重者可累及全颈、面颊、胸、腰部。

5. 咳嗽及咯血　由挫伤刺激或喉内黏膜破裂而引起，轻者仅痰中带血，重者可有严重咯血（hemoptysis）。

6. 进食进水呛咳或误吸　为声门上区组织损伤或喉上神经麻痹所致。

7. 休克　见于严重喉挫伤（喉气管离断），可导致外伤性或出血性休克。

【检查】

根据损伤的程度、有无关节脱位或软骨骨折，体格检查时体征也有所不同。喉挫伤时一般有颈前皮肤肿胀、瘀斑，颈部压痛，按压喉部时疼痛加剧，且触不清正常喉的滑动感。喉内黏膜有撕裂时，常有皮下气肿，颈部扪及捻发音。

对急性较重喉挫伤患者，直接喉镜检查（direct laryngoscopy）可加速气道阻塞的发生，因此对于严重病例，一般不推荐此检查。间接喉镜检查（indirect laryngoscopy）和纤维喉镜检查（fiberoptic laryngoscopy）可见损伤部喉黏膜充血水肿、撕裂，喉软骨裸露及假性通道等。声门狭窄变形，声带活动受限或固定。如伤及喉返神经，伤侧声带固定不动。

影像学检查（如颈部正侧位片、体层片）可明确喉骨折部位、气管损伤情况。胸部 X 线片可显示是否有气胸及气肿。颈部 CT 扫描对诊断舌骨、甲状软骨及环状软骨骨折、移位及喉结构变形等有重要意义。颈部 MRI 对喉部、颈部软组织、血管损伤情况的判断有重要价值。

【诊断】

根据外伤史、症状、体征及检查，本病不难诊断。但若合并头颅及颈椎等其他严重外伤时，则容易被忽略。所以颈部外伤的患者若出现下列情况：①呼吸困难及喘鸣；②声音改变或失音；③咳嗽、咯血或呕血；④颈部疼痛和触痛；⑤吞咽困难或吞咽疼痛；⑥检查发现有颈部畸形，包括外形改变和肿胀，皮下气肿、骨擦音等均提示可能有闭合性喉部损伤，应加以注意。

【治疗】

总的原则是尽量修复喉部受损组织，恢复喉功能。

1. 一般外科治疗　适于病情较轻者，仅有喉部轻度单纯挫伤或喉软骨骨折而无移位、无喉喘鸣、皮下气肿或呼吸困难者。采取以下措施：患者注意休息，颈部制动并冷敷，进流质或软食，减少吞咽动作。疼痛剧烈者可给予镇痛药物，喉黏膜水肿、充血者可给予抗生素及糖皮质激素，同时严密观察患者病情变化，做好气管切开术准备。

2. 手术治疗

（1）气管切开术：适用于有明显吸气性呼吸困难的患者，术前需清除咽喉部血凝块、异物及分泌物。危急情况下可行喉内插管术或环甲膜切开术，待病情稳定后，要尽快施行气管切开术。切口应与喉部损伤处保持一定距离。

（2）直接喉镜下喉软骨固定术：适用于有喉软骨骨折及轻度移位的中度损伤患者。

先行气管切开术，再在直接喉镜或支撑喉镜下（self-retaining laryngoscopy），将移位的喉软骨复位，必要时可置入喉模（laryngophantom），使受伤的软骨与软组织固定在功能位。喉模的上端可用丝线经鼻腔引出并固定，下端经气管造口固定于气管套管。

（3）喉裂开喉软骨复位术：适用于喉挫伤严重、喉软骨破碎移位、颈部气肿、呼吸困难及直接喉镜下复位固定术失败的患者。

喉裂开复位的原则是：应早期进行，软骨骨折在伤后48h内复位效果较好。受伤超过7天，软骨复位就比较困难。

复位时先行气管切开术，然后行喉裂开术，尽量保留能成活的软骨和软组织，去除破坏严重、压榨性粉碎及无生命力的组织，复位，仔细缝合黏膜。对于喉内黏膜的较大面积缺损，可用局部组织瓣或会厌、颊黏膜游离黏膜瓣、颈前肌肌膜瓣等进行修复。如果一侧杓状软骨完全撕脱移位，可予以切除。部分撕裂可予以复位并用黏膜修复。将骨折的喉软骨进行复位，并用钢丝或尼龙线固定，喉内放置喉模，以扩张喉腔，防止术后喉狭窄（laryngostenosis）。喉模一般放置4～8周，可经口取出，并随访患者。如有狭窄趋势，可行喉扩张术。

（4）鼻饲饮食：伤后10天内应给予鼻饲饮食，减少喉部活动，减轻疼痛及呛咳，促进创面愈合。

3. 儿童喉创伤的治疗　儿童喉部的解剖结构与成人不同，因为喉创伤后的表现和处理也与成人有所差异。损伤后主要表现是：喉部软组织的水肿、炎症、杓状软骨脱位，喉前后径塌陷和声带麻痹，使甲状软骨下方的环状软骨较易向上脱位，再加上儿童喉结构韧性较好，一般较少骨折，在治疗上不宜早期行气管切开术，可采用直接喉镜检查，按治疗会厌炎的方法处理即可，只在严重喉挫伤时采用手术修复及气管切开。

第 2 节　开放性喉创伤

开放性喉创伤（open trauma of larynx）是指颈前开放性损伤，累及喉部皮肤和软组织，伤口与外界相通，可伤及喉软骨、软骨间筋膜，穿通喉腔，包括切伤（incised wound）、刺伤（stab wound）、炸伤（burst wound）、子弹伤（bullet trauma）等。

【病因】

（1）火器伤，战时由枪炮、子弹、弹片及刺刀等造成喉部贯通伤等。

（2）工伤事故或斗殴所致损伤。

（3）交通事故时颈部被破碎的挡风玻璃及其他锐器所伤。

（4）精神病患者或故意用锐器自伤者。

【临床表现】

1. 出血　是早期主要症状，出血多来自面动脉，喉上、下动脉和甲状腺动脉，一般出血较多，易发生出血性休克，血液流入呼吸道还可导致气道阻塞，加重病情。

2. 呼吸困难　主要是呼吸道阻塞所致,主要原因是:①喉软骨骨折、移位,喉黏膜及黏膜下出血、肿胀,破碎组织的阻塞;②皮下气肿和气胸;③血液流入呼吸道。若喉部继发感染,发生软骨膜炎,可出现晚期的呼吸困难,多见于伤后数日或数周。若伴声带麻痹,还可加重梗阻。

3. 颈部皮下气肿和纵隔气肿　颈部皮下气肿最常见,若向周围扩展,可达面部及胸腹部,向下进入纵隔,形成纵隔气肿。

4. 声嘶　声带损伤、环杓关节脱位、喉返神经损伤均可导致声嘶乃至失声,喉返神经受损还可造成发音困难和呛咳。

5. 吞咽困难　喉创伤引起喉痛,吞咽时,喉的上下运动使疼痛加剧,使患者不敢吞咽。若伤口穿通咽喉或颈部食管,可有唾液和食物自伤口溢出。

6. 休克　见于颈部大血管损伤,可在极短时间内大量失血而发生失血性休克。

【检查】

(1) 常规检查患者的意识,监测生命体征。

(2) 注意伤口特点　受伤原因不同,伤口部位、大小、形态、深浅及数目各有特点。如果伤口未与喉、咽相通,则与一般颈部浅表伤口相同。若伤口与咽喉内部相通则可见唾液从伤口流出,由伤口可见咽壁、喉内组织甚至裸露的血管及神经,呼吸时颈前伤口漏气,出现血性泡沫。伤口内的血凝块及异物不可轻易取出,以免发生大出血。

【诊断】

与闭合性喉创伤相比,本病更易引起临床医生的注意,诊断也相对较易,根据外伤史、症状及颈前伤口,即可初步诊断,辅以 X 线片、CT 扫描可进一步明确损伤范围。

【治疗】

开放性喉创伤病情危急,多需立即抢救,主要是止血、抗休克和解除呼吸困难,以保证生命安全,再转入有条件的医院进一步处理。

1. 急救措施

(1) 止血:首先找到出血点并结扎或电凝。若出血位置深,不易发现,可先用纱布填塞在喉和气管两侧,压迫止血。喉腔的穿通伤,需注意不可加压包扎,防止发生喉水肿或加重大脑的水肿及缺氧。出血剧烈者,先用手指压迫止血,再进一步探查,若动脉有裂口可缝合或行血管吻合术;如果颈内静脉破裂,可在近心端结扎。而颈总或颈内动脉结扎可造成严重的中枢神经系统并发症,如偏瘫、昏迷甚至死亡等,一般仅在救命时才考虑。

(2) 解除呼吸困难:气道梗阻是造成呼吸困难的主要原因,因此首先应清除咽喉部的血液、分泌物及异物,并给予吸氧。紧急情况下,可行环甲膜切开术,待呼吸困难缓解后,尽快行正规的气管切开术。危急情况下,可将充足气的气管插管或气管套管由伤口处插入,伤口内填塞纱布,防止血液流入气道。有气胸或纵隔气肿时,可行胸腔闭式引流术,必要时请心胸外科医生协助处理。

(3) 抢救休克:若患者出现血压下降、心率加快、皮肤湿冷等休克症状时,应尽快建立静脉通道,输入葡萄糖液、平衡盐溶液、代血浆和全血,改善微循环,并给予强心剂。

(4) 其他处理:全身应用抗生素、糖皮质激素、止血药物、注射破伤风抗毒素及适当的镇静剂。

2. 手术治疗

（1）清创：先用生理盐水清洗颈部伤口及周围皮肤,再用75％乙醇溶液消毒。如为锐器伤,则破碎的喉软骨及组织尽量保留;如为火器伤,切除失活组织。清创时需注意检查伤口内有无异物。

（2）修复缝合：先用1％利多卡因局部麻醉,再将创缘对合,破碎的软骨予以复位并缝合固定,按解剖关系逐层对位缝合。

（3）放置喉模：喉腔内放置喉模并固定,防止喉狭窄的发生。

3. 营养支持治疗 在关闭喉部伤口前,由前鼻孔插入鼻饲管,保证营养供给并减少吞咽动作,促进伤口愈合。

第3节 喉烧灼伤

喉烧灼伤是指喉部组织和黏膜受到强烈的理化因素刺激,造成局部的充血、水肿,甚至坏死性改变,常与气管、支气管黏膜的损伤同时发生,临床多合称为喉部与呼吸道烧伤（burn of the larynx and respiratory tract）,主要包括喉烧灼伤（thermal burn of larynx）、喉烫伤（scald of larynx）、放射损伤（radiation injury）及化学物质腐蚀伤（chemical caustic trauma）。一般上呼吸道烧灼更多见且伤情更重。

【病因】

（1）咽喉直接吸入或喷入热液、热蒸气或化学气体。

（2）误吞或误吸化学腐蚀剂,如强酸、强碱、酚类等,吞服过热的食物或液体也可造成咽喉及气管的烫伤。

（3）火灾时吸入烟尘及氧化不全的刺激物等。

（4）遭受战争用毒剂如芥子气、氯气等毒剂侵袭。

（5）放射线损伤,各种放射治疗损伤及战时核武器的辐射损伤。

【临床表现】

临床根据合并下呼吸道损伤的严重程度将喉烧灼伤分为轻、中、重三型。

1. 轻型 损伤发生在声门及声门以上。患者有声音嘶哑、喉痛、咳嗽多痰、唾液增多、吞咽困难等表现。检查见黏膜充血、肿胀、水泡、溃疡、出血及假膜等。吞食腐蚀剂及热液者还可见口周皮肤烫伤,食管、胃黏膜烧灼伤及全身中毒症状。

2. 中型 损伤发生在气管隆突以上。除轻型的临床表现外,还可出现刺激性咳嗽、呼吸困难和窒息。检查除黏膜充血、肿胀、水泡、溃疡和假膜外,还可出现喉黏膜水肿和糜烂,常伴下呼吸道黏膜烧伤,易遗留喉瘢痕狭窄。

3. 重型 损伤累及支气管甚至肺泡。除中型的表现外,患者有呼吸急促、咳嗽剧烈,可咳出脓血痰。检查见下呼吸道黏膜水肿、糜烂及溃疡,甚至坏死。误吞腐蚀剂者可出现喉、气管、食管瘘。若烧伤范围广泛,可导致严重的阻塞性肺不张、支气管肺炎、肺水肿。

【诊断】

1. 病史 有发生的病因。

2. 症状 有上述轻、中、重型的各种表现。

3．检查 检查可见口鼻周围皮肤及黏膜的烧灼伤，以及轻、中、重三型各自的体征。

4．喉镜及支气管镜检查 可见气道内典型的吸入性损伤。

【治疗】

1．中和疗法 碱性物质损伤者可用醋、醋酸、1％稀盐酸、柠檬汁等弱酸性物质冲洗；酸性物质损伤者先用水稀释，再用牛奶、豆浆、蛋清、2％～5％碳酸氢钠溶液、肥皂水等弱碱性液体中和；若为热液烫伤，可口含冰块、颈部冷敷等。

2．全身治疗 包括各种对症及支持治疗。密切观察病情变化，定期复查血常规、电解质和肝、肾功能，再根据病情需要，给予对症处理，如充分补液，维持水、电解质平衡，吸氧等，若病情严重，可进行紧急气管插管，也可给予高压氧。纠正休克、保护心、肺功能。全身应用抗生素预防感染，并使用糖皮质激素缓解呼吸道黏膜水肿。

3．保持呼吸道通畅：①雾化吸入，减轻气道肿胀。②上呼吸道阻塞、分泌物多而咳出困难者，可行气管内插管或气管切开术，防止窒息。③适量应用解痉药物，缓解刺激导致的支气管痉挛。④明显呼吸困难者，需及时行气管切开，保持呼吸通畅。

4．放置胃管 根据病情需要，放置胃管，鼻饲饮食，增加营养。在强酸、强碱烧伤时，放置胃管还可防止下咽部和食管因瘢痕挛缩而封闭。

第4节 喉 异 物

喉异物（foreign body in larynx）多由于口含异物或进食时，突然大声说话或哭笑而将异物吸入喉部，多见于5岁以下儿童。由于声门裂是呼吸道最狭窄的部位，异物被误吸后，一旦嵌顿，极易致喉阻塞而发生呼吸困难或窒息，因此喉异物也是耳鼻喉的急症之一。

【病因】

主要由于口含异物玩耍说笑、进食较快或误食异物及老人假牙松动脱落等造成。

食物类最多见花生、豆类及坚果的碎粒等；果冻、果核、鱼骨、骨片、饭粒等亦较常见，幼儿主要由进食时嬉戏说笑、哭闹、惊吓等造成，成人多因进食较快或误食骨片、鱼刺等造成。

金属类异物钉、针、硬币及塑料类异物笔帽、小玩具等，多因小孩喜欢放入口中玩耍，不慎滑入咽喉。

老年人的假牙松动、脱落等也可进入喉部。

【临床表现】

根据嵌入异物的大小及是否完全阻塞，临床表现也不尽相同。异物较大或完全阻塞时，可有失声、剧咳、呼吸困难、发绀、窒息，甚至死亡。较小异物或不全阻塞时有声嘶、喘鸣、阵发性咳嗽。若异物尖锐刺伤喉黏膜，可出现喉痛、吞咽疼痛等症状。

【检查】

喉镜检查即可发现声门上异物，声门下异物有时难以发现，但听诊可有吸气期哮鸣音。

【诊断】

根据异物吸入的病史；患者剧烈咳嗽、呼吸困难、发绀等表现；喉镜检查发现异物即可做出诊断。少数声门下异物或喉镜检查不能配合者，可行喉部X线片、CT扫描、电子喉镜等检查，多可做出异物形状、嵌顿部位等明确诊断。

【治疗】

（1）间接喉镜或电子喉镜下异物取出术：适应证：异物位于喉前庭以上。

（2）直接喉镜下异物取出术：需在全身麻醉下进行，注意禁用镇静剂。成人、小儿均可采用。

（3）对于较大异物、气道阻塞严重的病例，可先行气管切开，再于全身麻醉下，用直接喉镜取出异物。

（4）术后处理：给予抗生素预防感染、糖皮质激素雾化吸入防止喉水肿。

（陈雄）

第34章　喉的急性炎症性疾病

第1节　急性会厌炎

急性会厌炎(acute epiglottitis)是一种主要发生在声门上区的急性炎症,故又称急性声门上喉炎(acute supraglottitis),主要表现为会厌及杓会厌襞的急性水肿,可形成会厌脓肿,是一种病情发展极快,危及生命的严重感染,可引起喉阻塞而窒息死亡。成人及儿童均可发病,男性患者多于女性,男女之比约为(2～7)∶1。全年均可发病,但以冬、春季节发病者为多。

【病因】

1. 感染　为本病最常见的原因。急性会厌炎患者咽拭子培养和血培养最常发现的细菌是乙型流感杆菌。其他常见的致病菌还有葡萄球菌、链球菌、肺炎双球菌、类白喉杆菌等,也可与病毒混合感染,如呼吸道合胞病毒、鼻病毒及 A 型流感病毒。

2. 变态反应　本病因引起的急性会厌炎属于由 IgE 介导的 I 型变态反应。抗原多为药物、血清、生物制品或食物等。多发生于成年人,常反复发作。其发生喉阻塞的概率远远高于感染所引起的急性会厌炎。

3. 其他　异物、创伤、吸入有害气体、误咽化学物质及放射线损伤均可引起会厌的急性炎症。邻近器官的急性炎症,如急性扁桃体炎、咽炎、口腔炎等,有时也会侵及会厌。

【病理】

1. 急性卡他型　会厌黏膜发生急性卡他性炎症,会厌黏膜弥漫性充血、水肿,有单核及多形核白细胞浸润,由于会厌舌面黏膜下组织较松弛,故表现为会厌舌面肿胀明显。

2. 急性水肿型　如会厌发生变态反应性炎症,黏膜病变以水肿为主,会厌显著肿胀,甚者如圆球状,间质组织水肿,有时呈水泡状。此型很容易引起喉阻塞。

3. 急性溃疡型　本型较少见,但病情发展迅速且严重,炎症常常侵及黏膜下层及腺体组织,引起局部黏膜化脓、溃疡。若血管壁被侵蚀破坏,可引起出血。

【临床表现】

1. 全身症状　起病急骤,发病前可出现畏寒发热,多数患者体温在 $37.5\sim39.5℃$ 之间,如为老人或儿童,症状更重,可出现全身不适、精神萎靡、面色苍白等。

2. 局部症状　多数患者出现剧烈的咽喉疼痛,吞咽时加重,严重时连唾液也难咽下。说话时语音含糊不清。会厌高度肿胀时可出现吸气性呼吸困难,甚至窒息。患者虽有呼吸困难等上述症状,但声带多未受累,很少发生声音嘶哑。

3. 检查　患者常呈急性病容,严重者可出现呼吸困难。多数患者口咽部检查时并无明显病变。间接喉镜检查,可见会厌舌面明显充血、肿胀,严重者如球形(彩图 3-34-1)。如有会厌脓肿形成,红肿黏膜表面可出现黄白色脓点。由于肿胀会厌的遮盖,室带、声带及声门下部多难以看清。

儿童不能配合,故不宜行间接喉镜检查。喉部 X 线侧位片如能显示肿大会厌,对诊断有一定价值。

【诊断】

患者主诉咽喉剧烈疼痛,吞咽时加重,检查口咽部无明显异常,间接喉镜下可见充血、肿大的会厌即可诊断为急性会厌炎。

【治疗】

1. 控制感染　全身应用足量抗生素和糖皮质激素,如青霉素类抗生素、头孢菌素类抗生素、地塞米松等。

2. 保持呼吸道通畅　若患者病情严重,有呼吸困难,静脉使用抗生素和糖皮质激素后,呼吸困难无改善,应及时切开气管。

3. 其他　如会厌局部有脓肿形成者,可在喉镜下切开排脓,以利于控制感染。进食困难者予以静脉补液等支持治疗。

第 2 节　急性喉炎

急性喉炎(acute laryngitis)是以声门区为主的喉黏膜急性弥漫性卡他性炎症,好发于冬、春季节,常与流行性感冒有较密切的关系,是一种常见的急性呼吸道感染性疾病。

【病因】

1. 感染　为主要致病原因。常发生于感冒之后,多在病毒感染的基础上继发细菌感染,常见致病菌有金黄色葡萄球菌、溶血性链球菌、肺炎双球菌、流感杆菌等。开始时多为鼻腔、鼻咽和口咽急性卡他性炎症,如感染向下扩展便可引起喉黏膜的急性卡他性炎症。

2. 用声过度　说话过多,大声喊叫,剧烈久咳等用声过度也可引起急性喉炎。

3. 其他　吸入有害气体(如氯气、氨气、硫酸、硝酸、二氧化硫、一氧化氮等)及过多的生产性粉尘或饮酒过度等,均可引起喉部黏膜的急性炎症。

【症状】

急性喉炎常发生于感冒之后,故有鼻塞、流涕、咽痛等症状,并可有畏寒、发热、乏力等全身症状。局部症状有:

1. 声嘶　为急性喉炎的主要症状,开始时声音出现粗糙低沉,随着病情发展逐渐变为沙哑,严重者只能耳语或完全失声。

2. 咳嗽、咳痰　病程早期主要表现为干咳无痰,稍晚即出现黏脓性分泌物,常不易咳出,但一般不严重。伴有气管、支气管炎症时,咳嗽、咳痰会加重。

3. 喉痛　急性喉炎喉部及气管前可有轻微疼痛,发声时加重,一般不影响吞咽。

【检查】

喉镜检查可见喉部黏膜弥漫性充血、肿胀,声带由白色变为粉红色或红色,有时可见声带有黏膜下出血,但两侧声带运动正常。

【诊断】

患者有上呼吸道感染和用声过度等诱因,出现声嘶等临床症状,喉镜检查可见喉黏膜充血,尤其是声带充血,因此,诊断不难(彩图3-34-2)。

【治疗】

(1) 避免讲话,使声带休息,禁声是有效的治疗措施。

(2) 超声雾化吸入,常用雾化药液为庆大霉素和地塞米松,也可在热水中加入薄荷、复方安息香酊等药物,慢慢吸入。

(3) 如病情较重,有细菌感染时可全身使用抗生素,及时控制炎症,声带明显充血肿胀者可加入糖皮质激素。

(4) 中药对急性喉炎有一定的疗效,可配合选用咽喉含片和中药。

第3节　小儿急性喉炎

小儿急性喉炎(acute laryngitis in children)好发于6个月~3岁的儿童,临床表现与成人相比有其特殊性,原因是小儿喉部黏膜下组织较松弛,炎症时容易发生肿胀,小儿喉腔和声门较小,因此小儿急性喉炎时容易发生喉阻塞,引起呼吸困难。小儿咳嗽反射能力较差,气管及喉部分泌物不易咳出,因此小儿急性喉炎病情常比成人重,如诊断、治疗不及时,会危及生命。

【病因】

多继发于上呼吸道感染,如普通感冒,亦可继发于某些急性传染病,如流行性感冒、麻疹、水痘、百日咳、猩红热等。

【临床表现】

起病较急,主要症状为声嘶、阵发性犬吠样咳嗽、吸气性喉喘鸣和吸气性呼吸困难。因常继发于上呼吸道感染或某些急性传染病,故还伴有上述疾病的症状和一些全身表现,如发热、全身不适、乏力等。

起病时声嘶不重,随着病情进展,声嘶逐渐加重。如炎症向声门下发展,可出现"空、空"样咳嗽。声门下黏膜水肿加重,可出现吸气性喉喘鸣。严重时可出现吸气性呼吸困难,患儿鼻翼煽动,并出现三凹征。如不及时治疗,则患儿可出现面色苍白、发绀、神志不清,最终因呼吸循环衰竭而死亡。

如行喉镜检查,可见喉部黏膜充血、肿胀,声带由白色变为粉红色或红色,有时可见黏脓性分泌物附着。声门下黏膜因肿胀而向中间隆起。由于小儿不合作,在实际临床工作中很少对小儿行喉镜检查,且行直接喉镜检查时需特别慎重,避免患儿剧烈挣扎,以防诱发喉痉挛。

【诊断】

因本病起病急,诊断不及时会危及患儿生命,凡在临床上遇到患儿出现声嘶、"空、空"样咳嗽应立即考虑到本病,如出现吸气性喉喘鸣和吸气性呼吸困难即可作出诊断。

小儿急性喉炎在诊断时应与下列疾病相鉴别:

1. 气管、支气管异物 本病多有异物吸入史,患儿在异物吸入后,立即出现剧烈呛咳、呼吸困难等症状,气管内活动性异物胸部听诊尚可闻及拍击声,胸部影像学及支气管镜检查有助于鉴别。

2. 喉白喉 现已少见。但遇小儿有急性喉炎临床表现,咽部或喉部检查见灰白色假膜时,应注意与喉白喉相鉴别,后者可在假膜涂片和培养中找到白喉杆菌。

3. 喉痉挛 本病起病急,有吸气性喉喘鸣,吸气性呼吸困难,但无声嘶和犬吠样咳嗽。喉痉挛发作时间短,一旦喉痉挛解除,症状可骤然消失,患儿即恢复正常。

【治疗】

小儿急性喉炎起病较急,病情进展快,易并发喉阻塞,一旦明确诊断,应立即采取措施解除患儿呼吸困难。

(1)及早使用有效、足量的抗生素控制感染,同时加用糖皮质激素减轻和消除喉黏膜的肿胀。抗生素可选用青霉素类和头孢类。根据病情,采用肌内注射或静脉滴注糖皮质激素(如地塞米松)。

(2)如有重度喉阻塞,药物治疗无好转,应及时行气管切开术。

(3)支持疗法,注意补充液体,维持水、电解质平衡。适当使用镇静剂,使患儿安静,避免哭闹,减少体力消耗,减轻呼吸困难。

第4节 小儿急性喉气管支气管炎

急性喉气管支气管炎(acute laryngotracheobranchitis)是上、下呼吸道急性弥漫性炎症,2岁以下的儿童多见,冬季发病率较高。

【病因】

冬季气温较低,易发生呼吸道感染。小儿的呼吸道狭小,免疫力低下,加之咳嗽功能不强,故更容易发生本病。

【病理】

喉、气管、支气管的黏膜呈弥漫性充血,黏脓性分泌物增多,而且稠厚。严重者可有黏膜上皮坏死及纤维蛋白渗出,形成假膜或干痂。这些黏稠分泌物、假膜及干痂如阻塞支气管就会引起堵塞部位以下的肺气肿、肺不张。

【临床表现】

为急性喉炎的临床表现加上气管和支气管炎的临床表现,但全身症状更重,患儿常有高热、精神萎靡、皮肤苍白、脉搏细速等全身中毒症状。由于上、下呼吸道均有炎症,所以吸气、呼气均有困难。

胸部听诊,两肺可有干湿啰音,胸部X线检查可有肺纹理增粗和阻塞性肺气肿及肺不张的表现。

【诊断】

主要依据临床表现,患儿有急性喉炎和气管、支气管炎的症状与体征。

【治疗】

(1) 如有喉阻塞症状,下呼吸道分泌物不易咳出时应及早行气管切开,以解除喉阻塞,有利于下呼吸道黏稠分泌物的吸出。行气管切开术后,定时在气管内滴入含有抗生素、糜蛋白酶的溶液,以利于黏稠分泌物咳出或吸出。如下呼吸道内有痂皮及假膜不能吸出时应及时做支气管镜检查。

(2) 使用足量抗生素和糖皮质激素,控制感染,并消除喉黏膜的水肿和整个呼吸道的炎症。同时使用稀化黏液、改善呼吸道纤毛运动的药物。

(3) 支持疗法,给予足量的营养和维持水、电解质平衡,保护心脏功能,病室内保持适当的温度(22~24℃)和湿度(相对湿度90%),还应采用超声雾化吸入或蒸气吸入,以利于呼吸道分泌物咳出和炎症的消退。

(覃纲)

第35章 喉的慢性炎症性疾病

第1节 慢 性 喉 炎

慢性喉炎(chronic laryngitis)是指发生在喉部黏膜的非特异性慢性炎症。本病是最常见的喉科疾病之一,临床可分为慢性单纯性喉炎(chronic simple laryngitis)、慢性萎缩性喉炎(chronic atrophic laryngitis)和慢性肥厚性喉炎(chronic hypertrophic laryngitis)。

【病因】

慢性单纯性喉炎与慢性肥厚性喉炎发病可能由以下因素所致:

(1)过度用嗓及发音不当:本病多见于长期用嗓的人员,如教师、销售人员、接线员等。此类人员经常在嘈杂的环境中大声讲话,同时缺乏正确的发音技巧导致喉肌误用。

(2)长期饮酒、吸烟,进食刺激性食物可引起反流性咽喉炎。

(3)鼻腔、鼻窦或咽部慢性炎症这些部位的炎症可直接扩展到喉部,也可因鼻阻塞,外界空气未经鼻腔处理直接经口吸入刺激喉黏膜。

(4)下呼吸道慢性炎症,长期咳嗽及分泌物刺激喉部黏膜。

慢性萎缩性喉炎可能与内分泌紊乱、自主神经功能失调、维生素及微量元素缺乏有关,也可继发于萎缩性鼻炎、萎缩性咽炎等疾病。

【病理】

慢性单纯性喉炎喉黏膜毛细血管扩张充血、淋巴细胞浸润、间质水肿、黏液腺分泌增加。肥厚性喉炎黏膜上皮有不同程度增生或鳞状化生、角化,黏膜下淋巴细胞和浆细胞浸润,喉黏膜明显增厚,纤维组织增生。萎缩性喉炎喉黏膜萎缩,柱状纤毛上皮变成为鳞状上皮,腺体也发生萎缩。

【临床表现】

(1)声嘶是慢性喉炎的主要症状,声嘶程度可轻重不等,初为间歇性声嘶,逐渐加重成为持续性声嘶。

(2)喉部不适、干燥感,说话时喉部可有疼痛感。

（3）喉部分泌物增加，异物感明显，须咳出后讲话才感轻松。

【检查】

喉镜检查所见：

1. 慢性单纯性喉炎　喉黏膜弥漫充血，有时有轻度肿胀，声带呈粉红色，边缘变钝。声带表面有时可见黏性分泌物。

2. 肥厚性喉炎　以室带肥厚多见，肥厚的室带可遮盖部分声带。声带肥厚，呈鱼腹样改变。

3. 萎缩性喉炎　喉黏膜变薄、干燥，严重者喉黏膜表面有痂皮形成，声带可变薄、松弛无力，发音时两侧闭合不全。

【诊断】

主要根据患者是否有长期声嘶的病史，结合喉镜检查所见，通常不难作出诊断，但对声嘶持续时间较长者，应与声带囊肿、喉结核、早期喉癌等鉴别，可行硬性喉镜检查或纤维喉镜检查，必要时可取活检。

【治疗】

去除病因是治疗关键。如避免长时间过度用声，戒除烟酒，清淡饮食。改善工作环境，积极治疗鼻腔鼻窦疾病及下呼吸道慢性炎症等。

（1）慢性单纯性喉炎：氧气或超声雾化吸入，必要时加用抗生素和地塞米松雾化。伴有胃酸反流患者需长期应用质子泵抑制剂。

（2）慢性肥厚性喉炎：对声带过度增生的组织早期可加用直流电药物离子（碘离子）导入或音频电疗，局部理疗有助于改善血液循环，消炎，软化消散增生组织。重者可在手术显微镜下手术或激光烧灼、冷冻治疗，切除肥厚部分的黏膜组织，但注意勿损伤声带肌。

（3）慢性萎缩性喉炎：一般治疗可予碘化钾 30mg，1 天 3 次，口服，刺激喉黏液分泌，减轻喉部干燥。蒸气雾化或用含有芳香油的药物，口服维生素 A、E、B_2 等，也可选用益气养阴类中药或中成药等。

第 2 节　声 带 小 结

声带小结（vocal nodule）也称歌者小结（singer nodule），是慢性喉炎的一种特殊类型，常由炎性病变逐渐形成。

【病因】

1. 用声不当与用声过度　声带小结多见于声带游离缘前中 1/3 交界处，因为该处是声带发声区膜部的中点，振动时振幅最大而易受损伤。

2. 上呼吸道病变　感冒、急慢性喉炎、鼻炎、鼻窦炎等可诱发声带小结。

3. 内分泌因素　男孩较女孩多见，至青春期均有自行消退倾向，而成年女性发病率高于男性。

【病理】

声带小结外观呈灰白色小隆起。其病理改变主要在上皮层，黏膜上皮局限性棘细胞增生，固有层水肿不明显。早期多为水肿型，后易纤维化。有学者认为声带小结与息肉在病理组织学上并无质的区别，可能只有量的差异。

【临床表现】

早期主要症状是发声易疲倦和间隙性声嘶。病情发展时声嘶加重,并转变为持续性声嘶。

【检查】

喉镜检查可见声带游离缘前、中 1/3 交界处有对称性隆起。早期小结以肿胀为主,颜色淡红。后期声带小结呈灰白色局限性突起(彩图 3-35-1)。

【诊断】

根据病史及检查,不难诊断,但肉眼难以鉴别声带小结和表皮样囊肿,常需手术切除后病理检查方可确诊。

【治疗】

包括行为干预、嗓音治疗、手术治疗及药物治疗。

(1) 行为干预:早期声带小结,经过适当声带休息,常可变小或消失。较大的小结即使不能消失,声音亦可改善。此外,还应防止咽喉反流并纠正不良发声习惯。

(2) 嗓音治疗:国外研究显示患者经过 4~6 个月的嗓音治疗,小结多数可缩小。发声训练主要是改变错误的发音习惯。此外,应忌吸烟、饮酒和吃辛辣刺激食物等。

(3) 药物治疗:对于早期的声带小结,在声带休息的基础上,可辅以中药或中成药治疗,如金嗓开音丸、金嗓散结丸等。

(4) 手术切除:对行为干预等保守治疗未获得满意效果者应考虑手术切除病变。可在纤维喉镜下切除或支撑喉镜下用喉显微钳咬除或剥除。术后禁声 4~14 日,并注意正确的发声方法,否则可复发。儿童小结常不需手术切除,至青春期可自然消失。

第 3 节　声 带 息 肉

声带息肉(polyp of vocal cord),为喉部常见疾病,多为单侧,也可为双侧,是常见的引起声音嘶哑的疾病之一。

【病因】

1. 机械创伤学说　过度、不当发声的机械作用可引起声带血管扩张、通透性增加,导致局部水肿及息肉样变,并进一步变性、纤维化。

2. 循环障碍学说　声带振动时黏膜下血流变慢,甚至停止,长时间过度发声可致声带血流量持续下降,局部循环障碍并缺氧,使毛细血管通透性增加,局部水肿及血浆纤维素渗出,沉积在声带边缘形成息肉。

3. 炎症学说　局部慢性炎症长期刺激造成声带黏膜充血、水肿而形成息肉。

【病理】

声带息肉的病理改变主要在黏膜固有层,弹力纤维和网状纤维破坏。镜下可见固有层水肿、出血、血浆渗出、血管扩张、血栓形成等变化。

【临床表现】

主要症状为声嘶,因声带息肉大小、形态和部位的不同,声嘶程度也不同。轻者为间歇性声嘶,发声易疲劳,重者沙哑,甚至失声。巨大息肉位于两侧声带之间者,可导致呼吸困难和喉喘鸣。带蒂息肉垂于声门下者常因刺激引起咳嗽,而声嘶较轻。

【检查】

间接喉镜或纤维喉镜检查可在声带游离缘前中份见表面光滑、半透明新生物。声带息肉多呈灰白色或淡红色。息肉可带蒂,也可广基。悬垂于声门下腔的巨大息肉堵塞声门可引起呼吸困难,甚至窒息(彩图 3-35-2)。

【治疗】

行手术切除,术后辅以行为干预及嗓音治疗。声门暴露良好的带蒂息肉,可在局部麻醉下经间接喉镜摘除。不能配合者在全身麻醉下经支撑喉镜切除息肉。喉显微手术切除病变可采用微瓣技术、微小瓣技术或上皮下切除术,有条件也可采用 CO_2 激光或等离子体切除病灶。术中应避免损伤声带肌及前联合,以防形成瘢痕粘连。

第4节 喉 关 节 炎

环杓关节炎和环甲关节炎总称喉关节炎(laryngeal arthritis)。由于环杓和环甲关节是活动关节,可受到各种原因影响引起关节炎症,甚至关节粘连、固定及强直,最后导致喉功能异常。环甲关节炎发生较少,且症状不明显,临床常见的是环杓关节炎。

【病因】

引起全身其他部位关节炎症的疾病也可引起喉关节炎,如风湿病、类风湿病、感染、痛风及喉外伤等均可引起环杓关节炎和环甲关节炎。

【临床表现】

(1)喉痛或咽喉部异物感,吞咽及讲话时加重,并常向耳部放射。

(2)声嘶,由于环杓关节司声带运动,环甲关节调节声带张力,因此喉关节发生炎症时,会有不同程度的声嘶。

【检查】

怀疑喉关节炎时,均应行喉镜检查、颈部触诊,必要时结合实验室检查。环杓关节炎时,喉镜下可见患侧杓区黏膜肿胀、充血,患侧声带闭合或外展活动略受限,严重者环杓关节固定,因而患侧声带也固定不动。间接喉镜下,用喉钳行杓区触诊时,患侧杓区会有明显触痛。

患环甲关节炎时,喉镜下可见患侧声带松弛,如为单侧环甲关节炎时,喉镜下主要表现为声门偏斜,双侧环甲关节炎引起关节活动障碍,则双侧声带松弛,声门闭合时呈梭形裂隙。颈部触诊时,患侧环甲关节部位有触痛。实验室检查结果显示,如为风湿病所引起,则血沉会增快,如为类风湿病变,则类风湿因子阳性。

【诊断】

根据患者有喉痛、咽喉部异物感及声嘶等临床症状,结合喉镜检查所见,即可作出诊断。必要时可进行血沉、类风湿因子、尿酸等辅助检查。

【治疗】

针对病因积极予以治疗,因风湿或类风湿引起的喉关节炎可用糖皮质激素治疗,如为细菌感染则使用抗生素治疗。有喉痛者可用水杨酸制剂或其他消炎镇痛类药物。如有环杓关节固定者可在喉镜下行杓状软骨拨动术,环甲关节炎时可施行环甲关节推拿治疗,以防发生粘连。

(周立)

第36章 喉的神经性疾病

第1节 喉感觉神经性疾病

喉感觉神经性疾病包括感觉过敏、感觉异常、感觉减退和感觉缺失等。

一、喉感觉过敏及感觉异常

喉部感觉过敏表现为喉黏膜对一般刺激的敏感度增强,如平时的食物与唾液等触及喉部时,常引起呛咳和喉痉挛;喉部感觉异常为自觉喉内瘙痒、烧灼、疼痛、干燥或异物感等异常感觉。多因喉部急、慢性喉炎或长期嗜烟酒以及邻近器官的疾病通过迷走神经反射所引起;也常见于神经衰弱、癔症、贫血、更年期等患者,亦可发生于用声多的歌唱家、教师、售票员等。

【临床表现】

自觉喉内发痒、刺痛、干燥、烧灼或异物感等异常感觉,经常做咳嗽、吐痰或吞咽动作试图清除分泌物,易发生反射性呛咳。

【检查】

喉镜检查无明显异常发现,但应注意梨状窝有无积液,环状软骨后方有无病变,排除环后区、喉咽部肿瘤。

【治疗】

首先应进行认真细致的检查,排除器质性病变。详细解释,消除患者的顾虑。查明病因,针对病因治疗。局部可酌情进行感应电理疗,作为精神治疗,转移其注意力。

二、喉感觉减退及缺失

喉部感觉减退及缺失 系喉上神经病变,常伴有喉肌瘫痪,分为中枢性和周围性两种:

(1)中枢神经疾病,如脑出血、小脑后下动脉血栓、脑肿瘤、多发性硬化症等。

(2)周围神经疾病,常见者为铅中毒、颅底肿瘤、外伤或白喉等传染性疾病引起的神经炎等。

【临床表现】

单侧喉感觉减退可无症状，两侧者，饮食时因失去反射作用，而易吸入下呼吸道，引起呛咳，故有吞咽障碍。喉部感觉缺失者几乎都有饮食困难，必须进行长期鼻饲。

【检查】

喉镜检查，以探针触及喉黏膜，可发现喉黏膜反射减退或消失。

【治疗】

轻症者鼓励进行吞咽锻炼，少用流质饮食，多用糊状黏稠食物；重症者鼻饲饮食。针对病因治疗，亦可试用喉部感应电疗法，以促进喉部感觉的恢复。

第 2 节　喉运动神经性疾病

支配喉肌的运动神经受损，所引起声带运动障碍，称为喉瘫痪(laryngeal paralysis)。喉内肌除环甲肌外均由喉返神经支配，当喉返神经受压或损害时，外展肌最早出现瘫痪，其次为声带张肌，内收肌瘫痪最晚。喉上神经分布到环甲肌，单独发生瘫痪少见。

【病因】

按病变部位可分中枢性、周围性两种，以周围性病变多见，两者比例为 10：1。由于左侧迷走神经与喉返神经行程较长，故左侧发病者比右侧多 1 倍左右。

1. 中枢性　迷走神经起源于延髓疑核，疑核接受同侧和对侧大脑延髓纤维，故每侧喉部运动接受两侧皮层支配，因此皮层引起喉瘫痪者极少见。常见的中枢性病因如假性延髓麻痹(假性球麻痹)、脑出血、脑肿瘤或脑外伤等。迷走神经核及核下颅内段病变，如延髓空洞症、肿瘤、小脑后下动脉栓塞、炎症和外伤等，也可引起喉瘫痪。

2. 周围性　喉返神经及迷走神经离开颈静脉孔至喉返神经分出处之间的病变引起的喉瘫痪。按病因分为：①外伤：颅底骨折、颈部外伤、甲状腺手术等；②肿瘤：鼻咽癌侵犯颅底时，可压迫颈静脉孔处的迷走神经而致喉瘫痪；颈部转移性淋巴结肿大、甲状腺肿瘤、恶性淋巴瘤、颈动脉瘤、神经源性肿瘤等可压迫迷走神经及喉返神经；胸段喉返神经可因主动脉瘤、纵隔肿瘤、肺癌、食管癌、肺结核、心包炎等压迫而麻痹。③炎症：白喉、梅毒、流行性感冒等细菌、病毒感染均可发生喉返神经周围神经炎；铅、砷、乙醇等中毒亦可引起。

【临床表现】

根据损伤的喉运动神经的不同，将喉运动神经性疾病分为 3 种类型：

1. 喉返神经麻痹　临床最常见，多是单侧麻痹，又以左侧麻痹最常见。该疾病又可分为以下 4 种类型：①单侧不完全性麻痹：临床症状不明显，可有短时期的声嘶，随即恢复正常。喉镜下可见吸气时患侧声带居旁中位不能外展，但发音时声门仍能闭合。②单侧完全性麻痹：声音嘶哑，易疲劳，声时缩短，说话和咳嗽时有漏气现象。喉镜检查可见，因患侧外展及内收肌的功能完全丧失，患侧声带固定于旁中位，即介于中间位与正中位之间。初期发声时，健侧声带闭合到正中位，双侧声带有裂隙，后期出现代偿，健侧声带内收超过中线，向患侧靠拢，发声好转，一般无呼吸困难。③双侧不完全性麻痹：因双侧声带均不能外展而引起喉阻塞，呼吸困难为其主要症状，无明显声嘶。喉镜下可见双侧声带均居旁中位，外展受限，其间仅有小裂缝，发声时，声门仍可闭合。④双侧完全性麻痹：发声嘶哑无力，音频单调,说话费力,犹如耳语声,不能持久,自觉气促,但无呼吸困难。因声门失去正常的保护性反射,不能关闭,易引起误吸和呛咳,气管内常积有分泌物,且排痰困难,呼吸有喘鸣声。喉镜下可见双侧声带固定于旁中位,边缘松弛,不能闭合,亦不能外展。

2. 喉上神经麻痹 因声带张力丧失,不能发高音,声音粗而弱,声时缩短。一侧麻痹时,因健侧环甲肌收缩,使环状软骨前缘向同侧旋转,其后缘向对侧旋转,故喉镜下见声门偏斜,前连合偏向健侧,后连合偏向病侧,声带皱缩,边缘呈波浪形,但外展,内收仍正常。两侧麻痹者,喉黏膜感觉丧失,易发生吸入性肺炎。

3. 混合型喉麻痹 指喉返神经及喉上神经全部麻痹。声音嘶哑显著。喉镜检查可见患侧声带居于中间位,后期健侧代偿后,发声略有改善。若属于不完全声带麻痹,患侧声带也可位于旁中位。

【治疗】

首先应查出病因,给予相应治疗;其次为恢复或改善喉功能。

1. 单侧病变 因发声和呼吸功能尚好,可采用下列辅助治疗方式:①药物治疗:神经营养药、糖皮质激素及扩血管药等;②理疗:可使用红外线、紫外线、超短波、电刺激等;③发声训练;④杓状软骨拨动术。

若经久未愈,发声不良者,可行声带内注射,即在患侧声带中段黏膜下注射自体脂肪或胶原,或者50%特氟隆(teflon)甘油混悬液等。亦可行Ⅰ型甲状软骨成形术等,使患者声带向内移位,改善发声。

2. 双侧病变 声带固定于正中位,有呼吸困难者,须行气管切开术。目前认为恢复声带自主运动,重建喉功能较理想的方法是喉神经再支配术。手术方式主要有神经吻合术、神经植入术和神经肌蒂移植术。经半年左右局部及全身治疗无效时,可在支撑喉镜下行 CO_2 激光杓状软骨切除术或声带外展移位固定术等,使声门开大,改善呼吸功能。

第3节 喉 痉 挛

小儿喉痉挛(infantile laryngeal spasm)是喉内肌痉挛性疾病。多见于2～3岁儿童,男孩多于女孩。

【病因】

多发于营养不良,体弱或佝偻病的儿童。可能和血钙过低相关。另外肠道寄生虫、腺样体肥大、便秘、受惊等均可诱发本病。

【临床表现】

常常于夜间突发吸气性呼吸困难和吸气性喉喘鸣,伴手足乱动,冷汗淋漓,面色苍白或发绀,似有窒息的危险,但多在深呼吸后症状立即消失。发作持续时间短暂,仅数秒至1～2min,可反复发作并连续发作,也可仅发一次后不再复发,醒后犹如平常。发作时及发作后均无声嘶、发热等症状。喉镜检查多无异常表现。

【诊断】

根据突然发病、骤然缓解,无发热及声嘶,仅有吸气性呼吸困难及喉喘鸣,多可作出诊断。但初次发病时,应与喉异物、先天性喉喘鸣等相鉴别。喉异物者有异物史。先天性喉喘鸣,出生后不久即发生,多在白天发作,入睡后往往消失。

【治疗】

发作时,患者应保持镇静,医师解松患儿衣服,以冷毛巾覆盖面部,必要时撬开口腔,使其做深呼吸,症状多可缓解,有条件时可给氧气吸入。体弱、易发喉痉挛的患儿,给予钙剂、维生素 D 及鱼肝油,多晒太阳。腺样体与扁桃体肥大者,应及早予以切除。

第 4 节　癔症性失声

癔症性失声(hysterical aphonia)也称精神性失声或功能性失声,是由于明显的心理因素引起的暂时性发声障碍,以青年女性居多。

【病因】

与心理因素有关,一般均有情绪激动或精神受刺激史,如生活事件、矛盾冲突,或过度悲哀、恐惧、忧郁、紧张、激怒等。

【临床表现】

常表现为突然发作的发声障碍,轻者仍可低声讲话,重者仅能发出虚弱的耳语声,但很少完全失声。患者咳嗽或哭笑时声音仍正常,呼吸亦完全正常。喉镜检查可见声带的形态、色泽并无异常,吸气时声带能外展,声门可以张开,咳嗽或发笑时声带能内收,但嘱患者发"衣"声时声带不能完全内收达中线位。

【诊断】

根据病史和检查,可作出诊断。但应先排除喉部器质性病变,未经细致的检查,不可轻易作出癔症性失声的诊断。

【治疗】

此病多采用暗示疗法。

首先要了解患者发病原因,告诉患者本病完全可以治愈,消除其思想顾虑,以充分调动患者的主观能动性,配合治疗。

1. 喉镜检查　嘱患者咳嗽,并发"衣"音,当患者发出音时,嘱其数 1~10 的数字或简单词汇,并反复大声练习,患者多能在此刻突然恢复发声功能。

2. 针刺或穴位封闭疗法　常用穴位有廉泉、人迎、合谷等,边捻针边鼓励患者发声,或行穴位封闭治疗。

3. 物理疗法　多选用共鸣火花、同步刺激电疗或强感应电刺激法,在颈前进行理疗的同时,嘱患者发声。

4. 药物疗法　对情绪紧张而激动者可适当给予镇静药物。

(覃纲)

第37章 喉 肿 瘤

第1节 喉良性肿瘤

喉部良性肿瘤是指发生在喉部的良性真性肿瘤。病理上可分为上皮性和非上皮性两大类。喉上皮性良性肿瘤以乳头状瘤最多见,非上皮性良性肿瘤发病率低,如血管瘤、纤维瘤、神经纤维瘤等。

一、喉乳头状瘤

喉乳头状瘤(papilloma of larynx)是喉部最常见的良性肿瘤,各个年龄阶段均可发生,但以 10 岁以下儿童多见。儿童喉乳头状瘤与成人相比,具有生长快、易复发、多发性的特点,且随年龄增长有自限趋势。成人喉乳头状瘤多为单发,有恶变倾向。

【病因】

目前认为本病由喉乳头状瘤病毒(human papilloma virus,HPV)感染所致,儿童以 HPV-6 和 HPV-11 为主,成人以 HPV-16 和 HPV-18 常见。关于母亲患有生殖器尖锐湿疣与儿童乳头状瘤的关系,目前各家研究结果不尽相同。亦有人认为与内分泌失常和喉部慢性炎症刺激等因素有关。

【病理】

喉乳头状瘤是由复层鳞状上皮聚集而成的上皮瘤,向表面呈乳头状生长。横切面上乳头呈圆形或长圆形团块,中心有疏松而富有血管的结缔组织,一般不浸润其基底膜。可单发或多发,带蒂或广基。

【临床表现】

常见症状为进行性声嘶,肿瘤大者甚至失声,亦可出现咳嗽、喉喘鸣和呼吸困难。儿童喉乳头状瘤常为多发性,生长较快,声嘶进行性加重,甚至失声,由于儿童喉腔较小,容易发生喉阻塞。

喉镜检查可见肿瘤呈苍白、淡红或暗红色、表面不平,呈乳头状增生。儿童患者多表现为多发性、基底甚广,成人者以单个带蒂较为常见,主要发生于声带,也可向上波及室带、会厌,亦可向下蔓延到声门下、气管。

【治疗】

支撑喉镜下应用 CO_2 激光切除肿瘤是目前最常用的治疗手段之一,目前也有报道应用低温等离子体切除喉乳头状瘤。儿童患者易复发,常需反复多次进行手术治疗。小儿有呼吸困难者,应先行气管切开。其他的治疗手段包括光动力学治疗(photodynamic therapy)、自体疫苗(autogenous vaccine)、干扰素及中药治疗也有一定的疗效。对成人喉乳头状瘤多次复发者,应注意有恶变的可能。

二、喉血管瘤

喉血管瘤(hemangioma of larynx)较少见,可分为毛细血管瘤和海绵状血管瘤两种类型,前者较为多见。毛细血管瘤由成群的薄壁血管构成,间有少量的结缔组织,有蒂或无蒂,可发生于喉的任何部位,但以发生于声带者多见。海绵状血管瘤由窦状血管构成,柔如海绵,暗红色,不带蒂而散布于黏膜下,多发生于婴幼儿。

喉血管瘤的症状多不明显,如有损伤可导致不同程度出血,发生于声带附近者才有声嘶,婴幼儿血管瘤有时因体积大可有呼吸困难的表现。喉镜检查,毛细血管瘤呈红色或略紫色,表面光滑;海绵状血管瘤呈暗红色,表面高低不平,可延及颈部皮下,隐现青紫色。

喉血管瘤无症状者,可暂时不治疗。对症状明显者,则根据肿瘤大小和生长部位采用激光、冷冻或手术切除,也可局部采用平阳霉素等药物注射治疗。

三、喉纤维瘤

喉纤维瘤(fibroma of larynx)为起源于结缔组织的肿瘤,由纤维细胞和纤维束组成,血管较少,在喉部比较少见,症状视发生部位和大小而定。肿瘤呈圆形或椭圆形,质较硬,表面光滑,色灰白或暗红,基底呈蒂状或广基,大小不一,小者如绿豆,大者可阻塞呼吸道。肿瘤多位于声带前中部,亦可见于声门下区、室带或会厌。手术切除是有效的治疗方法,小者可在间接喉镜或支撑喉镜下切除,大者需行喉裂开术。

四、喉神经纤维瘤

喉神经纤维瘤(neurofibroma of larynx)较少见,多为单发,也可伴发全身性神经纤维瘤病。肿瘤组织起源于神经鞘膜,由受累的神经纤维、胶原纤维和施万细胞组成。临床主要症状为声音嘶哑,咳嗽,肿瘤大者可出现呼吸困难。喉镜检查可见肿瘤多位于杓会厌襞或室带等处,色淡红,表面光滑,圆形坚实,有包膜。手术切除是有效的治疗方法,小者可在间接喉镜或支撑喉镜下切除,大者需行喉裂开术切除。

第 2 节　喉恶性肿瘤

喉部恶性肿瘤约占全身癌肿的 $1\%\sim5\%$,男性较女性多见,为 $7:1\sim10:1$,好发年龄为 $40\sim70$ 岁。其病理类型以鳞状细胞癌最多见,占 $96\%\sim98\%$,其他如腺癌、基底细胞癌、未分化癌、淋巴肉瘤、纤维肉瘤和恶性淋巴瘤等则较少见。本节主要介绍喉部最常见的恶性肿瘤喉癌（carcinoma of the larynx），它是头颈部常见的恶性肿瘤之一，在耳鼻喉科领域中仅次于鼻咽癌和鼻腔、鼻窦癌，位居第三位，其发病率目前有明显增长趋势。喉癌的发病情况，根据地区、年龄、性别的不同而有显著的差异，我国东北及华北地区的发病率明显高于其他各省。喉癌的高发年龄是50～70岁，其男女性别发病率差异也很大，据国外资料统计，男女之比为（8.4～30）：1，1986年上海市喉癌发病率男女性别之比为6.75：1，而辽宁省喉癌发病率男女性别之比为1.97：1。发病率城市高于农村，空气污染严重的重工业城市高于污染轻的轻工业城市。

【病因】

迄今尚不十分明确，可能与下列因素相关：

1. 吸烟 据统计约95％的喉癌患者有长期吸烟史，而且开始吸烟年龄越早、持续时间越长、数量越大、吸粗制烟越多、吸入程度越深和不戒烟者的发病率越高。烟草燃烧时产生烟草焦油，其中含有致癌物质苯丙芘。烟草烟雾可以使呼吸道纤毛运动迟缓或停止，黏膜充血水肿，上皮增生和鳞状上皮化生，成为致癌的基础。

2. 饮酒 声门上区癌可能与饮酒有关，而且吸烟和饮酒致癌的协同作用已被一些学者所证实。饮酒患喉癌的危险度是非饮酒者的1.5～4.4倍。

3. 环境因素 多种环境因素可能与喉癌发生有关，其中包括各种有机化合物（多环芳香烃、亚硝胺），化学烟雾（氯乙烯、甲醛），生产性粉尘和废气（二氧化硫、石棉、重金属粉尘）和烷基化物（芥子气）等。

4. 病毒感染 HPV-16和HPV-18已被认为与喉癌的发生、发展有关。

5. 癌前期病变 所谓癌前病变是指一类比正常黏膜或其他良性病变更易发生癌变的病理学变化。癌前病变在内源性和外源性有害因素的作用下可演变成癌。喉癌前病变主要有喉白斑病、喉角化症、声带黏膜重度不典型增生、成人型慢性肥厚型喉炎和成人型喉乳头状瘤。

6. 性激素及其受体 喉癌的发病率男性明显高于女性。目前国内、外研究认为喉癌的发病可能与性激素及其受体相关，但确切关系有待进一步研究。

7. 放射损伤 长期接触镭、铀、氡等放射性同位素可引起恶性肿瘤。有报道在少数患者头颈部放疗可诱导喉癌、纤维肉瘤和腺癌等恶性肿瘤。

【病理】

鳞状细胞癌占全部喉癌的93％～99％，腺癌及未分化癌等非常少见。在喉鳞状细胞癌中，以分化较好（Ⅰ-Ⅱ级）者为主，与鼻咽癌以分化差者为主正好相反。原位癌为局限于上皮层发生的癌，基底膜完整，是最早期的喉癌。癌突破上皮基底膜可在固有层内形成浸润癌巢。

根据喉癌发生的部位，将其分为声门型、声门上型和声门下型。其中以声门型喉癌最多见，约占60％，一般分化较好，转移较少。声门上型喉癌次之，占30％～40％，早期易发生颈部淋巴结转移，预后较差。声门下型喉癌极少见，约占6％。但在我国东北地区则以声门上型喉癌为主。

镜下所见：组织学上喉癌分为高、中、低分化三种类型。高分化鳞状细胞癌最常见，癌细胞呈多角形或圆形，胞浆丰富，有明显角化和细胞间桥，可见少量核分裂。中度分化的鳞状细胞癌较少见，癌细胞呈圆形、卵圆形或多角形，细胞大小形态不一致，核分裂常见，可见到少量细胞角化，一般不见细胞间桥。低分化鳞状细胞癌少见，癌细胞呈梭形、椭圆形或不规则形,体积及胞浆较少,核分裂常见,未见角化和细胞间桥。

喉癌根据大体形态可分为:①溃疡型:癌组织稍向黏膜面突起,表面可见向深层浸润的凹陷溃疡,边界多不整齐,界线不清;②菜花型:肿瘤主要向外突出生长,呈菜花状,边界清楚,一般不形成溃疡;③结节型或包块型:肿瘤表面为不规则隆起或球形隆起,多有较完整的被膜,边界较清楚,很少形成溃疡;④混合型:兼有溃疡和菜花型的外观,表面凹凸不平,常有较深的溃疡。

喉部继发性癌较少见,一般系直接从邻近器官,如喉咽或甲状腺等的癌肿浸润而来,从远处转移的喉癌罕见。

【扩散转移】

喉癌的扩散转移与其原发部位、肿瘤细胞的分化程度、肿瘤的大小以及患者对肿瘤的免疫力等有十分密切的关系,其扩散途径有:①直接扩散。喉癌易循黏膜表面向四周扩散,有时则向黏膜下浸润扩散,晚期则向深层组织浸润。原发于会厌的声门上型喉癌可经会厌软骨上的血管和神经小孔或破坏会厌软骨向前侵犯会厌前间隙、会厌谷、舌根。杓会厌襞癌向外扩散至梨状窝、喉咽侧壁。声门型喉癌易向前侵及前联合及对侧声带;晚期也可破坏甲状软骨,使喉体膨大,并有颈前软组织浸润。声门下型喉癌可向下直接侵犯气管,向前、向外穿破环甲膜至颈前肌层,向两侧侵及甲状腺,向后累及食管前壁。②淋巴转移。早期的声门型喉癌几乎很少发生颈部淋巴结转移,但声门上型喉癌则易早期发生颈淋巴结转移。转移的部位多见于颈深淋巴结上组的颈总动脉分叉处淋巴结,然后再沿颈内静脉转移至颈深淋巴结下群,声门下型喉癌多转移至喉前及气管旁淋巴结。③血行转移。少数晚期的喉癌患者常可随血液循环向全身转移至肺、肝、骨、肾、脑垂体等。

【分区分期】

根据肿瘤的生长范围和扩散的程度,按照国际抗癌联盟(Union for International Cancer Control,UICC)2002 年(第 6 版)公布的 TNM 分类分期修改方案如下:

1. 喉的解剖分区

(1) 声门上区:分为两个亚区:①喉上部(包括边缘区):舌骨上会厌(包括会厌尖、舌面、喉面),杓会厌襞,杓会厌襞喉面,杓状软骨;②声门上部(不包括喉上部):舌骨下会厌喉面、室带、喉室。

(2) 声门区:声带、前联合、后联合。

(3) 声门下区。

2. T 分级(T-原发肿瘤)

(1) 声门上区:Tis＝原位癌;T_1＝肿瘤局限于声门上区的一个亚区,声带运动正常;T_2＝肿瘤侵犯声门上区两个亚区或侵及声门区(声带)或声门上以外区域的黏膜(如舌根、会厌谷、梨状窝内侧壁),声带未固定;T_3＝肿瘤局限在喉内,伴声带固定和(或)侵犯下列任何部位:环后区、会厌前间隙、舌根深部;T_{4a}＝肿瘤侵透甲状软骨板和(或)侵及喉外组织,如气管、包括舌外肌在内的颈部软组织、带状肌、甲状腺、食管;T_{4b}＝肿瘤侵及椎前间隙,包括颈总动脉或侵及纵隔结构。

(2) 声门区:Tis＝原位癌;T_1＝肿瘤局限于声带(可侵犯前联合或后联合),声带运动正常;T_{1a}＝肿瘤局限于一侧声带;T_{1b}＝肿瘤侵犯双侧声带;T_2＝肿瘤向声门上和(或)声门下侵犯,和(或)伴声带运动受限;T_3＝肿瘤局限于喉内,伴声带固定;T_{4a}＝肿瘤侵透甲状软骨板和(或)侵及喉外组织,如气管、包括舌外肌在内的颈部软组织、带状肌、甲状腺、食管;T_{4b}＝肿瘤侵及椎前间隙,侵及纵隔结构或包裹颈总动脉。

(3)声门下区:Tis＝原位癌;T_1＝肿瘤局限于声门下区;T_2＝肿瘤侵及声带,声带运动正常或受限;T_3＝肿瘤局限于喉内,伴声带固定;T_{4a}＝肿瘤侵透环状软骨或甲状软骨板和(或)侵及喉外组织,如气管、包括舌外肌在内的颈部软组织、带状肌、甲状腺、食管;T_{4b}＝肿瘤侵及椎前间隙,侵及纵隔结构或包裹颈总动脉。

3. N分级(N-区域淋巴结)　①N_X＝区域性淋巴结有无转移无法评估;②N_0＝无区域性淋巴结转移;③N_1＝同侧单个淋巴结转移,最大直径≤3cm;④N_{2a}＝同侧单个淋巴结转移。最大直径＞3cm,但≤6cm;⑤N_{2b}＝同侧多个淋巴结转移,最大直径≤6cm;⑥N_{2c}＝双侧或对侧淋巴结转移,最大直径均≤6cm;⑦N_3＝同侧或对侧淋巴结转移,最大直径＞6cm。其中可用"U"符号表示环状软骨下缘以上淋巴结转移,"L"符号表示环状软骨下缘以下淋巴结转移。

4. M分级(M-远处转移)　①M_X＝远处转移无法评估;②M_0＝无远处转移;③M_1＝有远处转移。

5. 临床分期　①0期:$TisN_0M_0$;②Ⅰ期:$T_1N_0M_0$;③Ⅱ期:$T_2N_0M_0$;④Ⅲ期:$T_3N_0M_0$,$T_1N_1M_0$,$T_2N_1M_0$,$T_3N_1M_0$;⑤ⅣA期:$T_{4a}N_0M_0$,$T_{4a}N_1M_0$,$T_1N_2M_0$,$T_2N_2M_0$,$T_3N_2M_0$,$T_{4a}N_2M_0$;ⅣB期:$T_{1-4}N_3M_0$,$T_{4b}N_{1-3}M_0$;ⅣC期:$T_{1-4}N_{1-3}M_1$。

【临床表现】

喉癌的症状视癌肿部位和病变发生的情况而定,每一类型都有其特定的症状。

1. 声门上型　包括原发于会厌、室带、喉室、杓会厌襞、杓间区等处的喉癌。早期常无显著症状,常仅有轻微的或非特殊症状,如痒感、异物感、吞咽不适感等,而不容易引起患者的注意。咽喉疼痛常于肿瘤向深层浸润或出现较深溃疡时才出现,放射至耳部,吞咽时加重。声嘶为肿瘤侵犯杓状软骨、声门旁间隙或累及喉返神经所致。呼吸困难、咽下困难、咳嗽、痰中带血或咳血等常为声门上型喉癌的晚期症状。由于该区淋巴管丰富,易向位于颈总动脉分叉处的颈深上组淋巴结转移。

2. 声门型　肿瘤发生于声带,以前、中1/3处较多。早期症状即为发声易倦或声嘶,无其他不适,随着病情的发展,声嘶逐渐加重,可出现声音粗哑,甚至失声。呼吸困难是声门癌的另一常见症状,常为声带运动受限或固定,加上肿瘤组织堵塞声门所致。晚期,肿瘤向声门上区或声门下区发展,除严重声嘶或失声外,尚可出现放射性耳痛、呼吸困难、咽下困难、频繁咳嗽、咳痰困难及口臭等症状。由于该区淋巴管较少,不易向颈部淋巴结转移。

3. 声门下型　即位于声带以下,环状软骨下缘以上部位的癌肿。由于位置较隐蔽,早期症状并不明显,不易发现,极易误诊。当肿瘤溃烂时,则可出现刺激性咳嗽和痰中带血,肿瘤向上侵犯声带时,可出现声嘶。肿物增大,可阻塞声门下腔,出现呼吸困难,也可穿破环甲膜至颈前肌肉和甲状腺,亦可侵犯食管前壁。该区癌肿常有气管前或气管旁淋巴结转移。

4. 贯声门型　也称声门旁型或跨声门癌,UICC组织尚未确认该型,是指原发于喉室的癌肿,跨越两个解剖区即声门上区及声门区,以广泛浸润声门旁间隙为特点,癌在黏膜下浸润扩展。由于肿瘤位置深而隐蔽,早期症状不明显,当出现声嘶时,常已先有声带固定,而喉镜检查仍未能窥见肿瘤。其后随癌肿向声门旁间隙扩展,浸润和破坏甲状软骨时,可引起咽喉痛,并可于患侧摸到甲状软骨隆起。

【检查和诊断】

喉镜检查见到的喉癌的形态有溃疡型、菜花型、结节型或包块型、混合型。应用间接喉镜、直接喉镜或纤维喉镜等仔细检查喉的各个部分,应特别注意会厌喉面、前联合、喉室及声门下区等比较隐蔽的部位。应注意观察声带运动是否受限或固定。还要仔细触摸会厌前间隙是否饱满,颈部有无肿大的淋巴结,喉体是否增大,颈前软组织和甲状腺有无肿块。

喉癌的诊断依靠症状、检查和活检等。凡年龄大于40岁,有声嘶或咽喉部不适、异物感者,都必须用喉镜仔细检查喉部,有时甚至需要反复多次检查,以免漏诊。对可疑病变,应在间接喉镜、直接喉镜或纤维喉镜下进行活检,确定诊断。喉部X线检查如侧位片、断层摄片、喉部CT及MRI检查等有助于了解癌肿的浸润范围。

【鉴别诊断】

喉癌应主要和下列疾病相鉴别:

1. 喉结核 主要症状为喉痛和声嘶。发声低弱,甚至失声,喉痛剧烈,常妨碍进食。喉镜检查见喉黏膜苍白水肿,伴多个浅表溃疡,上覆有黏脓性分泌物,偶见结核瘤呈肿块状。病变多位于喉的后部。胸部X线检查,患者多患有进行性肺结核。痰的结核杆菌检查有助于鉴别诊断,确诊依赖于喉部活检。

2. 喉乳头状瘤 病程较长,可单发或多发,肿瘤呈乳头状突起,淡红色或灰白色。病变限于黏膜表层,无声带运动障碍。由于成人喉乳头状瘤易恶变,且肉眼较难与喉癌鉴别,须依靠活检确诊。

3. 喉梅毒 临床症状主要为声嘶,喉痛轻。喉镜检查病变多见于喉前部,黏膜红肿,常有隆起的梅毒结节和深溃疡,破坏组织较重,愈合后瘢痕收缩粘连,致喉畸形。血清学检查及喉部活检可确诊。

【治疗】

喉癌的治疗手段包括手术、放射治疗(简称放疗)、化学治疗(简称化疗)、免疫治疗及生物治疗等,目前多主张以手术加放疗的综合治疗。

1. 手术治疗 为喉癌治疗的主要手段。其原则是在彻底切除肿瘤的前提下,尽可能保留或重建喉的功能,以提高患者的生存质量。喉癌的手术包括喉全切除术和各种喉部分切除术。近几十年来,随着喉外科的发展和临床经验的积累,喉部分切除术逐渐被广泛地被采用。喉部分切除术的术式很多,主要根据肿瘤的部位、范围以及患者的全身状况等因素进行选择。

喉癌常有颈淋巴结转移,为此颈淋巴结清扫是喉癌手术的重要组成部分。特别是声门上型喉癌,颈淋巴结转移率高达55%,N_0病例的隐匿性转移率为38%。故除了对临床上触及颈淋巴结肿大的病例应行颈淋巴结清扫术外,对N_0的声门上型喉癌,应行择区性颈淋巴结清扫术(selective neck dissection)。

2. 放射治疗 适应证:①声带癌Tis、T_{1a}、T_{1b}病变,声带运动正常。②病变小于1cm的声门上型喉癌。③全身情况差,不宜手术者。④病变范围较广,波及喉咽的癌肿,可先行术前放疗。^{60}Co的根治性放疗总量为60～70Gy。术前放疗,通常在4周内照射45～50Gy,放射结束后2～4周内行手术切除。术后放疗通常在手术切口愈合后进行,其放疗量根据具体情况而定。

3. 化学治疗 多采用诱导化疗加放疗或同步放、化疗治疗。

4. 其他治疗 免疫治疗、生物治疗或中医治疗等有一定的疗效。

第3节 喉癌手术概述

【喉部分切除术】

喉部分切除术的理论基础是：喉在胚胎发育过程中，早期左右两侧分别发生，以后才在中间融合，且每侧都有各自的淋巴循环，互不沟通；喉的声门裂以上部分，声门区和声门下区也是分别发生，以后在发育过程中才融合起来的，即喉的声门上区由颊咽始基发展而来，而声门区和声门下区则由气管、支气管始基发展而来；并且，喉的各区之间也有清楚的分界，对癌肿的扩散起着屏障作用。上述解剖学上的特点，加之诊断技术的进步、手术方法的改进和综合治疗的发展等为喉癌分切除术提供了有利的条件。

1. 喉显微 CO_2 激光手术 适用于早期（T_1、T_2）声门型和声门上型喉癌。手术创伤小，不需要气管切开，术后发声功能好，恢复快。

2. 喉裂开声带切除术 适用于一侧声带癌（Tis、T1a），未累及前联合或声带突，声带运动正常者。

3. 喉垂直部分切除术 适用于一侧声带癌已累及声带大部分或全长，向前累及前联合，向后侵及声带突，或向上侵及喉室、室带，或向下累及声门下区，声带运动正常或受限者。于甲状软骨的中线略偏健侧切开，将患侧甲状软骨板、声带、喉室、室带、杓状软骨等切除。若肿瘤累及前联合或对侧声带前端，可行喉扩大垂直部分切除术，即喉额侧部分切除术。

4. 喉额侧部分切除术 适用于前联合癌或已累及双侧声带前端，或一侧声带膜部癌侵及前联合至对侧声带前端而病变不超过声门下前部 1cm，未侵及杓状软骨，声带运动正常者。切除范围为甲状软骨前角 2cm、前联合及双侧声带膜部。

5. 喉声门上水平部分切除术 适用于会厌、室带或杓会厌襞的声门上型喉癌，未累及前联合、喉室或杓状软骨者。切除范围为会厌、室带、喉室、杓会厌襞、会厌前间隙或部分舌根及甲状软骨板上半部，声带上面断缘与梨状窝黏膜缝合，以修补喉内创面，保留声带，将甲状软骨外膜断缘与舌根部缝合。

6. 喉水平垂直部分切除术 又称 3/4 喉切除术，适用于声门上型喉癌侵及声门区，而一侧喉室、声带及杓状软骨正常者，或贯声门癌未累及甲状软骨、杓间区和声门下环状软骨者。切除范围包括整个会厌，会厌前间隙，患侧室带、喉室、声带、杓状软骨、杓会厌襞、甲状软骨板和对侧喉室底以上喉组织及相对应的甲状软骨板。

7. 喉环状软骨上部分切除术 主要包括环状软骨舌骨会厌固定术（cricohyoidoepiglot-topexy，CHEP）和环状软骨舌骨固定术（cricohyoicopexy，CHP）等式术。前者主要适用于 T_{1b}、T_2 和部分经选择的 T_3 声门型喉癌，后者主要适用于声门上型喉癌侵及声门区，而有一侧声带后 1/3 及杓状软骨正常者。

8. 喉次全切除术或喉近全切除术 包括 Tucker 喉次全切除术和 Pearson 喉近全切除术。

【喉全切除术】

喉全切除术切除范围包括舌骨和全部喉结构，主要适用于由于肿瘤的范围或患者的全身情况等原因不适合行喉部分切除术的 T_3 和 T_4 患者，原发声门下型喉癌患者，喉部分切除术或放疗后肿瘤复发者，喉癌放疗后有放射性骨髓炎或喉部分切除术后喉功能不良难以纠正者,喉咽癌不能保留喉功能者。若癌肿已侵及喉咽、梨状窝和颈段食管,而不能用胸大肌皮瓣或颈部皮瓣修复时,可用游离空肠来替代已切除之喉咽和食管上段的缺损区。

【喉全切除术后的功能重建和语言康复】

喉是发声的重要器官,其全切除术后,患者失去发声能力,无论从功能上和心理上对患者的影响都是巨大的。患者仅靠颈前气管造口呼吸,其生存质量差。目前,常用的发音重建方法主要有以下几种,且大多数只能恢复部分喉功能:

1. 食管发音法　其基本原理是经过训练后,患者把吞咽进入食管内的空气从食管冲出,产生声音,再经咽腔和口腔动作调节,即可形成语言。首先,应加强思想工作,使患者建立信心;其次按照正确的方法训练。目前一般认为训练食管音是全喉切除后最简单、最方便、最自然、最好的方法,不需要工具,基本接近正常人的发声方式,但其缺点是发声断续、说话费力,不能讲较长的句子。

2. 人工喉和电子喉　人工喉是将呼气时的气流从气管引至口腔,同时冲击橡皮膜产生发声,再经口腔调节,构成语音,其缺点为佩带和携带不便;电子喉是利用音频振荡器发出持续音,将其置于患者额部或颈部做说话动作,即可发出语音,但所发出的声音常带有杂音。

3. 气管(环)咽吻合术　该术式由 Arslan 等报道,以恢复发声、呼吸及吞咽功能。其缺点为多发生误咽,多数患者仍需终身带气管套管。

4. 食管、气管造瘘术　在气管后壁与食管前壁间造瘘,插入发音钮或以肌黏膜瓣缝合成管道。包括安放 Blom-singer、Provox 发音钮;采用 Amatsu 法、李树玲术式等气管、食管壁组织瓣的发声重建术等。

【颈部淋巴结清扫术】

颈部淋巴结清扫术是治疗头颈部肿瘤伴颈淋巴结转移的有效方法,能提高头颈部肿瘤患者的生存率和临床治愈率。根据癌肿原发部位和颈淋巴结转移的情况,可行经典(根治)性颈清扫术、改良根治性颈清扫术、择区性(选择性)颈清扫术和扩大根治性颈清扫术。

(覃纲)

第38章 喉的其他疾病

喉的其他疾病种类较多,以下重点对喉水肿、喉白斑病、咽喉部反流、喉气管狭窄的病因、临床表现及诊治进行介绍。

第1节 喉 水 肿

喉水肿(edema of the larynx)是发生于喉黏膜下疏松组织的渗出性炎症病变。会厌舌面、杓会厌皱襞、声门下腔等处为好发部位。急性喉水肿严重者可引起窒息死亡。

【病因】

诱发喉水肿的病因可分为感染性和非感染性。

1. 感染性疾病 各种喉部和邻近喉部的感染,如急性喉炎、喉软骨膜炎、喉脓肿、扁桃体周围炎和脓肿、咽侧和咽后间隙感染等。特殊性感染如喉梅毒、结核等。

2. 非感染性疾病 各类喉创伤、变态反应、喉血管神经性血肿、异物以及一些全身性疾病均可引起。

(1)喉创伤:喉的开放性切割伤,闭合性挫伤或钝器伤,经喉的较粗糙的气管插管,硬管支气管镜检查时过重的摩擦,以及喉的手术、颈淋巴结清扫术均可引起。

(2)喉血管神经性水肿:也称遗传性血管神经性喉水肿(hereditary angioneurotic laryngeal edema,HALE),是多系统损害的遗传性血管神经性水肿的喉局部表现,为一家族遗传性病变,病因为患者血清中 C1-酯酶抑制剂(C1-INH)含量低、功能不全或缺乏所致。其含量过低,可引起过敏毒素和缓激肽释放过多,血管通透性增高,产生局部水肿。

(3)变态反应:主要为 I 型(IgE 介导)的超敏反应引起的喉水肿。常见的有药物过敏反应,如青霉素针剂、碘化钾口服液、阿司匹林片等。

(4)全身疾病:最常见的为心脏病、肾炎、肝硬化、甲状腺功能低下等。颈部肿瘤压迫致使喉淋巴和静脉回流受阻而出现喉水肿。

【临床表现】

主要症状有声嘶、吐字不清、咽喉梗阻感。局部检查急性炎症性喉水肿可见喉黏膜广泛红肿并附以分泌物。变态反应性或遗传性喉水肿发病急,黏膜苍白水肿,以杓会厌襞、声带为甚。

【诊断】

根据病史和喉镜检查可确诊。关键是鉴别其为感染性或非感染性,并寻找出病因。

【治疗】

主要是针对病因进行治疗。感染性喉水肿予以针对性的广谱抗生素抗感染、消肿,同时静脉滴注糖皮质激素,进行雾化吸入和理疗等。变态反应性喉水肿可口服抗组胺药物。对遗传性血管神经性喉水肿,尤其是发作频繁、症状严重者可用促进 C1-INH 合成类药物,如康力龙(stanozolone),1 天 0.5～2mg,连续应用 2 年,并补充外源性 C1-INH 浓缩剂,也可使用达那唑预防本病反复发作。

若喉水肿病情较重已导致喉梗阻者,有气管切开术指征者应先行切开,再进行病因治疗。

第 2 节　咽喉反流性疾病

咽喉反流性疾病(laryngopharyngeal reflux,LPR)是指胃内容物反流至食管上端括约肌(upper esophageal sphincter,UES)以上的咽喉部。LPR 作为慢性咽喉炎范畴内一种较特殊的疾病,在病因、症状、治疗上有不同的特点。与耳鼻咽喉科相关的症状包括慢性声嘶、咽异物感、频繁清嗓、慢性咳嗽、吞咽困难及痰液增多等。此病普遍存在且常规治疗效果欠佳,严重影响着人们的健康与生活质量。

【发病机制】　反流引起咽喉部病变的具体机制主要有两种:首先为胃食管交界处抗反流屏障功能降低。胃食管交界处的组织结构包括食管下端括约肌、膈肌、膈食管韧带及 His 角等。在生理状态下,胃食管交界处的组织结构就像食管和胃之间的一个阀门样结构,阻止了胃食管反流的发生。该组织结构异常将会导致胃食管反流的发生。另一方面,与食管相比,喉部黏膜本身对胃酸的损伤更为敏感,缺乏对胃酸的抵抗机制。此外,部分患者 UES 压力不恰当降低,尤其在自发性 UES 松弛、夜间仰卧或食后打嗝时发生。以上多因素联合作用导致咽喉部黏膜损伤。

【临床表现】

临床上咽喉反流的症状复杂多变,包括间歇性发声困难、慢性清嗓、喉部黏液过多、咳嗽、鼻后滴液感、吞咽困难、咽部异物感等。典型体征包括声门下水肿、弥漫性喉水肿、喉室消失、后连合肥大、红斑或充血、肉芽肿及咽喉部黏性分泌物滞留等。

【诊断】

目前常用的诊断方法主要包括病史、体格检查、纤维喉镜检查、24h pH 值监测、24h 多通道阻抗监测(multichannel intraluminal impedance,MII)、食管测压、诊断性治疗等。其中 24h pH 值监测是诊断本病的金标准。

【治疗】

1. 一般治疗　建议改变生活方式,如床头抬高,避免穿紧身衣服,餐后保持直立位,饮食以高蛋白、高纤维、低脂肪为原则,控制体重,避免烟酒、浓茶、咖啡、可乐等的刺激,少食多餐,睡前 2～3h 停止进食,多嚼口香糖促进唾液分泌,改善食管清除能力。

2. 药物治疗　主要使用中和胃酸、抗酸药、H_2 受体拮抗剂、质子泵阻滞剂等。目前国际上公认的首选药物为质子泵阻滞剂。质子泵阻滞剂通过抑制胃壁细胞的 $H^+\text{-}K^+\text{-}ATP$ 酶，直接抑制胃酸形成的最后环节，从而减少胃酸分泌。

3. 手术治疗　对喉腔巨大肉芽肿、喉狭窄等影响呼吸者需手术治疗，术后维持抗酸治疗。

第 3 节　喉 白 斑 病

喉白斑病(leukoplakia of the larynx)为喉黏膜上皮增生和过度角化所发生的白色斑块疾病。多见于 40 岁以上的男性，其发病局部与吸烟、嗜酒、喉慢性炎症等因素刺激有关。部分喉白斑患者可癌变。

【临床表现】

喉白斑病可于喉任何部位黏膜发生，但于声带和室带更多见，喉镜下检查呈现为斑块或斑片，一般为单个，大小约数毫米。轻者，白斑质软，边界清楚，稍高出于黏膜表面。重者呈疣状或颗粒状。如伴有糜烂应考虑可能有恶变。

【诊断】

根据病史及喉镜检查多可诊断。声带白斑的诊断应与声带囊肿、早期声带癌相鉴别。必要时可取组织行病理检查。

【治疗】

喉白斑病一旦诊断明确可行支撑喉镜下喉显微手术。如喉白斑已癌变，可考虑喉内径路行激光完整切除病灶术。

第 4 节　喉气管狭窄

瘢痕性喉气管狭窄(cicatricial stenosis of the larynx and trachea)一般为后天性，因多种原因损害喉气管后未得到及时或正确的早期处理而致。喉和颈段气管瘢痕性狭窄常同时存在，故又称瘢痕性喉颈段气管狭窄。

【病因和分类】

外伤最为常见，为各种致伤因素引起的喉气管开放或闭合性创伤，导致喉气管软骨或软组织损伤；其次为长期插管造成喉气管黏膜严重损伤；其他如误吞吸强酸、强碱化学腐蚀剂以及剂量偏大造成的放射性损害等。按照狭窄的部位和范围分为：声门上、声门、声门下、颈段气管和混合性狭窄。

【临床表现】

喉气管狭窄常见的症状为声嘶或失声，后者狭窄部位常位于声门下。除此，常有进行性的呼吸困难，狭窄主要位于喉部者，多已进行气管切开，故呼吸困难于堵管时才呈现。喉气管均有瘢痕狭窄者有呼吸困难、喉鸣、咳嗽伴黏稠痰、进食咳呛等症状，严重者可出现明显的全身症状，如烦躁不安、呼吸与心跳加快、唇指发绀等，主要为心、肺、脑等重要脏器缺氧所致。

【诊断】

根据病史、临床表现及各类喉镜检查可作出初步诊断，X 线摄片对了解气管狭窄有帮助,CT 扫描能准确地显示狭窄病变的部位及范围。

【治疗】

目标是重建一个足够的气道,同时保存发音及防误吸的功能。对于轻型或急性损伤患者可使用糖皮质激素、质子泵抑制剂、H_2 受体拮抗剂、青霉素类抗生素以降低瘢痕的生长和硬度。物理疗法有用放疗照射抑制肉芽、瘢痕生长,内镜下冷冻等。常采用的治疗手段为手术,尤其是狭窄较重者。

1. 内镜辅助 CO_2 激光手术　适用于由肉芽组织为主尚未发展为成熟瘢痕的早期病变,且狭窄区不超过 1cm 圆周的气道。术后局部可应用糖皮质激素或丝裂霉素 C 来防止瘢痕再次形成。

2. 喉气管整复术　适用于比较严重的喉气管瘢痕狭窄。对于无喉腔软骨支架损毁仅有瘢痕者,可行喉裂开术,黏膜下切除瘢痕,黏膜的缺损区可转瓣,以邻近的黏膜或带蒂肌皮瓣覆盖,也可切取自身的颊黏膜、筋膜、软骨膜、骨膜覆盖,但存活率低。术毕喉腔内放置硅胶扩张膜。

3. 喉气管腔再造术　喉软骨支架完全损毁可行喉腔再造术。其方法为在喉裂开切除瘢痕后,切取肋软骨做 V 形喉支架植入,暂不关闭喉腔,待成活后覆盖黏膜再关闭形成新喉。

4. 横行切除端端吻合术　对于环状软骨缺损、声门下腔狭窄或闭锁者,可将此段切除,行气管-甲状软骨吻合术。如闭锁位于颈段气管不超过 6cm,可横行切除,行气管-气管端端吻合术。

5. 喉气管腔扩大术　此类手术为恢复气道通畅,将部分结构切除以增大气道。如声门上狭窄则行相应部分切除术。声门或声门下狭窄也可将甲状软骨前端突出部切开,植入带肌蒂舌骨,后方将环状软骨板纵向切开松解后,植入自体软骨或嵌入钛钢片以增大喉腔。

(周立)

第39章 喉 阻 塞

喉阻塞(laryngeal obstruction)又称喉梗阻,是喉部或其邻近组织病变,使喉部气流通道变窄或阻塞,引起呼吸困难和窒息。它是由各种原因造成的一个临床症状,也是耳鼻喉科急症之一,需立即抢救。

【病因】

1. 炎症 如急性会厌炎、小儿急性喉炎、急性喉气管支气管炎等,喉邻近部位炎症如喉脓肿、咽后脓肿、颌下蜂窝组织炎、咽侧感染等。

2. 外伤 喉部挫伤、挤压伤、炸伤、切割伤、烧灼伤、高热蒸气或毒气吸入等。

3. 肿瘤 喉癌和喉乳头状瘤较常见,还有甲状腺肿瘤等。

4. 异物 阻塞的同时还可引起喉痉挛。

5. 水肿 血管神经性水肿,变态反应或心、肾疾病等。

6. 畸形 先天性喉鸣、喉软骨畸形、喉蹼、喉部肿瘤术后瘢痕性增生引起的狭窄。

7. 声带麻痹 各种原因导致的声带固定,不能外展。

8. 颈部病变的压迫 如颈部转移癌、巨大甲状腺肿和颈部肿瘤等。

【临床表现】

1. 吸气性呼吸困难(inspiratory dyspnea) 为主要症状。正常情况下,吸气时气流将声带向下、内推压,使声带向中线靠拢,同时伴有声带外展,使声门裂开大,可使呼吸顺畅,在气道狭窄时,吸气期气流将声带向下、内推压,使已经狭窄的声门更加狭窄,导致吸气性吸困难,且患者吸气越快,用力越大,声门越窄,呼吸困难就越重。而呼气时气流向上、外推开声带,使声门裂变大,故无明显呼气困难。

2. 吸气性喉鸣(inspiratory stridor) 吸气时气流经过狭窄喉腔时,产生震动和涡流而发出尖锐的喉鸣声,且声音大小与阻塞程度相关。

3. 吸气性软组织凹陷 因为气道狭窄,吸气时气流通过受限,胸腹部的辅助呼吸机运动加强,胸腔扩大,而肺叶不能相应膨胀,胸腔负压增大,使胸壁及其周围软组织,如胸骨上窝,锁骨上、下窝,肋间隙,剑突下和上腹部向内凹陷。儿童肌张力较弱,凹陷征象更为明显(图 3-39-1)。

4. 声音嘶哑 见于侵犯声带的病变,若病变位于室带或声门下腔,声嘶一般出现较晚或不出现。

5. 缺氧症状 面色青紫,坐卧不安,烦躁。晚期可有大汗淋漓,脉搏微弱、快速或不规则,呼吸浅快,心力衰竭,甚至昏迷。

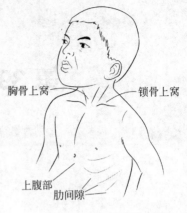

胸骨上窝　　　　锁骨上窝

上腹部　　肋间隙

图 3-39-1　四凹征

【呼吸困难分度】

根据患者临床表现,可将喉阻塞分为四度,治疗时可据此采取不同措施。

(1)一度:安静时无呼吸困难表现。活动或哭闹时,有轻度吸气性呼吸困难,稍有吸气性喉喘鸣及吸气性胸廓周围软组织凹陷。

(2)二度:安静时也有轻度吸气性呼吸困难,吸气期喉鸣和吸气期胸廓周围软组织凹陷,活动时加重,不影响睡眠和进食,无烦躁不安等表现。脉搏正常。

(3)三度:吸气性呼吸困难明显,喉鸣声较响,吸气期胸廓周围软组织凹陷显著。出现烦躁不安,不易入睡,不愿进食,脉搏加快等缺氧症状。

(4)四度:呼吸极度困难,患者坐卧不安,手足乱动,出冷汗,面色苍白或发绀,定向力丧失,心律不齐,脉搏细弱,血压下降,大小便失禁等,需立即抢救。

【诊断】

根据病史、症状及体征,即可做出喉阻塞的诊断,还需根据表现进一步判断阻塞的程度,严重者需先解除呼吸困难,再进一步查找病因。

但本病引起的呼吸困难,临床上还需与支气管哮喘、气管支气管炎等引起的呼气性、混合性呼吸困难相鉴别。鉴别要点如表 3-39-1 所示。

表 3-39-1　三种阻塞性呼吸困难鉴别要点

对 比 项 目	吸气性呼吸困难	呼气性呼吸困难	混合性呼吸困难
病因	气管上段及咽喉等处阻塞	小支气管阻塞	气管中、下段或上、下呼吸道同时阻塞
呼吸深度与频率	吸气运动加强,时间延长,频率基本不变或减慢	呼气运动增强,时间延长,吸气运动稍加强	吸气、呼气均增强
软组织凹陷征象	吸气时明显	无	无,若以吸气性呼吸困难为主可出现
呼吸伴发音及出现时期	吸气期喉喘鸣音	呼气期肺哮鸣音	除上呼吸道有病变外,一般无声音
体格检查	咽喉检查有阻塞性病变,肺部有充气不足体征	肺部有充气过多体征	胸骨后可闻呼吸期哮鸣声

【治疗】

临床医生需高度重视喉阻塞导致的呼吸困难,根据呼吸困难的程度,综合考虑病因和患者一般情况,采取不同处理办法。

(1)一度:明确病因,积极治疗,不需行气管切开术。如炎症引起者,积极控制感染及炎症水肿；异物所致，取出异物。

（2）二度：积极治疗病因，密切观察病情变化。多可避免行气管切开术，但应做好行气管切开术的准备。

（3）三度：在严密观察呼吸并做好气管切开术准备的情况下，可试用药物治疗和给氧。若经保守治疗无效，或阻塞时间长，全身情况差时，应及早手术。由恶性肿瘤引起的喉阻塞，应行气管切开术，再行其他处理。

（4）四度：立即行气管切开术。若病情十分紧急，可先行环甲膜切开术，缓解呼吸。

（陈雄）

第 40 章　气管插管术及气管切开术

第 1 节　气管插管术

气管插管术(endotracheal intubation)是将特制的气管导管,通过口腔或鼻腔插入患者气管内,是解除呼吸道梗阻,给予气管内麻醉和人工辅助呼吸可靠而常用的方法。

【适应证】

(1) 各种原因导致的急性喉阻塞　如新生儿呼吸困难、婴幼儿呼吸窘迫综合征、急性感染性喉阻塞、急性喉水肿、颈部肿块或感染肿胀压迫喉气管引起呼吸困难。

(2) 下呼吸道分泌物潴留不能自行咳出,或胃内容物反流误吸,需气管内抽吸者。

(3) 各种病因引起呼吸功能衰竭需进行人工呼吸,或心跳、呼吸骤停行心肺脑复苏者。

(4) 全身麻醉时,便于呼吸道管理和气管内给药。

(5) 小儿支气管造影和小儿气管切开前需气管插管定位者。

【禁忌证】

1. 绝对禁忌证　喉头水肿、急性喉炎、喉头黏膜下血肿。只在急救时才考虑。

2. 相对禁忌证　呼吸道不全梗阻、出血性血液病(如血友病、血小板减少性紫癜等)、主动脉瘤压迫气管等均为相对禁忌证。

【器械】

主要是麻醉喉镜(图 3-40-1)和气管插管(图 3-40-2)。喉镜有成人、儿童和幼儿三种规格,镜片有直、弯两种类型,常用的是弯形片。目前临床使用的气管插管有橡胶插管、聚氯乙烯插管和硅胶聚乙烯插管。其中以硅胶插管刺激最小,橡胶管刺激性最大。插管规格有不同的分类方法,临床常用的是按气管插管的外径大小(单位：mm)分类的：其中无套囊气管插管有 2.5、3.0、3.5、4.0 和 4.5 共 5 种规格;有套囊气管插管有 5.0、5.5、6.0、6.5、7.0、7.5、8.0、8.5、9.0、9.5 和 10.0 共 11 种规格。目前多用有套囊气管插管。需根据年龄选用不同规格。

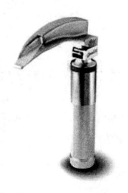

图 3-40-1 麻醉喉镜

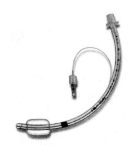

图 3-40-2 气管插管

【操作步骤】

1. 麻醉 小儿可不用麻醉,成年人用 1‰ 丁卡因喷咽部及喉部进行表面麻醉。

2. 体位 仰卧位,去枕,头部略抬高及后仰,使口、咽、喉在一条直线上。

3. 检查口腔 取出异物及活动义齿。

4. 检查 戴手套,检查气囊是否漏气,插入导管芯,润滑导管前端及喉镜末端。

5. 插管 经口插管:用纱布垫于患者上门齿处,术者左手持喉镜柄将喉镜放入口腔至咽喉部,在会厌与舌根交界处(会厌谷),用力向前上方提起,使舌骨会厌韧带紧张,会厌翘起紧贴喉镜片,即显露声门,右手持内有金属导芯的插管前端置于声门上,并将导管斜面开口对准声门,当吸气声门张开时,立即将插管插入,待管后端有气体呼出时,调整插管至适当深度,拔出金属导芯并固定插管于颊部;经鼻插管:选用适当型号的鼻插管,管外涂润滑油,经鼻腔进入,经鼻咽部和口咽部,调整头部位置,将管经喉插入气管。插管有困难时,可借助麻醉喉镜按上述方法将插管经声门插入,插管进入过程中,注意观察导管内是否有气流呼出,防止插管进入食道;纤维内镜引导下的气管插管:因张口困难、小颌畸形等使麻醉喉镜难以暴露声门,或口、鼻插管失败者可试此法。方法:1‰ 丁卡因行鼻腔、咽喉黏膜表面麻醉,将纤维内镜穿过插管,经口或鼻插入喉或气管,再将麻醉插管在纤维内镜引导下插入气管内。

【并发症】

(1)插管技术不规范或不熟练,致呼吸道黏膜损伤、出血等,牙齿损伤或脱落,甚至下颌关节脱位。

(2)浅麻醉下插管易造成刺激性呛咳以及喉头和支气管痉挛,使心率加快及血压波动而导致心肌缺血。严重的迷走神经反射还可导致心律失常,甚至心跳骤停。

(3)导管内径不合适造成的问题。内径过小可加重呼吸阻力,过大容易损伤气道黏膜,甚至引起喉头水肿。

【注意事项】

(1)插管前需充分给氧。

(2)选择大小、质地合适的插管。

(3)插入深度要合适,儿童以进入声门下 2.5~3cm,成年人以 4~5cm 为宜。

(4)插管时间不易太长,以免因气囊压迫气管而发生并发症,儿童不宜超过 72h,成年人不宜超过 48h。若需继续使用呼吸机,应行气管切开术。

(5) 充分补液,给予抗生素以预防感染。

第 2 节　气管切开术

气管切开术(tracheotomy)是指切开颈段气管,放入气管套管,以解除喉源性气道阻塞或下呼吸道分泌物潴留所致呼吸困难,是一种抢救危重患者的急救手术。

【适应证】

(1) 咽部阻塞出现呼吸困难者。

(2) Ⅲ～Ⅳ度喉阻塞。

(3) 下呼吸道分泌物潴留:昏迷,神经麻痹,严重的脑、胸、腹部外伤及呼吸道烧伤。

(4) 预防性气管切开:施行口腔、颌面、咽、喉大手术时,为保持术中及术后呼吸道通畅,可行气管切开术。

(5) 下呼吸道异物:为确保安全,可先行气管切开,再行异物取出。

【操作步骤】

(1) 体位:仰卧位,肩下垫枕,头后仰,并保持头部正中位,使气管上提并与皮肤接近。

(2) 麻醉:一般采用局部麻醉。沿颈前正中自甲状软骨下缘至胸骨上窝,用 1% 利多卡因浸润麻醉。

(3) 消毒铺巾:此步在情况危急时可省略。

(4) 切口:多采用直切口,自甲状软骨下缘至接近胸骨上窝处,沿颈前正中线切开皮肤及皮下组织,或于环状软骨下缘 3cm 处作横切口。

(5) 分离气管前组织:用止血钳沿中线钝性分离胸骨舌骨肌、胸骨甲状肌,暴露甲状腺峡部,用相同的力向两侧牵拉,并常以左手指探触气管环,防止气管被牵拉移位。

(6) 暴露气管:牵开肌肉即可看到气管前筋膜,甲状腺峡部覆盖于第 2～4 环的气管前面,若峡部不宽,在其下缘稍加分离,向上或向下牵拉,气管前壁即可暴露;若峡部过宽,可用血管钳将完全分离的峡部从两侧夹住,自中间切断,缝扎止血以便暴露气管。

(7) 切开气管:经气管前筋膜即可触到略带弹性的气管软骨环,用空注射器穿刺,若有空气抽出,即可确认为气管,然后向气管内注入 1% 丁卡因数滴,于第 2～4 环处,用 12 号镰刀片在中线位置自下向上挑开 2 个气管环。做切口时刀尖勿插入过深,以免刺伤气管后壁和食管前壁,引起气管食管瘘。

(8) 插入气管套管:用气管扩张器或弯止血钳撑开气管切口,插入合适的带管芯套管,取出管芯,放入内管。吸净分泌物,并检查有无出血。

(9) 固定套管并缝合切口:套管两侧用布带以适度松紧固定于颈部。缝合伤口,并用一块开口无菌纱布垫于伤口与套管之间。

【术后护理】

(1) 保持套管通畅:经常吸痰,定时清洗、消毒内管。

(2) 保持下呼吸道通畅:室内温度适宜,雾化吸入,缓解肿胀及促进排痰。

(3) 预防感染:伤口每日换药一次,消毒切口周围皮肤。

(4) 防止套管脱出:经常检查套管是否在气管内,防止脱出。术后 1 周内,不宜更换外管。

（5）拔管：试着堵管至少 24～48h，观察患者情况允许时拔除套管，拔管后严密观察 1～2 天。

【并发症】

1. 皮下气肿　最常见，多发生于术中，也可出现于术后 1～2 天，1 周左右即可完全吸收，气肿严重时需拆除缝线。皮下气肿的原因主要为：①暴露气管时，气管前软组织剥离过多；②气管切口过长，空气切口两端进入皮下；③切开气管或插入套管后，发生剧咳；④缝合皮肤切口过紧。其中多局限在颈部。

2. 伤口感染　是造成继发性大出血和气管狭窄的重要原因。需强化无菌意识、注意无菌操作、适当引流、规范术后换药及导管护理、合理应用抗菌药物。

3. 出血　包括原发性出血和继发性出血。前者主要是术中止血不彻底，轻者可于气管套管周围填入碘仿纱条，压迫止血，或酌情加用止血药物。若出血较多，需打开伤口探查、止血。继发性出血临床较少见，但后果一般极为严重，患者可迅速死亡。主要是头臂干、甲状腺动脉、无名动脉等损伤出血，低位气管切开，套管、气囊选用不当，术后颈部过伸、侧曲或头部扭曲等造成。

4. 气胸及纵隔气肿　暴露气管时，过于向下分离，损伤胸膜后，可引起气胸。亦有因喉阻塞严重，胸内负压过高，剧烈咳嗽时使肺泡破裂，形成自发性气胸。轻度的气胸一般可自行吸收。气胸明显，引起呼吸困难者，则应行胸腔穿刺或行闭式引流排出积气。

5. 拔管困难　原因主要为：①若切开气管部位过高，损伤环状软骨，造成喉狭窄；②气管切口处肉芽增生或气管软骨环切除过多，造成气管狭窄；③原发疾病未治愈，拔管易造成呼吸困难者；④气管套管型号偏大，堵管试验时呼吸不畅。应根据不同的原因，酌情处理。

6. 气管食管瘘　由术中切开气管前壁时切入过深伤及食管，气管套囊压迫时间过长腐蚀气管壁等造成，需在临床工作中多加注意。

第 3 节　环甲膜切开术

环甲膜切开术（cricothyroidotomy）用于病情危急、来不及或不具备做气管插管或气管切开时，暂时使用的救命办法，待呼吸困难缓解后，需做常规气管切开术。

【手术要点】

一般情况紧急，无特殊准备，无须麻醉，若是预防性手术，需排除喉部感染，在局部麻醉情况下进行。

（1）摸清甲状软骨、环状软骨位置，在其间隙做一长 3～4cm 的横行皮肤切口，分离颈前肌，于环甲膜处做约 1cm 的横切口直至喉腔；

（2）用止血钳撑开伤口，使空气进入，插入橡皮管或塑料管；

（3）用绷带或布条将管子固定在脖子上，直至有条件行进一步处理。

【注意事项】

（1）注意保护环状软骨，以免引起喉狭窄；手术时需谨慎避免切伤，套管避免选用金属材质。

（2）环甲膜切开术后的插管时间不宜超过 24h。

（3）情况十分紧急时,可用粗注射针头,经环甲膜直接刺入声门下区,暂时缓解阻塞症状,但需掌握穿刺深度。

【术后处理】

（1）密切观察病情及切口情况,气管套管不宜固定过紧。

（2）保持套管及下呼吸道通畅,注意吸痰,定时清洗内套管。

（3）预防伤口感染,需每日伤口换药。

（4）防止外管脱出,注意经常检查套管是否在气管内。

（5）若病情好转,堵管 24～48h 后呼吸通畅,即可拔管。

（陈雄）

第 41 章　嗓音医学及言语病理学

第 1 节　嗓音医学概述

嗓音医学是耳鼻咽喉科学的一个分支,其任务是研究发音器官(主要是喉)的解剖、发音生理和病理,预防和治疗嗓音疾病,使嗓音保持良好状态的一门学科。

声音的发生有赖于以下诸器官:动力器官、振动器官、共鸣器官及构音器官。

(1) 呼吸器官即动力器官:主要包括肺和肋肌、膈肌等与呼吸有关的肌群。自肺呼出的气流是声带振动的动力。

(2) 声带即振动器官:闭合的声带经呼出气流冲击、振动后发出声音。音调(pitch)即声音的高低,取决于声带振动的频率,而频率与声带的长度、厚度、张力及振动范围有关。声带短、薄、张力大、振动范围局限、振动频率快,发出的声音音调高;反之,则音调低。音强(volume)是指声音的强弱,取决于声带振动的振幅,并与声门下气流压力有关。声门下压力大,声带振动的振幅大,声音就强;反之,则声音弱。

(3) 共鸣器官:发声时参与共鸣的器官有鼻腔、鼻窦、咽腔、喉腔、口腔、胸腔等,共鸣腔的大小、形状及腔壁的硬度影响共鸣效果。经调节,改变共鸣腔的形状和大小后,可影响音色(timbre)。唱歌时如降低喉的位置,可增加咽腔容积,使声音丰满。

(4) 吐字器官即构音器官:包括口腔、舌、腭、唇、齿、颊等。通过唇、牙、舌、腭、颊、口腔等器官的调节,发出元音和辅音,并使语音清晰。

第 2 节　言语病理学概述

人的发声器官具有复杂的功能,主要是发声和言语。言语形成是非常复杂的过程,需要言语器官密切配合,协调一致,声道中的可变部分如下颌、唇、舌和软腭等积极发音结构的活动构成言语的声学特征,言语的形成主要是吐字结构活动的结果,并由咽腔、口腔、鼻腔及胸腔等共鸣器官的共鸣形成。如其中一个环节出现问题即难以形成。言语病理学是一门研究发声和言语障碍病因、临床表现及防治方法的学科。

第3节 发音障碍

【病因】

发音障碍多与用声过度和用声不当有关,因此,发音障碍多见于教师、演员、销售员等经常用声的工作人员。功能性发音障碍,常与心理状态、情绪等因素有关。器质性发音障碍可由炎症、外伤、肿瘤、神经肌肉系统异常或先天发育异常所致。

【临床表现】

主要表现为不同程度的声音嘶哑。轻者,在日常讲话时症状不明显,但在发某一高音时出现双音、发音粗糙或发音无力。病情严重时,可完全失声。

(1)用声不当所致发音障碍:最为常见,常因发音或歌唱时方法不当,喉肌收缩过强,使声带及共鸣腔肌肉过度收缩,声门关闭过紧,共鸣腔变小。特别是声带前中1/3交界处振动过度引起声带慢性机械性外伤、黏膜增厚,多见于声带小结、声带息肉、声带囊肿等良性增生性病变。

(2)先天性发音障碍:喉软化、喉蹼、腭裂、先天喉气管裂、声带发育不良(声带沟)、先天喉囊肿等可引起声音嘶哑,出生后即出现,常常伴有先天性喉喘鸣或呼吸困难。

(3)炎症性发音障碍:急性炎症发病急,轻者声音粗糙,发音费力,严重者由于喉部分泌物较多且黏稠,影响声带的弹性,声门闭合不良,声音嘶哑明显,可出现失声,并伴有全身不适的症状。喉黏膜肿胀,伴白膜形成,发音嘶哑无力。慢性炎症缓慢发病,初为间断性,用声过度后声嘶加重,后逐渐发展成为持续性声音嘶哑。

由于特有的反流性咽喉炎所引起的发音障碍,除声音嘶哑外还常常伴有咽部异物感、反复清喉动作及咽痛等症状,喉部检查可见咽喉部黏膜充血,杓间区黏膜增厚、水肿,假性声带沟或声带突接触性肉芽肿等。

(4)肿瘤引起的发音障碍:良性肿瘤声音嘶哑发展缓慢,恶性肿瘤声音嘶哑可在短期内进行性加重,最后完全失声,同时可伴有呼吸困难、吞咽困难及相邻器官累及的征象。

(5)外伤性发音障碍:各种外伤、异物、手术等原因使喉部软骨、软组织、关节损伤或移位,引起声音嘶哑。多有明确的外伤或手术史。

(6)运动性发音障碍:由于中枢神经系统、周围神经系统或肌肉疾患引起的声带麻痹,均可出现不同程度的声音嘶哑。症状的严重程度多决定于麻痹声带的位置及喉功能的代偿程度。

痉挛性发音障碍作为一种中枢运动神经系统病变,影响神经肌接头处神经递质的释放,发音时喉部肌肉非随意的运动,导致发音痉挛、震颤。其他如重症肌无力等疾病,累及咽喉部肌肉时也会出现相应的发音嘶哑、易疲劳及吞咽障碍等症状。

(7)功能性发音障碍:喉结构正常,多见于女性。突发声音嘶哑,自耳语至完全失声程度不同,但咳嗽、哭笑声正常。声嘶恢复快,可再发,常发生于精神创伤或情绪激动后。喉镜检查见双声带色泽形态正常,发声时不向中线靠拢,很少振动,但咳嗽或哭笑时,声带运动正常。

【检查】

1. 一般检查

（1）喉部检查：以间接喉镜检查，了解声带的色泽、形态、运动和声门闭合状况，并注意有无充血、水肿、肥厚、小结、息肉等病变。检查时应分别观察呼吸及发声时的声带情况。

（2）共鸣器官检查：包括鼻腔、鼻窦、咽腔、口腔的检查。

2. 发音功能检查

（1）感知分析：临床医生通过与患者交谈可以了解患者的嗓音功能状况，并对患者的嗓音质量进行简易的感知分析。最常使用的是 GRBAS 分级，该量表将嗓音质量分为 5 种标度，每一标度分为 5 级，评估标度参数包括嗓音总体嘶哑程度、嗓音粗糙程度、发音无力程度、气息程度及发音紧张程度。

（2）发音效能评估：最简单的评估方法是最长发音时间，是深吸气后能持续发声的最长时间。测试时一般发"e"音，用秒表计时，反复测试 3 次后取其最大值。该方法可以推测受检者喉部调节功能及发声的持续能力。正常情况下男性的声时为 20～30s，小于 14s 为异常；女性的声时为 15～20s，小于 9s 为异常；儿童声时大约在 10s 左右。

（3）嗓音声学分析：应用声图仪、频谱仪等仪器，将声波转换成电波后，可对声音的频率、强度及谐波成分、噪声进行分析，显示声音的声学特征，如基频、谐噪比、微扰测量等。该方法分析客观，可重复性强，是标准化测试嗓音功能的理想工具。

（4）空气动力学分析：气流率测定是较常用的方法。以每秒钟经声门呼出之气流量（ml）除以声时（s）所得的值为气流率。正常时气流率为 200ml/s。声带有病变时，由于声时缩短，气流率高于正常人。一般认为气流率为 200ml/s 时有诊断意义。

（5）频闪喉镜检查：主要用于了解声带振动状况。由于频闪喉镜具有与声带振动频率一致并同步的光源，检查时可以观察声带的振动方式、幅度、黏膜波、对称性、周期性及闭合状况等。正常情况下，发低音时，声带振动速度慢，振幅大。发高音时，振动速度快，振幅小。正常时两侧声带呈对称性，黏膜波正常，振动幅度均匀。声带有病变时，根据病情轻重程度不同，表现为振动幅度变慢，振幅减小，声带黏膜波减弱或消失，两侧常不对称。

（6）喉肌电描记法：是一种测试喉肌及其支配神经肌电活动的检查法。主要用于喉肌功能评定。检查时以电极针插入喉肌（如环甲肌、甲杓肌）内，经电刺激，分别观察平静呼吸、发高音和低音时的肌电描记波形。正常时，波形密集，有声带麻痹等喉肌病变时，波形稀疏。喉肌电检查对了解喉肌病变程度、探讨病因、估计预后有一定帮助。

3. 其他检查　X 线喉侧位片、正侧位胸片、食管钡透、肺功能测试、喉 CT 扫描等检查，有助于查找发音障碍的病因。

【治疗】

发音障碍的病因较复杂，目前常用的治疗方法包括：

1. 行为干预　应注意以下几点：

（1）避免大声说话，减少频繁咳嗽及清嗓行为，尽可能轻松地讲话。

（2）适当饮水以保持喉腔湿度，避免咖啡、酒精刺激。

（3）戒烟，避免二手烟。

（4）避免在噪声环境下过度用声。

（5）注意声带休息，避免长时间讲话。

（6）平衡膳食，避免辛辣刺激食物。

（7）适度减压。

2. 嗓音治疗

（1）对于喉肌功能过强，如男声女调，男性青春期变声异常致语调高尖者，应引导其发声时放松喉肌，降低语调。采用发声时同时作咀嚼动作的训练方法，改善发声。

（2）对于喉肌功能过弱者，练习屏气动作，使声带紧闭，胸腔固定，并同时发声。经过反复练习，有助于增加声带张力。

（3）进行呼吸训练，调节呼吸发音，改胸式呼吸为胸腹式混合呼吸，控制呼气能力，使呼气慢而均匀，呼气期延长。

3. 药物治疗

（1）雾化吸入与理疗　用抗生素药液或激素进行雾化吸入，可减轻声带肿胀，有助于早期声带小结、息肉的消退。超短波理疗等物理疗法能有效改善局部血供，加速炎症吸收。

（2）抗酸药物的应用：应用 H_2 受体拮抗剂及质子泵抑制剂控制咽喉部酸性物质反流，改善发音。

（3）在喉内肌内注射肉毒素 A，可治疗痉挛性发音障碍，或用其他方法治疗无效的接触性肉芽肿。

4. 手术治疗　良性增生性病变，经药物治疗未能消退者，可行嗓音显微外科手术切除，手术时应避免损伤声带肌层。癌前病变及早期声门癌也可行 CO_2 激光切除病灶。晚期喉癌患者可行喉部分切除、功能保留手术或喉全切除手术，后者术后用食管发音、人工喉及各类喉发音重建方法来保留发音功能。单侧声带麻痹、声门闭合不良者，可酌情行声带注射内移填充术或甲状软骨成型术改善发音。在保留发音功能的同时，双侧声带麻痹患者可应用杓状软骨部分切除或神经移植、吻合等方法保证呼吸道通畅。

5. 精神心理治疗　对功能性发音障碍等，在应用嗓音及言语矫治的同时配合心理治疗常可获得良好疗效。

第 4 节　言 语 障 碍

言语形成是一个较为复杂的过程。眼、耳等感觉器官感知环境中的事物后，传递至大脑，经言语中枢、神经系统和唇、舌、腭、齿等言语器官的配合和协调，最终形成言语。正常言语的形成需具备以下条件：①听觉、视觉功能良好。②完善的言语中枢。习惯用右手者，言语中枢在左侧大脑颞叶，惯用左手者，则在右侧颞叶。③与言语形成有关的各神经通路畅通。④小脑的协调功能良好。⑤声带、唇、舌、腭、牙等器官正常。

【病因】

形成言语的各环节有病变时，均可引起言语障碍，其常见病因如下所述：

1. 神经系统病变　如先天性大脑发育不全、颅脑损伤等可致学语迟缓等言语障碍。患脑血栓、脑脓肿等症时，如病变累及大脑颞叶言语中枢时，可引起失语症；小脑有病时，与形成言语有关的肌肉功能不协调，讲话费力，含糊不清。

2. 听力障碍　是儿童言语障碍的常见原因之一。

3. 言语器官结构异常　腭裂、唇裂等先天性畸形，可致构语困难，语音不清。咬合不佳,切牙缺失,舌系带过短,舌体肥大,软腭运动障碍等,也是构成言语障碍的原因。

4. 其他 如小儿与外界接触过少,能影响其正常的言语发育。对于小儿不正确的言语方法,如未及时纠正,可致言语不清晰。

【临床表现】

1. 学语迟缓 小儿言语发育的年龄可有个体差异,一般将2岁时仍不会任何言语者,列入学语迟缓。听力障碍为常见原因,或与大脑发育不全、智力低下、脑外伤等原因有关。病情轻者,表现为表达能力低于同龄儿童,或表现为所用词汇与其年龄不相适应。病情严重时,病儿不会讲话。

2. 发声困难 多因中枢运动神经功能障碍或周围性肌肉病变,如患脊髓空洞症、重症肌无力时,患者的舌、软腭等言语器官的肌肉发生痉挛、瘫痪或共济失调而致病,表现为讲话缓慢、费力、含糊不清,但无语句结构方面的缺陷。

3. 言语困难 常发生于脑血管意外、颅脑外伤、脑炎后遗症等病症时,以言语表达能力缺陷或接受能力障碍为其临床特点。前者表现为不能用单词或语句表达自己的意愿,后者常表现为不理解别人的言语。患者常伴有定向能力丧失、吞咽障碍、大小便失禁等症状。

4. 失语症 是局灶性脑损伤或疾病引起的一种履行语言功能的认知系统损坏。发生脑脓肿、脑血栓、脑肿瘤等病变时,常侵犯大脑颞叶言语中枢,可引起失语症。患者患运动性失语症时有表达障碍,不能说出想说的话,以手势表达意愿,但无发声困难。感觉性失语症是理解障碍,不能记起有关的单字和词汇,但说话能力正常。

5. 构语困难 由于腭裂、舌体肥大、舌系带过短、咬合不佳等原因,致语音不清,吐字不准。神经系统疾病、听力障碍、不良发声习惯等也可致病。病情轻者,仅某些字读不准,如舌齿音、卷舌音发声障碍,一般不影响言语可懂度。病情严重者,较多字音含糊不清,他讲的话,别人不易听懂。

6. 口吃 是言语节律异常,多发生于儿童言语发育时期。病因不明,可能与大脑对言语器官的支配不协调、不正确的模仿、遗传等因素有关,常重复单词或单词中某一部分,发音延长或言语停顿。

【治疗】

针对不同病因,采取相应措施。

(1)因听力障碍致病者,应及时做声导抗测试、听性脑干诱发电位、耳声发射等检查。根据原因及听力减退程度,积极治疗,同时加强言语训练。

(2)及时矫治腭裂、唇裂等言语器官疾病,尽早进行言语训练。

(3)言语训练 对学语迟缓、口吃、脑血管意外遗留的言语障碍者,应加强言语训练。

(4)原发病的治疗 如脑脓肿、脑肿瘤引起的失语症,应积极治疗原发病。

(周立)

第 4 篇

气管、食管科学

第42章 气管、支气管及食管的临床解剖学

气管与支气管连接于喉与肺之间，属于下呼吸道，气管自分叉处分为左、右主支气管。食管是消化道最上部，为一富有弹性的肌性管腔，上接漏斗状的喉咽部，下通胃贲门。

第1节 气管、支气管的临床解剖学

【气管】

气管是由一串马蹄形透明软骨、黏膜、平滑肌和结缔组织连接而构成的管腔。透明软骨位于外层和黏膜下层之间，为马蹄形不完整环，占气管前2/3；后壁为无软骨坚实膜壁，由纤维结缔组织和平滑肌构成。

气管上起于环状软骨下缘，相当于第6颈椎平面，下达气管隆嵴处，相当于第5胸椎上缘水平（彩图4-42-1）。

气管约有16～20个马蹄形软骨环，包括颈段气管与胸段气管两部分，上段居于颈前正中，从环状软骨下缘至胸骨上窝，约有7～8个气管环，称为颈段气管，因位置较浅，可在颈前触及；自胸骨上窝至气管隆嵴，约有9～12个气管环，称为胸段气管，进入胸腔后，气管位置较深。颈部气管前面被覆有皮肤、筋膜、胸骨舌骨肌、胸骨甲状肌等，在第2～4气管环前面，有甲状腺峡部跨越。

气管壁自内向外有黏膜层、黏膜下层、纤维软骨层，其外层即为纤维和肌肉层。黏膜层为假复层柱状上皮，含有很多杯状细胞；黏膜下层为疏松的脂肪结缔组织，含有分泌浆液与黏液的两种不同腺体，散布在整条气管内；外层内含有血管、淋巴管与神经。

气管血供来自甲状腺下动脉与甲状腺下静脉，其分支分布于颈部气管前面，在胸骨上窝水平，气管前面还与无名动脉及左无名静脉邻近。

气管末段最后一个气管环呈三角形突起，位于左、右两侧主支气管交角处，组成气管权（bifurcation of trachea）。其内形成一边缘光滑锐利的矢状嵴突，称为气管隆嵴（carina of trachea），是左、右主支气管的分界，也是支气管镜检查时定位的一个重要解剖标志。

气管肌肉与黏膜的感觉神经由喉返神经支配，交感神经主要是由中部颈神经节支配，并

与喉返神经相联系。淋巴引流至气管旁与气管前淋巴结。

【支气管】

支气管结构与气管相似,由软骨环、结缔组织与平滑肌组成。支气管进入肺门后,如树枝状反复分支,形成支气管树,此时分支越分越细,软骨环数目逐渐减少,软骨环也不完整。成人气管在第 5 胸椎上缘平面分为左、右两主支气管,分别进入两侧肺门后,继续分支如树枝状,自上而下分支顺序为:

(1) 主支气管(principle bronchus),入左、右二肺;

(2) 肺叶支气管(lobar bronchus),右侧分 3 支,左侧分 2 支,分别进入各肺叶;

(3) 肺段支气管(segmental bronchus),入各肺段;

(4) 细支气管,直径 1mm 以下,入肺小叶;

(5) 终末细支气管;

(6) 呼吸性细支气管,入肺细叶;

(7) 呼吸性细支气管又依次分为三级,第三级呼吸性细支气管通入肺泡管及肺泡。

右侧主支气管较粗短,与气管纵轴延长线成 20°～30°,呼吸道异物易落入右主支气管。右主支气管约在第五胸椎下缘平面进入肺门,分为上叶、中叶与下叶 3 个肺叶支气管。左侧主支气管较细长,与气管纵轴延长线约成 45°角,左主支气管向下分出上、下两个肺叶支气管。

气管内壁覆有黏膜,为假复层柱状纤毛上皮,含有杯状细胞,黏膜下层内有腺体,能分泌浆液、黏液性液体。

支气管、细支气管与肺的血供来自支气管动脉与肺动脉、支气管静脉与肺静脉。

气管与支气管的淋巴结有左、右气管旁淋巴结和左、右支气管淋巴结以及气管、支气管下淋巴结、上叶支气管下第二级淋巴结、中叶支气管下第三级淋巴结与下叶支气管下第四级淋巴结等。

气管、支气管的神经由交感神经与副交感神经所支配。交感神经纤维来自星状神经节,兴奋时使平滑肌舒张,气管、支气管扩张。副交感神经纤维来自迷走神经,兴奋时使气管、支气管收缩。

第 2 节　食管的临床解剖学

食管(esophagus)位于消化道的上部,是一富有弹性的肌性管腔。上接漏斗状的喉咽部,起自环状软骨下缘、环咽肌下,下通胃贲门,相当于第 10～11 胸椎体平面。

【食管走行】

食管分颈段与胸段食管,胸段食管又分为胸上段、胸中段与胸下段三部分。食管并非一单纯直管,大部分的食管接近脊椎,自上而下呈三个弯曲,下颈部食管与上胸部食管稍向左偏,然后再向右,相当于第 5 胸椎移行至正中线,第 7 胸椎处食管又再度向左前方弯曲,绕过降主动脉,穿过横膈肌裂孔而达贲门。

【食管内腔】

食管有 4 个生理性狭窄(彩图 4-42-2),其与上切牙间的距离因年龄不同、食管长度不一而各异。第一狭窄为食管入口,由环咽肌收缩所致,距上切牙约 16cm 处,是环咽部狭窄,为食管最狭窄部位,异物最易嵌顿该处,食管镜检查时,因环咽肌收缩将环状软骨拉向颈椎,食管镜不易通过入口,食管入口后壁处,咽下缩肌与环咽肌之间,有一肌肉薄弱区,若食管镜检查用力不当,可致食管穿孔。第二狭窄为主动脉弓处狭窄,由主动脉弓压迫食管所产生,位于距上切牙约 23cm 处,相当于第四胸椎水平,食管镜检查时局部可见搏动。第三狭窄为支气管处狭窄,由左主支气管横越食管前壁压迫食管所致,位于第二狭窄下 4cm 处。因第二、第三狭窄位置邻近,临床上常合称为第二狭窄。第四狭窄为横膈处狭窄,位于距上切牙约 40cm 处,食管通过横膈裂孔时因受到横膈肌与横膈脚的收缩,使内腔缩小。

【气管、食管与邻近组织关系】

自环状软骨到支气管分叉相当于第 5 胸椎平面,气管位于食管的前面,喉返神经走行于气管与食管的沟中,左侧较右侧接近食管,颈动脉鞘及甲状腺在食管的两侧。上胸部食管的两侧为胸腔,左侧有主动脉弓横越其前侧方,左侧锁骨下动脉在食管前方,由主动脉弓处分离后走向食管的上前侧方,与胸导管伴行。气管分叉的下方,心包膜及左心房在食管的前方,食管的下 1/3 转向前、向左而进入横膈裂孔,左心室就在食管前右方。

食管壁厚度约为 3~4mm,共有 4 层,即黏膜层、黏膜下层、肌层与纤维层。黏膜层有复层鳞状上皮、固有膜与黏膜肌;黏膜下层为疏松活动的弹性结缔组织,含有食管腺体;肌层由内环状肌与外纵行肌两种肌纤维组成,肌层内包括平滑肌与横纹肌,横纹肌在食管上端,平滑肌在食管中部以下。肌层之外裹有薄层结缔组织,形成食管的外膜,但不存在浆膜层。食管与胃之间的组织学连接称为齿状线(食管鳞状上皮与胃上皮的交界线),其边界不规则,口侧端为食管复层鳞状上皮,肛侧端为胃单层柱状上皮。

食管几乎没有吸收和分泌功能,其动脉血供不像消化管其他部分丰富,故具有节段性、多源性的特点,食管的主要动脉有甲状腺下动脉、胸主动脉食管支、胃左动脉与脾动脉,食管动脉也可起源于支气管动脉、右肋间动脉或左膈下动脉,另有一些动脉分支营养食管。食管上段静脉经甲状腺下静脉汇入上腔静脉,中段回流至奇静脉,下段处之静脉注入门静脉系统;因此,门静脉血流受阻时,食管下段静脉易充盈曲张。

食管黏膜内淋巴管在胃肠道空腔脏器中是独一无二的,黏膜及黏膜下层淋巴管形成一个复杂互联网络,其贯穿食管全长,数量上超过了毛细血管,黏膜下淋巴管主要为纵行,其纵行淋巴管数量是横行的 6 倍,并断续穿过肌层,回流到局部淋巴结,部分患者可直接回流到胸导管,而纵隔淋巴管可直接回流到胸导管或奇静脉。

(邹剑)

第43章 气管、支气管及食管的生理学

气管、支气管是肺泡进行气体交换的通道,其连接于喉与肺之间,属于下呼吸道。吸入气管、支气管的空气在管腔内被加温、加湿。气管自分叉处分为左、右主支气管,具有清洁、免疫、防御性咳嗽反射与呼吸调节等生理功能。食管乃一富有弹性的肌性管腔,是消化道的最上部,其主要功能是通过蠕动将食团从咽部输送到胃。食管分为颈段和胸段,胸段食管又分为上、中、下三部分。

第1节 气管和支气管的生理学

1. 呼吸调节功能 经气管、支气管吸入氧气,呼出二氧化碳,进行气体交换,具有调节呼吸的作用。气管、支气管、细支气管及肺泡间的间质中皆有平滑肌纤维。气管肌纤维收缩时,缩小气管腔,由于软骨环的支撑而限制了缩小度;细支气管可因肌纤维收缩而致管腔关闭。深吸气时,气管伸长,管腔则缩小。支气管及其分支则与气管不同,肌纤维与管腔呈斜行排列,收缩时管腔变窄,长度缩短。吸气时,气管、支气管扩张,刺激位于气管、支气管内平滑肌中的感受器,兴奋由迷走神经纤维传导至延髓呼吸中枢,吸气中枢受到抑制,使吸气转为呼气。呼气时,气管、支气管缩小,对感受器的刺激减弱,对吸气中枢的抑制减少,吸气中枢又逐渐处于兴奋状态,开始了下一个呼吸周期。吸气时,气管、支气管腔变宽,胸廓扩张,膈肌下降,呼吸道内压力低于外界压力,有利于气体吸入;反之,呼气时,呼吸道内压力高于外界压力,使气体排出。正常情况下,气管、支气管腔通畅,气管阻力小,气体交换充分,动脉血氧分压为 12kPa,二氧化碳分压为 5.3kPa,血氧饱和度为 96%。当呼吸道有病变时,如气管、支气管发生炎症时,由于黏膜肿胀,分泌物增多,气管、支气管管腔变窄,气道阻力增高,气体交换受到阻碍,则氧分压降低,二氧化碳分压增高,血氧饱和度也随之下降。

2. 清洁功能 呼吸道清洁功能是气管、支气管内黏液与纤毛协同作用的结果。气管、支气管的黏膜由假复层柱状纤毛上皮组成,除纤毛细胞外,还有浆液细胞、杯状细胞等多种分泌性上皮细胞,其所分泌的黏液和浆液与纤毛细胞的纤毛组成黏液纤毛运载系统。呼吸道每日分泌黏液量约为 $100\sim200ml$。正常情况下,黏液借纤毛的运动排出,仅少量作为吸

入空气的湿润剂。黏液可保持呼吸道黏膜湿润,维持黏膜层纤毛的正常运动,对细菌、机械性刺激与化学性损伤起表面保护作用。

在局部感染或有卡他炎症时,分泌增多,分泌物吸附细菌,然后借纤毛运动将其排出。人体从空气中吸入的尘埃、细菌和其他微粒,沉积在黏液层上,通过纤毛向喉部波浪式的单向运动,将其排出体外。每一上皮细胞约有 200 根长 $5\mu m$ 的纤毛,它们以每分钟 $160\sim1500$ 次速度自下而上进行击拍式摆动,将沉积在支气管内的细菌、颗粒等移送到较大支气管或气管内,然后通过咳嗽动作排出,以净化和保护呼吸道。通常纤毛的运送速度可达 $1\sim3cm/min$。在病理状态下,如缺氧可使纤毛运动减慢或停止,呼吸道内分泌物过于黏稠,当黏膜过于干燥时,可抑制或减弱纤毛运动,使呼吸道保护功能减弱。高、低渗液与 pH 值的变化也会影响纤毛运动。

3. 免疫功能　呼吸道的免疫功能包括非特异性免疫与特异性免疫。非特异性免疫以黏液纤毛廓清作用和非特异性可溶性因子的抗感染作用最为重要。黏液纤毛廓清作用是指黏液纤毛运载系统将随呼吸吸入到下呼吸道的各种微粒排出体外的过程。非特异性可溶性因子包括溶菌酶、乳铁蛋白、补体和 α_1-抗胰蛋白酶等,与 SIgA 共同起溶菌作用。补体被抗原抗体复合物激活后,有溶菌、杀菌和灭活病毒的作用。

特异性免疫包括体液免疫与细胞免疫。体液免疫是指 B 细胞在抗原的刺激下增殖,分化成浆细胞,产生并释放各种免疫球蛋白,发挥其免疫功能。呼吸道分泌物中含有 IgA、IgG、IgM 和 IgE 等免疫球蛋白,这些免疫球蛋白来自于气管、支气管黏膜层内的浆细胞,可凝集颗粒、调理细菌、激活补体、中和毒素或病毒,具有增强呼吸道防御能力的功能。呼吸道分泌物中的免疫球蛋白,以免疫球蛋白 A 为主,它具有抑制细菌生长及中和毒素的作用。当有补体存在时,免疫球蛋白 G 能溶解细菌,在下呼吸道感染中起重要作用。呼吸道分泌物中的 IgM 与变态反应有关。细胞免疫由 T 细胞在抗原的刺激下增殖所产生的各种淋巴因子和致敏淋巴细胞本身的免疫作用构成。呼吸道细胞免疫中起重要作用的是支气管淋巴细胞。

4. 防御性呼吸反射

(1)咳嗽反射:气管、支气管内壁黏膜下具有丰富的传入神经末梢。这些神经末梢主要来自迷走神经。机械性刺激如冷、热刺激和粉尘、烟雾、刺激性气体等化学性刺激,均可使感受器受到刺激而引起咳嗽反射。气管、支气管处感受器对机械性刺激较敏感,而肺叶支气管以下部位的感受器则对化学性刺激比较敏感。感受器受到刺激后,沿迷走神经传入,至咳嗽中枢延髓后再经传出神经到声门和呼吸肌而产生咳嗽动作。这种防御性咳嗽反射可防止灰尘和呼吸道分泌物进入肺泡,有助于维持呼吸道的清洁和通畅。由于小儿咳嗽反射能力较弱,排出呼吸道分泌物功能也较差,易发生下呼吸道分泌物潴留。

(2)屏气反射:冷空气的突然吸入或吸入刺激性强的化学性气体后,可反射性引起呼吸暂停,声门关闭,支气管平滑肌收缩,使气体不易进入下呼吸道。在支气管与细支气管上皮细胞之间有刺激性感受器。若支气管壁突然扩张或萎陷,支气管平滑肌收缩,肺不张或肺的顺应性增加时,这些感受器接受冲动而反射性地引起过度通气和支气管痉挛。

第 2 节　食管的生理学

食管上连咽部,下接贲门,它是消化道的最上部,其主要生理功能是将食团从下咽部输送到胃。其上段为骨骼肌,中段由骨骼肌和平滑肌组成,下段是平滑肌。食管入口平时呈闭合状态,这使呼吸时的空气不进入胃内。食物由口腔进入食管后,食管收缩舒张交替进行,呈波形蠕动,将食团送入胃中。当食物到达下咽部时,环咽肌呈反射性一过性松弛开放,导致口腔和下咽部的压力增高。食团进入食管后刺激食管壁,食管开始蠕动,此时,食团上端的食管收缩,随着食团的推进,其所到达的食管扩张,不断地将食团向下推送。最后,贲门开放,食物进入胃中。食物到达贲门所需的时间与食物性状和体位有关。流体食物通过食管到达贲门所需要的时间约为 3~4s,糊状食物平均约为 5s,固体食物较慢,约为 6~8s,最长不超过 15s。

食物经咀嚼后,由口进入咽部刺激舌根、软腭与咽后壁黏膜上感受器,引起一系列复杂的不随意反射活动,产生传入冲动,通过传入神经——舌咽神经、第 V 颅神经第二支与喉上神经将冲动传至咽下运动中枢所在的第四脑室底,再通过传出神经——迷走神经向食管发出传出冲动,从而发生舌尖上抬至硬腭的动作;腭咽肌和腭帆肌联合运动关闭鼻咽部;会厌下降和喉前庭部闭合避免食物进入气道。在咽肌收缩的瞬间,内压突然升高,环咽肌松弛开放,将食团由会厌两侧推入食管。

吞咽运动分三期:口咽部期、食管期及贲门胃期。口咽与咽部黏膜被麻醉后,下咽运动会受到影响;神经被各种疾患损害也会发生咽下功能障碍。

1. 口咽部期　食物由口腔到咽部,是在来自大脑皮层冲动的影响下随意开始的。开始时舌尖上举及硬腭,下颌舌骨肌的收缩把食团推向软腭后方而至咽部。舌的运动对于该期的吞咽动作非常重要。

2. 食管期　食物由咽到食管上端。软腭部的感受器受到食团刺激,引起一系列肌肉的反射性收缩,导致软腭上抬,咽后壁向前突出,封闭了鼻咽部;声带内收,喉头升高向上,会厌下降,封闭了气管的通路;此时,呼吸短暂停止,喉头前移,食管上口扩张,食团由会厌两侧被推入食管。这一过程通常只需 0.1s 左右。

3. 贲门胃期　食物从食管下行到胃。这一过程是由食管蠕动而实现的。食管的蠕动是食管肌肉按顺序收缩的过程,是一种向前推进的波形运动。它是使食团向下推进的主要动力。当食管蠕动时,从食管入口开始,食团的下端为一舒张波,上端为一收缩波。这样,食团就很自然地向前推进。

食管和胃之间无括约肌,但用测压法可观察到胃贲门以上的食管有一段长约 4~6cm 的高压区,其内压力一般比胃高出约 0.67~1.33kPa(5~10mmHg),因此,在正常情况下,可阻止胃内容物逆流入食管,起到类似生理括约肌作用,我们通常将其称为食管-胃括约肌。当食物通过食管时,食管壁上机械感受器受到刺激,反射性引起食管-胃括约肌舒张,食物得以进入胃内。

食管的蠕动是食管内平滑肌受迷走神经支配所产生的运动,启动于咽部而由食管内部反射完成,这种反射与中枢神经的联系被切断后,仍能继续。实验中若切断迷走神经,24h 内食管呈完全松弛状态,开始,其共济和反射可能失常,但以后其活动可逐渐恢复。食管的蠕动分为原发性和继发性蠕动(2种)。原发性蠕动是推动食团的主要力量,其不间断地向食管下端行进,通常在收缩波前会有一松弛波出现。继发性蠕动波主要发生在食管上端,与食管内膨胀有关,而与口咽期咽下反射无关。试验发现继发性蠕动可使贲门松弛,若蠕动波尚未到达贲门就已消失,同样也能使贲门开放。

除蠕动外,食管还有局部动力,即局部痉挛,这有可能是正常现象,也可能是一种病理状态,常因炎症、外伤、异物和局部或中枢神经病变等情况引起。

食管内负压正常在$-0.5\sim3.0cmH_2O$($-0.049\sim0.294kPa$)之间,由吸气时胸腔内负压所致。吞咽食物时可发出声音,将听诊器放在胸部便能闻及,其声音有两种:第一种是当食物迅速地进入食管时所发出,在口咽期后立即出现。第二种是在食管原发性蠕动完成后,相当于口咽期后7s的时间出现。

食管的分泌:迷走神经不但是咽下动作和食管各种反射的传出神经,同时也控制食管的分泌。迷走神经中有分泌纤维,可达食管黏液腺,试验发现,刺激迷走神经则食管分泌增加,分泌物初为黏稠状,之后逐渐变为水样,均证明食管的腺体分泌受迷走神经的控制。

同时,食管也是一个生理上的排泄通道和引流管,口腔、鼻腔、咽喉和气管的分泌物可通过食管进入胃内,在胃内被胃液消化,所包含的细菌则会被消灭。

食管的黏膜感觉较为迟钝,轻微的病变一般没有明显症状。食管上二分之一的感觉反应区在喉平面高度,下二分之一则在两季肋区。

(龚正鹏)

第44章 气管、支气管及食管的内镜检查法

第1节 支气管镜检查法

一、支气管镜的种类

支气管镜是光线与视线均能进入气管、支气管内进行检查和治疗的一种内镜,常用者有3类:

1. 硬管支气管镜 硬管支气管镜(rigid bronchoscope)是由金属制成的细长管镜,光源置于镜管的远端,远端开口呈斜坡形,边缘光滑圆钝,通过声门时可减少对组织的损伤。检查时,中空的管腔可进行呼吸。从口腔通过声门导入支气管镜后,可对下呼吸道疾病进行诊断和治疗。

硬管支气管镜有以下常见的3种类型:

(1) 杰克逊(Jackson)式:镜管粗细一致,照明灯泡由灯杆通过管壁内的细管送至镜管远端。因内径较小,手术视野受限,目前已很少应用。

(2) 尼格司(Negus)式:与杰克逊式相仿,但镜管近端内径较远端粗,视野较广。近年来,由于冷光源的配备,光纤传导增加了照明的亮度和稳定性,效果良好。

(3) 附有 Hopkins 潜窥镜的支气管镜:潜窥镜有 0°、30°、70°、90° 及 120°各种角度(彩图 4-44-1),具有视角可选、亮度可调、视野清晰、管腔宽大、操作方便等优点,临床应用效果好。

2. 纤维支气管镜(fiberoptic bronchoscope) 它是一种由光导纤维束制成的远端可弯曲的软性细长型内镜(彩图 4-44-2),可经鼻、口腔、气管切开口或气管插管等途径对气管、支气管进行检查,用于观察肺叶及肺段各支气管的结构和病变,可进行活检、细胞涂片检查、抽吸分泌物及钳取较小异物等操作。检查时导光性强,外界干扰小,装置操作灵活,患者痛苦少,能充分利用镜管的弯曲性能,对有颈椎病、张口困难和全身情况较差的患者进行检查。

3. 电子支气管镜(bronchovideoscope)　其原理是在纤维内镜的前端将光纤导像束换上微型摄像电荷耦合器件CCD,经过光电信号转换,在监视器屏幕上显示彩色图像。由于CCD的像素数超过30000,配套有高分辨率监视器,故图像清晰,色泽逼真,还可同步照相和录像,但价格昂贵,目前国内使用仍以纤维内镜为主,虽然亦配置了电视摄像录像系统,但分辨率仍不如电子内镜。

二、支气管镜检查法

支气管镜检查(bronchoscopy)是指应用支气管镜观察或显示气管、支气管内情况的检查法,以明确气管、支气管病变的部位、性质和范围的检查方法,对进一步的诊疗有所帮助。

(一)硬管支气管镜检查法

【适应证】

1. 用于诊断

(1)原因或部位不明的长期咳嗽、咯血以及气管、支气管异物或肿瘤、经久不愈的肺炎、支气管扩张、肺不张、肺脓肿、气管食管瘘及下呼吸道阻塞性呼吸困难等病变。

(2)新生儿呼吸困难且在喉及以上部位无特殊发现者。

(3)气管切开术后呼吸困难未改善或拔管困难。

(4)支气管阻塞体征需确定结核性溃疡或狭窄病变部位者、临床及X线检查均证实肺部病变痊愈但痰中带菌者、长期咯血或痰中带菌的双侧肺结核患者需确定排菌部位和出血部位者。

(5)支气管造影术需要正确导入药液者。

(6)需采集下呼吸道内分泌物做细菌培养、药物过敏及细胞学等检查者。

(7)临床需明确气管、支气管或肺部病变范围,取组织作病检者。

2. 用于治疗或抢救

(1)气管、支气管异物的取出。

(2)可用于取出引起呼吸困难的下呼吸道稠厚分泌物、血液、假膜或痂壳等病理性阻塞物。

(3)急性喉梗阻或气管受压的紧急措施,如双侧喉返神经麻痹,喉、气管、支气管损伤,颈部或纵隔肿瘤压迫等。

(4)气管、支气管病变的局部治疗。

(5)为避免气管切开术中发生窒息预防性插入支气管镜,以缓解呼吸困难,保持气道通畅。

【禁忌证】

在非紧急情况下,下述疾病患者不宜做支气管镜检查:

(1)严重的心脏病和高血压。

(2)主动脉瘤。

(3)近期有严重的咯血。

(4)喉结核以及活动性或晚期肺结核。

（5）上呼吸道急性炎症。

（6）颈椎疾病及张口困难者。

（7）体质过于衰弱的患者。

在紧急状况下，除颈椎疾病外，若无其他肯定的禁忌证，只要做好充分的术前准备，做好术中抢救措施，精细地操作，基本上能防止并发症的发生。

【术前准备】

（1）术前应行常规体检，判断有无施术的适应证和禁忌证。除应注意全身基本情况的检查外，还应行颈胸部 X 线检查，必要时行 CT 扫描。

（2）术前 4h 禁饮禁食，以免术中呕吐，引起误吸。

（3）术前应向患者详细地解释，消除患者紧张心理，酌情应用阿托品及镇静剂。

（4）保护松动牙齿，取下活动假牙。

（5）对气管、支气管异物的患者，术前应了解异物的种类、性质、大小、形状等，选择合适的手术器械。

（6）手术器械的准备

1）支气管镜：应根据患者年龄选用合适的支气管镜（表 4-44-1）。注意每支内镜需备有两支灯芯。

表 4-44-1　年龄与支气管镜适用规格

年　　龄	支气管镜	
	内径/mm	长度/mm
<3 个月	～3.0	20～25
4～6 个月	3.0～3.5	25
7 个月～2 岁	3.5～4.0	25
3～5 岁	4.0～4.5	25
6～12 岁	5.0	30
13～17 岁	5.0～7.0	30
成人	7.0～9.0	30～40

2）直接喉镜（小儿必备）。

3）根据病情选用适当的异物钳或标本钳。

4）吸引器、氧气。

5）开口器。

6）支气管内喷雾器。

7）光源。

8）行气管切开术所需器械。

9）术前所行 X 线片或 CT 片。

【麻醉方法】

1. 局部麻醉　包括表面麻醉法和喉上神经麻醉法两种方法。它适用于成年人或年龄较大能配合检查的患儿。表面麻醉法有喷雾法、声门区涂布法、气管内滴入法和气管内注射法等。选用上述方法前，应先用 1‰ 丁卡因溶液作咽喉部表面麻醉，注意其用药总量不宜超过 60mg。

2. 全身麻醉 适用于儿童,或下呼吸道和食管中下段存在异物且在局部麻醉条件下进行手术困难者。呼吸道内存在活动性异物或呼吸困难严重者,应慎用全身麻醉。

【检查方法】

1. 体位 取仰卧垂头位,即波义斯(Boyce)位,肩胛骨中部与手术台前缘平齐,患者头颈部伸出手术台外。助手固定受检者头部,将头后仰并高出于手术台面约 10~15cm,使口、咽、喉与气管基本在一直线上,检查者立于受检者头端进行检查。

2. 支气管镜导入方法

(1) 直接送入法:适用于成人和较大儿童。助手应使患者颈部尽量伸直,使口腔、咽、喉与气管保持在同一直线上。检查者右手持支气管镜柄,左手扶住镜管的前端,沿舌面中部或稍偏右侧送入支气管镜直达会厌,然后以支气管镜远端挑起会厌,看清杓状软骨后,沿会厌喉面继续深入,窥见室带、声带时,使支气管镜远端通过声门裂进入气管。注意在支气管镜通过声门裂时,应避免损伤小角结节或声带。

(2) 间接法:即经直接喉镜送入法,此法适用于儿童和吸入性呼吸困难者。主要是因为小儿支气管镜的内径较细,视野较小,不易窥见声门;检查前,以纱布置于上切牙处保护门齿,先以直接喉镜暴露声门,再插入支气管镜。支气管镜通过声门时,为使阻力和组织损伤减少,需将管镜向右转 90°,使其远端斜面开口对准左侧声带,方能导入支气管镜。

3. 支气管内镜检查所见 在气管的末端,可见一从前向后的纵形间隔,称气管隆嵴,是左、右主支气管的分界线。检查右侧支气管时,受检者头部应略转向左侧,颈部稍向左后扭转,便于将支气管镜送入右侧主支气管。从隆嵴继续深入 0.9~1.1cm,在其外上方,可见右肺上叶支气管开口;有时,在此开口上方,尚可见右肺上叶支气管副口;由于角度关系,用硬管支气管镜检查时,此开口暴露较差。若继续向前送入支气管镜 1~1.5cm,距上叶开口 2.5cm 处,相当于时钟 11~1 点方位处可见有横嵴(横膈),其前上与后下分别为右肺中叶与右下肺下叶支气管开口。

右侧检查完毕后,将支气管镜前端退回气管内,看清隆嵴后,将受检者的头稍转向右侧,然后将支气管镜送入左侧主支气管。在离气管隆嵴 3.0~3.5cm 处,相当于钟表 8~10 点方位可见一呈垂直面的斜嵴,即左肺上叶支气管开口,其内侧为左肺下叶气管开口。

【注意事项】

(1) 为顺利进行手术,首先应保持呼吸道通畅,术前充分准备手术器械、光源、吸引器、抢救物品等,防止手术过程中发生意外。

(2) 用硬管支气管镜检查时,应尽量设法避免用力不当所导致的上切牙受损或者脱落。

(3) 手术时操作应轻柔,如退出异物钳或活检钳时受阻,应避免用力牵拉,引起管壁损伤,发生并发症。

(4) 支气管镜过粗或手术时间过长,均易诱发喉水肿。术后需观察患者呼吸情况,手术应选用粗细合适的支气管镜,避免发生喉水肿。

【并发症】

(1) 对麻醉药过敏或中毒。

(2) 喉软骨损伤和喉部肿胀。

（3）黏膜损伤所致的咯血。

（4）窒息。

（5）手术导致喉、气管壁被划破，发生颈部或胸部皮下气肿。还可因咽喉黏膜损伤继发感染而形成颈深部脓肿。

（6）门齿松脱。

（7）术后感染扩散。

（二）纤维支气管镜检查法

【适应证】

（1）原因不明的长期咳嗽、咯血或痰中带血，怀疑喉及以下部位病变应常规行纤维支气管镜检查。

（2）为明确气管、支气管或肺部肿瘤的病变部位和范围，钳取可疑组织或吸取分泌物用于病理检查。

（3）了解气管、支气管狭窄或推移的程度和原因。

（4）气管、支气管或肺部术后的复查。

（5）直视下吸除或钳取阻塞支气管的分泌物或痂皮。

（6）摘除气管、支气管内小的良性肿瘤或肉芽组织等。

（7）硬管支气管镜取出困难的肺段或次段支气管内的小异物。

（8）有颈椎或下颌关节等病变的患者，硬管支气管镜检查困难或视为禁忌者，可行纤维支气管镜检查。

（9）替代纤维鼻咽喉镜。

【禁忌证】

（1）婴幼儿或身体极为虚弱的患者。

（2）呼吸道急性炎症期。

（3）短期内有大咯血史者。

（5）严重的心脏病、高血压患者。

（6）严重呼吸困难和支气管哮喘发作期患者。

【术前准备】

（1）详询病史，进行仔细的体检，认真阅读 X 线片、CT 片，熟悉气管、支气管的解剖。

（2）术前禁饮、禁食 4～6h，术前半小时肌内注射阿托品 0.5mg，必要时肌内注射安定 10mg。

【麻醉】

通常选用黏膜表面麻醉。先行口、鼻、咽喉的局部麻醉，当纤维支气管镜进入气管或深入到支气管引起剧烈咳嗽时，可分次、少量再滴入 1% 丁卡因或 2% 利多卡因，但应严格控制其总剂量，避免麻药中毒。

【操作方法】

（1）体位可根据患者病情和一般情况，取仰卧垫枕位或坐位。

（2）检查时可通过口腔或鼻腔，然后经咽喉进入气管、支气管。由于纤维支气管镜镜腔直径较小，其末端可向上下左右各方弯曲，方便对较细的支气管腔和硬管支气管镜下不易看清的部位进行检查。

（3）取仰卧垫枕位检查时，镜中所见与硬管支气管镜检查时方位相同。坐位时，因受检者与术者相对而坐，所见的方位与卧位时相反。

【注意事项】

（1）术中应密切观察患者的全身情况，年老体弱患者应配有心电监护。

（2）注意随时吸出气管、支气管内的分泌物和血液。

（3）麻醉必须完善、安全，患者呛咳时，应分次、少量滴入适宜浓度的表面麻醉药液，严格控制总剂量，以防麻醉中毒。

（4）始终保持镜体末端清洁，当血液或分泌物附着妨碍观察时，可用少量生理盐水冲洗，或将镜体后撤，吸净分泌物，看清管腔后再重新插入进行检查。

（5）检查室内应悬挂气管、支气管解剖图，配备观片灯，以便术中随时参考对照。

（6）纤维镜光导纤维易折断损坏，操作时应轻柔细致，不宜过分弯曲，术后要注意保养，不宜用于夹取尖锐或较大异物。

（三）电子支气管镜检查法

电子支气管镜检查法（bronchovideoscopy）可参照纤维支气管镜检查法。由于其价格昂贵，宜配备专人管理，充分利用其图像高度清晰的优点，提高诊断水平。

第 2 节　食管镜检查法

1. 硬管食管镜　常用的硬管食管镜（esophagoscope）为扁圆形金属硬管（彩图 4-44-3），其构造和形状大致与支气管镜相同，光源在镜管的前端，管腔的左右径稍大于上下径。因其内径较支气管镜大，故视野较大，有利于观察病变。

食管镜有不同的规格，应按年龄、病变部位或异物种类等选取长度及管径适用的食管镜（表 4-44-2）。

表 4-44-2　年龄、异物大小与食管镜适用规格

年龄或异物大小	食 管 镜	
	内径/cm	长度/cm
2 岁以下	0.6×1.0	18～20
3～5 岁	0.7×1.0	20
6～10 岁	0.8×1.1	20～25
11～15 岁	0.9×1.3	20～35
成人	1.0×1.4	35～45
取食管上段较大异物	1.3×2.0	20～30

2. 纤维食管镜（fiberoptic esophagoscope）　它是由导光玻璃纤维束构成的软食管镜，可用于观察食管壁的蠕动、心脏搏动、大动脉搏动及食管的各种病灶，并可施行病理组织检查和细胞涂片。纤维食管镜镜体较细且可弯曲，因此，检查时患者痛苦较小。对于张口困

难、脊椎疾病或全身情况较差的患者,可用1‰丁卡因表面麻醉后进行手术。

3. 食管镜检查法(esophagoscopy) 是将食管镜插入食管内,诊断和治疗食管疾病的一种方法。有以下两种常见类型。

(一)硬管食管镜检查法

【适应证】

1. 用于诊断

(1)明确食管内有无异物。

(2)了解食管狭窄的部位、范围及程度。

(3)查找吞咽困难和吞咽疼痛的原因。

(4)查明食管炎症或肿瘤的病变范围,必要时可行细胞涂片或取组织送病理科检查。

2. 用于治疗

(1)取出食管内的异物。

(2)扩张食管瘢痕性狭窄或放置金属支架。

(3)施行食管静脉曲张的填塞止血法或硬化剂注射治疗。

(4)食管憩室切除术前的灌洗。

(5)食管溃疡的药物涂布。

(6)在食管黏膜出血面上喷撒碳酸氧铋粉。

(7)行激光、微波、电灼、射频等局部治疗。

(8)食管各种良性肿瘤的切除或病变的治疗。

【禁忌证】

(1)食管腐蚀伤急性期。

(2)食管静脉曲张严重者。

(3)有严重的全身疾病者,如心脏病、主动脉瘤、失水、全身衰竭或呼吸困难等,如非绝对必要,不宜施行食管镜检查。

(4)颈椎病变或脊椎显著向前弯曲的患者。

(5)吞钡X线透视检查后不足24h者不宜立即施行食管镜检查,应待食管中的钡剂完全消失后再行检查。

【术前准备】

(1)对于食管异物患者,应行常规检查、食管X线钡餐,并详询异物的种类、性质、形状和大小,以便选择适用的手术器械。

(2)了解全身情况,明确有无并发症,因食管异物或合并感染而影响进食者,术前应先予以抗感染和补液对症治疗。

(3)术前禁饮、禁食6~8h,以免术中出现呕吐,并酌情肌内注射适量的阿托品和镇静剂。

【麻醉】

(1)局部麻醉:即黏膜表面麻醉,适用于成年人。首先,以1‰丁卡因喷入口咽及喉咽部,再以喉咽部麻醉交叉钳将蘸有1‰丁卡因的卷棉子涂抹两侧梨状窝处,每隔5min 1次,共2~3次,以麻醉喉上神经喉内支。

（2）全身麻醉：适用于儿童、局部麻醉检查不能配合的成人或食管中、下段有异物的患者。取出较大或不规则等尖锐食管异物时，为避免食管壁松弛和减少手术损伤，也宜采用全身麻醉。

（3）对于婴幼儿，可在不麻醉情况下施行手术。

【检查方法】

（1）体位：通常采用仰卧垂头位。术前应取下义齿。手术时需调整受检者头位，使食管镜与食管的纵轴保持在同一直线上。在做食管上段检查时，被检者体位与支气管镜检查时相同。当食管镜进入中段后应将头部逐渐放低。检查下段时，患者头部应低于手术台 2～5cm。

（2）操作步骤

1）梨状窝导入法：右手握食管镜柄，左手如执笔状持镜管前端，从右侧口角送入口内，沿舌背右侧边缘下行进入喉咽部。当见到会厌，将会厌抬起看清右侧小角结节后，转向右侧梨状窝，然后，将食管镜远端逐渐移至中线，并向上提起食管镜，可见呈放射状收缩的食管入口。

2）中线导入法：操作时，将食管镜从口腔正中置入，从镜中看清悬雍垂和咽后壁，压伏舌背及会厌，看清两侧小角结节后，注意保持食管镜与鼻尖、喉结中点与胸骨上切迹中点的连线在同一直线上，不经梨状窝而直接从杓状软骨后方送下，并以左手拇指向前抬起镜管，将环状软骨板向前推压，稍稍送下食管镜，远端即可到达食管入口。该法适用于年纪较轻或成年女性。

（3）检查时应注意将食管镜保持在食管中央，充分暴露食管各壁。仔细观察食管黏膜有无充血、肿胀、溃疡、狭窄及新生物等情况。一般，自上切牙下行约 16cm 处为成人的食管入口，其呈放射状裂孔。食管中段距上切牙约 23cm 处乃食管与主动脉弓交叉处，在其左前方可见主动脉搏动。距上切牙 25～27cm 处，即左主支气管横过食管处。距上切牙约 40cm 处可窥见呈放射状的贲门腔隙。

【注意事项】

（1）由于环咽肌的收缩，将环状软骨拉向颈椎，并在其后壁形成一隆起，常使食管入口呈闭合状态，导致食管镜不易进入食管入口。因此，在检查时，必须在看到环后隙张开后，才可送入食管镜，以减少组织的损伤，防止并发食管穿孔。

（2）若麻醉不充分、体位不当、患者情绪紧张、局部组织肿胀、食管镜选取不当等，均可使食管镜不易进入食管入口，术中应认真分析原因，及时纠正，切勿贸然插入食管镜。

（3）小儿选用食管镜过大时，致食管镜远端压迫气管后壁，有时可发生呼吸困难或窒息，采用气管内插管全身麻醉则可避免此种情况的发生。局部麻醉时，若发生呼吸困难，应及早退出食管镜，保持呼吸道通畅。

【并发症】

（1）食道黏膜擦伤。

（2）食管穿孔。

（3）呼吸困难或窒息。

（4）环杓关节脱位或声带麻痹。

（5）出血。

（二）纤维食管镜检查法

【适应证】

（1）不明原因的吞咽困难或吞咽梗阻感。

（2）顽固性的胸骨后疼痛。

（3）反复少量的上消化道出血。

（4）长期存在的咽、喉部异物感，未查出其他病因者。

（5）食管 X 线钡餐造影疑有占位性病变，须进一步排除或确定病变的性质、部位及范围者。

（6）食管癌术后复查。

（7）有颈椎畸形或张口受限等情况，硬管食管镜检查困难者。

【禁忌证】

（1）食管尖锐异物、嵌顿性异物或异物较大者。

（2）严重的心脏病、高血压及体质过度衰弱者。

（3）食管静脉曲张，近 2 周内有大出血者。

（4）主动脉瘤压迫食管，有破裂危险者。

【术前准备】

与纤维支气管镜检查相同。

【麻醉】

一般采用黏膜表面麻醉。用 1‰丁卡因喷口咽及下咽部 3～4 次，每次间隔 3～5min。

【检查方法】

（1）体位：患者取左侧卧位，头部垫枕，双腿弯曲，上肢放在胸前，全身肌肉放松，口含牙垫，下面放置一空弯盘。

（2）操作步骤：术者立于患者对面，经口腔插入镜管，沿舌背送入下咽部。随吞咽动作调节角度按钮，利用镜子前端可以弯曲的特点，经咽喉梨状窝至环后区，待食管入口开放时，顺势将其推入食管，进入食管后，术者应吸除食管内的分泌物，并充气使食管扩张，看清食管壁后再逐渐插入。

【注意事项】

（1）密切观察患者的全身情况。

（2）操作轻柔，切勿用力过猛，避免损伤食管壁，造成出血或穿孔。

（3）术中注意观察食管黏膜皱襞及管腔的形态，有无充血、水肿、糜烂、溃疡、憩室或新生物等情况，发现病变后应记录其距上切牙的距离以及病变的方位、范围。

（4）排出食管静脉曲张或血管瘤后，方可进行活检。

（蒋路云）

第45章 气管、支气管异物

气管和支气管异物是耳鼻喉科最常见危重急诊之一,若治疗不及时,可发生窒息及心肺并发症而危及患者生命。本病常发于1~5岁儿童,临床所指气管、支气管异物大多属外源性异物。异物在进入气管、支气管后,因阻塞程度不同,可导致阻塞性肺气肿、肺炎、支气管肺炎、肺不张、气胸与纵隔气肿、胸膜炎、心力衰竭、肺脓肿及脑缺氧后遗症等并发症。

【病因】

气管、支气管异物常发生于儿童,5岁以下多见;因老年人咽反射迟钝,也易产生误吸;成年人较少见。其常见病因有以下几种:

(1) 小儿磨牙尚未发育与咀嚼功能不完善,咽喉反射功能不健全,不能细嚼食物;喜将物体或玩具置于口中玩耍,对异物危害无经验认识;突然啼哭或欢笑;在跑、跳、跌倒、做游戏时,异物易吸入下呼吸道;或家长在喂食时逗戏、打骂等,也易导致异物吸入下呼吸道。

(2) 昏迷、全身麻醉、酒醉与睡眠等状态时,可因吞咽功能不全,导致异物误吸。

(3) 玩耍或工作时,有将玩具、针、钉或纽扣等含于口中的不良习惯,当遇到外来刺激或言谈、哭笑或突然绊倒等,可误将异物吸入呼吸道内。

(4) 抢救方式不当,如将手指伸入口内或咽部试图挖出异物,或钳取鼻腔异物不当时,可使异物被吸入下呼吸道。

(5) 上呼吸道手术中,器械装置不稳脱落,或切除的组织突然滑落呼吸道内。

(6) 精神病患者或企图自杀者。

【异物种类】

按异物来源可分为外源性与内源性两类:血凝块、脓液、呕吐物、急性或慢性支气管疾病中的渗出物、痂皮、脱落的纤维蛋白膜、白喉假膜、支气管结石、干酪样物、死骨片等均为内源性异物;外源性异物系指由口误吸的一切异物。临床上,气管、支气管异物大多属于外源性异物。按异物性质可分为植物性、动物性、矿物性与化学合成品等几类异物,临床上以植物性异物最为多见,如花生、瓜子、豆类、玉米等;动物性异物居第二位,如鱼刺、骨片、虾及蛋壳等;此外有铁钉、石子、螺丝钉、硬币、图钉等矿物性异物;塑料笔帽、橡皮、义齿、珍珠等化学制品类异物。

【异物部位与病理】

气管、支气管异物所存留部位与异物的大小、性质、形状、轻重、异物吸入时患者的体位及解剖因素等密切相关。呼吸道异物中,气管异物最多,其次为右侧支气管异物,少数异物停留于声门裂或喉腔,绝大多数则位于气管与支气管内。大而形状不规则异物易嵌顿在声门下区;尖锐异物可刺入黏膜内并停留在固定部位;质地轻、小而光滑的异物易随呼吸气流活动,多数均可活动变位。右主支气管与气管长轴相交角度小,几乎位于气管延长线上,左主支气管则与气管长轴相交角度较大,同时右主支气管短而管径较粗,气管隆凸偏于左侧,吸气时气体进入右侧者较左侧为多。

异物进入气管、支气管后引起的局部病理变化,与异物性质、大小、形状、停留时间与有无感染等因素有密切关系。

(1)异物的性质:矿物性异物引起的炎症反应较轻;植物性异物如花生、黄豆等,其含有游离脂肪酸,对气道黏膜刺激性大,易引起呼吸道急性弥漫性炎症反应,导致气管、支气管黏膜充血、肿胀、分泌物增多,甚至发生支气管阻塞,故又称"植物性支气管炎"或"花生性支气管炎";动物性异物及化学合成品类异物,对组织刺激性较矿物性异物大,但比植物性异物小。金属性异物对黏膜的刺激性更小,但铜、铁等易氧化而生锈,若停留时间过长,会导致局部肉芽增生,较其他金属类异物刺激性稍大。

(2)异物的大小与形状:光滑细小的异物对黏膜的刺激性较小,很少引起炎症;尖锐、形状不规则异物存留时间过长,可穿透损伤附近软组织,易引起并发症。粗糙易锈的金属异物对黏膜的刺激性较大,日久会导致局部肉芽组织增生,从而阻塞支气管或气道。植物性异物对呼吸道黏膜的刺激与其大小和形状也有一定的关系。

(3)异物存留的时间:异物存留得越久,危害就越大,尤其以刺激性较强、易移动变位或在气道内形成阻塞的异物为甚。长期存留的异物,可使支气管阻塞加重,导致肺气肿、肺不张。如果合并有感染,可导致炎症扩大,发生肺炎、肺脓肿、支气管扩张及脓胸等。

(4)异物存留于气道内,阻塞程度不同,所致的病理改变也不同。

1)不完全性阻塞:当异物较小、局部黏膜肿胀较轻时,异物呈呼气瓣状阻塞,吸气时,支气管扩张,空气可经异物周围间隙吸入;呼气时,支气管收缩,管腔变窄将异物卡紧,排出空气受阻,导致远端肺叶出现阻塞性肺气肿,甚者肺泡破裂,发生间质性肺气肿,空气窜入临近组织,形成气胸、纵隔气肿、皮下气肿或腹膜后气肿等。

2)完全性阻塞:较大异物存留或局部黏膜明显肿胀时,使气道完全阻塞,空气吸入受阻,导致远端肺叶内的空气逐渐被吸收,从而发生阻塞性肺不张。若阻塞持续过久,引起远段肺叶引流受阻,可并发支气管肺炎、肺脓肿或脓胸等。

【临床表现】

症状分期 徐荫祥将气管和支气管异物的症状和体征分为 4 期:

(1)异物进入期:异物经过声门进入气管时,必有噎气和剧烈咳嗽。异物若嵌顿在声门处,可发生极度呼吸困难,严重者可致窒息死亡。异物若深入支气管内,除有轻微憋气或咳嗽外,可无明显的临床症状。

(2)安静期:异物进入气管或支气管后,可停留于相应大小的气管或支气管内,此时多无明显症状或仅有轻微症状,如咳嗽或轻度呼吸困难,个别病例可完全无症状,临床上称之为无症状安静期。安静期的时间长短不一,短者可即刻发生气管阻塞和炎症而进入刺激或炎症期。

(3) 刺激或炎症期:异物局部刺激和继发性炎症、阻塞支气管,可出现咳嗽、肺不张或肺气肿的症状。

(4) 并发症期:并发症期时间可长达数年或数十年,时间长短视异物大小、阻塞的部位、程度、有无刺激性、诱发炎症的轻重及患者体质与年龄等而定。呼吸道异物的首见症状是喉痉挛,严重者可窒息而死亡。轻者可发生支气管炎和肺炎,重者可致肺脓肿和脓胸等。临床表现有发热、咳嗽、咯脓痰、呼吸困难、胸痛、咯血及体质消瘦等。

因异物可随呼吸气流发生移动变位,因此常出现以下症状:

(1) 喉异物:异物进入喉内时,可引起吸气性呼吸困难或刺激性剧烈咳嗽。若异物停留在喉入口处,则会出现吞咽困难。若异物停留于声门裂,轻者可出现高声呛咳、发绀、呼吸困难、声嘶或喘鸣,严重者可发生窒息。若系尖锐异物损伤喉部,则可出现咯血甚者皮下气肿。

(2) 气管异物:当异物进入气道后,可即刻发生剧烈呛咳、气喘、呕吐、呼吸困难等症状,异物较大时,可发生严重呼吸困难,甚至可致窒息。常见症状为气喘哮鸣,由于气流经异物阻塞处发声所致;气管拍击声为异物随气流向上撞击声门下区所致,以咳嗽时最显著,听诊器置于颈、胸部气管区即可清晰地闻及此声。

(3) 支气管异物:早期临床症状与气管异物类似。异物以位于右侧支气管者居多。异物进入支气管后,因其大小、形状、种类或位置的不同而表现各异。当异物尚能活动时,则有痉挛性高声呛咳,呼吸时虽有部分阻塞现象,但不引起明显肺部病变;若异物阻塞支气管腔,可发生呼吸困难或胸部不适感;若异物停定后,症状可消失或明显减轻,或仅表现为轻微咳嗽。呼吸困难程度与异物停留部位及大小有关,若双侧支气管内均有异物堵塞,呼吸困难多较为严重。患侧胸部语颤减弱,叩诊呈过清音或浊音,肺部听诊时患侧呼吸音减弱或消失,吸气时患侧胸部扩张受限。

【诊断与鉴别诊断】

1. 病史　患者有异物吸入病史、异物接触史或可疑病史,详细询问异物种类,根据典型症状、肺部体征及并发症等,一般不难确诊。

2. 体格检查　应注重听诊和触诊。气管内活动异物可闻及拍击声,咳嗽时尤为明显,触诊时可有碰撞振动感。支气管异物可有肺气肿、肺炎或肺不张等表现。

3. 影像学检查　对诊断气管支气管异物有重要意义,不透光金属异物在正位及侧位或拍片下可直接诊断,必要时可行 CT 检查。对 X 线能透过异物者则可根据其阻塞程度不同所产生的不同肺气肿或肺不张等间接证据而诊断,也可通过胸部透视下观察纵隔和横膈运动情况,提高诊断准确率。阻塞性肺气肿胸部 X 线透视可发现患侧肺部透光度增加,横膈膜下降,活动度受限。呼气时,支气管管腔变窄,不能排出空气,患侧肺内压力高于健侧,膈肌上升,心影横径缩小,纵隔和心脏被推向健侧;吸气时,健侧肺内压力增高,膈肌下降,心影横径增大,纵隔和心脏又移向患侧,从而出现纵隔摆动现象。阻塞性肺不张在 X 线透视时,可见患侧肺野阴影变深,膈肌上抬,纵隔和心脏移向患侧,呼吸时保持不变。

4. 喉镜和支气管镜检查　幼儿喉部异物可经直接喉镜诊断,成人喉部异物可通过间接喉镜得以确诊。气管、支气管异物的确切诊断和治疗常需借助支气管镜来完成。

【治疗】

气管、支气管异物是危及患者生命的急危重症，必须及时诊断，尽早取出异物，以保持呼吸道通畅。可用直接喉镜或支气管镜经口腔或在个别情况下经由气管切开取出异物，这是治疗呼吸道异物最有效的方法。凡通过支气管镜确实无法取出的异物，可行开胸手术、气管切开术取出异物。

1. 气管、支气管异物取出术的麻醉　取成人呼吸道异物，一般采用表面麻醉，取婴幼儿呼吸道异物，一般不用任何麻醉，俗称"无麻"，但无麻醉手术需承担较大手术风险。异物引起呼吸道阻塞和呼吸阻力增加，发生通气障碍。其大小、形状、性质、所在部位以及呼吸道管径的宽窄等都能影响其通气功能。此外，异物可引起肺炎、肺不张、肺气肿等并发症，致使肺泡交换面积减少、无效腔及残气量增加，肺活量减少，加重呼吸功能障碍。在无麻醉条件下为患儿取出呼吸道异物时，患儿恐惧，烦躁不安，代谢增加，氧耗量增大，在插入支气管镜后，呼吸道管腔变得狭小，更加重了患儿的呼吸功能障碍；喉、气管和支气管均有迷走神经支配，婴幼儿神经系统不够稳定，因此，在进行支气管镜检查时，由于手术器械刺激，易引发喉痉挛与其他一些反射，可加重缺氧与二氧化碳蓄积，由于心率变慢而有心跳骤停的危险，因此，目前多主张呼吸道异物应在全身麻醉下进行手术，仅在紧急情况下使用"无麻"。

全身麻醉适于支气管异物较大或形状不规则者、主支气管内大而易碎的植物性异物、支气管阻塞性异物、肺段支气管的细小异物、诊断不明或估计手术操作时间较长者以及无麻探取异物失败的大部分患者。全身麻醉后，患者安静，肌肉较松弛，咳嗽反射和喉反射减弱或消失，支气管检查时可避免迷走神经反射，患者可耐受较长时间检查与取出操作。

2. 经直接喉镜取出异物法　此法操作简便，较易掌握，成功率高，节省时间，且患者痛苦较小，可避免使用支气管镜后所引起的喉水肿。患者取仰卧位，用直接喉镜挑起会厌，充分暴露声门裂，将鳄鱼嘴式异物钳钳嘴闭合，趁吸气时声门裂张开之际，伸入声门下区，在呼气或咳嗽时，使钳嘴上下张开，在异物随气流上冲的瞬间，夹住异物。夹住异物后，应将钳柄逆时针旋转90°，使钳嘴两叶与声带平行，趁吸气声门张开时，退出声门裂。在呼吸道内探取异物时，若夹住黏膜、气管隆嵴或支气管分叶隆嵴时，轻轻牵拉异物钳时会有弹性阻力感觉，切忌将异物钳强行拉出，以免造成严重损伤或引起并发症。异物取出后应立即详细检查其是否完整，如有残余，可再次夹取。在直接喉镜下多次试取不成功者，应视情况立即或缓期改用支气管镜探取异物。

3. 经支气管镜取出异物法　此法适用于直接喉镜下不能取出的呼吸道异物、尖锐有刺非活动性异物、已发胀破碎的豆类异物或绝大多数支气管异物。患者一般取仰卧位，对于儿童患者，可先用直接喉镜挑起会厌，暴露声门，以适当的支气管镜在患者吸气时越过声门裂，送入气管内，然后取下直接喉镜。成人可不用喉镜而直接插入支气管镜。看到异物后，将支气管镜远端接近异物，察看并根据其露出部分的异物形状、位置、周围黏膜肿胀情况及异物和呼吸道管壁间的空隙，调整支气管镜的位置，伸入异物钳夹取异物。若为易碎异物，用力不可过猛，以免夹碎；若为金属类异物，须用力夹紧；如异物体积较小，可将其从镜管内取出；若为不完整的碎块，可反复夹取，或用吸引管吸出，取尽为止；异物较大不能由镜内取出者，宜夹紧异物，将之拉拢固定于支气管镜远端，使支气管镜、异物钳连同异物以相同速度同时向外退出。若为尖锐异物，应将其锐端夹住，拉入镜内，或改变其方向使锐端向下，避免取出时刺伤管壁，甚或卡在声门下导致取出困难或更大危险。

4. 注意事项

术前注意事项：

（1）气管、支气管异物一般应及早取出，以避免或减少发生窒息和并发症的机会。

（2）患者若无明显呼吸困难，但因支气管炎、肺炎等并发症出现高热或体质虚弱者，应先予抗炎补液等对症支持疗法，密切观察有无突发呼吸困难征象，待体温下降，一般情况好转后再取出异物。

（3）病情危重、呼吸极度困难者，若抢救设备不全时，可先行气管切开术，防止发生窒息。

（4）已有气胸、纵隔气肿等并发症时，肺大部分被压缩者，应首先治疗气胸或纵隔气肿，待积气消失或明显缓解后再行异物取出术；若伴有心力衰竭者，应予强心剂治疗，并改善缺氧症状。

（5）术前应做详细的体格检查，了解异物的大小、种类、形状及所在位置。

（6）对于极度虚弱的患儿，且伴有严重并发症如心力衰竭等，应有专科医生监护，减少手术困难。

（7）选取适当器械，根据患者年龄大小选择合适的直接喉镜、支气管镜、异物钳及吸引器管等，充分准备急救用品。

术后注意事项：

（1）加强护理，密切观察病情变化，若有喉水肿发生且有严重呼吸困难，宜作气管切开术。若伴有其他并发症者，应及时予以治疗。

（2）酌情使用抗生素和肾上腺皮质激素，避免发生并发症。

（3）异物未取尽或术后仍有异物的症状或体征者，应选择适当时机，再次行直接喉镜或支气管镜检查。

（4）经多种方法多次试取仍无法取出的异物或异物嵌顿牢固者，应请胸外科协助治疗，施行开胸手术，取出异物。

（5）行气管切开术后仍有原因不明的堵管或拔管困难的患者，应考虑残留异物咳至气管导管上方堵塞声门下腔的可能，应及时行直接喉镜检查。

【预后】

一般气管、支气管异物未发生并发症，顺利取出后，预后良好。如诊治不及时，预后不良。可因窒息或心、肺部并发症及术中或术后发生危险甚至引起死亡。据报道，异物自行咳出可能性为 $2\% \sim 4\%$，死亡率为 $1.6\% \sim 7\%$。选取适当的支气管镜及异物钳，熟练地操作，手术时间短，术后一般不会发生喉水肿，可避免行气管切开术。若发生肺气肿、肺不张或支气管肺炎等并发症的病程较短，取出异物后病情一般均能较快恢复。若已有肺不张 2 至 3 周，并发生肺脓肿，异物虽取出，也需再治疗 2 至 3 周，才能恢复通气。支气管阻塞性异物如笔帽、图钉、螺丝钉等所致的长期肺不张，炎症持续数月甚至半年以上，取出异物后可有肺纤维化病变或支气管扩张等后遗症。

【预防】

气管、支气管异物是一种可以预防的疾病，其预防要点：

（1）积极开展宣传教育工作，奉劝家长及保育人员妥善保管小儿的食物及玩具，教育小孩勿将玩具置于口中玩耍，避免给 $3 \sim 5$ 岁以下的幼儿吃花生、瓜子、豆类、玉米及果冻等食物。发现后,应婉言相劝,使其自行吐出,切忌恐吓或用手指强行挖取,避免引起哭闹而误吸入气道。教育儿童和成人进食时细嚼慢咽,勿大声说话或谈笑;幼儿进食时,不要嬉笑、打骂或哭闹。

(2) 注重全身麻醉和昏迷患者的护理:确认是否有假牙及松动的牙齿;将其头偏向一侧,防止呕吐物吸入下呼吸道;进行上呼吸道手术前应仔细检查手术器械,以防脱落掉入气道;切除的组织,应以组织钳夹持牢固,切勿滑落进入气管、支气管。

(蒋路云)

第46章 食管异物

食管异物(foreign body in the esophagus)是耳鼻喉科常见急症之一,常因匆忙进食或注意力不集中,食物未经仔细咀嚼咽下而致。异物最常嵌顿于食管入口处,其次为食管中段第二狭窄处,下段者较少见。本病以成年人多见,异物种类以鱼刺、猪骨、鸡鸭骨、羊骨等动物类异物最为常见,其次为金属类异物、化学合成类异物、植物类异物等。临床以吞咽困难、吞咽疼痛和呼吸道症状等为主要表现,可引起食管穿孔、颈部皮下气肿、纵隔气肿、食管周围炎、纵隔炎、大血管溃破和气管食管瘘等并发症。食管异物确诊后,应及时经食管镜取出异物,减少并发症的发生。

【病因】

食管异物是食管常见病、多发病,其发生与年龄、性别、饮食习惯、食管疾病及精神状况等因素有关,常见病因有:

(1)进食过于匆忙,注意力不集中,食物未经仔细咀嚼而咽下。

(2)老年人牙齿或义齿松脱,咀嚼功能较差,口内感觉欠灵敏,食管口较松弛等,易误吞异物。

(3)儿童磨牙发育不全,食物未经充分咀嚼或有口含玩物的不良习惯。

(4)成人因嬉闹或有自残自杀意图吞咽较大物品,如枣核、桃核、指环、硬币等,而发生食管异物。

(5)食管自身疾病如狭窄或肿瘤引起食管管腔变细,也是食管异物发生原因之一。

【病理】

异物存留于食管某一部位后,食管局部黏膜发生炎症反应,其程度轻重依据异物刺激性大小、边缘锐利与否以及异物嵌顿时间长短等而异。光滑无刺激的异物可在食管内存留数月或数年之久,食管仅有局部轻度肿胀及炎症表现;枣核、骨类等异物存留可致局部黏膜迅速出现炎症反应,继发溃疡或穿孔,进而形成食管周围炎、纵隔炎或脓肿等;长期异物嵌顿可压迫食管前壁致管壁坏死,并累及气管后壁形成气管食管瘘,进入胸腔则导致肺部反复感染;尖锐异物可随吞咽运动刺破血管壁,进而刺伤邻近大血管,导致大出血甚至死亡。

215

【临床表现】

1. 吞咽困难（dysphagia）　其严重程度与异物种类、大小、形状、有无继发感染、异物存留部位等有关。病情轻微者虽吞咽困难,但仍能进少量流食或半流食;异物较大、异物尖锐或继发感染者,可致完全堵塞不能进食,甚至饮水困难、张口流涎、恶心、反呕等。

2. 吞咽疼痛（swallow pain）　疼痛程度因异物大小、形状、性质和有无继发感染等各异。较小异物疼痛较轻,常仅表现为梗阻感;尖锐异物或较大异物存留于食管入口时,疼痛常局限于颈正中或颈侧,并伴有压痛,吞咽时疼痛加剧;异物位于食管颈段时,疼痛部位多在颈根部或胸骨上窝处;食管中段异物疼痛多位于胸骨后,可放射至背部;食管穿孔并发感染者,疼痛剧烈,可伴有高热,甚至有菌血症等全身中毒症状。

3. 呼吸道症状　异物较大或异物位置较高,向前压迫气管后壁可引起呼吸困难。多发生于儿童,唾液潴留流入喉内,或气管穿孔形成食管气管瘘,可引起呛咳。

4. 颈部活动受限　尖锐异物嵌顿于食管入口处或有食管周围炎者导致颈部肌肉痉挛,出现颈项强直,使头部转动困难。

5. 发热　食管异物引起食管炎、食管周围炎、纵隔炎和颈深部感染等并发症时,可出现体温升高及全身不适等症状。

6. 其他症状　食管异物致食管穿孔、并发脓胸或食管周围脓肿者,可有胸痛,咳吐脓痰。损伤血管或血管破溃者,则可有出血、黑便等临床症状。

【诊断】

1. 异物史　患者有明确的异物误吞史或自服史,并有吞咽困难、疼痛或其他症状,可初步诊断为食管异物。同时,还应详询异物的种类、性质、大小、形状、异物误吞的时间和进食情况、有无发热、咯血等症状。

2. 间接喉镜检查　间接喉镜检查位于食管上段的异物,患者颈部常有轻微压痛。间接喉镜检查下咽部可见梨状窝有分泌物潴留。

3. X线检查　对显影的食管异物具有确诊意义,如金属异物。而对于枣核等X线不显影的异物,应做食管钡餐检查,以确定异物是否存在及存留位置。必要时,可行CT检查。若疑有食管穿孔时,应禁用钡餐食管造影,可改碘油食管造影。

4. 颈部检查　在胸锁乳突肌前缘向内侧压迫食管时有刺痛,或推动气管时有疼痛,该检查对尖锐刺激性异物有诊断意义。

5. 饮水试验　让患者饮水,若不敢下咽或面部表情痛苦,则有诊断意义,提示尖锐异物存留于颈段食管。怀疑食管穿孔者,不宜采用此法。

6. 皮下气肿　若出现皮下气肿,提示有食管穿孔可能。

7. 食管镜检查　是食管异物最为确切和有效的诊治手段。在X线或CT检查未能确诊的情况下,可作为最后的诊断依据,既可确诊,又可钳取异物。但局部麻醉检查时常因恶心、呕吐而致食管扩张,引起异物脱落,检查时可能已见不到异物。

【并发症】

1. 颈部皮下气肿或纵隔气肿　食管穿孔时,咽下的空气随刺破的食管壁外溢,进入颈部皮下组织或经颈筋膜间隙进入纵隔,形成颈部皮下气肿或纵隔气肿,处理及时无感染时,可逐渐自行吸收。若治疗不及时,患者可有高热、脓毒血症等全身中毒表现,可继发脓胸、胸膜炎、心包炎、肺坏疽等并发症。

2. 食管周围炎 是食管异物最常见并发症之一,多见于尖锐、粗糙不规则异物或嵌顿时间较长的异物,可引起食管穿孔,导致炎症向外扩散,引起食管周围炎症。当感染较重,形成积脓时,可发展为食管周围脓肿;化脓性炎症经食管后间隙侵犯咽后间隙,可引发咽后脓肿。

3. 气管食管瘘及食管狭窄 异物嵌顿压迫食管壁致管壁坏死,累及气管后壁,形成气管食管瘘,严重者可引起肺部感染。食管异物所引起的局部糜烂与溃疡可致食管狭窄。

4. 大血管溃破 食管中段异物嵌顿未及时取出致食管壁穿破者,易导致食管周围化脓性感染,引起周围组织的破溃,或尖锐异物刺穿食管壁,伤及主动脉弓或锁骨下动脉等大血管,引起致命性大出血。临床表现为大呕血或便血。其中以穿破主动脉弓为最多,其次为左锁骨下动脉、颈总动脉、降主动脉及心包等,若刺穿心包,进入右心房,可形成食管心包瘘。若疑为大血管穿孔,应立即采取积极措施,如开胸探查、修补破溃血管等,及时挽救生命。

5. 下呼吸道感染 异物长期留于食管内可引起支气管炎、支气管肺炎、肺不张、支气管扩张和肺脓肿等,此多为食管分泌物无法咽下逆流进入气管或形成气管食管瘘等所致。

6. 其他并发症 食管异物尚可引起颈椎关节炎、骨髓炎等并发症,甚者可压迫脊髓。

【治疗】

1. 食管异物的治疗原则 尽早在食管镜下取出异物,防止炎症加重和并发症的发生。

发病在12～24h以内就诊的患者,一经确诊,应及早做食管镜检查,取出异物;发病24h以上就诊的患者,或一般情况较差,局部存在感染时,可先行补液对症支持治疗或控制炎症后再取出异物。食管异物并发颈段食管周围脓肿或咽后脓肿时,应考虑施行颈侧切开、咽侧切开术,充分引流脓液。已有食管穿孔、皮下气肿或食管周围炎者,应先予广谱抗生素抗感染和对症支持治疗,在适当时机再行异物取出术。若异物嵌顿较紧,或并发有纵隔脓肿、大血管破溃等病变者,食管镜取出困难时,宜请胸外科医师协助行开胸手术。若异物过于巨大,食管镜取出困难者,应考虑通过颈侧径路探取异物。

2. 食管异物的麻醉方式

一般可在局部麻醉下进行食管镜检查和取出异物,但对颈短、精神紧张、异物嵌顿较紧或难以取出者、不能配合的儿童及年老体弱患者应行全身麻醉手术。全身麻醉可使食管肌肉松弛,解除食管痉挛,有利于异物的取出。这不仅可避免因患者不配合出现的损伤,也可避免食管镜压迫出现的呼吸困难。

3. 食管镜异物取出的手术方法

(1) 尖锐异物行食管镜检查,应在明视下进行,先将异物尖端退出食管壁,避免损伤管壁,然后钳住异物尖端,使其先进入食管壁的管腔中,再夹取整个异物。取胸部上1/3部位异物时,须考虑到异物的形状,一端钝另一端尖的异物,可先夹住钝的一端,往上轻拉,使尖端脱位转动有利于取出。

(2) 若异物上方有食物存留,则可判断其下方必有异物。应将分泌物及食物残渣完全吸除,充分暴露异物的位置及其周围情况。若异物与食管镜远端尚有一定的距离,夹住异物后,应将食管镜远端推下接触到异物,然后将食管镜与异物钳一并取出。

(3) 若异物巨大不能转位,不能由食管镜内取出时,须牢牢夹住异物中间部位,将食管镜推下接触异物,然后将钳子与食管镜同步,一同缓慢退出。长条状异物可先夹取异物的一端,使其转位松脱,然后从镜腔内将其取出。

（4）异物（如枣核、杏核等）大多停留在环咽肌入口之上，可在直接喉镜下夹取。术前应向患者及家属说明，在夹取过程中，异物会松动，随食管蠕动滑落胃内。

（5）停留于食管第二到第三狭窄部位的异物多边缘不整齐。如两尖端均刺食管壁，则以食管镜稍向一侧推动，使一侧异物尖端脱位，夹住这一端向上拉，另一端即能脱位，便于在食管镜内取出。若异物刺破食管壁，并随主动脉弓搏动，应立即终止手术，并请心胸外科医师协助处理。

（6）滑落胃内的食管异物，应使用胃镜或腹腔镜取出异物。

（7）若确诊为食管穿孔、纵隔脓肿或有大血管破溃者，应尽早请心胸外科医师抢救处理。

4. 食管镜异物取出术的注意事项

（1）术前注意事项：术前须充分了解患者全身情况，若为 4～6h 内进食者，则不宜行食管镜检查，应待胃排空后方能进行检查；再次查阅 X 线片，若患者吞咽困难、吞咽疼痛症状已明显减轻或消失，应再次行 X 检查，判断异物是否滑落胃内，避免手术痛苦；并根据其部位、异物形状、大小，选用长短粗细合适的食管镜与手术器械。

（2）术中注意事项：一般选取鳄鱼嘴钳最为合适。若视野清晰，可直视下钳取异物；用异物钳夹取前，要看清异物周围间隙及邻近组织，以便适时地钳取异物；夹取异物须牢固，注意不可同时夹住食管壁组织；应充分保护食管壁，避免损伤；夹取异物时，若遇阻力，不可使用暴力，以免损伤食管壁；对较大异物或尖锐不规则等食管异物，应尽量选用特制扩张食管镜，使食管口远端调节扩张，以利于视野暴露，顺利取出异物，避免损伤食管壁。

（3）术后注意事项：24h 内来医院就诊，经食管镜检查无显著炎性反应，顺利取出异物者，禁食 6h 后进流质或半流质饮食，1～2 天后可正常饮食，并口服抗生素；异物存留超过24h 且为不规则尖锐形异物者，疑有食管壁损伤合并感染者，应禁食补液，并放置鼻胃管；可疑食管穿孔或已有穿孔者，忌行钡餐造影，异物取出后，须住院密切观察，禁饮、禁食，补液以纠正水电解质紊乱，并应用广谱抗生素治疗。

【预防】

（1）进食时切勿匆忙，要细嚼慢咽。

（2）教育儿童不要将各类物品放入口中玩耍，以免不慎误咽。

（3）老年人进食要细心，严防假牙脱落。睡前、全身麻醉或昏迷患者，应将活动的假牙及时取下。

（4）误吞异物后，应立即就诊，切忌采取吞咽食物强行咽下，以免加重损伤和增加并发症，增加手术难度。

（蒋路云）

第47章　食管腐蚀伤

食管腐蚀伤(caustic injury of esophagus)是指由于误吞如强酸、强碱等腐蚀剂所致的口、咽及食管的损伤。按其损伤程度分为三度：一度(轻度)累及黏膜层,引起黏膜表层的充血水肿;二度(中度)病变累及食管壁的黏膜层和肌层;三度(重度)病变累及食管全层及食管周围组织。临床上分为急性期、症状缓解期与瘢痕狭窄期3期。食管腐蚀伤是耳鼻咽喉科急重症之一,若处理不当,可引起食管穿孔、食管瘢痕狭窄、食管闭锁等局部并发症,甚至造成肝、肾及中枢神经等全身损害。

【病理】

食管腐蚀伤损伤程度的轻重与所吞服的腐蚀剂的性质、浓度、剂量和接触时间长短密切相关。强碱以氢氧化钠或氢氧化钾腐蚀作用最强,碳酸钠或碳酸钾次之,强碱接触黏膜后迅速吸水,使脂肪皂化,蛋白质溶解,引起组织液化坏死,损伤整段食管,其穿透力强,重者可破坏食管全层,并向邻近组织浸润发展。酸性腐蚀剂可引起食管壁的干性凝固坏死,其穿透力稍差,损伤常局限于与腐蚀剂接触较久的部位。因其不能与胃液中和,故常常伴有胃肠道腐蚀伤。但浓度大的强酸亦可引起严重损伤,强酸腐蚀后期常伴发下咽及颈段食管狭窄或闭锁。苯酚除腐蚀局部外,尚可引起全身中毒症状。

食管腐蚀伤可分为三度:

(1) 一度(轻度):病变累及黏膜表层,造成局部充血肿胀,上皮坏死脱落,痊愈后不留瘢痕。

(2) 二度(中度):病变累及食管壁各层,急性时局部呈渗出性改变,形成溃疡,黏膜脱落,肌层受损。1～2周后,创面肉芽生成;3～4周后,瘢痕挛缩,遗留食管瘢痕或狭窄。

(3) 三度(重度):可累及食管全层及食管周围组织,包括纵隔,甚至出现食管穿孔破入胸膜腔或腹膜腔。

从腐蚀伤的病理分型来看,可分为卡他性、纤维素性及坏死性炎症。吞服腐蚀剂后,初起表现为食管壁的剧烈炎症反应。24h内食管黏膜呈高度水肿和糜烂,表面覆以渗出物、血液与坏死性组织。水肿一般在2～3天后开始消退,因腐蚀组织脱落,形成溃疡。随着坏死组织的脱落,溃疡范围不断扩大,5天后破坏停止,进入亚急性炎症期。1周后黏膜下层的成纤维细胞开始产生胶原蛋白,与新生血管形成广泛的纤维增生,产生大量肉芽,此期食管最为薄弱,但吞咽机能有所恢复,称为症状缓解期;2~3周后,肉芽创面愈合,胶原蛋白收缩,纤维组织替代黏膜下层和肌层,食管内外发生粘连,形成各色各样的瘢痕挛缩狭窄。

【临床症状】

分为 3 期,具体如下所述:

1. 急性期　一般历时 1~2 周。

(1)全身症状:吞服腐蚀剂量过多或浓度较大时,常在服毒后 2~3 天出现全身中毒症状,常见的有发热、昏睡、恶心、呕吐、脱水或休克等表现,甚者发生食管穿孔可致迅速死亡。因不能被胃酸中和,酸性腐蚀剂所致的全身症状较碱性重。

(2)局部症状

1)疼痛:吞服腐蚀剂后,口、咽、胸骨后或背部会很快出现疼痛,并可引起上腹部剧痛,此为腐蚀剂所致食管及胃的痉挛。

2)吞咽困难:与吞咽疼痛密切相关,进而出现吞咽障碍,唾液增多并外溢,仅能进流食或半流食,严重者滴水难进,儿童尤为明显。

3)声音嘶哑和呼吸困难:损伤累及喉部,导致喉部黏膜水肿,出现声音嘶哑、呼吸急促、呼吸困难等症状。

2. 缓解期　急性期后 1~2 周,炎症逐渐消退,疼痛逐渐消失,吞咽不觉困难,浅层溃疡逐渐愈合,饮食量增加,患者自觉病情大为好转。

3. 瘢痕狭窄期　病变累及肌层,经过以上两期后 1 月左右,由于结缔组织的增生,食管发生瘢痕性挛缩狭窄,患者又出现吞咽困难,呈进行性加重,甚至滴水难进。由于营养障碍与脱水情况,可迅速出现衰竭现象而导致死亡。

【并发症】

1. 全身并发症　常发生于急性期,服毒量较多者,可出现肝肾、中枢神经系统损害及水、电解质紊乱,重者在数小时内或 1~2 天内死亡。

2. 局部并发症

(1)出血:多发生于急性期,早期表现为小量吐血,乃由食管损伤所致;服毒后 1~2 周,表现为大量出血,乃坏死组织脱落所致,多在 10 日左右,侵蚀大血管,突然发生大量出血,重者可因失血过多而迅速死亡。

(2)食管穿孔和纵隔炎:多见于急性期的后期,碱性腐蚀剂较酸性者更易发生食管穿孔。一般表现为胸骨后或上腹部疼痛减轻后突然加重。穿孔至纵隔可引起纵隔炎;进入胸膜腔引起胸膜腔炎症、积液或积血;进入腹腔引起腹膜炎;穿孔到气管者,形成气管食管瘘。

(3)食管瘢痕狭窄:是难以避免的并发症,常并发于吞咽酸性腐蚀剂的患者。

(4)胃肠并发症:酸性腐蚀剂者为多。可在急性期即发生胃肠穿孔,狭窄期出现胃肠粘连、瘢痕性挛缩及狭窄。

(5)喉及肺部并发症:如喉水肿、吸入性肺炎、肺脓肿与支气管扩张症,尤易发生于儿童患者。

【检查及诊断】

1. 咽、喉部检查　口腔、咽喉部黏膜充血水肿,上皮脱落后形成假膜,继发感染,黏膜糜烂。间接喉镜下可查见会厌、杓状软骨、梨状窝等处黏膜水肿。

2. X 线及 CT 检查 帮助判断有无并发症,应行胸部 X 线、腹部透视及摄片或 CT 扫描。食管吞钡 X 线检查或碘油造影有助于了解食管受损性质、部位与程度,一般在受伤后 1 周左右可进行检查。疑有食管穿孔或气管食管瘘时应忌用钡剂检查。

3. 食管镜检查 可直接观察食管内受损情况,是一个重要的检查方法。通常在受伤后 2 周左右进行食管镜检查为宜,可了解食管受损的性质、程度和范围。纤维食管镜检查较硬质食管镜更为安全。

【治疗】

急性期治疗原则是抢救生命,预防食管狭窄;瘢痕期主要是施行食管扩张术。

1. 急性期的救治

应与内科医师协同处理。详细了解病情经过,给予补液、镇痛镇静、解痉、广谱抗生素、抗休克等治疗。

(1)中和剂的使用:服毒后 1～2 小时内就诊者,应针对毒物性质给予恰当的化学药物中和。酸性损伤者,可先用水稀释,再以肥皂水、氧化镁乳剂或氢氧化铝凝胶冲洗,禁用碳酸氢钠或碳酸钙,以免产生大量二氧化碳气体诱发胃穿孔。服强碱者可以食用醋、2%醋酸、橘子汁或柠檬汁中和洗胃。进行中和疗法后,可口服或鼻饲给予牛奶、蛋清或植物油等保护黏膜创面。

(2)抗生素的使用:食管腐蚀伤发生后,应立即使用足量广谱抗生素,预防发生感染。

(3)糖皮质激素的使用:糖皮质激素具有抗休克、消除水肿、抑制成纤维细胞肉芽组织形成的作用,从而防止食管狭窄的发生。若发生食管穿孔、胃肠溃疡或腐蚀伤、纵隔炎等则禁用激素。

(4)全身支持疗法:根据病情变化,给予抗休克、补液、输血、维持水、电解质及酸碱平衡等。若患者无法进食,可置保留胃管维持营养。

(5)气管切开:若急性喉梗阻症状明显,应考虑行气管切开术,使呼吸道保持通畅。

(6)解痉治疗:食管腐蚀伤常常累及食管黏膜下的神经丛,从而产生食管痉挛。急性期的吞咽疼痛常由食管痉挛造成,此外,食管痉挛还可引起食管管腔缩窄,导致食管狭窄。因此,解痉治疗是防止食管狭窄的一个重要措施。

2. 缓解期的治疗

(1)根据病情轻重,使用抗生素及糖皮质激素数周,逐渐减量至停用;若有食管狭窄,应尽早置入胃管或营养管鼻饲。

(2)食管镜检查:待全身症状缓解后,可行食管镜检查,以了解食管受损的程度。

(3)早期扩张:用于严重食管腐蚀伤和有可能发生食管瘢痕性狭窄的患者。一般在急性期症状消退后进行,术前需先行食管镜检查,判断管腔内无急性炎症方可进行。

3. 瘢痕狭窄期的治疗

该期常采用扩张法进行治疗,治疗方法如下:

(1)食管镜下探条扩张法:适用于中毒时间短的单发性环形狭窄。此法在食管镜直视下进行,用力的方向和轻重易于控制。先于食管镜下,窥清狭窄的部位和大小,再置入食管镜,适当用力旋转推进镜管,通过狭窄部位,上下来回推拉 3～4 次。此法一般每周施行 1～2 次,若狭窄有改善,可改为隔周 1 次,半年后改为每月 1 次。术时应保持食管镜与探条的方向一致,切忌用力过猛,造成食管穿孔。

(2) 顺线扩张法:嘱患者吞咽一根长约 7m 的坚韧粗丝线入肠,线端系以小铅丸,既便于吞服,又便于通过 X 线透视判断此丸位置。一般 2～6 天后,线远端可入肠内,此时拉紧口外线端,感觉线已固定而不能拉出。将口端丝线穿过弹性扩张探条中央小孔,将此探条循线送入食管进行扩张,直达贲门,视狭窄情况可选用不同型号探条进行扩张。

(3) 逆行扩张法:适于食管狭窄程度较严重、范围较广或经顺线扩张困难或无效或存在风险者,是一种较安全可靠的方法。扩张前须先行胃造瘘,将线自胃造瘘口处拉出,系于大小合适梭形扩张器一端,然后牵引线端自上而下进行扩张。一般来回拉 2-6 次,每周 2～3 次。

(4) 循环扩张术:适用于不同程度的狭窄或儿童患者。此法操作较安全,痛苦较小。术前也应行胃造瘘。嘱患者吞咽一根长约 7 米的粗丝线,使线与扩张器两端互相连接成环状,便于进行循环扩张。扩张时,扩张器即可随线经胃入食管,自下而上由口腔拉出,如此反复进行循环扩张。可根据情况更换大一号扩张器。

(5) 食管内置入记忆型镍钛网合金支架:于食管镜下将记忆型镍钛网合金支架放入食管狭窄处。

(6) 外科手术治疗:灼伤严重、多发性、狭窄范围广、食管严重变形、扩张术未成功者,可考虑行切除狭窄食管端端吻合、空肠或结肠代食管、瘢痕段切除胃食管吻合等手术。

【预防】

对强酸、强碱等腐蚀性化学试剂,必须建立严格的管理制度。盛放容器上要有醒目标记,做到专人保管,上锁存放。切忌用碗、杯等盛放腐蚀剂,避免误吞。

(蒋路云)

第48章 食 管 炎

食管炎（esophagitis）是耳鼻咽喉科常见病之一，多由外伤后感染、物理化学性刺激、上呼吸道急性炎症或急性传染病等引起。急性食管炎食管局部黏膜呈弥漫性充血水肿，黏膜下以多形核白细胞浸润为主，临床以局部疼痛与吞咽障碍为主要表现；慢性食管炎黏膜以鳞状上皮细胞增生或角化，黏膜下有炎性细胞浸润，临床以胸骨后闷痛、灼热感与食管内食物通过缓慢、受阻等为主要表现。

第1节 急性食管炎

【病因】

急性食管炎多因细菌、病毒、真菌等感染而引起。机械性损伤如食管镜检查、置保留胃管、食管扩张等所引起的黏膜损伤，或进食干硬食物和误吞骨、刺等异物，造成黏膜损伤继发感染，各种理化刺激如烈性酒、过烫或辛辣刺激的食物及其他有刺激性饮料等引起的无菌性炎症，急性上呼吸道炎症或急性传染病如伤寒、猩红热、白喉、痢疾等，均可并发本病。

【病理】 食管黏膜呈弥漫性充血水肿，有多形核白细胞浸润。食管黏膜上皮层质脆，剥脱形成浅糜烂面，表面覆有散在假膜，其下少数可出现沿食管长轴的浅溃疡，重者可深达肌层。

【临床表现】

以局部疼痛与吞咽障碍为典型表现。

1. 疼痛 突觉咽痛、胸骨后方或背部左侧肩胛骨下方疼痛，呈钝痛或刺痛，自发或进食粗糙固体食物或热烫食物时出现并加剧，或有摩擦感，进流食或半流食时症状缓解甚至消失，咳嗽、深呼吸或腹压增大时疼痛更剧。

2. 吞咽障碍 早期呈发作性吞咽困难症状，后期则表现为持续性吞咽困难。患者有进食受阻感，自觉食物向下缓缓通过。

3. 其他症状 除上述症状外，还可有恶心、呕吐、上腹痛等表现，当发生穿孔时吞咽痛加重且可出现上消化道出血。

【诊断】　根据病史及临床表现即可诊断。食管 X 线钡剂透视可无变化,有时可见不规则钡斑。食管镜检查可见食管黏膜发生局限性或弥漫性红肿,易出血,还可见浅表糜烂或溃疡,黏膜上皮剥脱。少数病例可见食管管腔狭窄,可累及贲门部。

【治疗】

（1）禁食 2~6 天,或进温性流食,进食要缓慢。

（2）以次碳酸铋或用磺胺嘧啶吞服。服药前先进食,然后将药粉调成糊状缓慢咽下,使其附着于受损部位,每 4h 吞服 1 次,吞服后要禁食。

（3）消除患者顾虑及紧张情绪。若疼痛剧烈不能忍受者,应适当给予镇静剂,并卧床休息。

（4）应用抗生素及全身支持疗法。

第 2 节　慢性食管炎

慢性食管炎,多发生于食管中下段,以下段为主,主要是由于生活习惯使食管黏膜长期接触机械性、温热及烟酒刺激和维生素缺乏而产生的一种慢性非特异性炎症。此外,胃-食管反流性疾病也是引起慢性食管炎的重要因素。

【病因】

（1）急性食管炎治疗不及时或治疗不当,转为慢性。

（2）上呼吸道和上消化道慢性化脓性疾病,如口腔、鼻-鼻窦与咽部等部位慢性炎症病变。上述病灶排出的细菌进入到食道内,引起食道慢性炎症。阑尾炎、胆囊炎等病灶也可上行感染发生食管慢性炎症。

（3）食物潴留后发酵腐败导致食管黏膜的慢性炎症。常由于食管狭窄、肿瘤或贲门痉挛等造成食物不能迅速通过食道,潴留发酵、腐败引起刺激或继发感染。

（4）维生素及其他营养素缺乏,造成局部易感因素。当机体缺乏维生素 A 时,可使食管上皮增生与角化,易因外力作用而受损,导致感染发生。

（5）嗜好烟酒和辛辣刺激等食物,均易造成食管的慢性炎症。

（6）慢性心、肺、肝、脾等疾病引起的食管静脉曲张瘀血。

【病理】

食管黏膜呈慢性炎症性变化,表现为鳞状上皮细胞增生或角化,黏膜下炎性细胞浸润,病变甚至累及黏膜下层、肌层,晚期可出现瘢痕挛缩,引起食管狭窄。

【临床表现】

很少出现吞咽困难,常表现为胸骨后、上腹部、左侧肩胛骨下方闷痛,或胸部烧灼感,常于进食烫热或干硬、粗糙食物时疼痛加剧。或有食物通过食道缓慢、受阻的感觉。部分患者有进食后不久将食物吐出,但无酸味的反刍现象,并伴有进食后自觉上腹部胀满,这提示存在瘢痕狭窄。

【诊断】

根据病史和临床表现,辅以食管镜检查与食管造影,可以做出诊断。病变早期食管钡剂造影大多无异常发现,少数仅显示为食管上段的蠕动加快;闷痛的发生常与吞咽动作有关,部位多局限于胸背部,发生反刍时无酸味,提示存在瘢痕性狭窄。食管镜检查可见黏膜壁不同程度水肿,隆起显示多发颗粒状息肉改变或称"汽泡征",此为与早期食管癌鉴别的重要征象。亦可见食管局部黏膜白色斑块、增厚、糜烂易出血或分泌物增多等。病久者,可有肉芽增生或溃疡。必要时可施行病理组织学检查,以便与肿瘤区别。

【治疗】

1. 病因治疗　改正不良饮食习惯,减少或避免诱发、加重症状的因素。禁食有刺激性的食物、戒烟禁酒,养成少食多餐、细嚼慢咽的良好习惯;避免餐后立即平卧;卧时床头抬高 20~30cm,裤带不宜束得过紧,避免各种引起腹压过高的状态。根除引起慢性炎症的病灶,如龋齿、慢性扁桃体炎、慢性鼻-鼻窦炎等,及时治疗阑尾炎、胆囊炎等疾病。

2. 药物治疗

(1)口服次碳酸铋或磺胺嘧啶粉剂,每日 4 次,每次 1.0g。每日多次,少量服用橄榄油、麻油或蜂蜜水等。

(2)口服维生素 A 及 B_2 等。

(3)口服药物促进食管和胃的排空:①多巴胺拮抗剂,此类药物能促进食管、胃的排空,增加食管下括约肌的张力。如甲氧氯普胺(胃复安),每天 3 次,每次 5~10mg;多潘立酮(吗丁啉),每天 3 次,每次口服 10mg。均在餐前 30min 口服。②西沙必利,通过肠肌丛节后神经释放乙酰胆碱而促进食管、胃的蠕动和排空,从而减轻胃食管反流。每次口服 10~20mg,每天 3 次。③拟胆碱能药:乌拉胆碱增加食管下括约肌的张力,促进食管收缩,加快食管内酸性食物的排空以改善症状,每次 25mg,每天 3 次。

此外,还应积极治疗其他引起食管慢性炎症的全身疾病。

(蒋路云)

第 5 篇

耳 科 学

第 49 章 耳的临床解剖学

耳是人体重要的感知器官,司听力和平衡,其结构精密而复杂。耳分为外耳、中耳和内耳三个部分(图 5-49-1)。

一、外耳

外耳包括耳廓和外耳道。

(一)耳廓

耳廓突出于头颅两侧,耳廓的下部耳垂为脂肪和结缔组织构成,中上部为弹性软骨构成的支架,覆以软骨膜和皮肤。耳廓背面较平而微凸,前面凹凸不平,形成耳轮、对耳轮、耳屏、对耳屏、耳甲艇、耳甲腔等解剖标志(彩图 5-49-2)。皮肤与软骨膜贴合较紧,皮下组织少,外伤后形成的血肿不易吸收,感染后易发生软骨膜炎。

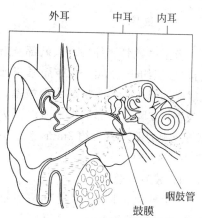

图 5-49-1 耳的分部

(二)外耳道

外耳道起自耳甲腔的外耳门,止于鼓膜,成人外耳道长约 2.5～3.5cm。外 1/3 为软骨部,内 2/3 为骨部。软骨部皮肤有皮脂腺、耵聍腺和毛囊,外伤后易感染形成疖。由于皮肤与软骨附着较紧,故感染肿胀时易使神经末梢受压引起剧痛。骨部与乳突前壁、颅中窝及颞颌关节相邻,外伤或感染时可相互影响。骨性外耳道中部是外耳道最狭窄的部位,称作外耳道峡部,易于嵌顿异物、耵聍等。

外耳道略呈 S 形弯曲,外段向内向前而微向上,中段向内向后,内段向内向前而微向下。故在检查外耳道深部或鼓膜时,需将耳廓向后上提拉,使外耳道轴心成一直线,便于窥见。婴儿的外耳道软骨部与骨部尚未完全发育,故外耳道短而狭窄,鼓膜接近水平,检查鼓膜时,须将向后下方牵拉耳廓。

（三）外耳的神经

外耳的神经主要有以下两支：下颌神经的耳颞支分布于外耳道的前半部，故当牙痛或咽痛时可传至外耳道；迷走神经的耳支分布于外耳道的后半部，故当刺激外耳道后份皮肤时，可引起反射性咳嗽。另有耳大神经、枕小神经、面神经、舌咽神经的分支分布。

（四）外耳的血管和淋巴

动脉来自颈外动脉的耳后动脉、颞浅动脉和上颌动脉。颞浅动脉和耳后动脉主要分别供应耳廓的前、后面，且两者间有细小分支相吻合。上颌动脉的耳深动脉经外耳道骨部与软骨部交界处供应外耳道及鼓膜外面。静脉与同名的动脉伴行，汇流至颈外静脉，部分回流至颈内静脉，耳后静脉可经乳突导血管与乙状窦相通。

外耳的淋巴引流至耳前、耳后、耳下、颈浅和颈深淋巴结上群。

二、中耳

中耳包括鼓室、咽鼓管、鼓窦和乳突四部分。

（一）鼓室

鼓室由颞骨岩部、鳞部、鼓部及鼓膜围绕而成，是位于鼓膜和内耳外侧壁之间的一腔隙结构，容积约 1～2ml。以鼓膜紧张部上、下边缘为界线，可将鼓室分为三部分：鼓膜紧张部上缘平面以上的鼓室腔称为上鼓室，又叫鼓室上隐窝；鼓膜紧张部上、下缘之间的鼓室腔为中鼓室；鼓膜紧张部下缘平面以下为下鼓室。上鼓室的内、外径约为 6mm，中鼓室鼓膜脐部与鼓岬的距离只有约 2mm，下鼓室内、外径约 4mm。鼓室近似于一立方体，共有 6 个壁（彩图 5-49-3）。

1. 鼓室 6 壁

（1）外壁：由膜部及骨部两部分组成。骨部由上鼓室的外壁和骨性鼓环组成。膜部即鼓膜，为鼓室外侧壁的主要组成部分（彩图 5-49-4）。鼓膜为椭圆形半透明薄膜，上下径约 9mm，前后径约 8mm，厚约 0.1mm。鼓膜分为紧张部与松弛部两部分：紧张部为鼓膜的主要部分，呈浅漏斗状，周边借纤维软骨环附于鼓沟中；松弛部位于紧张部之上，略呈三角形，直接附着于鼓切迹处。鼓膜的组织学结构分三层：外侧的上皮层，与外耳道皮肤相连，覆以复层鳞状上皮；中间为纤维层，内侧为黏膜层，与鼓室的黏膜相延续。外伤或感染后愈合的鼓膜因缺乏纤维层而显菲薄。鼓膜的标志：鼓膜的中心部最凹处相当于锤骨柄的尖端，称之为脐部；在锤骨柄的前下方可见一锥形反光区，称之为光锥；鼓膜内陷变形时，光锥可变形、散漫、缩短或消失。为便于描述和定位，沿锤骨柄作一假想线，再经鼓膜脐作一与之垂直的假想线，将鼓膜分为前上、前下、后上、后下四个象限。

（2）内壁：鼓室内壁为内耳的外壁，上有鼓岬、前庭窗（卵圆窗）、蜗窗（圆窗）、面神经水平段骨管部、外半规管隆突、匙突（鼓膜张肌腱附着处）等重要结构。鼓岬系耳蜗底周所在处，其表面有舌咽神经的鼓室支 Jacobson 神经分布。鼓岬的后上方有一椭圆形凹陷，窝底有一近似椭圆形的窗孔向内通内耳的前庭，称为前庭窗或卵圆窗，由镫骨底板及环韧带封闭。鼓岬的后下方有一圆形凹陷，其内有一通向耳蜗鼓阶起始部的圆形窗孔，称之为蜗窗或圆窗,由圆窗膜封闭,又称第二鼓膜。面神经管的水平部走行于前庭窗的上方,外半规管位于面神经管凸的后上方。前庭窗前上方鼓膜张肌的附着处滑车形成匙突,鼓膜张肌的肌腱绕过匙突向外达锤骨柄上部的内侧。

(3)前壁:即颈动脉壁,其下部以极薄的骨板与颈内动脉相隔,上部有鼓膜张肌半管的开口与咽鼓管鼓口。

(4)后壁:即乳突前壁,面神经垂直段通过此壁的内侧。上方为鼓窦与乳突相通。鼓窦入口的底部有砧骨窝,入口的内侧为外半规管隆凸。鼓窦入口、砧骨短脚、外半规管隆凸均是术中定位面神经的重要解剖标志。

(5)上壁:即鼓室盖分隔鼓室与颅中窝,上有岩鳞缝,是耳源性颅内感染的传播途径。

(6)下壁:又称颈静脉壁,为一菲薄的骨板,将鼓室与颈内静脉和静脉球分隔。

2. 鼓室的内容物 包括听小骨、肌肉、韧带及神经(图 5-49-5)。

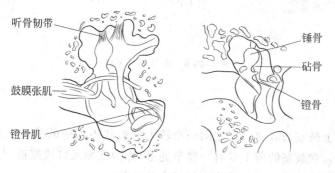

图 5-49-5 鼓室内容物

(1)听小骨:即锤骨、砧骨和镫骨,是人体最小的一组骨头,借韧带悬吊于鼓室腔,并以关节相连,称为"听骨链"。其中锤骨的锤骨柄夹在鼓膜层间,砧骨居三者之间,镫骨的镫骨底板与前庭窗相连。听骨链构成一个完美的悬挂系统,将鼓膜振动的能量传入内耳。

(2)肌肉:鼓室的肌肉有鼓膜张肌和镫骨肌,两者的功能都是防声作用。鼓膜张肌收缩可借拉紧锤骨而增加鼓膜紧张度,使鼓膜及听骨链振动幅度减小,防止强声对鼓膜及内耳的损伤;镫骨肌是人体最小的一块肌肉,镫骨肌收缩可使镫骨底板以其后端为支点向后向外离开前庭窗,起保护内耳及鼓膜的作用。

(3)韧带:连接听骨的韧带有六条,即锤骨上、前和外侧韧带,砧骨上和后韧带,镫骨环韧带。几条韧带将听骨链固定成振动传递效率很高的悬挂系统。

(4)神经:鼓岬表面有舌咽神经的鼓室支 Jacobson 神经分布,另外面神经分支的鼓索神经也走行于鼓室内,跨过鼓室后与舌神经合并,司同侧舌前 2/3 的味觉。

(二)咽鼓管

咽鼓管是沟通鼓室与鼻咽部的通道,成人大约 3.5mm 长,由外 1/3 的骨部和内 2/3 的软骨部构成。咽鼓管的鼓室端称为鼓口,位于鼓室前壁,咽端口位于鼻咽侧壁、咽隐窝之前,距下鼻甲后端约 1.0～1.5cm 处。鼓室口约高于咽口 2～2.5cm,于水平面约成 40°角,利于中耳液体排出并预防感染。

　　小儿的咽鼓管接近水平位,平直,短,管腔大,而且处于开放状态,故小儿的咽部感染易经此管传入鼓室,常导致中耳炎。支配咽鼓管的肌肉有腭帆张肌、腭帆提肌和咽鼓管咽肌。当张嘴、吞咽、哈欠时上述肌肉收缩,使咽鼓管咽口开放,起到调节鼓室气压平衡的作用。咽鼓管功能异常,通气功能下降是形成分泌性中耳炎的主要原因(图5-49-6)。

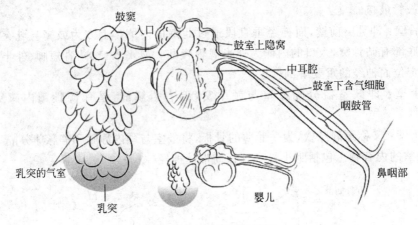

图 5-49-6　中耳通气系统

(三) 鼓窦

　　鼓窦是介于上鼓室与乳突气房之间一个较大的形状不规则的骨性气房,是鼓室与乳突气房相通的要道。在鼓窦的前下壁有一狭窄通道,称为鼓窦入口或鼓道,与上鼓室相通。鼓窦和鼓窦入口是中耳乳突手术的重要解剖标志及入路。

(四) 乳突

　　位于颞骨的后下部,内含许多相互交通的、有黏膜被覆的、大小不等的乳突气房。根据气房发育的情况,可将乳突分为四型:气化型,气房发育完全;板障型,气房发育不良,小,数量少;硬化型,乳突气房近乎于未发育;混合型,为以上三型中任何两型或三型同时存在的类型。正常情况以气化型最为多见。由于鼓室、乳突窦和乳突小房的黏膜相连,故中耳炎可蔓延至乳突窦和乳突小房。乳突小房与乳突窦仅以一薄骨板与颅中窝相隔,如乳突小房炎症侵蚀此骨质时,则可引起颅内感染。

三、内耳

　　又称迷路,位于颞骨岩部,内含听觉及位置感受器官。从解剖学角度看,内耳可分为耳蜗、前庭和半规管三部分,从组织学角度看,内耳由骨迷路、膜迷路和淋巴液组成。骨迷路是内耳的骨性包裹,膜迷路包含在骨迷路之中,骨迷路与膜迷路之间的间隙称之为外淋巴隙,内含外淋巴液,膜迷路内含有内淋巴液,两种淋巴系统互不相通。

(一) 骨迷路

　　骨迷路由致密的骨质构成。包括前庭、骨半规管、耳蜗(图5-49-7)。

　　1. 前庭　位于耳蜗及半规管之间,容纳椭圆囊及球囊。外壁即为鼓室内壁,上有前庭

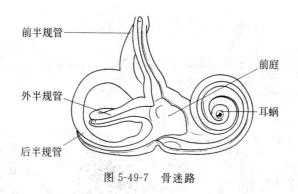

前半规管

前庭

外半规管

耳蜗

后半规管

图 5-49-7　骨迷路

窗和窝窗。

2. 骨半规管　由外(水平)、前(上垂直)、后(垂直)三个半圆形的管道构成,其中上和后半规管共用一只脚,称总脚。故三个半规管共有 5 孔通入前庭。管内充满外淋巴液,这些半规管可以感知各个方向的加速度,起到感知运动和体位,调节身体平衡的作用。

3. 耳蜗　位于前庭的前面,由于形似蜗牛壳而得名。主要由中央的蜗轴和周围的骨蜗管组成。骨蜗管(蜗螺旋管)旋绕蜗轴 2.5～2.75 周,全长约 30～32mm,骨蜗管内共有 3 个腔,上方者为前庭阶,中间者为蜗管,又称中阶,属膜迷路,下方者为鼓阶。前庭阶、鼓阶内充满外淋巴液,且互通。前庭阶始于前庭窗,前庭窗上有一层薄黏膜,镫骨底板附于黏膜内,这样听骨链上的运动就转化为前庭阶内、外淋巴液的振动。鼓阶始于圆窗,为圆窗膜所封闭。

(二)膜迷路

由膜管和膜囊组成,借纤维束固定于骨迷路内,其形态基本与骨迷路相似,但管径较小,悬浮于外淋巴液中,膜迷路内充满内淋巴液。膜迷路分为四部分:椭圆囊、球囊、膜半规管及膜蜗管,各部互相沟通,形成一密闭的管道,容纳内淋巴。膜窝管与听觉有关,其他与平衡觉相关(图 5-49-8)。

1. 椭圆囊　位于前庭内,有膜半规管的 5 个开口,囊壁有椭圆形、较厚的感觉上皮区,即椭圆囊斑,亦称位觉斑,可感受位置觉。

2. 球囊　位于球囊隐窝中,亦感受位置觉。椭圆囊和球囊均为平衡觉感受器,不仅能感受静止时的位置变化,还能感受直线变速运动时位置变化的刺激。

3. 膜半规管　通过 5 管与椭圆囊相通,能感受旋转变速运动时位置变化的刺激。

4. 膜蜗管(彩图 5-49-9)　又名中阶或蜗管,位于前庭阶及鼓阶之间,上壁为前庭膜与前庭阶相隔,不互通。外含外淋巴液,内含内淋巴液,下壁为基底膜与鼓阶相隔。基底膜是螺旋器的根据地。基底膜上有支持细胞,内、外毛细胞和胶状盖膜组成的螺旋器称为 Corti器。毛细胞是听觉细胞,盖膜是一种胶状物质,内侧附在支柱细胞上,其余部分覆盖毛细胞。淋巴液的波动使盖膜产生起伏运动,带动毛细胞,转化为神经冲动,由毛细胞内含的听神经末梢传导上行神经冲动,在大脑皮层听觉中枢产生听觉。

毛细胞为听觉的感觉器,内毛细胞约有 3500 个,外毛细胞有 12000 个以上。毛细胞底部含有神经末梢,多根神经纤维组成螺旋神经节,并集结形成耳蜗神经,前庭神经和耳蜗神经共同组成前庭蜗神经(听神经,第 8 对脑神经),其中 95% 的神经纤维与内毛细胞相连,只有 5% 与外毛细胞相连。

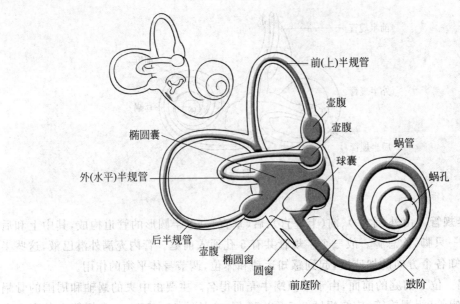

图 5-49-8　膜迷路

（三）内耳的血供

内耳的血供主要来自小脑前下动脉或基底动脉分出的迷路动脉,少数来自耳后动脉的茎乳动脉的分支。从迷路动脉分出耳蜗总动脉和前庭动脉,进而由耳蜗总动脉分出耳蜗主动脉和前庭耳蜗动脉,由前庭耳蜗动脉再分出前庭后动脉和耳蜗支,由此可见内耳的供血动脉十分纤细,属于终末动脉,是临床易于因血管因素引起内耳损伤的解剖学基础。内耳的静脉汇成迷路静脉,导入岩上窦或岩下窦与侧窦。

（周立）

第50章 耳的生理学

第1节 听觉生理学

一、外耳生理

外耳包括耳廓和外耳道。外耳的主要功能是将自由声场的声波传播到鼓膜。耳廓可收集声波汇入外耳道。耳廓的前面凹凸不平，不仅集音，而且将过大的声音进行折射，起到保护耳朵的作用。两侧耳廓的协同作用，可以辨别声源方向。因此耳廓缺如，不仅影响美观，还可引起一定程度的听力减退。

外耳道是声波传导的通路，具有传递声波及扩音作用。其一端开口，另一端为鼓膜所封闭。根据物理学原理，充气的管道可与波长 4 倍于管长的声波产生最大的共振增压作用。以外耳道 2.5cm 长度计算，它作为一个共鸣腔的最佳共振频率约在 3800Hz 左右，这样的声音由外耳道传到鼓膜时，其强度可以增强 10～20dB。此外，外耳道尚有保护耳的深部结构免受损伤及保持耳道深部温度恒定的作用。

二、中耳生理

鼓膜为椭圆形的薄膜，形如斗笠、尖顶向内，周围固定于骨上，将外耳与中耳分隔。鼓膜能随音波振动而振动，随音波停止而停止，故能如实地把声波刺激传导到中耳。中耳的主要功能是传音、阻抗匹配作用和增压效应。将进入外耳道内空气的声能向内耳传递，在此过程中，中耳通过声阻抗匹配作用，使内耳淋巴液的高声阻抗与空气的低阻抗匹配，使声能高效地传入内耳。这种声波增益作用是通过鼓膜和听骨链的功能来完成的。鼓膜的有效振动面积约 $55mm^2$，是镫骨足板面积的 $3.2mm^2$ 的 17 倍，所以作用于鼓膜的声压传导前庭窗膜时，单位面积压力增加了约 17 倍。另外鼓膜振幅与锤骨柄振幅之比是 2:1，所以鼓膜的弧形杠杆作用可使声压提高 1 倍。鼓膜-听骨链的单窗传音系统保证了声波对前庭窗的单窗传音功能，声波导致的前庭窗和蜗窗膜位移为反相时，可使耳蜗听觉敏感度提高。听骨链有杠杆作用,锤骨柄与砧骨长脚长度之比为 1.3∶1,故当声波传至前庭窗时可增益 1.3 倍。声波从空气进入内淋巴液,因阻抗不同,能量衰减约 30db,而中耳通过鼓膜与听骨链的增压作用可提高声能约 30～40db,使得这一损失得到补偿。正常情况下,听骨链整体移动,但大于 150db 时,由于镫骨足板的阻力(摩擦力)及砧镫关节的缓冲作用,听骨链不再整体运动,振幅变小,以减少内耳损伤。

圆窗与前庭窗形成声波的相位差减少了声波的抵消作用。正常情况下,声波振动鼓膜,使鼓室空气振动,再振动圆窗,而前庭窗通过听骨链传导振动。听骨链的固体传导快于鼓室空气传导的 4 倍,所以正常人同一声波到达前庭窗早于圆窗,产生相位差。正常情况下,中耳增压作用使前庭窗的声压比圆窗大 22 倍,相位变化对听力的影响就很小,但当中耳增压作用消失时,声波同时到达两窗,产生抵消,对听力影响就较大。

咽鼓管的作用包括:维持中耳内、外的压力平衡;引流中耳的分泌物;防止经鼻咽部的逆行性感染;阻声和消声作用。

三、内耳生理

内耳迷路可分为耳蜗、前庭器官两部分,耳蜗与听觉有关,前庭器官与位置(平衡觉)有关。

内耳听觉生理　声波经外耳道到达鼓膜,引起鼓膜的振动。鼓膜振动又通过听小骨而传达到前庭窗(卵圆窗),使前庭窗膜内移,引起前庭阶中外淋巴振动,从而使蜗管中的内淋巴、基底膜、螺旋器等也发生相反的振动。封闭的蜗窗膜也随着上述振动而振动,其方向与前庭膜方向相反,起着缓冲压力的作用。基底膜的振动使螺旋器与盖膜相连的毛细胞发生弯曲变形,产生与声波相应频率的电位变化(称为微音器效应),进而引起听神经产生冲动,经听觉传导通路传到听觉中枢产生听觉。听传导通路的第一级神经元位于耳蜗的螺旋神经节,其树突分布于耳蜗的毛细胞上,其轴突组成耳蜗神经,入桥脑止于延髓和脑桥交界处的耳蜗核,更换神经元(第二级神经元)后,发出纤维横行到对侧,组成斜方体,向上行经中脑下丘交换神经元(第三级神经元)后上行止于丘脑后部的内侧膝状体,更换神经元(第四级神经元)后发出纤维经内囊到达大脑皮层颞叶听觉中枢。当冲动传至听觉中枢则产生听觉。另外,耳蜗核发出的一部分纤维经中脑下丘下行,终止于脑干与脊髓的运动神经元,形成听觉反射的反射弧。

此外,声音传导除通过声波振动经外耳、中耳的气传导外,尚可通过颅骨的振动,引起颞骨骨质中的耳蜗内淋巴发生振动,引起听觉,称为骨传导。骨传导极不敏感,正常人对声音的感受主要靠气传导。

第 2 节　平衡生理学

人体维持平衡,主要依靠前庭系、视觉系及本体感觉系相互协调来完成。前庭系各部分生理功能如下所述:

(1) 半规管主要感受角加速度的刺激。当头部受角加速度作用时,膜半规管的内淋巴发生反旋转方向的流动,刺激壶腹嵴产生神经冲动,传入各级前庭中枢,引起综合反应,以维持身体的动态平衡。

（2）椭圆囊斑和球囊斑两者几乎互相垂直,感受直线加(减)速度的刺激,这种刺激产生的神经冲动,经前庭神经传入各级前庭中枢,感知各种头位变化,维持身体静态平衡。

（3）前庭神经核不仅能传导神经冲动,也与许多传导束有密切的联系,故在平衡功能紊乱时,会产生眩晕、眼球震颤、恶心、呕吐、面色苍白、心悸等症状。

当前庭器官受到过强、过长时间的刺激时,常会产生恶心、呕吐、眩晕、皮肤苍白等症状,称为前庭自主神经反应。有些人前庭机能非常敏感,前庭器官受到轻微刺激就可引起不适应反应,严重时称为晕动病,如晕车、晕船、航空病等。

（周立）

第51章 耳的检查法

第1节 耳的一般检查法

一、耳廓、外耳道口及耳周检查法

【视诊】

观察耳廓的形状、大小及位置，注意两侧是否对称，有无畸形、局限性隆起、增厚及皮肤红肿。此外，尚应注意耳周有无红、肿、瘘口、瘢痕及皮损伤等。

【触诊】

检查者两手以相等压力触诊两侧乳突尖及鼓窦区，注意有无压痛，耳周淋巴结是否肿大。指压耳屏或牵拉耳廓时出现疼痛或疼痛加重者，提示外耳道炎或疖肿。

【嗅诊】

某些疾病的分泌物有特殊臭味，有助于鉴别诊断。如中耳胆脂瘤的脓液有特殊的腐臭味，中耳癌等恶性肿瘤的分泌物常有恶臭。

二、外耳道及鼓膜检查法

【徒手检查法】 分双手及单手检查法。

（1）双手检查法：检查者一手将耳廓向后、上、外方轻轻牵拉，使外耳道变直；另手食指将耳屏向前推压，使外耳道口扩大，以便观察外耳道及鼓膜（彩图 5-51-1）。

（2）单手检查法：如检查者右手需进行操作（如钳取耵聍、异物等），则用单手牵拉耳廓进行检查。查左耳时，左手从耳廓下方以拇指和中指挟持并牵拉耳廓，食指向前推压耳屏；查右耳时，左手则从耳廓上方以同样的方法牵拉耳廓，推压耳屏（彩图 5-51-2）。

【窥耳器检查法】 窥耳器（ear speculum）形如漏斗，口径大小不一。检查时，应根据外耳道的宽窄选用口径适当的窥耳器。检查方法有：

（1）双手检查法：检查右耳时，检查者左手牵拉耳廓使外耳道变直，右手将耳镜轻轻沿外耳道长轴置入外耳道内,使窥耳器前端抵达软骨部即可,注意勿超过软骨部和骨部交界处,以免引起疼痛。

(2)单手检查法:检查左耳时,左手拇指及食指持窥耳器,先以中指从耳甲艇处将耳廓向后、上方推移,随后即将窥耳器置于外耳道内。检查右耳时,仍以左手拇指及食指持耳镜,中指及无名指牵拉耳廓,外耳道变直后随即将耳镜置入。此法可空出右手,便于操作,但要求检查者有娴熟的技巧。

【电耳镜检查法】

电耳镜(electro otoscope)是自带光源和放大镜的窥耳器,借此可仔细地观察鼓膜,发现肉眼不能察觉的较细微的病变,有的电耳镜之放大镜的焦距可在一定程度内随意调节,放大倍数较高,利于观察鼓膜的细微病变。由于电耳镜便于携带,无须其他光源,尤其适用于卧床患者及婴幼儿。

【鼓气耳镜检查法】

鼓气耳镜(Siegle speculum)是在耳镜的一侧开一小孔,通过一细橡皮管使小孔与一橡皮球连接;耳镜底部安装一放大镜,借此将底部密封;检查时,将适当大小的鼓气耳镜口置于外耳道内,注意使耳镜与外耳道皮肤贴紧,然后通过反复挤压、放松橡皮球,在外耳道内交替产生正、负压,同时观察鼓膜向内、向外的活动度。鼓室积液或鼓膜穿孔时鼓膜活动度降低或消失,咽鼓管异常开放时鼓膜活动明显增强。鼓气耳镜检查有助于发现细小的、一般耳镜下不能发现的穿孔,通过负压吸引作用还可使一般检查时不能见及的脓液经小的穿孔向外流出。

【耳内镜检查法】

耳内镜(ear endoscope)为冷光源硬管内镜,直径有 2.7mm、3mm、4mm 等不同规格,角度分 0°、30°和 70°,镜身长 6cm 或 11cm,可配备电视监视系统和照相设备,不仅可观察细微病变,而且可同时进行治疗操作。

【手术显微镜检查法】

手术显微镜(operative microscope)焦距 225～300mm,有助于精细地观察鼓膜的各种细微变化,并可双手进行治疗操作。

【检查操作注意事项】

检查外耳道和鼓膜时,首先应注意外耳道内有无耵聍栓塞、异物,外耳道皮肤是否红肿,有无疖肿、新生物、瘘口、狭窄、骨段后上壁塌陷等。如耵聍遮挡视线,应清除之。外耳道有脓液时,须观察其性状和气味,作脓液细菌培养及药敏试验,并将脓液彻底洗净、拭干,以便窥清鼓膜。

在鼓膜各标志中,以光锥最易辨识,初学者可先找到光锥,然后相继观察锤骨柄、短突及前、后皱襞,区分鼓膜的松弛部和紧张部。

第 2 节　咽鼓管功能检查法

咽鼓管功能障碍与许多中耳疾病的发生、发展及预后有关,因此,咽鼓管功能检查是耳科检查法中的重要内容之一。检查咽鼓管功能的方法很多,且因鼓膜是否穿孔而异。常用的方法如下所述。

一、鼓膜完整者咽鼓管功能检查法

【吞咽试验法】

1. 听诊法 将听诊器前端的体件换为橄榄头,置于受试者外耳道口,然后请受试者做吞咽动作。咽鼓管功能正常时,检查者经听诊管可听到轻柔的"嘘嘘"声。

2. 观察鼓膜法 请受试者做吞咽动作,此时观察其鼓膜。若鼓膜可随吞咽动作而向外运动,示功能正常。

此法简单易行,无须特殊设备,但较粗糙,准确性差。

【咽鼓管吹张法】 本法可粗略估计咽鼓管是否通畅,亦可作治疗用。

1. 瓦尔萨尔法(Valsalva method) 该方法又称捏鼻闭口呼气法。受试者以手指将两鼻翼向内压紧、闭口,同时用力呼气。咽鼓管通畅者,此时呼出的气体经鼻咽部循两侧咽鼓管咽口冲入鼓室,检查者或可从听诊管内听到鼓膜的振动声,或可看到鼓膜向外运动。

2. 波利策法(Politzer method) 该方法适用于小儿。嘱受试者含水一口,检查者将波氏球前端的橄榄头塞于受试者一侧前鼻孔,另侧前鼻孔以手指紧压之。告受试者将水吞下,于其吞咽之际,检查者迅速紧压橡皮球。咽鼓管功能正常者,在软腭上举、鼻咽腔关闭,同时咽鼓管开放的瞬间,从球内压入鼻腔的空气即可逸入鼓室,检查者从听诊管内可听到鼓膜振动声。

3. 导管吹张法(catheterization) 该方法的原理是:通过一根插入咽鼓管咽口的咽鼓管导管,向咽鼓管吹气,同时借助连接于受试者耳和检查者耳的听诊管,听诊空气通过咽鼓管时的吹风声,以此判断咽鼓管的通畅度。

咽鼓管吹张法的禁忌证:①急性上呼吸道感染;②鼻腔或鼻咽部有脓性分泌物、脓痂而未清除者;③鼻出血;④鼻腔或鼻咽部有肿瘤、异物或溃疡者。

【声导抗仪检查法】

1. 负压检测法 是用声导抗的气泵压力系统检测吞咽对外耳道压力的影响。检查时将探头置于外耳道内,密封、固定,把压力调节到 $-200mmH_2O(-19.6kPa)$,嘱受检者吞咽数次。正常者吞咽数次后压力即趋于正常(约 $0mmH_2O$)。若吞咽数次后不能使负压下降到 $-150mmH_2O(-14.7kPa)$者,提示咽鼓管通畅不良;若吞咽一次压力即达 $0mmH_2O(0kPa)$者示咽鼓管异常开放。

2. 比较捏鼻鼓气(Valsalva)**法、捏鼻吞咽**(Toynebee)**法** 比较二者的鼓室导抗图,若峰压点有明显的移动,说明咽鼓管功能正常,否则为功能不良。

【咽鼓管纤维内镜检查法】

咽鼓管纤维内镜直径为 0.8mm,可自咽鼓管咽口插入,通过向咽鼓管吹气而使其软骨段扩张,观察其黏膜病变情况。

二、鼓膜穿孔者咽鼓管功能检查法

【鼓室滴药法】

通过向鼓室内滴入有味、有色或荧光素类药液,以检查咽鼓管是否通畅。本法尚能了解其排液、自洁能力。检查时受试者仰卧、患耳朝上。滴药种类有二:

1. 有味药液 向外耳道内滴入 0.25%氯霉素水溶液等有味液体,鼓膜小穿孔者需按压耳屏数次,然后请受试者做吞咽动作,并注意是否尝到药味并记录其出现的时间。

2. 显色药液　向外耳道内滴入如亚甲蓝等有色无菌药液,用纤维鼻咽镜观察咽鼓管咽口,记录药液从滴入到咽口开始显露药液所历时间。

【荧光素试验法】

将 0.05％荧光素生理盐水 1～3ml 滴入外耳道内,请受试者做吞咽动作 10 次,然后坐起,用加滤光器的紫外灯照射咽部,记录黄绿色荧光在咽部出现的时间,10min 内出现者表示其咽鼓管通畅。

【咽鼓管造影术】

将 35％碘造影剂滴入外耳道,经鼓膜穿孔流入鼓室。然后在外耳道口经橡皮球打气加压或让碘液自然流动,通过咽鼓管进入鼻咽部。同时做 X 线拍片或 X 线电影录像,可了解咽鼓管的解剖形态、有无狭窄或梗阻及其位置,以及自然排液功能等。

【鼓室内镜检查法】

用直径 2.7mm、30°或 70°斜视角的硬管鼓室内镜可观察咽鼓管鼓室口的病变。

【声导抗仪检查法】

用声导抗仪的气泵压力系统检查咽鼓管平衡正、负压的功能,又称正、负压平衡试验法。此外,尚有咽鼓管声测法和咽鼓管光测法、压力舱检查法等。

第 3 节　听功能检查法

临床听功能检查法分为主观测听法和客观测听法两大类。主观测听法依靠受试者对刺激声信号的反应作出主观判断,并做出某种行为反应,故又称行为测听。与主观测听法相反,客观测听法无须受试者的行为配合,不受其主观意识的影响,故其结果客观可靠。

【音叉试验】

音叉试验(tuning fork test)是门诊最常用的听力检查法之一,每套音叉由 5 个不同频率的音叉组成,即 C_{128}、C_{256}、C_{512}、C_{1024}、C_{2048},其中最常用的是 C_{256} 及 C_{512}。

检查方法:检查者手持叉柄,将叉臂向另一只手的第一掌骨外缘或肘关节处轻轻敲击,使其振动,然后将振动的叉臂置于距受试者耳外耳道口 1cm 处,两叉臂末端应与外耳道口在一平面(图 5-51-3),检查气导(air conduction,AC)听力。检查骨导(bone conduction,BC)时,应将叉柄末端的底部压置于颅面中线上或鼓窦区。采用以下试验可初步鉴别耳聋为传导性或感音神经性聋,但不能准确判断听力损失的程度。

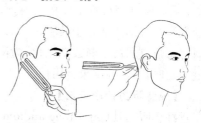

图 5-51-3　音叉试验

1. 林纳试验(Rinne test,RT)　旨在比较受试耳气导和骨导的长短。先测试骨导听力,一旦受试耳听不到音叉声时,立即测同侧气导听力(图 5-51-4),受试耳此时若又能听及,说明气导＞骨导(AC＞BC),为 RT 阳性(＋)。若不能听及,应再敲击音叉,先测气导听力,当不再听及时,立即测同耳骨导听力,若此时又能听及,可证实为骨导＞气导(BC＞AC),为 RT 阴性(－)。若气导与骨导相等(AC＝BC),以"(±)"表示之。

2. 韦伯试验(Weber test,WT)　用于比较受试者两耳的骨导听力。取 C_{256} 或 C_{512} 音

叉,敲击后将叉柄底部紧压于颅面中线上任何一点(多为前额或额部,亦可置于两第一上切牙之间),同时请受试者仔细辨别音叉声偏向何侧,并以手指示之。记录时以"→"示所偏向的侧别,"="示两侧相等(图 5-51-5)。

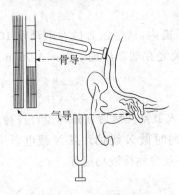
图 5-51-4　林纳试验

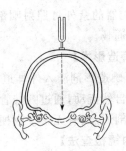
图 5-51-5　韦伯试验

3. 施瓦巴赫试验(Schwabach test,ST)　旨在比较受试者与正常人的骨导听力。先试正常人骨导听力,当其不再听及音叉声时,迅速将音叉移至受试耳鼓窦区测试之。然后按同法先测受试耳,后移至正常人。如受试耳骨导延长,以"(+)"示之,缩短则以"(−)"表示,"(±)"示两者相似。传导性聋和感音神经性聋的音叉试验结果比较如表 5-51-1 所示。

表 5-51-1　音叉试验结果比较

试验方法	正常	传导性聋	感音神经性聋
林纳试验(RT)	(+)	(−)(±)	(+)
韦伯试验(WT)	(=)	→患耳	→健耳
施瓦巴赫试验(ST)	(±)	(+)	(−)

4. 盖莱试验(Gelle test,GT)　鼓膜完整者,可用盖莱试验检查其镫骨是否活动。方法:将鼓气耳镜口置于外耳道内,密闭之。用橡皮球向外耳道内交替加、减压力,同时将振动音叉的叉柄底部置于鼓窦区。若镫骨活动正常,患者所听之音叉声在由强变弱的过程中尚有忽强忽弱的不断波动变化,为阳性(+);无强弱波动感者为阴性(−)。耳硬化或听骨链固定时,本试验结果为阴性。

【纯音听力计检查法】

纯音听力计(pure tone audiometer)系利用电声学原理设计而成,能发生各种不同频率的纯音,其强度(声级)可加以调节,通过纯音听力计检查不仅可以了解受试耳的听敏度,估计听觉损害的程度,并可初步判断耳聋的类型和病变部位。

普通纯音听力计能产生频率为 125～8000Hz 的纯音,可将其分为低、中、高三个频段:250Hz 以下为低频段;500～2000Hz 为中频段,又称语频段;4000Hz 以上为高频段。超高频纯音听力的频率范围为 8～16kHz。声强以分贝(dB)为单位。在听力学中,以 dB 为单位的声强级有数种,如声压级(sound pressure level,SPL)、听力级(hearing level,HL)、感觉级(sensation level,SL)等。声压级是拟计量声音的声压(P)与参考声压(P_0,规定 $P_0 = 20\mu Pa$)两者比值的常用对数再乘以 20,单位为 dB(SPL),即声压级(dB SPL)$= 20\lg P/P_0$。

听力级是参照听力零级计算出的声级;听力零级是以一组听力正常青年受试者平均听阈的声压级为基准,将之规定为 0dB HL,包括气导听力零级和骨导听力零级。纯音听力计以标准的气导和骨导听力零级作为听力计零级,在此基础上计算其强度增减的各个听力级。因此,纯音听力计测出的纯音听阈均为听力级,以 dB(HL)为单位。感觉级是不同个体受试耳听阈之上的分贝值,故引起正常人与耳聋患者相同 dB 数值的感觉级(SL)的实际声强并不相同。

根据测试目的或对象不同,听力测试应在隔音室内或自由声场内进行,环境噪声不得超过国家标准(GB)和国际标准化组织(International Organization for standardization,ISO)标准。

(一)纯音听阈测试

听阈(hearing threshold)是足以引起某耳听觉的最小声强值,是在规定条件下给一定次数的声信号,受试者对其中 50% 做出刚能听及反应时的声级。人耳对不同频率纯音的听阈不同,但在纯音听力计上已转换设定为听力零级(0 dBHL)。纯音听阈测试是指测定受试耳对一定范围内不同频率纯音的听阈的方法。听阈提高是听力下降的同义词。通过纯音听阈检查可了解三个方面的问题:①有无听力障碍;②听力障碍的性质(传导性聋或感音神经性聋);③听力障碍的程度。由于纯音测听是一种主观测听法,其结果可受多种因素影响,故分析结果时应结合其他检查结果综合考虑。

1. 纯音听力测试法 纯音听阈测试包括气导听阈及骨导听阈测试两种,常规测试准备如下:①一般先测试气导,然后测试骨导;②测试前先向受试者说明检查方法,描述或示范低频音与高频音的声音特征,请受试者在听到测试声时,无论其强弱,立即以规定的动作表示之;③检查从 1000Hz 开始,以后按 2000Hz、3000Hz、4000Hz、6000Hz、8000Hz、250Hz、500Hz 顺序进行,最后再对 1000Hz 复查一次;④正式测试前先择听力正常或听力较好之耳做熟悉试验。

当测试耳的刺激声强度过大时,应注意避免产生交叉听力(cross hearing)。交叉听力指在测试聋耳或听力较差耳时,如刺激声达到一定强度但尚未达受试耳听阈,却已被对侧耳听及的现象,交叉听力又称影子听力(shadow hearing),由此描绘的听力曲线与对侧耳之听力曲线极为相似,称为"音影曲线"。"音影曲线"可出现于骨导和气导测试中,为了避免"音影曲线"的产生,在测试纯音听阈时,应注意采用掩蔽法(masking process)。由于测试声经受试耳传入颅骨后,两耳间的声衰减仅为 0~10dB,故测试骨导时,对侧耳一般均予掩蔽。气导测试声绕过或通过颅骨传至对侧耳,其间衰减 30~40dB,故当两耳气导听阈差值≥40dB,测试较差耳气导时,对侧耳亦应予以掩蔽。用作掩蔽的噪声有白噪声和窄频带噪声两种,目前倾向于采用以测试声频率为中心的窄频带噪声。

2. 纯音听阈图的分析 纯音听阈图以横坐标示频率(Hz),纵坐标示声强级(dB),用表 5-51-2 中所列的相应符号表示,将受试耳的听阈记录于图中。再将各相邻音频的气导听阈符号连线,骨导符号不连线,如此即可绘出纯音听阈图(或称听力曲线,audiogram)。注意"$\nearrow$","$\searrow$"与相邻频率的气导符号不能连线。根据纯音听阈图的不同特点,可对耳聋作出初步诊断。

表 5-51-2　纯音听阈图记录符号

分类	右耳	左耳
气导,未掩蔽	○	×
气导,掩蔽	△	□
骨导,未掩蔽	<	>
骨导,掩蔽	[	]
气导,未反应	↙	↓
骨导,未反应	↙ ↓	↓ ↘

注：右耳用红色表示；左耳用蓝色表示。

（1）传导性聋：骨导正常或接近正常，气导听阈提高；气、骨导间有间距，此间距称气-骨导差（air-bone gap），此气-骨导差一般不大于 60dB（HL）；气导曲线平坦或低频听力损失较重时曲线呈上升型（彩图 5-51-6）。

（2）感音神经性聋：气、骨导曲线呈一致性下降，无气、骨导差（允许 3～5dB 误差），一般高频听力损失较重，故听力曲线呈渐降型或陡降型（彩图 5-51-7）。严重的感音神经性聋患者的曲线呈岛状。少数感音神经性聋患者也可以低频听力损失为主。

（3）混合性聋：兼有传导性聋与感音神经性聋的听力曲线特点。气、骨导曲线皆下降，但存在一定气、骨导差值（彩图 5-51-8）。

（二）纯音阈上听功能测试

阈上听功能测试是用声强大于受试耳听阈的声信号进行的一系列测试，对鉴别耳蜗性聋与神经性聋有一定的参考价值。阈上听功能测试主要包括响度重振现象测试和病理性听觉适应现象测试。

1. 响度重振试验　声音的强度和响度是两个不同的概念。声音的强度是一种物理量，可进行客观测量。响度则是人耳对声强的主观感觉，它不仅与声音的物理强度有关，而且与频率有关。正常情况下，强度和响度之间按一定的比值关系增减，声强增加，人耳所感到的响度亦随之增大，声强减弱，响度变小。耳蜗病变时，声强在某一强度值之上的进一步增加能引起响度的异常增大，称为响度重振现象（loudness recruitment phenomenon），简称重振现象。通过对重振现象的测试，有助于对耳蜗性聋与蜗后性聋的鉴别诊断。重振试验的方法有多种，如双耳交替响度平衡试验法、单耳响度平衡试验法、短增量敏感指数试验法、Metz 重振试验法、Békésy 自描听力计测试法等。

（1）双耳交替响度平衡试验法（alternate binaural loudness balance test，ABLB）：该法适用于一侧耳聋或两侧耳聋但一耳较轻者。具体方法：在纯音听阈测试的基础上，选一中频音，其两耳气导听阈差值大于 20dB（HL）者进行测试，仅测试气导听力。先在健耳或听力较佳耳增加听力级，以 10～20dB 为一挡，每增加一挡后，随即调节病耳或听力较差耳的阈上听力级，至感到两耳响度相等为止。如此逐次提高两耳测试声强，于听力表上分别记录两耳响度感一致时的听力级，并画线连接。当两耳最终在同一听力级感到响度一致时，示有重振。若虽经调试，两耳始终不能在同一听力级上达到相同的响度感，表示无重振。

（2）Metz 重振试验法（Metz recruitment test）：该方法是在纯音听阈和声导抗、声反射测试的基础上，通过计算同一频率纯音听阈和镫骨肌声反射阈之间的差值来评定重振现象的有无。正常人差值为 75~95dB，≤60dB 示有重振，为耳蜗性聋的表现；≥100dB 示蜗后性聋。但应注意，该阈值差可因耳蜗性聋严重程度的不同而有差异，重度者阈值差可甚小，而轻度耳蜗性聋阈值差可大于 60dB。

（3）短增量敏感指数试验法（short increment sensitivity index，SISI）：该方法是测试受试耳对阈上 20dB 连续声信号中出现的微弱强度变化（1dB）的敏感性，以每 5s 出现一次，共计 20 次声强微增变化中的正确辨别率，即敏感指数来表示。耳蜗病变时，敏感指数可高达 80%~100%，正常耳及其他耳聋一般为 0~20%。

2. 病理性听觉适应现象测试　在持续声刺激的过程中，听神经的神经冲动排放率（discharge frequency）轻度下降，表现为在声刺激的持续过程中产生短暂而轻微的听力减退，即响度感随声刺激时间的延长而下降的现象，称为听觉适应（auditory adaptation），感音神经性聋，特别是神经性聋时，听觉疲劳现象较正常明显，听觉适应现象在程度及速度上均超出正常范围，后者称病理性听觉适应（abnormal auditory adaptation），简称病理性适应。测试病理性适应现象的方法有音衰变试验、Békésy 自描听力计测试等。

（1）音衰变试验：用纯音听力计测试音衰变试验（tone decay test），选 1~2 个中频纯音作为测试声。测试时先以听阈的声级连续刺激受试耳 1min，若在此时间内受试耳始终均能听及刺激声，此测试声试验即告结束。若受试耳在不到 1min 的时间内已不能听及，则应在不中断刺激声的条件下，立即将声级提高 5dB，再连续刺激 1min。若受试耳能听及刺激声的时间又不满 1min，应依上法再次提高刺激声声级，直至在 1min 内始终均能听及刺激声为止，计算测试结束时刺激声的声级和听阈之间的差值。正常耳及传导性聋为 0~5dB，耳蜗性聋差值增大，一般为 10~25dB，30dB 或 >30dB 属神经性聋。

（2）Békésy 自描听力计测试：由 Békésy 设计的自描听力计可同时发放连续性和脉冲性纯音。用 Békésy 自描听力计测试（Békésy audiometry）时，由受试者对测试声做出反应，仪器可自动描绘出具有两条锯齿形曲线的听力图。根据两条曲线的位置及其相互关系以及波幅的大小，可将此听力图分为 4 型。根据此听力图不仅可了解受试耳的听敏度及耳聋程度，还可提示有无重振及听觉疲劳现象，以鉴别耳蜗性聋和蜗后性聋。但近年来临床上已很少使用该方法。

（3）镫骨肌声反射衰减试验（stapedial reflex decay test）：该方法是通过所谓声反射半衰期评定，即在镫骨肌声反射测试中，计算镫骨肌反射性收缩幅度衰变到为其收缩初期的一半所经历的时间。耳蜗性聋或正常人偶有轻度衰减现象，但蜗后病变（如听神经瘤）者有严重衰减现象，半衰期可为 3s（不超过 5s）。本检查不属纯音听力计范畴，其方法和原理参见本节声导抗检查有关内容。

三、言语测听法

纯音听阈只说明受试耳对各种频率纯音的听敏度，不能全面反映其听功能状况，例如感音神经性聋患者多有"只闻其声，不明其意"的现象。言语测听法（speech audiometry）作为听功能检查法的组成部分，不仅可弥补纯音测听法的不足，而且有助于耳聋病变位置的诊断。

言语测听法是将标准词汇录入声磁带或 CD 光盘上，检测时将言语信号通过录音机或 CD 机传入听力计并输送至耳机进行测试。由于注意到方言对测试结果的影响，目前除普通话词汇外，还有广东方言等标准词汇。主要测试项目有言语接受阈（speech reception threshold,SRT)和言语识别率(speech discrimination score,SDS)。言语接受阈以声级(dB)表示,在此声级上,正常受试耳能够听懂50%的测试词汇。言语识别率是指受试耳能够听懂所测词汇中的百分率。将不同声级的言语识别率绘成曲线,即成言语听力图(speech audiogram)。根据言语听力图的特征,可鉴别耳聋的种类。

用敏化(sensitized,或称畸变)言语测听法,有助于诊断中枢听觉神经系统的疾病,如噪声干扰下的言语测听、滤波言语测听、竞争语句试验、交错扬扬格词试验、凑合语句试验等。

言语测听法尚可用于评价耳蜗植入术后听觉康复训练效果,评估助听器的效能等。

四、声导抗检测法

声导抗检测(acoustic immittance measurement)是客观测试中耳传音系统、内耳功能、听神经以及脑干听觉通路功能的方法。声波在介质中传播需要克服介质分子位移所遇到的阻力称声阻抗(acoustic impedance),被介质接纳传递的声能叫声导纳(acoustic admittance),合称声导抗。声强不变,介质的声阻抗越大,声导纳就越小,两者呈倒数关系。介质的声导抗取决于它的摩擦力(阻力)、质量(惯性)和劲度(弹性)。质量对传导高频音的影响较大,而劲度对传递低频音的影响最大,就中耳传音系统来讲,它的质量主要由鼓膜及听骨的重量所决定,比较恒定。听骨链被肌肉韧带悬挂,摩擦阻力甚小;劲度主要由鼓膜、韧带、中耳肌张力及中耳空气的压力所产生,易受各种因素影响,变化较大,是决定中耳声导抗的主要部分,故声导抗测试用低频探测音检测中耳的声顺(compliance,劲度的倒数)。测量此值可基本反映整个中耳传音系统的声导抗。

目前常用于测量中耳声导抗的仪器多是根据等效容积原理设计的,由刺激信号、导抗桥和气泵三大部分组成,经探头内的3个小管引入被耳塞密封的外耳道内(彩图5-51-9);经上管发出220Hz或226Hz 85dB的探测音,鼓膜返回到外耳道的声能经下管引入微音器,转换成电讯号,放大后输入电桥并由平衡计显示。经气泵中管调整外耳道气压由+200mmH$_2$O(19.6kPa)连续向−400mmH$_2$O(39.2kPa)变化,以观察鼓膜在被压入或拉出状态时导抗的动态变化。刺激声强度为40~125dB的250Hz、500Hz、1000Hz、2000Hz、4000Hz纯音,白噪声及窄频噪声,可经耳机向另一耳或经小管向同侧耳发送以供检测镫骨肌声反射。

1. 鼓室导抗测量(tympanometry) 它是测量外耳道压力变化过程中的声导抗值的方法,是声导抗检测的重要组成部分。

(1)静态声顺:鼓膜在自然状态和被正压压紧时的等效容积毫升数,即声顺值。两者之差为鼓膜平面的静态声顺(static compliance)值,代表中耳传音系统的活动度;因个体存在差异,正常人该值变化较大,且与各种中耳疾病重叠较多,不宜单独作诊断指征,应结合镫骨肌声反射与纯音测听结果综合分析。

(2)鼓室导抗图:在+200mmH$_2$O~−200mmH$_2$O(19.6kPa~−19.6kPa)范围内连续逐渐调节外耳道气压,鼓膜连续由内向外移动所产生的声顺动态变化,可用荧光屏或平衡计显示,以压力声顺函数曲线形式用记录仪记录下来,称为鼓室导抗图(tympanogram)或声顺图、鼓室功能曲线(彩图5-51-10)。根据曲线形状、声顺峰与压力轴的对应位置(峰压点)、峰的高度(曲线幅度)以及曲线的坡度、光滑等,可较客观地反映鼓室内各种病变的情况。一般来讲,凡中耳功能正常者,曲线呈A型;As型常见于耳硬化、听骨固定或鼓膜明显增厚等中耳传音系统活动度受限患者；若其活动度增高，如听骨链中断、鼓膜萎缩、愈合性穿孔以及咽鼓管异常开放时，则曲线可呈 Ad 型；B 型曲线多见于鼓室积液和中耳明显粘连者；C 型曲线表示咽鼓管功能障碍、鼓室负压。由于中耳疾病错综复杂，但上述图形与中耳疾病并无一对一关系，特别是鼓膜与听骨链病变时，曲线可以不典型，应结合其他检查方法综合分析。

2. 镫骨肌声反射（acoustic stapedius reflex）：其原理在听觉生理学中已作介绍，正常耳诱发镫骨肌声反射的声音强度为 70～100dB(SL)。正常人左、右耳分别可引出交叉（对侧）与不交叉（同侧）两种反射（彩图 5-51-11）。

（1）镫骨肌声反射检测内容包括：①反射阈；②振幅；③潜伏期；④衰减；⑤图形等。镫骨肌声反射弧中任何一个环节受累，轻者影响它的阈值、潜伏期、幅度、衰减度等，重者可使其消失。因此，根据反射的有无和变异，对比交叉与非交叉反射，它可为许多疾病的诊断提供客观依据。

（2）镫骨肌声反射检测的临床意义：镫骨肌声反射的应用较广，目前主要用于：①估计听敏度；②鉴别传导性与感音性聋；③确定响度重振与病理性适应；④识别非器质性聋；⑤为蜗后听觉通路及脑干疾病提供诊断参考；⑥可对某些周围性面瘫做定位诊断和预后预测，还可对重症肌无力作辅助诊断及疗效评估等。

五、耳声发射检测法

研究表明，耳声发射（otoacoustic emission，OAE）可在一定意义上反映耳蜗尤其是外毛细胞的功能状态。声波引起耳蜗基底膜振动时，具有相应频率特性的外毛细胞产生主动收缩反应。这种外毛细胞主动收缩产生的振动波由内耳向中耳、外耳道逆行传播。其意义可能是增加基底膜对声刺激频率特征的机械反应，使相应部位产生最大振动，从而形成频率特性的行波运动。这种由耳蜗外毛细胞产生并经听骨链和骨膜传导释放到外耳道的音频能量称为耳声发射。诱发性耳声发射阈值与主观听阈呈正相关，尤其是畸变产物耳声发射具有较强的频率特性。听力正常人的瞬态诱发性耳声发射和 $2f_1-f_2$ 畸变产物耳声发射的出现率为 100%。耳蜗性聋且听力损失大于 20～30dB(HL) 时，诱发性耳声发射消失。中耳传音结构破坏时，在外耳道内亦不能记录到耳声发射。蜗后病变未损及耳蜗正常功能时，诱发性耳声发射正常。由于诱发性耳声发射的检测具有客观、简便、省时、无创、灵敏等优点，目前在临床上耳声发射已用于：①婴幼儿的听力筛选方法之一；②对耳蜗性聋（如药物中毒性聋、噪声性聋、梅尼埃病等）的早期定量诊断；③对耳蜗性聋及蜗后性聋的鉴别诊断。此外，通过测试对侧耳受到声刺激时对受试耳耳声发射的抑制效应，还有助于蜗后听觉通路病变的分析。

1. 瞬态诱发性耳声发射（transient evoked OAE，TEOAE）　是由单个瞬态声刺激信号诱发的耳声发射。临床上常将短声（click）作为刺激声（彩图 5-51-12）。

2. 畸变产物耳声发射（distortion product acoustic emission，DPOAE）　是由两个不同频率的纯音[f_1 和 f_2，且 $f_1 > f_2$]，以一定的频比值[一般 $f_2 : f_1 = 1 : (1.1～1.2)$]，同时持续刺激耳蜗所诱发的耳声发射。DPOAE 与这两个刺激频率（又称基频）呈一定的数学表达关系，如 $2f_1-f_2$、f_2-f_1、$3f_2-f_1$ 等，人耳记录到的畸变产物耳声发射中，$2f_1-f_2$ DPOAE 的振幅最高，故临床常检测 $2f_1-f_2$ DPOAE。

六、听性诱发电位检测法

声波在耳蜗内通过毛细胞转导、传入神经冲动,并沿听觉通路传到大脑,在此过程中产生的各种生物电位,称为听性诱发电位(auditory evoked potential,AEP)。用这些电位作为指标来判断听觉通路各个部分功能的方法,称为电反应测听法(electric response audiometry,ERA),它是一种不需要受试者做主观判断与反应的客观测听法。

听性诱发的生物电位种类较多,目前应用于临床测听的种类主要有耳蜗电图、听性脑干诱发电位、中潜伏期反应及皮层电位等,它们的信号都极微弱,易被人体的许多自发电位、本底噪声及交流电场等所掩盖,需要在隔音电屏蔽室内进行检测,受检者在保持安静状态下,利用电子计算机平均叠加技术提取电信号。

(一)耳蜗电图(electrocochleogram,ECochG)

它包括 3 种诱发电位:耳蜗微音电位(cochlear microphonic potential,CM)和电位(summating potential,SP)以及听神经复合动作电位(compound action potential,CAP,常简称为 AP)。其起源及特征等在听觉生理学中已有介绍。

1. 检测方法　临床上用短声(click)、短音(tone pip)或短纯音(tone burst)作刺激声,刺激重复率为 10 次/s,记录电极用针状电极经鼓膜刺到鼓岬部近圆窗处,或用极小的银球电极紧贴在鼓膜后下缘近鼓环处;参考电极置同侧耳垂或头顶;鼻根部或前额接地电极。滤波带宽 3~3000Hz,分析窗宽 10ms,平均叠加 500 次。

2. 耳蜗电图检查内容

(1) CM:用单相位刺激声通过两种相位相减可获得 CM,常用短纯音作刺激声。CM电位为交流电位,几乎没有潜伏期,波形与刺激声的波形相同,持续的时间相同或略比声刺激长,振幅随声强增加。

(2) SP 和 AP:正常人在外耳道或鼓膜表面经无创电极记录到的 SP 为负直流电位,同样无潜伏期和不应期。AP 主要由一组负波($N_1 \sim N_3$)组成,其潜伏期随刺激强度的增加而缩短,振幅随之相应增大。AP 是反映听觉末梢功能最敏感的电位,是耳蜗电图中的主要观察对象。因为CM 对 AP 的干扰严重,临床上常用相位交替变换的短声刺激将 CM 消除,这样记录出的图形为 SP 与 AP 的综合波(图 5-51-13)。

对各波的潜伏期、振幅和宽度(时程)、$-SP/AP$ 振幅的比值,以及刺激强度与 AP 振幅的函数曲线和刺激强度与潜伏期函数曲线等指标进行分析,有助于对听神经及其外周听觉传导通路上各种耳聋进行鉴别,客观评定治疗效果。

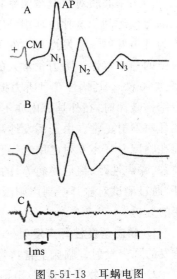

图 5-51-13　耳蜗电图

(二)听性脑干反应测听(auditory brainstem response audiometry,ABR)

检测声刺激诱发的脑干生物电反应,它由数个波组成,又称听性脑干诱发电位。

1. 检测方法　刺激声为短声、滤波短声（filtered click）或短纯音，刺激重复率为 20 次/s。记录电极为银-氯化银圆盘电极，置颅顶正中或前额发际皮肤上，参考电极置同侧或对侧耳垂内侧面或乳突部；前额接地电极。带通滤波 100～3000Hz，平均叠加 1000～2000 次，分析窗宽 10ms。

2. 听性脑干诱发反应　听性脑干诱发反应由潜伏期在 10ms 以内的 7 个正波组成，它们被依次用罗马数字命名。各波的主要来源与正常人的平均潜伏期如彩图 5-51-14 所示，ABR 波中Ⅰ、Ⅲ、Ⅴ波最稳定，而Ⅵ、Ⅶ两波最差。临床上分析指标包括：①Ⅰ、Ⅲ、Ⅴ波的峰潜伏期及振幅；②Ⅰ～Ⅲ、Ⅲ～Ⅴ、Ⅰ～Ⅴ波的峰间期；③两耳Ⅴ波峰潜伏期和Ⅰ～Ⅴ波峰间期差；④各波的重复性等。听性脑干诱发反应可用于判定高频听阈、新生儿和婴幼儿听力筛查、鉴别器质性与功能性聋、诊断桥小脑角占位性病变等；可为听神经病、多发性硬化症、脑干胶质瘤、脑外伤、昏迷、脑瘫痪、脑死亡等中枢神经系统疾病的诊断、定位与治疗选择、结果判断等提供有价值的客观资料。

（三）中潜伏期听诱发电位与 40Hz 听相关电位

中潜伏期听诱发电位（middle latency auditory evoked potential，MLAEP）是在给声后 12～50ms 记录到的诱发电位，其意义尚未阐明，但对客观评估听阈有价值。

40Hz 听相关电位（40Hzauditory event related potential，40Hz AERP）是指以频率为 40Hz 的刺激声所诱发的类似 40Hz 的正弦波电位。称为听稳态诱发电位（auditory steady state evoked potential），属于中潜伏期反应的一种。主要用于对听阈阈值的客观评估，尤其是对 1000Hz 以下频率的听阈确定更有价值。40Hz AERP 在 500Hz、1kHz、2kHz 的平均反应阈为 10dB（normal hearing level，nHL，正常听力级）。

（四）皮层听诱发电位

皮层听诱发电位（cortical auditory evoked potential，CAEP）产生于声刺激后 30～100ms 以内，属于慢反应，可由短纯音诱发。记录电极置头顶，参考电极置乳突或额部。虽然在清醒状态与睡眠状态所记录的 CAEP 不同，但因 CAEP 可用纯音诱发，故可客观检测不同频率的听阈。成人 CAEP 的反应阈为 10dB（nHL），儿童为 20dB（nHL）。

（五）多频稳态诱发电位（multiple-frequency auditory steady-state evoked response，ASSR）

该技术是近年来才发展起来的一种新的客观听力检测技术，它首先由澳大利亚墨尔本大学耳鼻咽喉科系 Richard 等（1983 年）报道。因为其测试结果频率特异性高，客观性强，适用于重度和极重度耳聋患者，因而越来越受重视。

1. 基本原理　调频（frequency modulation，FM）和调幅（amplitude modulation，AM）处理后的不同频率声波［载频 CF（carrier frequency）］，刺激耳蜗基底膜上相应部位听觉末梢感受器，其听神经发出神经冲动，沿听觉通路传至听觉中枢，并引起头皮表面电位变化，这种电位变化通过放大技术，可由计算机记录下来。计算机再对反应信号振幅和相位等进行复杂的统计学处理，系统自动判断是否有反应出现。

2. 检测方法　采用双通道模式。患者平躺在床上。刺激声为经 FM 和 AM 处理的不同频率的声波，两耳载频为 0.5 kHz、1.0 kHz、2.0kHz、4.0kHz，左耳调频为 77Hz、85Hz、

93Hz、101Hz,右耳调频为79Hz、87Hz、95Hz、103Hz。电极为纽扣式电极,记录电极位于前额发际皮肤处,接地电极位于眉间,两侧乳突部为参考电极。增益为100kdB,带通滤波为30～300Hz,平均叠加400次,伪迹拒绝水平为31%,耳塞为ER3A插入式耳塞。

3. 结果判断　电脑根据所采集的信号,对其进行复杂的统计学分析,自动判断结果,得到客观听力图、相位图、频阈图和详细的原始数据。

通过与其他一些听力测试方法如纯音测听、ABR、40Hz AERP 等相比较,证明 ASSR 有很好的临床应用价值。据报道,ASSR 与 ClickABR 结果的相关性高达 0.90 以上,ASSR 与纯音阈值也有良好的相关性,500Hz、1kHz、2kHz、4kHz 的相关性均在 0.75～0.89 间,听力损失越重,差值越小,并且在听力图结构上也很相似;ASSR 阈值与 40Hz AERP 相比较,500Hz 时差值在 15dB 以内,1000Hz 时差值在 10dB 以内。

4. 临床应用　多频稳态诱发电位技术属于客观测听方法,在不能进行行为测听或行为测听得不到满意结果人群的听力测量中,它是很重要的。多频稳态诱发电位可以用于新生儿听力筛查;它还是婴幼儿听力检测中一种可靠而重要的手段,对确定婴幼儿(尤其小于6个月婴幼儿)各个频率的听力损失程度极为重要,是婴幼儿助听器选配不可缺少的检测手段;在人工耳蜗植入的术前评估中,利用多频稳态诱发电位获得各个频率点的听力状况是非常重要的,它还可以用于助听器佩带和人工耳蜗植入效果的判断;对于成年人,可以通过测定多频稳态诱发电位来间接推算患者的行为听阈;通过比较波幅的变化,多频稳态诱发电位还可以用于麻醉深度的监测;在感音神经性耳聋患者的听功能评价中,ASSR 不但可以获得与行为测听相关性很高的结果,而且听力图的结构也与行为听力图相似。

由于多频稳态诱发电位在临床运用的时间尚不长,还有很多问题需要进一步研究。

七、婴幼儿听力检测法

婴幼儿听力检测曾经是临床听力检测中的一个挑战。随着现代科技的发展,已能对婴幼儿听力进行准确的评估。可用于婴幼儿听力检测的方法包括上述各项客观检查方法。此外,常用于婴幼儿听力检测的行为测听方法如下所述。

1. 行为观察测听(behavioral observation audiometry,BOA)　它是对正在玩弄玩具的受试儿童发出刺激声,并观察受试儿童对刺激声的行为反应(如中止吮吸、眨眼等)的方法。该方法适用于 0～6 个月的婴幼儿和还不能主动控制头部运动的婴幼儿。

2. 条件定向反应测听(conditioned orientation response audiometry,COR)　它是观察受试儿童听到刺激声后,转头寻找声源方向的行为反应的方法,适用于 1～3 岁幼儿。

3. 视觉强化测听(visual reinforcement audiometry,VRA)　该方法与条件定向反应测听的测听设计原理基本类似,但 VRA 的视觉强化玩具位于受试儿童正前方,与刺激声源呈 90°直角。

4. 可触奖品条件强化操作测听(tangible reinforced operant conditioning audiometry,TROCA)　它是通过吸引受试儿童听到刺激声后,自己按某一装置的按钮获得奖品的条件反射测听方法,适用于 2～4 岁幼儿。

5. 游戏测听(conditioned play audiometry,CPA)　它是用刺激声结合各种游戏建立条件反射来进行测听的方法,适用于≥3 岁儿童。

第4节　前庭功能检查法

前庭功能检查的主要目的在于了解前庭功能状况,并为定位诊断提供依据,主要可分为平衡及协调功能检查、眼动检查两个方面。

一、平衡及协调功能检查

检查平衡功能的方法很多,可将其大致分为静平衡和动平衡功能检查两大类。现简述其中常用的方法。

【静态平衡功能检查法】

1. 闭目直立检查法(Romberg test)　请受试者直立,两脚并拢,两手手指互扣于胸前并向两侧拉紧,观察受试者睁眼及闭目时躯干有无倾倒。平衡功能正常者无倾倒,判为阴性。迷路或小脑病变者出现自发性倾倒。

2. Mann 试验法　又称强化 Romberg 试验。被检者一脚在前,另一脚在后,前脚跟与后脚趾相触,其他同 Romberg 试验。

3. 静态姿势描记法　上述静态平衡功能检查法均凭主观判断,结果不够精确。静态姿势描记法(static posturography)(又称静态平衡仪检查法)则可取得客观而精确的检查结果。

【动态平衡功能检查法】

1. 星形足迹行走试验(Babinski-Weil walking test)　进行该试验时,受试者蒙眼,向正前方行走 5 步,继之后退 5 步,依法如此行走 5 次。观察其步态,并计算起点与终点之间的偏差角。偏差角大于 90°者,示两侧前庭功能有显著差异。

2. 动态姿势描记法(dynamic posturography)　该方法分两种类型:一种测试受检者在跨步运动中的重心平衡状态;另一种通过改变受检者视野罩内容或角度以及改变受检者站立平台或改变其角度来检测受检者平衡功能。

【肢体试验】

1. 过指试验(past-pointing test)　做该试验时,检查者与受试者相对端坐,检查者双手置于前下方,伸出双食指。请受试者抬高双手,然后以检查者之两食指为目标,用两手食指同时分别碰触之,测试时睁眼、闭目各作数次,再判断结果,常人双手均能准确接触目标,迷路及小脑病变患者会出现过指现象。

2. 书写试验　又称闭眼垂直写字试验。受试者正坐于桌前,身体各处不得与桌接触,左手抚膝,右手握笔,悬腕,自上而下书写一行文字或画简单符号,约 15～20cm。先睁眼后闭眼各书写一次,两行并列。观察两行文字的偏离程度和偏离方向。偏斜不超过 5°为正常,超过 10°示两侧前庭功能有差异。

【协调功能检查】

小脑功能障碍主要表现为协调障碍及辨距不良,故协调功能检查用于检测小脑功能,常用方法包括指鼻试验、指-鼻-指试验、跟-膝-胫试验、轮替运动及对指运动等。

二、眼动检查

眼动检查法通过观察眼球运动（包括眼球震颤）来检测前庭眼反射（vestibulo-ocular reflex，VOR）径路、视眼反射径路和视前庭联系功能状态。

眼球震颤（nystagmus）简称眼震。眼震是眼球的一种不随意的节律性运动。前庭系的周围性病变、中枢性病变以及某些眼病均可引起眼震。前庭性眼震由交替出现的慢相（slow component）和快相（quick component）运动组成。慢相为眼球转向某一方向的缓慢运动，由前庭刺激引起；快相则为眼球的快速回位运动，为中枢矫正性运动。眼球运动的慢相朝向前庭兴奋性较低的一侧，快相朝向前庭兴奋性较高的一侧。因快相便于观察，故通常将快相所指方向作为眼震方向。按眼震方向的不同，可分为水平性、垂直性、旋转性以及对角性等眼震。眼震方向尚可以联合形式出现，如水平-旋转性、垂直-旋转性等。

【眼震观察方式】

1. 裸眼检查法　检查者用肉眼观察受试者裸眼，注意有无眼震及眼震的方向、强度等，用裸眼及 Frenzel 眼镜检查时，眼震强度可分为 3 度：Ⅰ度——眼震仅出现于向快相侧注视时；Ⅱ度——向快相侧及向前正视时均有眼震；Ⅲ度——向前及向快、慢相侧方向注视时皆出现眼震。

2. Frenzel 眼镜检查法　Frenzel 眼镜为一屈光度为＋15D～＋20D 的凸透镜，镜旁装有小灯泡。受试者戴此镜检查可避免裸眼检查时因受到固视的影响而使眼震减弱或消失的缺点。此外，由于凸透镜的放大作用及灯泡的照明，还可使眼震更容易被察觉（彩图 5-51-15）。

3. 眼震电图描记法　眼震电图描记仪（electronystagmography，ENG）是一种记录眶周电极间电位差的仪器。从生物电的角度来看，可将眼球视为一带电的偶极子，角膜具正电荷，视网膜具负电荷。当眼球运动时，由角膜和视网膜间电位差形成的电场在空间的相位发生改变，眶周电极区的电位亦发生变化；眼震电图描记仪将此电位变化放大，并通过描绘笔记录之。用眼震电图描记仪记录眼震比肉眼观察时更为精确，可检出肉眼下不能察觉的微弱眼震，并提供振幅、频率及慢相角速度等各种参数；通过计算机分析，还可对快相角速度、旋转后眼震及视动后眼震等难以用肉眼观察的参数进行分析处理，更可提高其在诊断中的价值。ENG 检查既可在暗室，也可在亮室进行，受试者睁眼、闭眼时均可检查，后者可消除固视的影响，但 ENG 有时亦可出现伪迹，不能记录旋转性眼震，应予注意。

4. 红外电视眼震电图描记法（videonystagmography，VNG）　它是近年来应用于临床检测眼球震颤的仪器，受检者佩带特制的 Frenzel 眼镜，该眼镜上有红外摄像头，它将眼动情况记录、传送至显示器及计算机。可直观观察眼震。

【眼动检测方法】

1. 自发性眼震检查法　自发性眼震（spontaneous nystagmus）是一种无须通过任何诱发措施即已存在的眼震。裸眼检查时，检查者立于距受试者 40～60cm 的正前方。请受试者按检查者手指所示方向，向左、右、上、下及正前方 5 个基本方向注视，观察其眼球运动。注意，检查者手指向两侧移动时，偏离中线的角度不得超过 20°～30°，以免引起生理性眼震。若用眼震电图描记仪记录，受试者仅向前正视即可。

按自发性眼震的不同，可初步鉴别眼震属周围性、中枢性或眼性（表 5-51-3）。

表 5-51-3 自发性眼震鉴别表

比较的项目	周围性	中枢性	眼性
眼震性质	水平性,略带旋转	可为垂直性,旋转性或对角线性	钟摆性或张力性
方向	一般不变换	可变换	无快慢性
强度	随疾病发展过程而变化	多变	不稳定
眩晕感及恶心、呕吐等自主神经症状	有,严重程度与眼震强度一致	可无,若有,其严重程度与眼震强度不一致	无

2. 视眼动系统检查法 它是检测视眼动反射及视前庭联系功能状态的方法。

(1) 扫视试验(saccade test):又称视辨距不良试验(ocular dysmetria test)或称定标试验。请受试者注视并随视跟踪仪的灯标亮点移动,其速度为 350°～600°/s。以电眼震描记仪记录眼球运动的速度和精确度。脑干或小脑病变时,结果异常。

(2) 平稳跟踪试验:又称平稳跟随试验(smooth pursuit test)。受试者头部固定于正中位,注视距眼前 50～100cm 处的视标,该视标通常做水平向匀速的正弦波摆动,速度为 40°/s。视线随视标运动而移动,并以电眼震描绘仪记录眼动曲线,临床上眼动曲线分为四型,正常曲线光滑(Ⅰ型、Ⅱ型),曲线异常(Ⅲ型、Ⅳ型)主要见于脑干或小脑病变。

(3) 视动性眼震检查法:视动性眼震(optokinetic nystagmus,OKN)是指当受试者注视眼前不断向同一方向移动的物体时出现的一种眼震。检查时,请受试者注视眼前做等速运动或等加、减速度运动的黑白条纹相间的转鼓或光条屏幕,记录当转鼓正转和逆转时出现的眼震。正常人可引出水平性视动性眼震,其方向与转鼓运动的方向相反,两侧对称,速度随转鼓运动速度而改变。眼震不对称、眼震减弱或消失,或方向逆反,提示有中枢病变。自发性眼震或某些眼病可影响结果。

(4) 凝视试验:当眼球向一侧偏移时方出现的眼震称为注视性眼震(又称凝视性眼震,gaze nystagmus)。注视性眼震的快相与眼球偏转的方向一致,强度随偏转角度增大而加强,眼球向前直视时眼震消失,多提示有中枢性病变。

3. 前庭眼动检查法 主要指半规管功能检查。

(1) 冷热试验:冷热试验(caloric test)是通过将冷、温水或空气注入外耳道内诱发前庭反应,根据眼震的各参数,其中主要是慢相角速度来分析反应的强弱,评价半规管的功能。

1) 双耳变温冷热试验(alternate binaural, bithermal caloric test),又称 Fitzgerald-Hallpike caloric test。受试者仰卧,头前倾 30°,使外半规管呈垂直位。先后向外耳道内分别注入 44℃ 和 30℃ 水(或空气),每次注水(空气)持续 40s,记录眼震。一般先注温水(空气),后注冷水(空气),先检测右耳,后检测左耳,每次检测间隔 5min。有自发性眼震者先刺激眼震慢相侧的耳朵。

一般以慢相角速度作为参数来评价一侧半规管轻瘫(unilateral weakness, UW,或 canal paresis,CP)和优势偏向(directional preponderance,DP),Jongkees 计算公式为:

$CP = \{[(RW+RC)-(LW+LC)]/(RW+RC+LW+LC)\} \times 100$ （±20% 以内为正常）

$DP = \{[(RW+LC)-(LW+RC)]/(RW+RC+LW+LC)\} \times 100$ （>±30% 为异常）

RW = 右侧 44℃, RC = 右侧 30℃, LW = 左侧 44℃, LC = 左侧 30℃

此外,用冷热刺激尚可研究前庭重振与减振、固视抑制失败等,以区别周围性和中枢性前庭系病变。

2) 微量冰水试验：受试者体位同双耳变温冷热试验，或正坐，头后仰 60°，使外半规管呈垂直位。从外耳道向鼓膜处注入 4℃水 0.2ml，保留 10s 后偏头，使水外流，记录眼震。若无眼震，则每次递增 0.2ml 4℃水试之，当水量增至 2ml 亦不出现反应时，示该侧前庭无反应，试毕一耳后，休息 5min，再试对侧耳。前庭功能正常者 0.4ml 可引出水平性眼震，方向向对侧。

(2) 旋转试验(rotational tests)：其原理如下所述：半规管在其平面上沿一定方向旋转，开始时，管内的淋巴液由于惰性作用而产生和旋转方向相反的壶腹终顶偏曲；旋转骤停时，淋巴液又因惰性作用使壶腹终顶偏曲，但方向和开始时相反。旋转试验方法主要分为两类：①正弦脉冲式旋转试验(sinusoidal oscilation rotating test)；②摆动旋转试验(impulsive rotating test)。

4. 其他激发性眼震检查法

(1) 位置性眼震检查法：位置性眼震(positional nystagmus)是患者头部处于某种位置时方才出现的眼震。检查时取如下头位：①坐位，头向左、右歪斜，前俯、后仰，向左、右各扭转 60°。②仰卧位，头向左、右扭转。③仰卧悬头位，头向左、右扭转。每次变换位置时均应缓慢进行，在每一头位至少观察记录 30s。变位性眼震主要用于诊断良性阵发性位置性眩晕，但通过诱发眼震的特征如潜伏期、持续时间、疲劳性、眼震方向及伴发眩晕的有无等，可资鉴别。

(2) 变位性眼震检查法：变位性眼震(positioning nystagmus)是在头位迅速改变过程中或其后短时间内出现的眼震。变位性眼震检查法(Dix-Hallpike positioning test)实施过程如下所述：受试者先坐于检查台上，头平直。检查者立于受试者右侧，双手扶其头，按以下步骤进行：坐位——头向右转 45°——仰卧右侧 45°悬头——坐位——头向左转 45°——仰卧左侧 45°悬头——坐位，每次变位应在 3s 内完成，每次变位后观察、记录 20～30s，注意潜伏期、眼震性质、方向、振幅、慢相角速度及持续时间等，记录有无眩晕感、恶心、呕吐等。如有眼震，应连续观察、记录 1min，眼震消失后方可变换至下一体位。若在重复的检查中，原有的眼震不再出现或强度减弱，称为疲劳性眼震。无论是周围性或中枢性前庭系病变，均可引起这两种眼震。

(3) 瘘管征：将鼓气耳镜置于外耳道内，不留缝隙。向外耳道内交替加、减压力，同时观察受试者的眼球运动及自主神经系统症状，询问有无眩晕感。当骨迷路由于各种病变而形成瘘管时，则会出现眼球偏斜或眼震，伴眩晕感，为瘘管征(fistular sign)阳性；仅感眩晕而无眼球偏斜或眼震者为弱阳性，提示有可疑瘘管；无任何反应为阴性。由于瘘管可被肉芽、胆脂瘤等病变组织堵塞，或为机化物所局限而不与外淋巴隙相通，以及在死迷路时，瘘管虽然存在却不激发阳性反应，故瘘管试验阴性者不能排除瘘管存在的可能性，应结合病史及临床检查结果判断。

(4) Hennebert 征和 Tullio 现象：①向外耳道加、减压力引起眩晕者，称 Hennebert 征(Hennebert sign)阳性，可见于膜迷路积水以及球囊与镫骨足板有粘连时。②强声刺激可引起头晕或眩晕，称 Tullio 现象(Tullio phenomenon)，可见于外淋巴瘘患者或正常人。

(邹剑)

第52章　先天性耳畸形

第1节　先天性耳前瘘管

先天性耳前瘘管(congenital preauricular fistula)是最常见的先天性耳畸形,为胚胎期发育成耳廓的第一、第二鳃弓的六个小丘样结节融合不全形成的。

【临床表现】

(1)瘘管多为单侧性,亦可为双侧。多为盲管,瘘口多位于耳轮脚前(彩图 5-52-1),长度可从数毫米到 3cm 以上,可有分支。走行方向不一,可深入耳廓软骨内,甚至有一部分可跨过耳轮脚走行到耳后。

(2)平时可无症状,挤压时可有少量稀薄黏液或乳白色脂样物自窦口溢出,局部可感瘙痒不适。继发感染时出现局部红肿、渗出液,严重时可形成脓肿,可自行破溃。

【治疗】

无感染者可不做处理。在急性感染期,全身应用抗生素控制感染。对形成脓肿者,应该先切开排脓,等急性炎症控制后行手术切除。术中围绕瘘口位置做菱形切口,注射亚甲蓝于瘘管内,并联合应用探针作为导引,将瘘管及其分支彻底切除,若瘘管穿过耳廓软骨,需连同部分软骨组织一并切除。完成后需冲洗术腔,分层缝合以消灭死腔。术毕稍加压包扎。

第2节　先天性外耳及中耳畸形

由于母亲孕期受感染、毒物、药物等危险因素的影响,胎儿外耳、中耳或内耳均可发生畸形。耳畸形还可合并颌面部、眼、骨骼、心脏等器官、组织的畸形,称为先天畸形综合征。由于胚胎发育的相关性,外耳畸形与中耳畸形常同时发生,临床上习惯称其为"小耳畸形",而内耳畸形则相对独立(将在本章第 3 节中论述)。

先天性外耳及中耳畸形是除唇腭裂之外的最常见的颌面部畸形,发病率约为 1/10000。根据畸形的严重程度,一般将先天性外耳及中耳畸形分为 3 级(彩图 5-52-2):

第一级：耳廓小而畸形，各部分结构尚可辨认，外耳道狭窄，存在小鼓膜，易伴发外耳道胆脂瘤，听力基本正常。

第二级：耳廓呈条索状突起，外耳道闭锁，鼓膜及锤骨柄缺如，多表现为锤砧骨融合、镫骨存在或未发育，呈传导性聋。此型最为常见。

第三级：耳廓残缺，仅有零星而不规则突起，外耳道闭锁，听骨链畸形，伴有内耳功能障碍，表现为混合性聋或感音神经性聋，发病率低。

【诊断与治疗】　耳廓畸形较为直观，单纯的中耳畸形则较难早期发现。颞骨薄层 CT 检查可全面提供各结构发育的信息，包括耳道大小、是否合并外耳道胆脂瘤、乳突气化、鼓室大小、听骨链、面神经、内耳畸形等，从而决定干预方式。电测听、脑干听觉诱发电位等听力检查可对患者的听力状态听力损害种类进行评估。

干预时机：鉴于 3～6 岁是言语发育的关键时期，对耳畸形患者特别是双侧耳畸形患者，宜尽早佩戴头戴式骨导助听器。等患者发育至学龄期，可配合术后护理时行矫形手术治疗。行耳廓再造手术则需要肋骨发育至一定大小，一般需要 7 周岁左右。畸形Ⅰ级患者宜行耳道成形＋鼓室成形术，即将狭窄耳道扩大至直径为 1.2cm 左右的正常耳道，并植皮，此手术目的主要为建立健康的外耳道，避免胆脂瘤的形成或清理胆脂瘤病变，术后患者获得健康耳道的比例较高；Ⅱ级需行全耳廓再造术与人工助听装置植入（包括骨导助听器与人工中耳），需分期完成。鉴于耳道闭锁患者行耳道重建术后易出现感染、耳道湿疹、鼓膜外移、远期听力下降等问题，目前逐渐被人工助听装置所取代；Ⅲ级患者根据内耳情况可能需行电子耳蜗植入术。伴发严重颌面部发育不良的患者需至整形科行颌面部手术。

第 3 节　先天性内耳畸形

孕早期内耳正常的胚胎发育受阻，即出现先天性感音神经性聋。应用高分辨率 CT 成像技术，可发现约有 20% 的先天性感音神经性聋患者骨迷路存在严重程度不等的畸形。以下将介绍临床上常见的内耳畸形。

一、大前庭水管综合征

大前庭导水管综合征（large vestibular aqueduct syndrome，LVAS）是影像学检查可发现的最常见的内耳畸形。高分辨率 CT 与 MRI 使其诊断率不断提高。

【病因及发病机制】

该病为常染色体隐性遗传病，家族中多为单个病例发病，目前确定与 PDS 基因组突变及 SLC26A4 基因遗传有关。扩大的前庭导水管使得蛛网膜下腔与内耳淋巴液异常交通，在外力撞击下易使内耳受到损伤。

【临床表现】

大前庭导水管综合征多累及患者两侧。患者出生时多听力正常或仅有轻微的听力损失，随着时间推移，听力损失逐渐加重，特别是在头部外伤等诱因影响下，可出现听力明显下降。主要表现为感音神经性聋，眩晕发作，但由于耳蜗内微观生物力学的改变可同时伴有传导性聋。听力水平波动不一，有近 40% 的患者最终会发展成为极重度聋。

【诊断】

水平位的 CT 扫描图像上,当导水管直径大于 2mm 时应考虑本病,结合临床表现可作出诊断。MRI 上还可以清晰地显示扩大的内淋巴囊(图 5-52-3)。

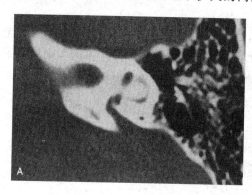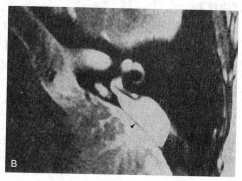

图 5-52-3　大前庭水管综合征 CT 和 MRI 检查结果

图 A 为水平位 CT 扫描,可见前庭导水管为喇叭口扩张;图 B 为水平位 MRI 扫面,箭头所指为扩大的内淋巴囊

【治疗】

目前尚无有效的治疗方法,听力下降早期可使用 20％甘露醇快速静脉滴注,有残余听力的患者可佩戴助听器,极重度聋的患者可行电子耳蜗植入术,术后效果佳。

二、先天性耳蜗畸形

先天性耳蜗畸形是常见的内耳畸形,可依据 CT 检查做出诊断,可表现出轻重不等的听力损失。

【临床表现】

临床表现为出生时即无听力,或 1～2 岁时才开始出现听力减退,部分患者可长期保留部分残余听力。耳聋主要为感音神经性聋,部分患者可表现为传导性聋,个别患者可有眩晕发作。

【诊断】

主要根据听力学表现和影像学检查结果做出诊断。Jackler 于 1987 年根据耳蜗发育停滞于胚胎发育阶段的不同将先天性耳蜗畸形分为 5 型。

(1) 耳蜗未发育(cochlea aplasia):耳蜗发育停滞于胚胎发育第 5 周,表现为耳蜗正常结构消失,CT 上只显示前庭与畸形的半规管结构。发病率极低,无听力。

(2) 耳蜗发育不良(cochlea hypoplasia):耳蜗发育停滞于胚胎发育第 6 周,其耳蜗只有一圈或不到一圈的结构。占耳蜗畸形的 15％,CT 显示从前庭腔中突出 1～3mm 不等的原基,常伴有前庭腔的扩大,约半数患者还伴有半规管畸形。听力好坏不等。

(3) 耳蜗分隔不全(incomplete partition):耳蜗发育停滞于胚胎第 7 周,耳蜗只有 1.5 圈。它是最常见的内耳畸形,占内耳畸形的 50％。CT 表现为耳蜗较正常偏小,耳蜗分隔部分或全部缺如。后来,Sennaroglu 和 Saatci 又将其分为 3 个亚型:Ⅰ型为间隔完全缺如,使耳蜗呈囊样改变;Ⅱ型为底圈完整而顶部呈囊样改变(Mondini 畸形);Ⅲ型为耳蜗外周有分隔,蜗轴缺失。听力可从正常到极重度感音神经性聋。

(4) 共同腔畸形(common cavity):耳蜗发育停滞于胚胎第 4 周,或是更晚阶段的发育畸形。耳蜗与前庭融合成为大腔,无中间结构。听力一般较差。

(5) 迷路缺失(labyrinth absence):为全耳蜗未发育型,常有镫骨肌缺如,无耳蜗及前庭。这种类型听功能及前庭功能全无。

【治疗】

目前尚无有效的治疗方法,如有残余听力,可佩戴助听器后进行言语康复训练,若无有效的残余听力,需早期行电子耳蜗植入术。耳蜗未发育、共同腔畸形等严重的耳蜗畸形不适合行电子耳蜗植入术。据报道,有医师行听觉脑干植入术,其效果有待进一步证实。

(傅窈窈　张天宇)

第53章 耳 外 伤

耳包括外耳、中耳及内耳。耳廓作为头部的显露部分易单独遭受各种直接外伤。耳深部的外伤则常伴发于颜面他处或颅脑外伤。直接暴力(如利器、拳击等)和间接暴力(如爆炸气浪、震荡、巨响等)都可引起耳部外伤。外伤可发生于耳的某一部分,也可几部分同时发生。本章将介绍几种较常见的耳外伤代表性疾病。

第1节 耳廓损伤

【病因】

耳廓创伤是外耳创伤中的常见病。原因有机械性挫伤、锐器或钝器所致割伤、扯伤、断离伤、撕裂伤、冻伤及火器伤等。常伴发邻近组织的创伤。

耳廓是由较薄的皮肤覆盖在凹凸不平的软骨上组成的。耳廓软骨薄而富有弹性,是整个耳廓的支架,耳廓软骨如因外伤、感染发生缺损或变形则可造成耳廓的畸形,故对耳廓的外伤处理要给予重视。

【临床表现】

不同原因所致耳廓创伤在不同时期出现的症状亦不同。常见表现:早期多为血肿、出血、耳廓断裂,破损之处易发生感染;后期多为缺损或畸形。

血肿为挫伤时出血积于皮下或软骨膜下形成的紫红色半圆形隆起。因耳廓皮下组织少,血循环差,血肿不易吸收,处理不及时可机化并致耳廓增厚,大面积血肿可导致感染,形成化脓性软骨膜炎。

【治疗】

治疗原则:及时清创止血,预防和控制感染,尽可能保留组织以免形成畸形。

(1) 耳廓血肿时,应在早期行抽吸治疗后进行加压包扎。大面积血肿应尽早手术切开清除积血,以免继发感染。

(2) 未发生感染者应及时清创缝合,修整伤缘,准确对位缝合。软骨部分缺失而未发生软骨膜炎者,可将软骨略作修正后再行对位缝合。

（3）局部已感染者，伤口处可用生理盐水稀释后的青霉素或庆大霉素液等清洗后再缝合。

第2节　鼓膜损伤

【病因】

鼓膜位于外耳道深处，但因其甚薄，故易遭受外伤。

（1）直接外伤：如外耳道异物或取异物时的外伤、小虫飞入以及火星、矿渣溅入、误滴腐蚀物等。颞骨骨折累及鼓膜者也可导致鼓膜外伤。

（2）间接外伤：多发生于空气压力急剧改变之时，如爆震、掌击耳部、擤鼻时用力过猛、分娩时用力屏气等。

【临床表现及检查】

（1）患者可感突然耳痛、耳出血、耳闷、听力减退、耳鸣。气压伤时，因气压作用使听骨强烈震动而致内耳受损，出现眩晕、恶心，甚至呕吐。

（2）检查可见外耳道有少许鲜血流出，颞骨骨折可能有较多血液流出，伴脑脊液漏时，可见有清水样液渗出。耳镜可见外耳道或鼓膜上有血痂，鼓膜多呈不规则裂孔状，穿孔边缘及耳道内有血迹或血痂。

（3）在鼓膜外伤的病例中，可同时伴有听骨链中断或内耳损伤，诊断时要注意避免漏诊。

【治疗】

早期应用抗生素预防感染，保持外耳道内干燥，外耳道内禁止冲洗及滴药。预防上呼吸道感染，嘱患者切勿用力擤鼻涕。一般伤后3～4周穿孔可自行愈合，也有更长者，较大穿孔长期不愈合者可行鼓膜修补术。

中耳已发生化脓性感染者，需加强全身抗炎治疗及局部清洁，明确未伴有内耳损伤或颞骨骨折者方可应用洗耳药及滴耳药。

第3节　颞骨骨折

【病因】

主要因头部外伤所致，车祸、坠落及各种头部撞击力作用于颈枕部时常引起颅底骨折。同时，伴有颅脑外伤及不同程度的身体其他部位的损伤。在耳科范围内，颞骨骨折可波及中耳、内耳及面神经。

【分类】

根据骨折线与岩骨长轴的关系，将颞骨骨折分为3型：①纵行骨折：骨折线与岩骨长轴平行，起自颞骨鳞部，通过外耳道后上壁、中耳顶部，沿颈动脉管至颅中窝底的棘孔或破裂孔附近。该型最常见，约占颞骨骨折的70％左右。②横行骨折：骨折线与岩骨长轴垂直，常起自颅后窝的枕骨大孔，横过岩锥到颅中窝。有的经过舌下神经孔及岩部的管孔（如颈静脉孔），也可经过内耳道和迷路到破裂孔或棘孔附近。③混合型为上述两型的混合，此型多见于严重的颅骨多发骨折。不同类型的骨折临床症状也不相同。

【临床表现】

（1）全身症状：颞骨骨折常是颅底骨折的一部分，往往伴有不同程度的颅脑外伤（如脑挫伤、脑水肿及颅内出血）等神经系统症状，严重者可出现昏迷、休克等。

（2）出血：纵行骨折常引起外耳道及鼓膜破裂，血自外耳道溢出或自咽鼓管经鼻、咽溢出。横行骨折一般无耳流血。

（3）脑脊液漏：纵形骨折同时伴有硬脑膜撕裂伤时，脑脊液可经咽鼓管或鼓膜损伤处流出，形成脑脊液耳漏或鼻漏。横行骨折时，脑桥侧和后颅窝蛛网膜下腔的脑脊液经骨折缝流入鼓室亦可形成脑脊液耳漏或鼻漏。

（4）听力下降及耳鸣：纵行骨折主要累及中耳，故表现为传导性听力下降，一般无耳鸣。横行骨折多累及内耳的前庭部及内耳道，耳蜗和半规管也可累及。患者表现为感音性听力下降，伴耳鸣，多为高频性。如同时伤及中耳和内耳，可出现混合性聋。

（5）眩晕：横行骨折累及迷路前庭，患者可主诉眩晕，急性期可观察到自发性眼震。

（6）面瘫：纵行骨折时面瘫的发生率为15％～20％，多为锥曲段或乳突段面神经受压所致，预后好。横行骨折中发生率为50％，多损伤面神经颅内段至内听道段，预后差，严重者导致永久性面瘫。

【检查】

外耳道可有出血、皮肤撕裂、骨壁塌陷等。若合并硬脑膜损伤，则有淡红色或清亮液体流出。纵行骨折时，检查前庭功能，前庭功能往往表现为正常或减退，而横行骨折时，前庭功能丧失。如发生面瘫，应进行面神经诱发肌电图检查。

高分辨率颞骨CT扫描可反映出骨折线的走行轴向及颅内积血、积气等症状，也可反映出听骨链及面神经管有无损伤及损伤的部位。

【治疗】

治疗原则：预防控制感染，一般禁止外耳道内填塞。

（1）首先治疗全身症状，再处理耳科情况，严重出血者请脑外科会诊共同抢救患者。有脑脊液漏者，严格按颅脑外伤处理，待病情稳定后可行手术探查。

（2）耳科方面需全身应用抗生素，严格消毒后清除外耳道积血及脏物，禁止局部滴药及外耳道填塞，以防感染进入中耳及颅内。若出血严重，可用无菌凡士林纱条填塞。

（3）非完全性面瘫或迟发性面瘫可保守治疗。完全性面瘫患者在全身情况允许下可行面神经探查、减压或修复术。

（戴春富）

第54章 外耳疾病

第1节 外耳道耵聍栓塞

外耳道软骨部皮肤具有耵聍腺,分泌淡黄色黏稠液体,称耵聍。若外耳道耵聍积聚过多,形成团块,阻塞外耳道,即称耵聍栓塞(impacted cerumen)。

【病因】

耵聍腺分泌过多或排出受阻。外耳道炎症、尘土等刺激外耳道可使耵聍分泌过多;外耳道狭窄、异物存留或老年人肌肉松弛、下颌运动无力等,可致耵聍排出受阻。

【临床表现】

依耵聍栓塞的程度及所在位置而有不同的症状。耳道未完全阻塞者,多无症状;若耵聍压迫鼓膜可引起眩晕、耳鸣及听力减退;若耵聍压迫外耳道后壁皮肤,可因刺激迷走神经耳支而引起反射性咳嗽;若耵聍完全阻塞外耳道,可使听力减退;耵聍遇水膨胀,还可刺激外耳道引起外耳道炎。检查可见棕黑色或黄褐色块状物堵塞外耳道内。耵聍团块质地不等,有的松软如泥,有的坚硬如石。

【治疗】

取耵聍应细致耐心,避免损伤外耳道皮肤及鼓膜。在耳内镜下操作,可提高取出耵聍的效率和准确性,尽量减轻患者不适。

(1) 对可活动、未完全阻塞外耳道的耵聍可用枪状镊或耵聍钩取出耵聍团块。较软的耵聍可将其与外耳道壁分离后用枪状镊分次取出。坚硬者可用液体石蜡浸泡15min后,再用耵聍钩从外耳道后上壁将耵聍与外耳道壁分离出缝隙后,将耵聍钩扎入耵聍团块中间,慢慢钩出,尽量完整取出。

(2) 首次就诊难以取出者,先滴入5%碳酸氢钠或1%～3%酚甘油或2%碘甘油,每天滴4～6次,待软化后可用上述器械取出或用吸引器吸出,也可用外耳道冲洗法清除。已有外耳道炎者,应先控制炎症,再取耵聍。

第2节　外耳道异物

【病因】

外耳道异物(foreign body in external auditory meatus)多见于儿童,小儿玩耍时喜将小物体塞入耳内。成人多为挖耳或外伤时遗留小物体或昆虫侵入等。治疗外耳道或中耳疾病时,也可能将纱条、棉花等遗留于外耳道内。异物种类可分为动物性(如昆虫等)、植物性(如谷粒、豆类、小果核等)及非生物性(如石子、铁屑、玻璃珠等)三类。

【临床表现】

因异物大小、种类而异。小而无刺激性的非生物性异物可不引起症状。一般异物越大、愈接近鼓膜,症状愈明显。活昆虫等动物性异物可爬行骚动,引起剧烈耳痛、噪声,使患者惊恐不安,甚至损伤鼓膜。植物性异物遇水膨胀后,阻塞外耳道,可引起耳闷胀感、耳痛及听力减退,并可继发外耳道炎。锐利坚硬的异物可损伤鼓膜。异物刺激外耳道、鼓膜偶可引起反射性咳嗽或眩晕。

【治疗】

根据异物性质、形状和位置不同,采取不同的取出方法。

(1) 异物位置未越过外耳道峡部、未嵌顿于外耳道者,可用耵聍钩直接钩出。

(2) 活动性昆虫类异物,先在耳内滴入油类、乙醇或丁卡因等,也可用浸有乙醚(或其他挥发性麻醉剂)的棉球塞置于外耳道数分钟,将昆虫麻醉或杀死后用镊子取出或冲洗排出。对飞虫也可试用亮光诱出。

(3) 被水泡胀的豆类异物,先用95%乙醇滴耳,使其脱水收缩后,再行取出。易碎的异物也可分次取出。

(4) 如异物较大,且于外耳道深部嵌顿较紧,需于局部麻醉或全身麻醉下取出异物,必要时行耳内切口,甚至需凿除部分骨性外耳道后壁,以利异物取出。不合作的幼儿宜在短暂全身麻醉下取出异物,以免因术中不合作造成继发损伤或将异物推向深处。

(5) 外耳道继发感染者,应先行抗炎治疗,待炎症消退后再取异物;或取出异物后积极治疗外耳道炎。

(6) 异物取出过程中,如外耳道损伤出血,可用碘仿纱条压迫止血,次日取出,涂以抗生素软膏,预防感染。

第3节　外耳湿疹

外耳湿疹(eczema of external ear)是指发生在耳廓、外耳道及其周围皮肤的由多种内、外因素引起的变态反应性多形性皮疹。小儿多见,一般分为急性、亚急性、慢性三类。

【病因】

湿疹的病因和发病机制尚不清楚,可能与变态反应、精神因素、神经功能障碍、内分泌功能失调、代谢障碍、消化不良等因素有关。潮湿和高温常是诱因。慢性中耳炎的脓液、患者的泪液或汗液、外伤后细菌或病毒感染等也可引起外耳道湿疹。

【临床表现】

(1) 急性湿疹:患处剧痒,多伴烧灼感,挖耳后流出黄色水样分泌物,凝固后形成黄痂。婴幼儿因不能诉说,可表现为抓挠,烦躁,不能熟睡。检查可见患处红肿,散在红斑、粟粒状丘疹、小水泡;丘疹水泡破裂后,有淡黄色分泌物流出,皮肤为红色糜烂面,或有黄色结痂。

(2) 亚急性湿疹:多由急性湿疹未经治疗或久治不愈迁延所致。局部仍瘙痒,症状较急性湿疹轻,红肿和渗液不多,可有结痂和脱屑。

(3) 慢性湿疹:由急性和亚急性湿疹反复发作或久治不愈发展而来。外耳道皮肤增厚、粗糙、苔藓样变、脱屑及色素沉着等。自觉奇痒,常有反复的急性发作。

【治疗】

(1) 病因治疗:尽可能找出病因,去除过敏原。病因不明者,注意调整饮食,吃清淡食物,停食辛辣、刺激性或有较强变应原性食物如鱼虾、蟹等。避免搔抓,忌用热水、肥皂等清洗;如怀疑局部用药引起,应停用这些药物;如由中耳脓液刺激引起者应用有效药物治疗中耳炎,同时要兼顾外耳道炎的治疗。

(2) 全身治疗:口服抗过敏药物,严重者可用糖皮质激素。如继发感染,全身和局部加用抗生素。

(3) 局部治疗:渗液较多者,用3%过氧化氢溶液或炉甘石洗剂清洗渗液和痂皮后,用硼酸溶液或醋酸铝溶液湿敷。干燥后用氧化锌糊剂或硼酸氧化锌糊剂涂搽。局部紫外线照射等物理治疗也有帮助。

渗液不多时,局部涂搽2%龙胆紫溶液,干燥后用上述糊剂涂搽。

局部干燥者可涂搽10%的氧化锌软膏、抗生素激素软膏或艾洛松软膏等。干痂较多者先用双氧水清洗局部后再用上述膏剂。皮肤增厚者可用3%的水杨酸软膏。

第4节　外耳道疖

外耳道疖(furunculosis of external auditory meatus)发生于外耳道软骨部,是外耳道皮肤的急性局限性化脓性炎症。多为单发,也可多发。夏秋季多见。

【病因】

外耳道软骨部皮肤毛囊、皮脂腺和耵聍腺被细菌侵入感染而形成脓肿。外耳道疖的致病菌绝大多数是金黄色葡萄球菌。

【临床表现及检查】

(1) 以剧烈耳痛为主,可放射至同侧头部。如疖在外耳道前壁,咀嚼或说话时,疼痛加重。如疖肿堵塞外耳道可影响听力。婴幼儿表现为不明原因的哭闹,伴体温升高。患儿不愿卧于患侧,触碰患耳时哭闹不止。若疖破溃,有稠脓流出,可混有血液。

(2) 检查可见患耳有明显的耳屏压痛和耳廓牵引痛。外耳道软骨部有局限性红肿隆起,触痛明显。疖形成后探针触之有波动感。疖肿成熟后局部变软,尖端显露黄白色脓点,自行破溃后流出带血的黏稠脓液,特点为量少、稠厚、无黏液。此外,患者耳前、耳后或耳下淋巴结可肿大并有压痛。

【诊断和鉴别诊断】

根据症状和检查所见,外耳道疖多不难诊断,但当肿胀波及耳后,使耳后沟消失,耳廓耸立,需与急性乳突炎和慢性化脓性中耳炎耳后骨膜下脓肿相鉴别。后两者脓肿一般没有耳屏压痛和耳廓牵引痛,不会引起耳前淋巴结肿大,听力损失较重,颞骨 CT 可进一步明确诊断。

【治疗】

(1)局部治疗:外耳道疖的局部治疗很重要。疖肿未成熟时,可用鱼石脂甘油纱条敷于红肿处,每日更换 1～2 次;也可局部物理治疗、微波治疗,促进炎症消散。

不能切开未成熟的疖,防止炎症扩散。如疖成熟而未溃破时,可轻轻刺破脓栓,用棉棒轻轻将脓栓压出。如疖较大,有明显的波动,应局部麻醉下切开引流,注意切口应与外耳道纵轴平行,防止痊愈后外耳道形成瘢痕狭窄。

(2)全身治疗:严重的疖除局部治疗外,需口服或注射抗生素。

第 5 节　外 耳 道 炎

外耳道炎(externalotitis)是外耳道皮肤或皮下组织的广泛的急、慢性炎症。由于在潮湿的热带地区发病率很高,因而又被称为"热带耳"。

【病因】

为细菌或病毒感染所致,常见致病菌为金黄色葡萄球菌,其他有溶血性链球菌、绿脓杆菌、变形杆菌和大肠杆菌等。

【症状及检查】

发病初期,耳内有灼热感。随病情发展,耳内胀痛,疼痛逐渐加剧,甚至坐卧不宁,咀嚼或说话时加重。体征随病情轻重而变化。轻者仅见外耳道皮肤轻度充血;重者外耳道肿胀明显,可至外耳道狭窄及闭塞,皮肤溃烂,外耳道有分泌物流出,并逐渐增多,初期是稀薄的分泌物,逐渐变稠成脓。耳廓周围也可发生水肿,耳周淋巴结肿胀或压痛。患者有耳屏压痛和耳廓牵引痛。

【诊断和鉴别诊断】

(1)化脓性中耳炎:急性化脓性中耳炎听力减退明显,早期有剧烈耳痛,流脓后耳痛缓解;脓液呈黏脓性。慢性化脓性中耳炎鼓膜穿孔,听力明显下降,流黏脓性脓液。急、慢性化脓性中耳炎的脓液刺激可引起急、慢性外耳道炎。

(2)急、慢性外耳道湿疹或急性药物性皮炎:大量水样分泌物和外耳道奇痒是急性湿疹和急性药物过敏的主要特征,一般无耳痛,检查时可见外耳道肿胀,有丘疹或水疱。慢性外耳道湿疹局部奇痒,并有脱屑,可有外耳道潮湿,清理后见鼓膜完整。

(3)外耳道疖肿:外耳道红肿或脓肿多较局限。

【治疗】

清洁外耳道,保证局部清洁、干燥和引流通畅。局部选择酸化的广谱抗生素滴耳液治疗。外耳道红肿时,局部敷用鱼石脂甘油纱布。严重的外耳道炎需全身应用抗生素;耳痛剧烈者给予止痛药和镇静剂。

第 6 节　外耳道真菌病

外耳道真菌病(external otomycosis)是真菌感染所致的外耳道皮肤的亚急性或慢性炎性疾病,常见于我国南方地区。

【病因】

多种真菌可导致本病发生,亦可合并细菌感染。常见的真菌有曲霉菌、青霉菌及白色念珠菌等。外耳道进水或积存分泌物、长期滴用抗生素液等情况下较易感染真菌。

【临床表现及检查】

耳内发痒及闷胀感,有时奇痒,以夜间为甚。部分患者无症状,仅在检查时发现。检查见外耳道和鼓膜覆盖有黄黑色、白色粉末状或绒毛状真菌。其下可见薄膜状或筒状痂皮,去除后见患处皮肤略充血、潮湿。痂皮阻塞外耳道或与骨膜接触时,则引起耳鸣和听力减退。并发细菌感染时,可有耳痛、流脓、耳内臭气等。

将清除下的痂皮作涂片,可查见菌丝和孢子,亦可做培养检查。

【治疗】

尽量保持外耳道干燥。以局部用药为主,不需全身应用抗真菌药。用药前应清除外耳道内的所有真菌痂皮和分泌物,用1‰～3‰柳酸酒精、1‰～2‰麝香草酚酒精或1:1000苯扎溴铵酒精滴耳,也可用制霉菌素喷于外耳道或涂用咪康唑(达克宁霜剂)。

第7节　耳廓假性囊肿

耳廓假性囊肿(aural pseudocyst)是指耳廓软骨夹层内的非化脓性浆液性积液形成囊肿样隆起,因非真正的囊性结构,故称假性囊肿。多发生于一侧耳廓的外侧前面上半部,也可双侧发病。本病又名耳廓浆液性软骨膜炎(serous perichondritis of auricle)、耳廓非化脓性软骨膜炎(non-suppurative perichondritis of auricle)、耳廓软骨间积液(intracartilage effusion of auricle)等。男性多于女性数十倍,多发于20～50岁的成年人。

【病因】

病因尚未明确,可能与外伤有关。耳廓可能受到某些机械刺激如硬枕压迫、挤压、无意触摸等,引起局部循环障碍所致。有人认为是先天性发育不良,即胚胎第1、2鳃弓的6个耳丘融合异常遗留潜在的组织腔隙,留下了发生耳廓假性囊肿的组织基础。也有人认为它可能是一种自身免疫性疾病。

【病理】

显微镜下可见从皮肤到囊壁的组织层次为皮肤、皮下组织、软骨膜及与其密切相连的软骨层。该软骨层的厚薄依囊肿大小而定,软骨层的内面覆有一层纤维素,其表面无上皮细胞结构,故与真囊肿不同。囊肿并非在软骨膜与软骨之间,故有病理学家认为,称之为软骨间积液更为恰当。

【临床表现】

囊性隆起多位于舟状窝、三角窝,偶可波及耳甲腔,但不侵及耳廓后面。患者常偶然发现耳廓前面上方局限性隆起,逐渐增大。小者可无任何症状,大的可有胀感、波动感、灼热感或痒感,常无痛感。肿胀范围清楚,皮肤色泽正常。透照时透光度良好,可与血肿区别。穿刺抽吸时,可抽出淡黄清液,培养后无细菌生长。

【治疗】

1. 物理疗法　早期积液不多时可行紫外线照射或超短波等物理治疗,以防止渗液生成并促进吸收。也可用激光(YAG激光或CO_2激光)将囊壁打穿,放出液体,加压包扎。也有报道用蜡疗、磁疗、冷冻、射频等治疗。

2. 穿刺抽液、局部压迫法　该法是治疗耳廓假性囊肿常用方法。在严格无菌条件下将囊液抽出，然后用石膏固定压迫局部或用两片圆形（直径约 1.5cm）的磁铁置于囊肿部位的耳廓前后，用磁铁吸力压迫局部。

3. 囊腔内注射药物　有人用平阳霉素、曲安奈德、15％高渗盐水、50％葡萄糖或 3％碘酊于抽液后注入囊腔，加压包扎，促使囊壁粘连、机化。

4. 手术　手术可作为首选。皮下切除囊肿部分软骨前壁，软骨"开窗"，释放囊液后，作无菌加压包扎。

第8节　耳廓化脓性软骨膜炎

耳廓化脓性软骨膜炎（suppurative perichondritis of auricle）是耳廓软骨膜的急性化脓性炎症，耳廓损伤后在软骨和软骨膜间有脓液形成，常引起较严重的疼痛并可导致软骨坏死及耳廓畸形，应积极治疗。

【病因】

常因外伤、手术、冻伤、烧伤、虫咬、耳针感染以及耳廓血肿继发感染所致。绿脓杆菌为最多见的致病菌，其次为金黄色葡萄球菌。化脓后，脓液积聚于软骨膜与软骨之间，软骨因血供障碍而逐渐坏死，影响耳廓正常形态和生理功能。

【临床表现】

起病初期，患者感觉耳廓胀痛及灼热，耳廓红肿、增厚，弹性消失，触痛明显，继之红肿加重，持续性剧烈疼痛，烦躁不安，可伴发热，耳廓呈暗红色。脓肿形成时可见局限性隆起，有波动感，破溃后有脓液溢出。病情发展比较迅速，可致耳廓畸形。

【治疗】

早期尚未形成脓肿时，全身应用足量敏感抗生素控制感染。可做局部理疗，促进局部炎症消退。如已形成脓肿，宜在全身麻醉下，沿耳轮内侧的舟状窝做半圆形切开，充分暴露脓腔，清除脓液，刮除内芽组织，切除坏死软骨。尽量保存耳轮部位的软骨，可避免术后耳廓畸形。术中用敏感的抗生素溶液（如庆大霉素、头孢类抗生素）彻底冲洗术腔。术毕将皮肤贴回创面，放置橡皮片引流，不予缝合，以防术后出血形成血肿或日后机化收缩。适当加压包扎，每日换药。可于耳周局部注射敏感抗生素。如无继续流脓，拔去引流条，稍加压包扎。后遗严重畸形有碍外貌时，可做整形修复术。

【预防】

在耳廓处进行如耳针治疗、耳部手术等操作时，应严格消毒、避免损伤软骨。耳廓外伤应及时处理，彻底清创，严防感染。

第9节　外耳道胆脂瘤

外耳道胆脂瘤（external auditory canal cholesteatoma，EACC）是阻塞于外耳道骨部的含有胆固醇结晶的脱落上皮团块，又称外耳道阻塞性角化病。其组织学结构同中耳胆脂瘤，但常混有耵聍碎屑。

【病因】

病因至今不明。现在比较被接受的观点是 Holt 的观点,即以下四个因素:外耳道手术或外伤;各种原因所致的外耳道狭窄或闭锁;外耳道内肿瘤或骨瘤阻塞;自发性胆脂瘤。胆脂瘤的形成可能与外耳道皮肤受到各种病变的长期刺激(如耵聍栓塞、炎症、异物、真菌感染等)而产生慢性充血,致使局部皮肤生发层中的基底细胞生长活跃;角化上皮细胞脱落异常增多,若其排除受阻,便堆积于外耳道内,形成团块。久而久之,其中心腐败、分解、变性,产生胆固醇结晶。

【临床表现】

多发生于成年人,单侧多见,可侵犯双耳。无继发感染的小胆脂瘤可无明显症状。胆脂瘤较大时,可出现耳内堵塞感,听力减退,耳鸣。如继发感染可有耳痛、头痛,外耳道有分泌物,具臭味,可有血性分泌物。检查见外耳道深部为白色或黄色胆脂瘤堵塞,其表面被多层鳞片状物质包裹。较大的胆脂瘤清除后可见外耳道骨质遭破坏、吸收,外耳道骨段明显扩大。鼓膜完整,可充血,内陷。巨大的外耳道胆脂瘤可破坏外耳道后壁,侵犯乳突,广泛破坏乳突骨质,并发胆脂瘤型中耳乳突炎,也可引起周围性面瘫,侵犯鼓索神经,可引起同侧味觉减退。

【诊断】

根据病史及外耳道特征性的白色胆脂瘤团块即可作出诊断,取胆脂瘤送病理科检查可确诊。注意和原发于中耳的胆脂瘤、外耳道癌及坏死性外耳道炎鉴别,颞骨 CT 扫描很有必要,有助于鉴别此病范围、程度及与中耳的关系。

【治疗】

(1) 无合并感染的胆脂瘤较易取出,清除方法同耵聍取出术。可用 3% 硼酸甘油或 3%～5% 碳酸氢钠溶液(合并感染时忌用)滴耳,使其软化后再取。

(2) 合并感染时,应注意控制感染。但单纯的控制感染很难迅速奏效,只有全部或部分清除胆脂瘤后,方能促使炎症吸收。

(3) 感染严重、取出十分困难者可在全身麻醉及手术显微镜下进行,同时全身应用抗生素控制感染。术后应随诊观察,清除残余或再生的胆脂瘤。

(4) 外耳道胆脂瘤侵及骨质,术后需一定程度的外耳道填塞,以防术后外耳道狭窄。

(5) 如未深在侵入乳突者,可在摘除胆脂瘤后一月,复查颞骨 CT。如深入乳突腔、中耳腔内,必要时需按改良乳突根治手术方式治疗。

(戴春富 赵宇)

第55章 中耳疾病

第1节 大疱性鼓膜炎

大疱性鼓膜炎(bullous myringitis)是鼓膜及其邻近外耳道的急性炎症。好发于儿童及青年人,无性别差异,多为单侧,亦可连续地发生于双侧,常见于冬季。由于鼓膜大疱内常含有血液或血浆,故也称出血性大疱性鼓膜炎(hemorrhagic bullous myringitis)。

【病因】

本病常发生于病毒性上呼吸道急性感染的流行期,可能系病毒感染所致,如流感病毒、脊髓前角灰质炎病毒等。Robert(1980)曾从本病中培养出肺炎支原体。

【临床表现】

耳痛剧烈,有闷胀感,可有轻度听力障碍。检查可见鼓膜及邻近外耳道皮肤充血,常于鼓膜后上方出现一个或多个淡红色或灰白色大疱,重者累及松弛部;有时几个小疱可融合成一大疱。疱内出血可使大疱呈暗红色或深蓝色,血疱破裂时可流出少许血性渗出液,形成薄痂覆盖,但鼓膜不会穿孔。轻者血疱内液体可被吸收而遗留干痂。

【诊断】

患者多有流感病史,若鼓膜或邻近外耳道皮肤出现血疱,即可诊断。鼓膜大疱易与鼓膜肿胀膨隆混淆,因此应注意与一般急性鼓膜炎及急性化脓性中耳炎相鉴别。血痂形成时,应与特发性血鼓室以及由各种病因引起的蓝鼓膜相鉴别。

【治疗】

缓解耳痛,防止感染。耳痛明显时,可在无菌操作下挑破大疱,使耳痛缓解;必要时还可服用止痛药;耳痛剧烈时用1%～2%利多卡因滴耳;局部与全身使用抗生素治疗,以防继发细菌感染。

第2节 分泌性中耳炎

分泌性中耳炎(secretory otitis media),亦称渗出性中耳炎、卡他性中耳炎、浆液性中耳炎等,是以鼓室积液及传导性或混合性听力下降为主要特征的中耳非化脓性炎性疾病。中耳积液可为浆液或黏液。中耳积液极为黏稠而呈胶冻状者,故也称为胶耳(glue ear)。

分泌性中耳炎可分为急性和慢性两种。病程达3个月以上的为慢性分泌性中耳炎,可因急性分泌性中耳炎未得到及时与恰当的治疗或由急性分泌性中耳炎反复发作迁延转化而来。

本病是引起小儿听力下降的常见原因之一,成人亦可发病。

【病因】

病因尚未完全明确。目前认为主要与咽鼓管功能障碍、感染和免疫反应等因素有关。

1. 咽鼓管功能障碍 一般认为此为本病的基本病因。

1) 机械性阻塞:如小儿腺样体肥大、肥厚性鼻炎、鼻窦炎、鼻咽部肿瘤或淋巴组织增生、长期的鼻咽部填塞等。

2) 功能障碍:司咽鼓管开闭的肌肉收缩无力,咽鼓管软骨弹性较差,当鼓室处于负压状态时,咽鼓管软骨段的管壁容易发生塌陷。此为小儿分泌性中耳炎发病率高的解剖生理学基础之一。腭裂患者由于肌肉无中线附着点,失去收缩功能,故易患本病。咽鼓管"黏液纤毛输送系统"的功能障碍,也是导致咽鼓管功能性阻塞的原因。

2. 感染 过去曾认为分泌性中耳炎是无菌性炎症。近年来的研究发现中耳积液中细菌培养阳性者约为 $1/2\sim2/3$,其中主要致病菌为流感嗜血杆菌和肺炎链球菌。细菌学和组织学检查结果以及临床征象表明,分泌性中耳炎可能是中耳的一种轻型的或低毒性的细菌感染。细菌产物内毒素在发病机制中,特别是病变迁延为慢性的过程中可能起到一定作用。

3. 免疫反应 小儿免疫系统尚未完全发育成熟,这可能也是小儿分泌性中耳炎发病率较高的原因之一。中耳积液中有炎性介质前列腺素等的存在,积液中也曾检出过细菌的特异性抗体和免疫复合物,以及补体系统、溶酶体酶等,提示慢性分泌性中耳炎可能属一种由抗感染免疫介导的病理过程。可溶性免疫复合物对中耳黏膜的损害(Ⅲ型变态反应)为慢性分泌性中耳炎的致病原因之一。

【病理】

咽鼓管功能不良时,外界空气不能进入中耳,中耳内原有的气体逐渐被黏膜吸收,腔内形成负压,引起中耳黏膜静脉扩张、瘀血、血管壁通透性增强,鼓室内出现漏出液。如负压不能得到解除,中耳黏膜可发生一系列病理变化,主要表现为上皮增厚,上皮细胞化生,鼓室前部低矮的假复层柱状上皮变为增厚的纤毛上皮,鼓室后部的单层扁平上皮变为假复层柱状上皮,杯状细胞增多,分泌增加,上皮下病理性腺体组织形成,固有层血管周围出现以淋巴细胞及浆细胞为主的圆形细胞浸润。疾病恢复期,腺体逐渐退化,分泌物减少,黏膜逐渐恢复正常。

中耳积液多为漏出液、渗出液和分泌液的混合液,因病程不同而以其中某种成分为主。一般认为病程早期为浆液性,后期为黏液性。"胶耳"积液甚为黏稠,呈灰白或棕黄色,含大量蛋白质,如糖蛋白及核蛋白,由于糖蛋白为高分子蛋白,故液体呈胶冻状。

【临床表现】

1. 症状

1) 听力减退：主要为传导性聋,自听增强,病史较长者,可为混合性耳聋。头位前倾或偏向健侧时,因积液离开蜗窗,听力可暂时改善。积液黏稠时,听力可不因头位变动而改变。小儿常因对声音反应迟钝,注意力不集中,学习成绩下降而由家长领来就医。如一耳患病,另耳听力正常,可长期不被察觉,而于体检时始被发现。

2) 耳痛：起病时可有轻微耳痛,慢性者耳痛不明显。本病尚有耳内闭塞或间胀感,按压耳屏后可暂时减轻。

3) 耳鸣：可为间歇性,如"噼啪"声,当头部运动或打呵欠、擤鼻时,耳内可出现气过水声。

2. 检查

1) 鼓膜：松弛部或全鼓膜内陷,表现为光锥缩短、变形或消失,锤骨柄向后、上移位,锤骨短突明显外突、前后皱襞夹角变小。鼓室积液时,鼓膜失去正常光泽,呈淡黄、橙红油亮或琥珀色。慢性者可呈灰蓝或乳白色,鼓膜紧张部有扩张的微血管。若液体为浆液性,且未充满鼓室,可透过鼓膜见到液平面。此液面状如弧形发丝,凹面向上,头位变动时,其与地面平行的关系不变。透过鼓膜有时尚可见到气泡,咽鼓管吹张后气泡可增多。用鼓气耳镜检查发现鼓膜活动受限。

2) 听力检查：纯音听阈测试结果多为传导性聋。听力损失程度不一,重者可达 40dB 左右。听力损失一般以低频为主,但由于中耳传声结构及两窗的阻抗变化,高频气导及骨导听力亦可下降,积液排出后听力即改善。声导抗图对诊断有重要价值,平坦型(B 型)为分泌性中耳炎的典型曲线;负压型(C 型)提示咽鼓管功能不良,部分有鼓室积液。病史较长者,可为混合性聋,甚至可能以感应性聋为主。

【诊断】

诊断的金标准是做鼓气耳镜检查和鼓膜穿刺。根据病史及临床表现,结合听力检查结果,诊断一般不难。

【鉴别诊断】

（1）传导性聋须与鼓室硬化、听骨链中断等鉴别。除慢性化脓性中耳炎可引起听骨链中断外,头部外伤也可引起。如鼓膜完整,听骨链中断者声导抗图呈超限型（A 型）,纯音测听骨气导差大于 40dB。鼓室硬化是中耳黏膜在慢性炎症的长期刺激下,鼓膜及鼓室黏膜发生的一系列病理变化,如纤维组织增生,透明变性,局部钙质沉着乃至骨化,听骨链固定等。化脓性及非化脓性中耳炎均可导致本病。临床表现为渐进性听力下降,听功能检查提示传导性聋,听阈可提高 35～65dB。鼓膜大多有穿孔,残余鼓膜增厚、内陷,局部有大小不等的钙斑;鼓室内壁有时可见粉红色或灰白色高低不平的硬化灶。少数鼓膜完整,紧张部可见萎缩性疤痕、钙斑、鼓膜混浊、增厚。颞骨 CT 扫描有助于诊断。

（2）蓝鼓膜者须与胆固醇肉芽肿、鼓室体瘤（或颈静脉体瘤）相鉴别。胆固醇肉芽肿亦称特发性血鼓室,病因不明,可为分泌性中耳炎晚期并发症。本病鼓室内有棕褐色液体聚积,鼓室及乳突腔内有暗红色或棕褐色肉芽,内有含铁血黄素与胆固醇结晶溶解后形成的裂隙,伴有异物巨细胞反应。鼓膜呈蓝色或蓝黑色。乳突 X 线片示气房模糊,颞骨 CT 片见鼓室及乳突内有软组织影,少数有骨质破坏。鼓室体瘤或颈静脉体瘤为血管性肿瘤,可突入鼓室。患者有搏动性耳鸣、听力减退,瘤体巨大者有明显骨质破坏,颞骨 CT 扫描有助于诊断。

(3) 鼓室积液须与脑脊液耳漏、外淋巴漏相鉴别。颞骨骨折并脑脊液漏而鼓膜完整者,脑脊液聚集于鼓室内,可产生类似分泌性中耳炎的临床表现。根据头部外伤史、鼓室液体的实验室检查结果及颞骨 X 线片或颞骨 CT 扫描可资鉴别。外淋巴漏不多见,多继发于颞骨手术后,或有气压损伤史。瘘管好发于蜗窗及前庭窗,耳聋为感音性或混合性聋。

(4) 需排除鼻咽部肿瘤:对成人的分泌性中耳炎,应注意有无鼻咽部肿瘤,特别注意有无鼻咽癌的可能。纤维鼻咽镜检查及血清中 EBV－VCA-IgA 抗体测定应列为常规检查项目之一,必要时取鼻咽部活检。

【预防】

加强身体锻炼,防止感冒。进行卫生宣教,提高家长及教师对本病的认识,对 10 岁以下儿童定期行筛选性声导抗检测。积极治疗鼻、咽部疾病。

【治疗】

(1) 清除中耳积液,改善中耳通气引流及病因治疗为本病的治疗原则。

1) 鼓膜穿刺抽液:成人用局部麻醉。以针尖斜面较短的 7 号针头,在无菌操作下从鼓膜前下方刺入鼓室,抽吸积液。必要时可重复穿刺,亦可于抽液后注入糖皮质激素类药物。

2) 鼓膜切开术:液体较黏稠,鼓膜穿刺不能吸尽;小儿不合作,局部麻醉下无法做鼓膜穿刺时,应做鼓膜切开术。手术可于局部麻醉(小儿须全身麻醉)下进行。用鼓膜切开刀在鼓膜前下象限做放射状或弧形切口,注意勿伤及鼓室内壁黏膜,鼓膜切开后应将鼓室内液体全部吸尽。

3) 鼓室置管术:病情迁延不愈,或反复发作;胶耳;头部放疗后,估计咽鼓管功能短期内难以恢复正常者,均应作鼓室置管术,以改善通气引流,促使咽鼓管恢复功能。通气管留置时间一般为 3～6 月,最长可达 1～2 年。咽鼓管功能恢复后取出通气管,部分患者可自行将通气管排出于外耳道内。

4) 咽鼓管吹张:可采用捏鼻鼓气法、波氏球法或导管法。

(2) 积极治疗鼻咽或鼻腔疾病,如腺样体肥大、鼻中隔偏曲、伴鼻息肉的鼻窦炎的外科治疗及不伴鼻息肉的鼻窦炎、鼻炎等的规范治疗。扁桃体特别肥大,且与分泌性中耳炎复发有关者,应做扁桃体摘除术。

(3) 药物治疗,急性期可选用敏感抗生素、口服糖皮质激素、鼻用糖皮质激素、纤毛促排剂等做短期治疗。

第 3 节　急性化脓性中耳炎

急性化脓性中耳炎(acute suppurative otitis media)是中耳黏膜的急性化脓性炎症,好发于儿童。本病多见于冬春季节,多继发于上呼吸道感染。

【病因】

主要致病菌为肺炎球菌、流感嗜血杆菌、乙型溶血性链球菌、葡萄球菌及绿脓杆菌等。

感染主要通过 3 种途径:

1. 咽鼓管途径 为最常见的感染途径。

(1) 急性上呼吸道感染：细菌经咽鼓管侵入中耳,引起感染。

(2) 急性传染病：如猩红热、麻疹、百日咳等,可通过咽鼓管途径并发本病；急性化脓性中耳炎亦可为上述传染病的局部表现。此型病变常深达骨质,酿成严重的坏死性病变。

(3) 在污水中游泳或跳水,不适当的咽鼓管吹张、擤鼻或不恰当的鼻腔治疗等,细菌循咽鼓管侵入中耳。

(4) 婴幼儿因其咽鼓管的解剖生理特点,更易经此途径引起中耳感染。哺乳位置不当,如平卧吮奶,乳汁可经咽鼓管流入中耳。

2. 外耳道鼓膜途径 不符合无菌操作的鼓膜穿刺、鼓室置管、鼓膜外伤,致病菌由外耳道直接侵入中耳。

3. 血行感染 极少见。

【病理】

早期中耳黏膜充血、咽鼓管咽口阻塞,鼓室内氧气被吸收后变为负压。鼓室内血浆、纤维蛋白、红细胞及多形核白细胞渗出；鼓室黏膜增厚,纤毛脱落,杯状细胞增多。鼓室内有炎性渗出物聚集,并逐渐变为脓性。鼓室内压力随鼓室积脓增多而增加,鼓膜受压而贫血,且因血栓性静脉炎,终致局部坏死溃破,鼓膜穿孔,耳流脓。若治疗得当,局部引流通畅,炎症可逐渐消退,黏膜恢复正常,部分穿孔可自行修复。病变深达骨质的急性坏死型中耳炎可迁延为慢性中耳炎。

【临床表现】

急性化脓性中耳炎常有以下症状：

1. 耳痛 鼓膜穿孔前搏动性跳痛或刺痛,可沿三叉神经向同侧额、颞、顶部及牙放射,疼痛剧烈,夜间尤甚。鼓膜穿孔流脓后耳痛减轻。

2. 听力减退及耳鸣 早期感到耳闷,听力渐降,伴耳鸣。耳痛剧烈时,耳聋常被忽略,偶伴眩晕。穿孔后耳聋反而减轻。

3. 流脓 鼓膜穿孔后,耳内有液体流出,初为血水脓样,以后变为脓性分泌物。

4. 全身症状 轻重不一,可有畏寒、发热、倦怠,纳差。小儿全身症状较重,常伴呕吐、腹泻等消化道症状。一旦鼓膜穿孔,体温即逐渐下降,全身症状明显减轻。

检查可有如下发现：

1. 耳镜检查 鼓膜穿孔前,鼓膜松弛部充血,锤骨柄及紧张部周边可见放射状扩张的血管。继之鼓膜弥漫性充血,肿胀,向外膨出,正常标志难以辨识,局部可见小黄点。鼓膜穿孔一般开始甚小,不易看清,彻底清洁外耳道后方见穿孔处之鼓膜有搏动亮点,或见脓液从该处涌出。坏死型者鼓膜迅速融溃,形成大穿孔。

2. 耳部触诊 乳突部和鼓窦区可有压痛,鼓膜穿孔后消失。

3. 听力检查 呈传导性聋。

4. 血象 白细胞总数增多,多形核白细胞增加,鼓膜穿孔后血象渐趋正常。

【鉴别诊断】

1. 外耳道炎、疖肿 主要表现为耳内疼痛、耳廓牵拉痛。外耳道口及耳道内肿胀,晚期局限成疖肿。

2. 急性鼓膜炎 大多并发于流行性感冒及耳带状疱疹,耳痛剧烈,如无耳漏,听力下降不明显。检查见鼓膜充血形成大疱。

【预防】

(1) 积极预防和治疗上呼吸道感染。

(2) 普及卫生知识、防治呼吸道传染病。

(3) 陈旧性鼓膜穿孔或鼓室置管者应注意防止污水流入耳内,避免游泳及潜水。

(4) 采取正确的哺乳姿势,哺乳时婴儿头部应抱直立。

【治疗】

原则是控制感染,通畅引流并去除病因。

1. 全身治疗　及早应用足量抗生素控制感染,务求彻底治愈。一般可用青霉素类、头孢菌素类等药物。鼓膜穿孔后取脓液做细菌培养及药敏试验,参照其结果改用敏感的抗生素。注意休息,保持大便通畅。全身症状重者给以补液等支持疗法。

2. 局部治疗

(1) 鼓膜穿孔前:可用 2%苯酚甘油滴耳,可消炎止痛。如全身及局部症状较重,鼓膜明显膨出,经一般治疗后无明显减轻;或穿孔大小,引流不畅;或疑有并发症,但不需要立即行乳突手术时,应在无菌操作下行鼓膜切开术,以利通畅引流。

(2) 鼓膜穿孔后

1) 先以 3%双氧水尽量彻底清洗并拭净外耳道脓液或用吸引器将脓液吸净。

2) 局部用抗生素水溶液滴耳,如 0.25%～1%氯霉素液、0.3%氧氟沙星滴耳液、复方利福平滴耳液等,忌用粉剂,以免与脓液结块,影响引流。

3) 感染完全控制、炎症完全消退后,穿孔多可自行愈合。穿孔长期不愈者,可作鼓膜修补术。

3. 病因治疗　积极治疗鼻部及咽部慢性疾病,如腺样体肥大、慢性鼻窦炎、慢性扁桃体炎等。

第 4 节　急性乳突炎

急性乳突炎(acute mastoiditis)多发生于儿童,是乳突气房黏膜及其骨质的急性化脓性炎症。多由急性化脓性中耳炎发展而来,故亦可称为急性化脓性中耳乳突炎。2～3 岁以下的儿童因乳突尚未发育,故不发生此病。

【病因及病理】

患急性化脓性中耳炎时,若致病菌毒力强、机体抵抗力弱(如麻疹、猩红热、糖尿病患者或小儿),或治疗处理不当等,中耳炎症侵入乳突。由于鼓窦入口的黏膜肿胀,乳突内脓液引流不畅,蓄积于气房,形成急性化脓性乳突炎。气化型乳突的气房骨壁很薄,受脓液压迫及炎症的影响,发生坏死,气房融合,形成一大的脓腔,称融合性乳突炎或乳突蓄脓。由溶血性链球菌或流感杆菌引起的急性乳突炎,乳突骨壁多保持完整,气房内充满血性渗出物,称之为出血性乳突炎。若乳突气化不良,如板障型乳突,乳突的急性化脓性感染则可表现为乳突骨髓炎。急性中耳炎虽获治疗,但由于抗生素用量不足或治疗不彻底,乳突炎性病变虽继续发展,而全身及局部症状却不明显,以致不易发现,称之为隐性乳突炎。急性乳突炎如未被控制,炎症继续发展,可穿破乳突骨壁,引起颅内、外并发症。

【临床表现】

（1）急性化脓性中耳炎鼓膜穿孔后耳痛不减轻，或一度减轻后又逐步加重；耳流脓不逐渐减少，反而增多，引流受阻时，流脓突然减少等，应考虑有本病的可能。全身症状亦明显加重，如体温正常后又有发热，儿童伴消化道症状，如呕吐、腹泻等。

（2）乳突部皮肤轻度肿胀，耳后沟红肿压痛，耳廓耸向前方。鼓窦外侧壁及乳突尖有明显压痛。

（3）骨性外耳道后上壁红肿、塌陷。鼓膜充血，松弛部膨出。一般鼓膜穿孔较小，穿孔处有脓液搏动，脓量较多。

（4）乳突X线片早期表现为乳突气房模糊，脓腔形成后房隔不清，融合为一透亮区。颞骨CT扫描见乳突气房内含气量明显减少，房隔破坏，有时可见液平面。

（5）血常规检查，白细胞增多，多形核白细胞增加。

【鉴别诊断】

应注意和外耳道疖鉴别。后者无急性化脓性中耳炎史，全身症状轻。外耳道疖位于外耳道口后壁时，虽也可有耳后沟肿胀，但无乳突区压痛。检查鼓膜正常，可见到疖肿或疖肿破溃口。

【治疗】

早期，全身及局部治疗方法与急性化脓性中耳炎相同。根据细菌培养和药敏实验结果，应及早应用大剂量抗生素类药物，改善局部引流，炎症可得到控制而逐渐痊愈。若经治疗不能控制感染，或引流不畅，感染未能控制，或出现可疑并发症时，应尽早行乳突切开术。

第5节 儿童急性化脓性中耳炎及乳突炎

【病因】

急性化脓性中耳炎及乳突炎多见于儿童，其原因在于：

（1）小儿咽鼓管比成人的咽鼓管短、平而宽，咽口位置较低，鼻咽部分泌物及细菌等微生物易经此侵入中耳；哺乳体位不当或乳汁流出过急，乳汁可经咽鼓管进入中耳。

（2）机体抵抗力差，感染各种传染病（如麻疹、猩红热、百日咳等）的机会较多。

（3）咽部淋巴组织丰富，常增生肥大，腺样体沟裂或扁桃体隐窝可隐藏细菌和病毒，容易引起中耳感染。

（4）中耳局部免疫功能发育不完全，防御能力较差。

【临床表现】

与成人比较，儿童急性化脓性中耳炎及乳突炎有一定的特殊性，其临床表现有以下特点：

（1）全身症状较重，急性病容、倦怠、发热，体温可达40℃以上，可发生惊厥。常伴消化道症状如恶心、呕吐、腹泻等。由于2岁以内小儿的岩鳞缝尚未闭合，中耳黏膜与硬脑膜之间有丰富的血管及淋巴管联系，故中耳的急性化脓性炎症可影响毗邻的硬脑膜，出现脑膜刺激征，而脑脊液无典型化脓性改变，称之为假性脑膜炎。严重者可引起颅内并发症。

（2）儿童，尤其是婴幼儿不会陈述耳痛、耳鸣等局部症状，常表现为搔耳、摇头、烦躁不安、哭闹、夜啼。

（3）婴幼儿鼓膜较厚，富有弹性，不易穿孔。即使中耳已蓄脓，鼓膜却无显著红肿等病变，尤需警惕。

（4）新生儿乳突未发育，仅有鼓窦，其外壁甚薄，患急性化脓性中耳炎时，该处骨膜易出现水肿。2 岁时乳突气房始发育，约 6 岁时气房有较广泛的延伸。故 2 岁以内的小儿一般不发生急性化脓性乳突炎，而出现急性化脓性鼓窦炎。

【治疗】

1. 全身治疗　早期静脉滴注足量、足疗程的敏感抗生素，必要时给予支持疗法，如输血浆，少量输血等；因小儿多有呕吐、腹泻，应注意适当补液，纠正水、电解质紊乱。

2. 鼓膜切开术　小儿鼓膜较厚，不易穿孔。需适时行鼓膜切开术，通畅引流，以缩短病程，防止并发症。

3. 单纯乳突切开术　由于抗生素的应用，急性乳突炎需行乳突切开术者已大为减少。但经上述治疗后症状无好转，乳突气房已融溃蓄脓时，仍应及时手术。

第 6 节　慢性化脓性中耳炎

慢性化脓性中耳炎（chronic suppurative otitis media）是耳科常见病之一，慢性化脓性病变侵及中耳黏膜、骨膜或深达骨质，常合并慢性乳突炎。临床上以耳内长期或间歇流脓、鼓膜穿孔及听力下降为特点。严重者可引起颅内、外并发症。

【病因】

多因急性化脓性中耳炎未及时治疗或治疗不当迁延为慢性中耳炎。一般认为，急性中耳炎病程延续 6～8 周，中耳炎症仍然存在，就可称为慢性化脓性中耳炎。鼻、咽部存在慢性病灶亦为一重要原因。

常见致病菌多为变形杆菌、绿脓杆菌等、大肠杆菌、金黄色葡萄球菌等，其中革兰阴性杆菌较多，可有两种以上细菌混合感染。无芽孢厌氧菌的感染或混合感染逐渐多见。

【病理及临床表现】

按病理及临床表现，本病可分单纯型和骨疡型，二型间一般无阶段性联系。

1. 单纯型　最多见。病变主要局限于中耳鼓室黏膜，一般无肉芽或息肉形成，因此又有黏膜型之称。当黏膜受感染发炎时，经过及时适当的治疗，鼓膜穿孔处引流通畅，炎症可控制。鼓膜穿孔大者，锤骨柄亦可见破坏。乳突气房良好，无明显变化。病理变化主要为鼓室黏膜充血、增厚，圆形细胞浸润；杯状细胞及腺体分泌活跃。

临床特点：耳间歇性流脓，量多少不等。上呼吸道感染时，流脓发作或脓量增多；脓液呈黏液性或黏脓性，一般不臭，鼓膜穿孔位于紧张部，多呈中央性穿孔，大小不一，一般有轻度传导性聋。

2. 骨疡型　病变超出黏膜组织，不仅可有听小骨坏死，并有鼓室之骨壁、鼓环或鼓窦骨质破坏，又称坏死型或肉芽型，多由急性坏死型中耳炎迁延而来。黏膜组织广泛破坏，听骨、鼓环、鼓窦及孔突小房均可发生出血、坏死。鼓膜穿孔处可见听骨坏死缺损，鼓室内有肉芽或息肉，妨碍鼓室引流。外耳道或鼓室内脓不多，常带臭味，重者影响听力，有时可伴有头痛和眩晕，乳突多为硬化型。

临床特点：耳持续性流黏稠脓，常有臭味，如有肉芽或息肉出血，则脓内混有血丝或耳内出血。鼓膜紧张部大穿孔或边缘性穿孔,即穿孔的边缘有一部分已达鼓沟,该处无残余鼓膜。通过穿孔可见鼓室内有肉芽或息肉;长蒂的息肉从穿孔脱出,可堵塞于外耳道内,妨碍引流。患者多有较重的传导性聋。乳突 X 线片有边缘模糊不清的透光区。颞骨 CT 扫描显示上鼓室、鼓窦及乳突内有软组织阴影,可伴轻微骨质破坏。此型中耳炎可发生各种并发症。

【鉴别诊断】

1. 中耳癌 好发于中年以上患者,多为鳞状上皮癌。耳内有血性分泌物,伴耳痛,可出现同侧周围性面瘫及张口困难,晚期有第Ⅵ、Ⅸ、Ⅹ、Ⅺ、Ⅻ颅神经症状。过去多有耳内长期流脓史。外耳道或鼓室内有新生物,触之易出血。影像学检查显示骨质破坏。可疑者做新生物活检即可确诊。

2. 结核性中耳乳突炎 多继发于肺结核或其他部位的结核。起病隐袭,耳内脓液稀薄,鼓膜可为紧张部中央性或边缘性穿孔,有时可见苍白肉芽。听力损害明显。乳突 X 线片显示骨质破坏或死骨形成。肉芽组织病理学检查及分泌物涂片、培养、动物接种等有助于确诊。

【治疗】

治疗原则为消除病因,控制感染,清除病灶,通畅引流,以及恢复听功能。

1. 病因治疗 积极治疗上呼吸道疾病,如慢性扁桃体炎、慢性化脓性鼻窦炎等,及时治愈急性化脓性中耳炎。

2. 局部治疗 包括药物治疗和手术治疗。依不同类型病变而定。

(1)单纯型:以局部用药为主,耐心、彻底清除中耳分泌物,使引流通畅,这非常重要。通常用 3% 双氧水洗耳,再用棉签拭干或用吸引器吸净。流脓停止、耳内完全干燥后,穿孔或可自愈,穿孔不愈者可行鼓膜成形术或鼓室成形术。

按不同病变情况选择局部用药:①鼓室黏膜充血、水肿,有脓或黏液脓时用抗生素水溶液或抗生素与糖皮质激素类药物混合液滴耳。如 0.3% 氧氟沙星滴耳液、0.25% 氯霉素液、3% 洁霉素液、复方利福平滴耳液等,或根据中耳脓液的细菌培养及药物敏感试验结果,选择适当的无耳毒性的药物。②对黏膜炎症逐渐消退,脓液减少,中耳潮湿者可用酒精或甘油制剂,如 3% 硼酸酒精、3% 硼酸甘油、2.5%~5% 氯霉素甘油等。

氨基糖苷类抗生素用于中耳局部可引起内耳中毒,忌用。一般不主张用粉剂,因粉剂可堵塞穿孔,妨碍引流,甚者引起严重的并发症。尽量避免滴用有色药液,以免妨碍局部观察。中耳腔内忌用含酚类、砷类的腐蚀剂。

滴耳法:患者取坐位或卧位,病耳朝上。将耳廓向后上方轻轻牵拉,向外耳道内滴入药液 3~5 滴。然后以手指轻轻按捺耳屏数次,促使药液经鼓膜穿孔处流入中耳。5~10min 后方可变换体位。使滴耳药液温度尽可能与体温接近,以免引起眩晕。

(2)骨疡型

1)引流通畅者,以局部用药为主,注意定期复查。

2)中鼓室肉芽可用 10%~20% 硝酸银烧灼;肉芽较大、烧灼无效者,应以刮匙刮除。中耳息肉可用圈套器摘除之,尽量在显微镜或手术放大镜下细心操作,切勿伤及听小骨及鼓室内壁骨质。

3)引流不畅或疑有并发症者,须行乳突手术。根据病变范围,可施行改良乳突根治术,尽可能重建中耳传音结构,以保留听力。

乳突手术的目的是:①彻底清除病变组织,包括鼓室、鼓窦及乳突腔内的胆脂瘤、肉芽、息肉以及病变的骨质和黏膜等。②重建听力。术中尽可能保留与传音功能有密切关系的中耳结构,如听小骨、残余鼓膜、咽鼓管黏膜,乃至完整的外耳道及鼓沟等,并在此基础上一期或次期重建听力。③力求干耳。

经典的乳突根治术使鼓室、鼓窦和乳突腔形成一个大的术腔,并取出锤骨和砧骨,以彻底清除病变。该术式可使听力遭到严重损害,故目前仅适用于破坏范围极为广泛的胆脂瘤型中耳炎合并感音神经性聋和(或)某些颅内、外并发症,以及咽鼓管功能无法恢复者。随着耳显微外科技术的迅速发展,在清除病变的同时,对提高听力的术式做了许多改进或改良性的探索。针对乳突手术中外耳道后壁的保留与否,出现了"闭合式"和"开放式"两种不同的手术方法。"闭合式"手术取后鼓室径路或联合径路(即通过乳突与中鼓室径路),在清除病变的同时,保留外耳道后壁及鼓沟的完整性,并在此基础上施行鼓室成形术以重建听力。实施该术式的患者术后听觉功能一般恢复较好,但胆脂瘤复发或残留率较高,且不易早期发现。"开放式"手术是在原乳突根治术的基础上进行改良,术中不保留外耳道后壁的完整性,要求开放上鼓室外侧骨壁、鼓窦及乳突,彻底清除病变组织后行鼓室成形术。开放的乳突术腔可用骨粉、碎骨片、羟基磷灰石微粒或带蒂肌瓣等进行填塞,以缩小术腔或重建外耳道后壁,术后听力亦可获得提高。此外尚可根据病情做部分乳突手术(如上鼓室切开术,上鼓室、鼓窦切开术等)。由于上述手术方法各有利弊,故对术式的最后选择应根据病变范围、咽鼓管功能状况、患者年龄以及能否定期复查和术者的技术条件等综合考虑。近年来,中耳内镜和微创外科在中耳炎手术中得到应用,它处理早期病变具有损伤小、保存听力好的特点,有较好的发展前景。

第7节　中耳胆脂瘤

胆脂瘤中耳炎是独立的一种中耳炎类型,分为后天性原发性胆脂瘤和后天性继发性胆脂瘤。胆脂瘤是由于鼓膜、外耳道的复层鳞状上皮在中耳腔生长堆积成块而成,非真性肿瘤。其外层由纤维组织包围,内含脱落坏死上皮、角化物和胆固醇结晶,故称为胆脂瘤。胆脂瘤对周围骨质的直接压迫,或由于其基质及基质下方的炎性肉芽组织产生的多种酶(如溶酶体酶、胶原酶等)和前列腺素等物质的作用,致使周围骨质脱钙,骨壁破坏。最近的研究发现,胆脂瘤能分泌肿瘤坏死因子 α(tumor necrosis factor α,TNF-α),对骨质破坏起到一定作用。炎症可由骨质破坏处向周围扩散,导致一系列颅内、外并发症。

【发病机制】

胆脂瘤形成的确切机制尚不清楚,主要学说如下所述。

(1) 袋状内陷学说:由于咽鼓管功能不良,鼓室气体吸收形成负压,中耳黏膜充血、肿胀、增厚。此时若中、上鼓室之间的狭窄通道(鼓室隔的鼓前峡与鼓后峡)被肿胀增厚的黏膜堵塞,上鼓室、鼓窦及乳突腔与中鼓室、咽鼓管之间形成两个互不相通或不完全相通的空腔系统。上鼓室高负压作用使鼓膜松弛部逐渐陷入上鼓室内,内陷的鼓膜形成一囊袋。由于囊袋的内壁原为鼓膜的表皮层,此层的鳞状上皮及角化物质在代谢过程中不断脱落,堆积于袋中,囊袋不断扩大,周围骨质遭到破坏,形成胆脂瘤。此种胆脂瘤在形成前可不经历化脓性中耳炎阶段,故称为后天性原发性胆脂瘤。由胚胎期外胚层遗留的胚胎细胞所形成的胆脂瘤,称先天性原发性胆脂瘤,多发生于颅骨内。

（2）上皮移入学说：外耳道及鼓膜的上皮沿松弛部或紧张部边缘性穿孔处的骨面向鼓室、鼓窦移行生长,其上皮及角化物质脱落于鼓室及鼓窦内而不能自洁,积聚成团,体积逐渐增大,形成胆脂瘤,称之为后天性继发性胆脂瘤。

【临床表现】

耳内长期流脓,脓量多少不等,未予治疗者有特殊恶臭。后天性原发性胆脂瘤早期无耳流脓史。听力检查一般均有较重的传导性聋；但由于中耳胆脂瘤可在中断的小听骨间形成假性连接,此时听力损失不甚严重；晚期病变波及耳蜗,可引起混合性聋。鼓膜松弛部或紧张部后上方有边缘性穿孔,从穿孔处可见鼓室内有灰白色鳞屑状或豆渣样无定形物质,奇臭。少数病例可见外耳道后上骨壁缺损,上鼓室外侧壁向下塌陷。松弛部穿孔若被一层痂皮覆盖,如不除去痂皮深究,可致漏诊。

乳突 X 线片或颞骨 CT 扫描显示上鼓室、鼓窦或乳突有骨质破坏区,边缘多浓密、整齐。

【治疗】

胆脂瘤中耳炎应及早施行乳突手术,清除病灶。预防并发症。手术方式可参照中耳炎手术。

第 8 节　耳显微外科概述及化脓性中耳炎的手术治疗

一、耳显微外科简介

耳部解剖结构精细、复杂、深邃,且维系着重要的生理功能。1921 年,瑞典医生耳鼻喉科医生 Nylen,在试验用的固定式单目显微镜下,做了慢性中耳炎手术,此为第一台显微手术。直到 20 世纪 40 年代,随着第 1 台真正意义的手术显微镜的问世,耳科医师将其应用于耳科手术中,才开创了耳显微外科的先河,奠定了耳显微外科学的基础。由于手术显微镜的应用,使得位置深在、结构精细的耳部解剖及病变情况能够充分地暴露于术者视野,可精确操作,耳科手术由此得到了迅速的发展,手术范围得到极大的扩展,使听力重建成为可能。如今,耳显微外科技术不仅应用于中耳的病灶清除术、鼓室成形术,而且还遍及其他的传导性聋、眩晕、面神经以及颅底外科和人工耳蜗植入等精细度要求极高的手术中。

耳显微外科的必备设置包括耳科手术显微镜、耳科电钻及相应的耳显微手术器械等,但精良的手术设备,不能替代术者对颞骨解剖结构的熟悉,双目手术显微镜下三维空间的定位能力,以及在显微镜下的狭小视野内熟练操作的技能等。

二、化脓性中耳炎的手术治疗

化脓性中耳炎的手术基本可分为两类,即乳突手术及鼓室成形术。两类手术可在一期或分期手术中并用,也可单独施行。例如,若中耳炎病变广泛,中耳传音结构已不能重建,或即使可能重建,但因患者合并重度感音神经性聋,术后也无望提高听力,则仅作乳突根治术。如乳突无病变,则完成鼓室成形术即可。

（1）以清理中耳病灶为目的的各种乳突手术（mastoidectomy）。如上鼓室切开术、单纯乳突开放术、改良乳突根治术、乳突根治术等。

1）上鼓室切开术（atticotomy）：它是指开放上鼓室外侧骨壁，必要时包括部分鼓窦外侧壁，清除病灶，重建听骨链，并用软骨或骨片重建上鼓室外侧壁的术式。本术式适用于局限于上鼓室且胆脂瘤微小而乳突正常者。

2）乳突根治术（radical mastoidectomy）：它是通过开放乳突，切除外耳道后上骨壁，彻底清除中耳各部的病变组织，使鼓室、鼓窦、乳突腔和外耳道形成一永久向外开放大腔的手术。其适应证为：①合并全聋或接近全聋的中耳胆脂瘤患者。②中耳胆脂瘤和结核性中耳炎，因病变广泛已无条件做鼓室成形术者。③慢性中耳炎引起颅内并发症者。④局限于中耳的早期恶性肿瘤患者。

3）改良乳突根治术（modified radical mastoidectomy）：它是一种经过改良的乳突根治术，术中既要彻底清除中耳各部的所有病灶，切除外耳道后上骨壁，使乳突腔、鼓窦向外耳道开放；同时又保留中耳的传声结构，并可在此基础上做鼓室成形术。其适应证为具备鼓室成形术条件的中耳胆脂瘤及伴肉芽或息肉的慢性化脓性中耳炎。

（2）以重建中耳传音结构为目的的鼓室成形术（tympanoplasty）。鼓室成形术包括鼓膜成形术和听骨链重建术。

1）鼓膜成形术（myringoplasty）：它又称鼓膜修补术。该手术通过组织移植技术修复鼓膜穿孔，达到恢复鼓膜完整性，提高听力的目的，是各种鼓室成形术的基本手术。修补鼓膜的材料众多，归纳起来多属于来自自体和同种异体的中胚层组织，常用的有筋膜（多采用颞肌筋膜）、软骨膜、骨膜等。修补方法有内置法、夹层法、外置法。由于外置法缺点较多，目前大多已弃之不用。

2）听骨链重建术（ossiculoplasty）：它是恢复鼓膜和外淋巴液之间的有效连接，达到恢复或改善中耳传声系统功能的手术。听骨链的修复材料包括自体和同种异体骨（常用的有听小骨、乳突骨皮质等），以及人工材料（如金属丝、钛质听骨、多孔高分子聚乙烯或生物陶瓷听骨膺复物等）。聚乙烯或生物陶瓷膺复物有全听骨膺复物（total ossicular replacement prosthesis，TORP）和部分听骨膺复物（partial ossicular replacement prosthesis，PORP）。术中根据听小骨的不同缺损情况进行重建，PORP用于部分听骨缺损而镫骨完好者；TORP用于听骨全部缺失而镫骨足板完好且活动者。应用自体骨质进行重建时，则在术中视不同情况，对骨质研磨、加工、塑形后再应用。

对每一位化脓性中耳炎患者手术方法的选择，均应根据其病变性质、病损范围、并发症的有无、乳突气化情况、咽鼓管功能状况、患耳及对侧耳的听力水平以及患者对手术的耐受能力和术者的操作技能综合考虑来决定。

（赵宇）

第56章　耳源性颅内、外并发症

第1节　概　　述

化脓性中耳炎和中耳胆脂瘤可产生多种颅内、外并发症,简称为耳源性并发症。这些并发症常可危及生命,是耳鼻咽喉科急危重症之一。耳源性并发症也可由耳部其他疾病如结核、肿瘤等引起,但十分少见。

【病因】

(1) 中耳炎的类型:在急、慢性中耳乳突炎的各种类型中,以中耳胆脂瘤最常出现颅内外并发症,其次为不伴胆脂瘤的化脓性中耳炎。

(2) 致病菌毒力:致病菌毒力强,对常用抗生素不敏感或已产生抗药性,是并发症产生的原因之一。主要有革兰氏阴性杆菌、金黄色葡萄球菌、溶血性链球菌、肺炎球菌等。

(3) 患者抵抗力:急性或慢性化脓性中耳炎、乳突炎的患者抵抗力降低时,或同时患其他全身性疾病时,老年人、婴幼儿常引起中耳炎症扩散,出现并发症。

(4) 引流不畅:如鼓膜穿孔被肉芽、息肉、胆脂瘤或异物等堵塞,鼓膜穿孔大小等,均可导致中耳脓液引流不畅,炎症向邻近组织、器官扩展。

【传播途径】

(1) 经破坏缺损的骨壁是最常见的传播途径。外伤形成的骨缝亦为传播途径之一。

(2) 血行途径:中耳黏膜内的小血管、乳突导血管及骨小管中的小静脉与脑膜、脑组织表面的血管相交通,感染可由此蔓延至颅内。

(3) 经正常的解剖途径:炎症可经前庭窗、蜗窗和尚未闭合的骨缝、先天性骨质缺裂直接传播侵犯内耳产生迷路炎。化脓性迷路炎可再传播至颅内。

【分类】

一般将耳源性并发症分为两类,即颅内并发症、颅外并发症。后者包括颞骨内和颞骨外并发症。

(1) 颅外并发症:包括颞骨内和颞骨外并发症。

1）颞骨内并发症：迷路炎、岩锥炎及耳源性周围性面瘫。

2）颞骨外并发症：耳后骨膜下脓肿、颧突根部骨膜下脓肿、帽状腱膜下脓肿、颈部 Bezold 脓肿、Mouret 脓肿、颞部脓肿、耳前骨膜下脓肿等。当感染血栓进入血液到远隔脏器可形成相应部位脓肿。

（2）颅内并发症：乙状窦血栓性静脉炎、硬脑膜外脓肿、硬脑膜下脓肿、耳源性脑脓肿、蛛网膜炎、耳源性脑积水、耳源性脑膜炎、乙状窦血栓性静脉炎、脑疝。

【诊断】

详细询问病史，仔细行耳部检查，结合颞骨和颅脑影像学检查结果，观察中耳、内耳、脑等部位有无骨质破坏和脑组织异常；另一方面根据患者的临床表现，结合必要的常规和特殊检查，对并发症种类做出初步诊断。其他检查如眼底检查有助于了解有无颅内高压存在，脑脊液及血液的实验室检查对诊断脑膜炎、脑脓肿等有重要参考价值。

【治疗】

治疗原则：清除中耳乳突的病灶和相关部位病灶，使引流通畅，应用足量广谱抗生素。对颅内高压者，首先以降颅压、抢救生命为主。如颅内压高时，可交替使用高渗糖和甘露醇，同时注意水、电解质平衡，补充水分和电解质，能量消耗大者可适当补充血浆、氨基酸等。

第 2 节　颅外并发症

一、迷路炎

迷路炎（labyrinthitis）是化脓性中耳乳突炎较常见的并发症。迷路炎可分为局限性迷路炎（亦称迷路瘘管）、浆液性迷路炎和化脓性迷路炎三种类型。

（一）局限性迷路炎

多为胆脂瘤或肉芽组织侵蚀骨迷路形成的瘘管，故也称为迷路瘘管。此型临床上较多见。多见于外半规管，偶尔位于鼓岬，发生于其他部位者更少见。

【临床表现】

（1）有长期慢性化脓性中耳炎病史。

（2）发作性眩晕。眩晕多在头位快速变动、耳内操作、压迫耳屏或擤鼻或点滴耳液时发作，可伴有恶心、呕吐，持续数分钟至数小时不等。

（3）自发性眼震：因病变刺激半规管之壶腹嵴，迷路多呈兴奋状态，故眼震方向多指向患侧。若眼震方向指向健侧，提示病变较重，前庭功能下降或完全破坏。

（4）听力减退：性质和程度与中耳或内耳受损程度一致。

（5）瘘管试验：向耳内加压时，出现眩晕及眼震为瘘管试验阳性，但若瘘管为肉芽组织或胆脂瘤所堵塞或内耳功能完全被破坏，瘘管试验可为阴性。

（6）前庭功能检查大多正常，或患耳迷路过敏表现为亢进。检查时避免用冷、热水试验，以免炎症扩散。

（7）颞骨高分辨 CT 能发现相应内耳骨质破坏。

【诊断】

慢性化脓性中耳炎患者,尤其是胆脂瘤形成、骨质破坏和肉芽形成者,若出现发作性眩晕,应考虑此病。颞骨高分辨 CT 能进一步明确诊断。

【治疗】

(1)发作时应卧床休息,对症治疗,给予镇静剂,呕吐较频者应适当输液并注意电解质是否紊乱,并可加用糖皮质激素类药物,如地塞米松等,待症状平稳再行手术治疗。

(2)手术处理:在乳突轮廓化的基础上彻底清除病变组织,对瘘管周围的上皮进行处理时应谨慎,以免开放迷路引起化脓性迷路炎。若不慎将瘘管打开,或对较大的瘘管,在去除病灶后应用颞肌筋膜填塞瘘管并用骨蜡封闭。术后应用足量抗生素预防迷路感染。迷路反应较重者可静脉滴注地塞米松。

二、岩部炎

岩部炎(petrositis)又称岩尖炎、岩锥炎,为颞骨岩部气房的化脓性感染,多发生于中年患者,常为急性。

【临床表现】

1. 头痛 属神经性痛,因炎症刺激三叉神经眼支所致。患者觉患侧头前部疼痛,常感眼内及眼部四周疼痛,可放射到额、颞、颊、牙等部。

2. 耳漏 耳部脓液增加,如乳突手术后耳部已无脓液,而又突然流大量脓液,加上有三叉神经痛及体温升高,应考虑本病。

3. 岩尖综合征 凡有眼外直肌瘫痪、三叉神经分布区疼痛及局限性脑膜炎症状者,常称之为岩尖综合征,为局限性脑膜炎侵及第 V、Ⅵ脑神经所致。

4. 影像学检查 颞骨 CT、MRI 检查显示,病变初期气房模糊不清,阴影密度增高,至晚期小房骨隔吸收,可显现脓腔或其前侧的破坏区。

【治疗】

可取外耳道脓液进行药敏试验,在应用足量抗生素治疗的基础上,通过乳突径路将病灶清除,建立通畅引流。

三、颈部脓肿

耳源性颈部脓肿,有二腹肌下脓肿(Bezold 脓肿)、颈深部脓肿(Mouret 脓肿)及咽后壁脓肿等。这些病变多发生于乳突尖部气化良好的化脓性中耳炎患者。婴幼儿偶尔也发生。最常见的是 Bezold 脓肿。

【临床表现】

患者高热,可有寒战;患侧颈深部疼痛较重,颈部运动受限。检查时可见从乳突尖至下颌角的颈部脓肿,有明显压痛。因有胸锁乳突肌覆盖,局部可无明显波动感。

【诊断】

患者有中耳炎病史,有高热、寒战、同侧颈部疼痛等症状,局部检查可见胸锁乳突肌上1/3 的部位明显肿胀、压痛,颞骨高分辨 CT 显示乳突病变。如局部穿刺有脓,则诊断更为明确。

【治疗】

本病一经确诊,局部应行脓肿切开引流术,同时行乳突手术清除原发病灶。全身应给予抗生素药物。

第3节　颅内并发症

一、乙状窦血栓性静脉炎

乙状窦血栓性静脉炎(thrombophlebitis of the sigmoid sinus)是中耳乳突的炎症通过直接或间接途径引起乙状窦壁的炎症,在损伤区形成血栓。到这一阶段后,局部化脓可形成乙状窦脓肿。当带菌栓子脱落,可随血液循环流向全身,引起远隔脏器的化脓性疾病。

【临床表现】

(1)化脓性中耳乳突炎患者,可有耳周淋巴结肿大,枕后或颈部疼痛,有时可触及患侧颈部条状肿块,压痛明显,如果波及颈交感干,可出现霍纳综合征、平衡障碍。乳突部皮肤红肿波动,称为Griesinger征。

(2)脓毒血症:患者表现弛张型高热、恶寒。

(3)辅助检查

1)血液检查:白细胞计数明显升高,多形核白细胞增加,红细胞及血红蛋白减少。

2)眼底检查:可出现视乳头水肿、视网膜静脉扩张;压迫颈内静脉,眼底静脉无变化,表明颈内静脉有闭塞性血栓,此称为Growe试验阳性。

3)影像学检查:颞骨高分辨CT可见乙状窦表面骨质破坏,颞骨MRI血管造影可见乙状窦内血栓形成。

【诊断】

(1)根据临床表现及影像学检查可做出诊断。

(2)中耳炎患者出现寒战、高热时,首先应考虑此病。如果某些患者症状不典型时,应与疟疾、伤寒鉴别,主要依据血液检查结果。

【治疗】

乳突径路手术治疗彻底清除病灶,可结扎颈静脉,取出乙状窦内血栓。应用强有力的抗生素,辅以支持疗法。

二、耳源性脑膜炎

耳源性脑膜炎(otogenic meningitis)是急性或慢性化脓性中耳乳突炎所并发的软脑膜和蛛网膜的急性化脓性炎症。依患者的个体抵抗力的强弱、病菌毒力的大小可以形成局限性和弥漫性两类脑膜炎。局限性脑膜炎一般称之为硬脑膜下脓肿。弥漫性脑膜炎即通常所说的耳源性脑膜炎。

【临床表现】

(1)中耳乳突炎的急、慢性病变患者,如果以高热、头痛、呕吐为主要症状,要考虑并发脑膜炎的可能。

(2)脑膜刺激征:轻者有颈部抵抗,随着病情加重,出现颈项强直,甚至角弓反张。

Kernig 征及 Brudzinski 征阳性。

（3）精神及神经症状：此类患者处于躁动状态，烦躁不安，四肢抽搐；晚期患者神志淡漠，嗜睡，甚至昏迷。

（4）锥体束征：当锥体束受累时，可出现浅反射如腹壁反射、提睾反射减弱，深反射如膝反射、跟腱反射等亢进，并出现病理反射。

（5）实验室检查：血常规检查显示白细胞总数升高，多形核粒细胞增加。

（6）腰椎穿刺：可测得脑脊液压力增高，脑脊液常规检查显示色混浊，白细胞数增加，分类以多形核粒细胞增多为主。生化检查显示，蛋白质含量升高，糖含量降低，氯化物减少，脑脊液细菌培养可呈阳性结果。

（7）影像学检查：颞骨高分辨 CT 可见乳突、上鼓室天盖骨质破坏。颞骨 MRI 可见脑膜增强或脓肿形成。

【治疗】

确诊后紧急进行手术治疗，彻底清除病灶，通畅引流。必须注意，当颅内压特别高时，首先预防脑疝形成，必要时应用降颅压药物，在降颅压的同时进行手术。应用足量有效的抗生素和其他支持疗法，可酌情同时应用糖皮质激素。

（戴春富）

第57章 耳硬化症

耳硬化症(otosclerosis)是由不明原因所致骨迷路局限性骨质吸收,而代之以血管丰富海绵状骨质增生,沉着,形成骨质硬化病灶的疾病。临床以双耳对称性进行性传导性聋为特征,晚期可发生感音神经性聋。

【病因】

病因尚未明确,学者所见不同,说法不一,包含以下几种可能的原因。

(1) 遗传性因素:耳硬化症患者直系先辈后代中有相同病的较多,约54%患者有家族史,有人认为是常染色体显性或隐性遗传,半数以上病例可以发现异常基因。

(2) 内分泌紊乱因素:本病女性发病率高,且妊娠、分娩与绝经期都可使病情进展加快,因此,有人认为该病与激素水平有关。

(3) 骨迷路成骨不全:窗前裂是前庭窗前方骨迷路包囊中的裂隙。裂内有纤维结缔组织束及软骨组织,成年后可继续存在或发生骨化而产生耳硬化病灶。临床及颞骨病理所见之耳硬化症病灶,亦多由此处开始。

(4) 其他:颞骨病理研究显示本病与麻疹病毒感染相关。

【病理】

耳硬化症病变呈局灶性,发展缓慢者多,亦有进展较快的,多处病灶同时活跃或呈不同类型。病灶侵犯前庭窗龛、环韧带及镫骨者,使镫骨活动受限至消失,此为临床上最常见的镫骨型耳硬化症(stapedial otosclerosis)。受侵犯之镫骨按病变形态不同,可分为薄板型、增厚型和封闭型三种。此种直观形态特征与病理组织学分型无一一对应关系。若病灶发生在蜗窗、蜗管、半规管及内听道骨壁,病灶侵及内骨衣骨层,则可直接影响基底膜活动及内耳血液微循环,并向外淋巴液释放细胞毒酶等有毒物质,损伤血管纹及感觉毛细胞,产生眩晕,感音性听力下降,称之为耳蜗型或迷路型耳硬化症(cochlear or labyrinthine otosclerosis)。由于病灶有多发之可能,镫骨型耳硬化症与迷路型耳硬化症可以同时存在。

【临床表现】

(1) 听力下降:无诱因双耳同时或先后出现缓慢进行性传导性或混合性聋。一般患者的听力下降呈典型的传导性聋,耳蜗性耳硬化患者则表现为感音性聋。患者自语声小,咬字吐词清晰,为自听增强现象。

(2)耳鸣:常与耳聋同时存在,以低音调为主,多为持续性或间歇性。

(3)威利斯听觉倒错(paracusis of Willis):在嘈杂环境中,患者的听觉反较在安静环境中为佳。

(4)其他:部分病例可有眩晕。

【检查】

(1)耳镜检查 外耳道通畅,鼓膜完整,光泽正常或略显菲薄,部分病例可见后上象限透红区,为鼓岬活动病灶区黏膜充血的反映,称为 Schwartze 征。

(2)听功能检查

1)音叉检查:呈 Bezold 三征,即 Rinne 试验阴性,骨导大于气导;对低频音叉(128~256Hz)的气导显著缩短;Schwabach 试验骨导延长。Gelle 试验是以音叉来检查镫骨固定的一种方法。若镫骨活动度正常,对外耳道加压或减压时,患耳骨导音叉音的强度将减弱,此为阳性。骨导音无变化即阴性者,则镫骨已固定。

2)纯音测听检查:结果与镫骨固定程度及有无蜗性损害有关,可表现为单纯传导性聋或伴不同程度耳蜗功能损失之混合性聋。耳硬化症患者骨导可表现为在 0.5~4kHz 间呈 V 型下降,称为卡哈切迹(Carhart notch)。

(3)鼓室功能检查

鼓室图:为 A 型曲线,或 As 曲线。

镫骨肌反射:不能引出,早期病例,镫骨固定未牢,可呈"起止型"双曲线。

咽鼓管功能:正常鼓室压曲线,高峰值在+100~−100 之间。无鼓室积液及负压征。

(4)影像检查:高分辨颞骨 CT 可以观察乳突气房发育情况和病变以及听骨链和内耳有无畸形。重度耳硬化症病例,可以看到镫骨板增厚,窗前裂硬化灶。耳蜗型耳硬化症患者耳蜗呈双环征现象。

【诊断与鉴别诊断】

无诱因出现两耳进行性传导性聋,但鼓膜正常,咽鼓管功能良好,音叉检查有 Bezold 三征,Gelle 试验阴性,纯音听力曲线可有卡哈切迹,鼓室导抗图 A 型或 As 型,可诊断为镫骨型耳硬化症。

确诊时要与先天性镫骨固定、前庭窗闭锁、Van der Hoeve 综合征(成骨不全征)及分泌性中耳炎、粘连性中耳、封闭型鼓室硬化、后天原发性上鼓室胆脂瘤、Paget 氏病、上半规管裂综合征等作鉴别。

【治疗】 镫骨型耳硬化症以手术治疗为主,早、中期效果良好,晚期较差。有手术禁忌证或拒绝手术治疗者,可配戴助听器,但助听器不能防止耳硬化症耳聋的进展。手术治疗以镫骨足板开窗术为主,极重度耳聋的耳硬化症患者可行人工耳蜗植入术,该手术能明显改善患者听力。

(戴春富)

第58章　耳聋及其防治

耳聋按病变性质和部位可分为器质性聋（organic deafness）和功能性聋（functional deafness）两大类。器质性聋可按病变部位分为传导性聋（conductive deafness）、感音神经性聋（sensorineural deafness）和混合性聋（mixed deafness）三种。感音神经性聋可细分为感音性聋（sensory deafness）[其病变部位在耳蜗，又称为耳蜗性聋（cochlear deafness）]以及神经性聋（nervous deafness）[因病变部位在耳蜗以后的诸部位，又称为蜗后聋（retrocochlear deafness）]。功能性聋因无明显器质性变化，又称精神性聋（psychogenic deafness）或癔症性聋（hysterical deafness）。

按发病时间分类，可以出生前后划分，将耳聋分为先天性聋（congenital deafness）和后天性聋（acquired deafness）。以语言功能发育程度划分，可分为语前聋（prelingual deafness）和语后聋（postlingual deafness）。先天性聋按病因不同可分为遗传性聋（hereditary deafness）和非遗传性聋（nonhereditary deafness）两类。

也可按病因分类：如遗传性、疾病外伤、环境、药物因素等。

第1节　传导性聋

大气中的声波进入外耳道，引起鼓膜振动和听骨链活动，使内耳淋巴液产生液波的过程，为声音或声能在人体内传导的正常途径，称为气传导；大气中的声波直接经颅骨振荡传入内耳的途径，称为骨传导。在声音传导径路上，任何结构与功能障碍都会导致进入内耳的声能减弱，所造成的听力下降为传导性听力损失，称为传导性聋。听力损失的程度，因病变部位和程度不同而有差别，最严重者，气传导功能完全丧失，听阈可上升至 60dB。

【诊断】

1. 病史　既往有急、慢性化脓性中耳炎、渗出性中耳炎、外伤等病史。

2. 听功能检查

（1）音叉检查：林纳试验（Rinne test，R. T）阴性；韦伯试验（Weber test，W. T）偏患侧；施瓦巴赫试验（Schwabach test，S. T）延长。

（2）纯音测听：骨导听阈基本正常，气导听阈大于 $25\sim60$ dB。

（3）声导纳计检查：用于耳道和鼓膜完整的患者，检查鼓室图及声反射，可以帮助确定鼓室气压功能及听骨链的完整性。

3. 影像检查　可以根据上述检查结果选定，首选颞骨 X 线片或高分辨率 CT 检查，二者可以协助确定病变的部位、范围及程度。

【治疗】

应根据病因、病变的部位、性质和范围确定不同的治疗方法，具体可见相关疾病的各章节内容。在确定咽鼓管功能及耳蜗功能正常后，大多数传导性聋，可以经过耳显微外科手术重建听力。因各种原因不能接受手术或手术治疗无效者，可配戴助听器。

第 2 节　感音神经性聋

由于螺旋器毛细胞、听神经、听觉传导径路或各级神经元受损害，致声音的感受与神经冲动传递障碍以及皮层功能缺失者，称感音性、神经性或中枢性聋。临床上用常规测听法未能将其区分时可统称为感音神经性聋。

【病因】

1. 先天性聋　系出生时就已存在的听力障碍。按病因可分为遗传性聋及非遗传性聋。

2. 老年性聋　与年龄老化相关，多发生于 60 岁以上患者，听觉系统退行性病变导致听力减退。

3. 传染病源性聋　病毒或细菌感染性疾病累及听觉系统均可导致单侧或双侧非波动性感音神经性聋。

4. 全身系统性疾病引起的耳聋　某些全身性系统疾病如高血压、糖尿病、甲状腺功能低下、白血病等均可造成内耳损伤，导致感音神经性聋。

5. 耳毒性聋　常用耳毒性药物如链霉素、卡那霉素、新霉素、庆大霉素等氨基糖苷类抗生素，水杨酸类止痛药，奎宁、氯喹等抗疟药，长春新碱、2-硝基米唑、顺铂等抗癌药，呋塞米、依他尼酸等袢利尿药，抗肝素化制剂保兰勃林等。这些药物使用不当，可引发耳毒性聋。

6. 创伤性聋　头颅外伤、耳气压伤或者急、慢性声损伤导致内耳损害而引起的听力障碍。

7. 特发性突聋　突然发生原因不明的感音神经性聋。

8. 自身免疫性聋　由于内耳隐蔽抗原的释放或组织抗原决定簇改变，启动免疫应答，损伤耳蜗与前庭结构所导致的感音神经性聋。

9. 其他　某些必需元素代谢障碍、听神经病、耳硬化等均可引起感音神经性聋。

【诊断】

全面系统地收集病史，详尽的耳鼻部检查，严格的听功能、前庭功能和咽鼓管功能检测，必要的影像学和全身检查等是诊断和鉴别诊断的基础。客观的综合分析则是其前提。

【治疗】

感音神经性聋的治疗原则是恢复或部分恢复已丧失的听力，尽量保存并利用残余的听力。根据患者的具体情况，采用药物治疗、配戴助听器、耳蜗植入器等方法治疗。

第3节 混合性聋

耳传音与感音系统同时受累所致的耳聋称混合性聋。两部分受损的原因既可相同，也可各异。如在化脓性中耳炎所致传导性聋的基础上，合并迷路炎或因细菌毒素、耳毒药物等经蜗窗膜渗入内耳，引起淋巴液理化特性与血管纹、螺旋器等的结构改变而继发感音性聋。两种损害原因不同所致的混合性聋，如慢性中耳炎合并老年性聋患者，其听力改变既有气导损害，又有骨导损害，听力曲线呈缓降型，低频区存在气骨导间距，而高频区不明显。

混合性聋的治疗方法，应根据不同病因及病情综合分析后选定。语频区骨导听阈小于45dB，气骨导差大于25dB的晚期耳硬化症及慢性中耳炎静止期、咽鼓管功能正常者，可以考虑手术治疗。慢性中耳炎伴有糖尿病致混合性聋者，应注意控制血糖和治疗中耳炎症。

第4节 功能性聋

本病又称精神性聋或癔症性聋，属非器质性耳聋。常由精神心理创伤引起，表现为单侧或双侧听力突然严重丧失，无耳鸣和眩晕。说话的音调与强弱和发病前相同，但多有缄默、四肢震颤麻木、过度凝视等癔症症状。反复测听结果差异较大，无响度重振，言语接受阈和识别率较低。听力曲线为V型，镫骨肌反射和听性脑干诱发电位正常。前庭功能无改变。患者可突然自愈或因各种暗示治疗而快速恢复。助听器常有奇效。治愈后有复发倾向。

第5节 伪 聋

本病又称诈聋，指听觉系统无病而自称失去听力对声音不做搭理者的表现，严格地说不能称为疾病。另一类是听力仅有轻微损害，有意识地夸大其听力缺损程度者，可称为夸大性聋。装聋的动机很复杂，表现的形式多样，多诡称单侧重度聋，因双侧伪聋易被识破。伪聋者多很机警，有的还很熟悉常规的测听方法，即便应用一些特殊的测听方法也难肯定诊断。自从声导抗、听性诱发电位和耳声发射测听法问世以来，伪聋的准确识别多已不成问题，但确诊前必须注意与功能性聋相鉴别。

第6节 人工听觉研究进展

【助听器】

现代助听器是一种利用电频振动放大原理扩大声音响度以补偿听力损失的电声转换器具。骨锚式助听器是用铆钉将声频振荡器直接固定，是颅骨上的一种部分植入式骨导助听装置。目前骨锚式助听器在部分国家进入临床使用。

骨锚式助听器是基于直接骨导原理，将系统的微音器、声处理器、传导器固定在颅骨上，将信号直接传到颅骨、振动耳蜗产生听觉，如同音叉接触牙齿的感觉（彩图5-58-1）。

骨锚式助听器的适应证：外耳道狭窄、闭锁或中耳、耳道炎症、流脓长期不能控制的耳聋患者；由于堵耳不适或啸叫难忍不能使用气导助听器的中、重度听力损失者；单耳完全失聪,要求获得双耳听觉效应者。最适宜病例的纯音骨导听阈平均值（PTAbc）≤45dBHL,最大言语识别率（SRSmax）≥80％。而 PTAbc≥70dBHL,SRSmax≤60％者视为不宜病例。

【人工中耳】

人工中耳又称植入性助听器,其工作原理是用一个电机械转换器替代了传统助听器的放大器。从植入形式上可分为部分以及全部植入性助听器。从工作方式上可分为电磁式以及压电式助听器。下面介绍目前市场上唯一既被美国也被欧洲食品药品监督管理局认可的中耳植入性助听器——振动声桥（彩图 5-58-2）。

振动声桥是一种部分植入性助听器,主要用于中重度感音性聋患者,也可用于传导性聋患者。最好的适应证是全频听力下降,高频较低频重者。其有效的上限可达 80～85dB。特别适用于 1kHz 听阈相对较低的患者以及高频下降为主的患者。随着研究的深入,振动声桥的适应证范围不断扩展,可用于手术疗效欠佳的耳硬化和慢性化脓性中耳炎（含中耳胆脂瘤）以及先天性外耳道闭锁等传导性聋患者。振动器既可以固定在听骨链上,也可以固定在圆窗。振动声桥的适应证:中重度感应神经性聋;患者对助听器不满意或无法佩戴助听器;传导性聋和混合性聋;鼓室压图正常;中耳解剖正常;65 dB 言语识别率大于 50％。

【人工耳蜗】

人工耳蜗实质上是一种特殊的声-电转换电子装置,其工作原理是:将环境中的机械声信号转换为电信号,并将该电信号通过电极传入患者耳蜗,刺激病耳残存的听神经而使患者产生听觉。目前世界上人工耳蜗的种类很多,但其基本组成部分相同,部件由以下四部分组成:拾音器、言语信号处理器、传递-接收/刺激器、电极。

1. 人工耳蜗植入术前检查和评估

（1）医疗常规检查

1）耳科病史:包括详细的耳聋病史、病因学分析。

2）耳科常规检查。

3）影像学检查:除了解中耳乳突气房发育情况外,重点了解耳蜗有无畸形、有无骨化及骨化的程度、听神经的完整性以及排除内听道占位性病变。

4）全身状况检查:包括患者心、肺、肝、肾功能检查和术前常规化验检查。患者的健康状况应能耐受手术。

（2）听力学检查:旨在对患者双耳听功能状况做出全面评价,包括助听前后的听阈检测（包括声声测听、行为测听、纯音测听等）、听性诱发反应和言语测听以及必要的电诱发电位（如电刺激试验）。

（3）精神心理学及智力检查。

2. 人工耳蜗植入患者的选择

（1）年龄　≥1 岁的儿童都可作为人工耳蜗植入的候选人。

（2）听力损失程度　双耳听力损失≥90dB（HL）,助听器无效或帮助不大。

（3）根据耳蜗的发育和骨化情况决定是否植入人工耳蜗。特别严重的耳蜗畸形病例不适宜植入人工耳蜗。

（4）患者耳聋的性质　在早期,仅语后聋患者被作为人工耳蜗植入的对象,现在将语前聋以及部分先天性聋也列为人工耳蜗植入的适应证。

（5）患者全身健康状态可耐受手术，精神与智力正常，有要求和耐心能完成术后的康复训练，也是选择患者的基本要求之一。

3. 人工耳蜗言语处理器的调度编程　人工耳蜗植入术后，人工耳蜗装置的言语处理需进行调试编程，以保证人工耳蜗言语处理系统达到患者患耳相适应的最佳工作状态。

4. 人工耳蜗植入患者的听觉言语康复　听觉言语康复训练有两个目的：一是重建或增进人工耳蜗植入患者的听觉能力；二是重建或发展患者的言语能力。

（袁雅生　张天宇）

第59章　耳源性眩晕症

第1节　眩晕症概述

眩晕并非一种临床疾病,而是一种常见的临床症状。眩晕是一种运动性的错觉,最常见的是自身或者周围事物的旋转感,或者表现为摇晃浮沉感。

正常情况下,机体依靠前庭系统、视觉系统和本体感受系统来维持平衡,上述三个系统中的任何一个发生病变,都会导致平衡功能障碍。一般来说,前庭系统(包括外周前庭系统和中枢前庭系统)的障碍才能导致眩晕,双侧前庭功能的不对称是外周性眩晕的病理基础。而视觉系统和本体感受系统的疾患一般不会引起眩晕,只会引起头晕和平衡不稳。

眩晕症状需要和头晕相鉴别,头晕比眩晕的范畴更广。除了包含眩晕外,还包括许多非特异性的症状,例如头重脚轻感、头脑昏沉感、不稳定感等。

很多疾病都可以导致眩晕,眩晕一般可以有以下几类分类方法:

按照发病部位来区分,可分为外周性眩晕和中枢性眩晕:前者指内耳疾病导致的眩晕,最常见的有良性阵发性位置性眩晕、梅尼埃病、前庭神经炎等;后者包括小脑脑干的梗死或者出血性疾病、多发性硬化等。

按照发作频率来区分,可以分为阵发性眩晕和持续性眩晕,前者包括良性阵发性位置性眩晕、梅尼埃病、偏头痛相关性眩晕等;后者包括前庭神经炎和小脑脑干梗塞或者出血性疾病等。

(1) 良性阵发性位置性眩晕:一般认为是由于椭圆囊斑的耳石碎屑脱落,进入半规管内导致。主要的临床表现为体位变动时,例如起床、躺下以及翻身时出现一过性眩晕,持续时间一般小于一分钟。

(2) 梅尼埃病:原发性膜迷路积水,主要的临床表现为发作性眩晕、波动性耳聋以及耳鸣、耳胀满感。

(3) 前庭神经炎:病毒感染后导致的前庭神经周围突及末梢前庭感觉上皮萎缩、变性导致的眩晕疾病。主要临床表现为突发性眩晕,持续时间多为数日,不伴有听力下降。

（4）小脑和脑干的梗死和出血性疾病：眩晕持续数日，伴有中枢定位体征及共济失调。

（5）偏头痛相关性眩晕：可以有偏头痛发作，头痛和眩晕发作可以同时出现，也可以交替出现。

第 2 节　梅尼埃病

梅尼埃病是以法国医生 Prosper Ménière 命名的疾病，临床特征为发作性眩晕，波动性听力下降、耳鸣、耳胀满感，病理基础为内耳膜迷路积水。相对于梅毒、病毒和细菌感染等引起的继发性膜迷路积水，梅尼埃病是病因不详的原发性膜迷路积水。

【流行病学】

好发年龄为四五十岁的成年人，其次为青年人，儿童罕见。女性发病率略高于男性，大致比例为 1.3∶1。梅尼埃病同遗传因素有一定相关性。

【发病机制】

膜迷路积水可能与内淋巴的循环障碍有关。关于内淋巴的循环，有两种学说：①纵流学说。认为内淋巴是耳蜗的血管纹和椭圆囊的暗细胞产生，经内淋巴囊吸收。这一传统学说至今为多数人所接受。②辐流学说。该学说认为内淋巴是由通过前庭膜的外淋巴所构成的。血管纹起选择性吸收的作用，维持内、外淋巴的离子交换，保证内淋巴的高钾水平。

梅尼埃病的病理基础为内耳膜迷路积水和内淋巴的产生增多以及吸收减少，从而导致膜迷路积水。梅尼埃病的可能的病因包括：

（1）遗传因素：部分梅尼埃病患者具有家族性特点，梅尼埃病可能同遗传因素有一定关联。

（2）精神心理因素。

（3）血管假说：各种原因诱发的内耳微循环障碍均可使膜迷路组织缺氧，代谢紊乱，内淋巴液渗透压增高，致膜迷路积水。

（4）免疫反应与自身免疫异常：内耳抗原抗体反应可引起内耳微血管扩张、通透性增加，而抗原抗体复合物在内淋巴囊沉积则影响其吸收功能，造成膜迷路积水。

【病理】

内耳淋巴积水主要发生在耳蜗蜗管和球囊。蜗管的肿胀导致前庭膜凸向前庭阶，球囊的增大可以使椭圆囊和半规管扭曲，并且增大的球囊可以直接接触或者通过纤维粘连镫骨底板的内侧面，后者是 Hennebert 综合征的解剖基础。椭圆囊和半规管的积水不太明显。

【临床表现】

1. 眩晕　多为无先兆突发旋转性眩晕，少数患者发作前可有轻微耳胀满感、耳痒、耳鸣等。患者常感自身或周围物体沿一定方向与平面旋转，有摇晃浮沉感，持续数十分钟至数小时，长者可达数日甚至数周。眩晕常同时伴恶心、呕吐、出冷汗、面色苍白及血压下降等自主神经反射症状，不伴头痛，无意识障碍。因转头或睁眼可使眩晕加重，患者多闭目静卧。发作间歇期可为数日、数周、数月，甚至数年，有的患者发作间歇期可长达十余年或数十年，甚至终生只发作一次。

2. 耳鸣　间歇性或持续性，多与眩晕同时出现，但眩晕发作前后可有变化。发作过后，耳鸣逐渐减轻或消失，多次发作可使耳鸣转为永久性，并于眩晕发作时加重。

3. 耳聋 初次眩晕发作即可伴有单侧或双侧耳聋,发作间歇期听力常能部分或完全自然恢复。这种发作时与发作后的听力波动现象是本病的一个特征。随发作次数增多,听力损失逐渐加重,并可转化为不可逆的永久性感音神经性聋。

4. 耳胀满感 发作时病耳闷胀感或压迫感较多见。

【检查】

1. 听力检查 纯音测听:特征性的纯音听力损失为低频下降型感音神经性耳聋。多次发作后,听力曲线为轻度至重度感音神经性耳聋,低频、高频听力均可累及,但罕见全聋。早期听力波动明显,声导抗测试鼓室曲线正常,镫骨肌声反射阈与纯音听阈差缩小。耳声发射检查 DPOAE 幅值降低或引不出反射。耳蜗电图 SP-AP 复合波增宽,$-SP/AP \geqslant 0.4$。

2. 前庭功能检查

(1) 发作期可有水平或者水平略带旋转眼震,初始发作快相朝向患侧,但是在就诊时多朝向健侧。发作间歇期不出现自发性眼震,但可能诱发快相向健侧的凝视性眼震,甩头试验阳性。

(2) 前庭冷热试验:发作间歇期各种自发及诱发试验结果可能正常。多次发作后,即使在间歇期,前庭功能减退或丧失。

(3) 增减外耳道气压可能诱发眩晕与眼球震颤,称安纳贝尔征(Hennebert sign),提示膨胀的球囊已达镫骨足板下或与足板发生纤维粘连。如以强声刺激诱发眩晕与眼震,则称图利奥现象(Tullio phenomenon)。

(4) 前庭诱发肌源性电位(vestibular evoked myogenic potential,VEMP)阈值检测。

(5) 影像学检查:内听道及桥小脑角 MRI 检查有助于排除中枢病变。

【治疗】

治疗可以分为发作期和间歇期治疗。患者的发作时间一般不会超过 24 小时,发作期主要目的在于控制症状,减轻患者的痛苦,给予患者语言安抚,保证其休息,并给予其抑制前庭功能的药物,如苯海拉明等。

间歇期治疗,主要目的在于减少甚至清除发作。包括以下几个方面:

(1) 饮食和生活方式调整。低盐饮食,避免咖啡因类饮料、巧克力、酒精等。

(2) 口服改善内耳微循环药物和利尿药物。

(3) 外耳道正压治疗。鼓膜置管后,从外耳道给予脉冲性正压治疗。其原理在于外耳道加压后,通过圆窗膜引起内淋巴压力的改变,经过内淋巴到内淋巴囊,使其进入脑脊液从而减少内淋巴的压力。

(4) 鼓室内注射庆大霉素。对于非药物治疗无效的单侧梅尼埃病患者,可以在鼓室内注射庆大霉素进行治疗。其作用机制是庆大霉素可以破坏前庭感觉上皮和产生内淋巴的暗细胞。该方法控制眩晕的同时,对听力具有一定影响。给药方案从过去的大剂量、连续注射转变为现在的小剂量、长间歇期给药方案,出现前庭功能减退后停药,可以在获得很好的眩晕控制率的同时,使对听力的影响减少至最小。

(5) 手术治疗

1) 内淋巴囊手术,包括减压术、分流术等。其原理是将内淋巴液引向乳突腔或者脑脊液,从而减少内淋巴的压力。

2) 前庭迷路切除术或者前庭神经切断术等,可以消除内淋巴水肿刺激前庭感觉上皮后的错误信号向上传导到中枢而产生眩晕。

3）治疗梅尼埃病时，部分治疗方法具有破坏性，考虑到部分患者会呈现双侧发病，并且破坏性治疗可能会损伤听力，建议采用阶梯疗法。即首先采用非破坏性治疗，如饮食控制、药物治疗以及鼓室加压治疗。如果控制不好，可以考虑采用内淋巴囊手术，后者对听力几乎没有影响。如果仍然无法控制，则需要考虑鼓室注射庆大霉素或者行前庭神经切断术。

第3节　前庭神经炎

前庭神经炎既往也称为前庭神经元炎，近年来的病理解剖研究发现其病变位于前庭感觉上皮和前庭神经的周围突，前庭神经元的病变为继发性改变，所以现在称之为前庭神经炎。

前庭神经炎的临床特征是急性发作的眩晕，伴有恶心、呕吐和平衡不稳。急性期症状严重，持续数小时到数天，其后的不稳定感和不平衡感可以持续数周，很少伴有听力下降和耳鸣、耳闷等症状。

【病因】

病因尚不明确，比较公认的学说为病毒感染学说。尸体解剖发现，生前罹患前庭神经炎的患者，其前庭神经和前庭神经节可以检测到单纯疱疹病毒的 DNA，而且前庭神经的病理变化符合病毒感染特征，所以推测病毒感染是前庭神经炎发病的重要因素。

【病理】

前庭神经呈现病毒感染后的萎缩、炎症等病理变化。支配椭圆囊和上半规管、水平半规管的上前庭神经比下前庭神经更容易罹患该疾病。这可能是由于上前庭神经比较长，直径较细，穿越骨管的长度也比较长。

【临床表现】

典型的发作是突然发生的剧烈眩晕，通常发生在清醒的时候。眩晕一般持续数日，甚至数周。头部和身体的运动会加剧眩晕，所以患者往往喜平卧静止不动。患者容易向患侧倾倒，伴有自发性眼震，向任何方向凝视，眼震的方向不发生改变。当最初的眩晕症状逐渐减轻消失后，患者会有相当长的一段时间平衡不稳，在做快速动作或者转弯的时候症状明显。患者经常主诉头重脚轻感，部分患者发病前两周可有上呼吸道感染。如患者不伴有听力下降，需要排除小脑出血等中枢性病变。

【检查】

（1）由于单侧前庭病变，患者在就诊时往往存在前庭功能减退，出现以下特征：

1）早期为快相向健侧的自发性眼震，水平性或者水平略带旋转，其后逐渐减轻、消失。

2）甩头试验可以迅速方便地检查患者的前庭功能是否减退。具体方法是：患者坐在检查者对面，并紧盯检查者的鼻尖，检查者以尽可能快的速度向一侧转动患者头部15°。如果患者的眼球可以牢固地盯住检查者的鼻尖，则表明该侧前庭功能正常；如果眼球随着甩头的方向被甩向同侧而无法盯住鼻尖，则表明该侧前庭功能减退。

3）前庭冷热试验显示患侧半规管功能减退或者无反应。

（2）听力测试显示患侧听觉功能正常。

（3）头颅 CT、MRI 显示无小脑和脑干梗死或者出血性病变。

【诊断】

（1）突然发作的眩晕，持续数小时到数天。

（2）不伴有听力下降。

（3）水平性或者水平略带旋转眼震。

（4）甩头试验阳性，前庭冷热试验显示患侧半规管功能减退。

（5）不伴有神经定位体征。

（6）CT、MRI 显示无小脑和脑干的梗死或者出血性病变。

【鉴别诊断】

（1）必须排除危及生命的中枢性眩晕，例如小脑和脑干的梗死、出血以及椎动脉夹层、多发性硬化、迷路炎、内耳外伤及梅尼埃疾病等。后者往往伴有颅神经症状和体征。

（2）同其他外周性眩晕相鉴别。

【治疗】

（1）急性期给予前庭功能抑制剂，可以减轻患者的发作程度。例如用抗组胺药茶苯海明、抗副交感药莨菪碱进行对症治疗。但是使用时间一般建议不超过三天，否则会影响患者的中枢代偿。

（2）早期大剂量使用糖皮质激素可以有效地改善前庭神经炎患者的预后。

（3）抗病毒治疗可能有效。

（4）前庭康复治疗。即使积极有效地治疗，仍有部分患者外周前庭功能无法恢复，前庭中枢可以通过前庭代偿，弥补外周缺陷。前庭康复治疗主要的目的在于恢复前庭眼动反射和前庭脊髓反射。

第 4 节　良性阵发性位置性眩晕

良性阵发性位置性眩晕（benign paroxysmal positional vertigo，BPPV）亦称为耳石症，是最常见的导致眩晕的疾病。其临床特征为体位变换诱发的短暂发作的眩晕。

【病因】

（1）年龄越大，发生率越高，所以一般推测和退行性病变有关。

（2）头部的外伤也可以使耳石脱落，错位进入半规管内，形成良性阵发性位置性眩晕。

【病理和分型】

比较公认的理论是本病因椭圆囊耳石器上的耳石碎屑脱落，错位进入半规管后引起。

可以根据耳石进入的半规管的不同，将该病分为后半规管、水平半规管和上半规管 BPPV。在水平半规管 BPPV 中，根据耳石附着在壶腹嵴帽上，或者漂浮在半规管腔内，分为嵴帽结石症和管结石症。后半规管和上半规管是否存在嵴帽结石症仍然有争议。

【症状】

（1）一般都是在体位变换时发作，例如起床、躺下、仰卧位翻身以及抬头、低头等动作均可以诱发本病。严重者甚至无法起床。

（2）诱发出现的眩晕时间一般不超过一分钟，但是水平半规管的嵴帽结石症可以达到数分钟,甚至十多分钟。

(3) 眩晕发作伴有恶心、呕吐等自主神经症状。

【检查】

(1) 后半规管 BPPV 通过患侧的 Dix-Hallpike 体位检查诱发,可以诱发出明显的旋转和上跳性眼震,眼球的上极扭转向患侧耳部。

(2) 水平半规管 BPPV 的诱发体位为 Roll 检查,仰卧位头高30°,向双侧旋转头部,其特征是向两侧转头都可以诱发水平或者水平略带旋转眼震。在 Roll 检查时,管结石症诱发出现向地性眼震,诱发眼震较强的一侧是患侧。而嵴帽结石症诱发出的是双侧的背地性眼震,诱发眼震较弱的一侧是患侧。

(3) 如果反复复位无效的患者,需要行 MRI 检查排除中枢性疾病。

【治疗】

主要依靠手法复位,使耳石沿着重力线的方向顺着解剖通道坠入椭圆囊内。

(1) 后半规管 BPPV,常用的手法复位为 Epley 复位法。

(2) 水平半规管 BPPV,常用的复位方式包括 Barbecue 复位法;或者采用强迫侧卧法,需要向健侧连续侧卧12h,使耳石缓慢坠入椭圆囊。

(崔勇)

第 60 章　耳　　鸣

耳鸣(tinnitus)一词源于拉丁词 tinnere,原意为耳部响铃样声音,现指主观上感觉耳内或头部有声音,但外界并无相应声源存在。耳鸣是一种症状而非一种疾病。一般人群中17%的人有不同程度耳鸣,老年人耳鸣发生率可达 33%。

【分类】

耳鸣的分类方法较多,常见的有以下几类:

(1) 根据耳鸣的发病原因,可将耳鸣分为耳源性耳鸣和非耳源性耳鸣。耳源性耳鸣按其发病部位,又可分为周围性与中枢性两大类。周围性耳鸣包括外耳、中耳、内耳迷路及耳蜗神经等部位所引起的耳鸣;中枢性耳鸣的病变部位在蜗神经核、中枢通路及大脑皮质听觉中枢。非耳源性耳鸣泛指一切与听觉器官无关的疾病所引起的耳鸣,常见病因包括心血管疾病、代谢性疾病、神经性疾病等。

(2) 根据耳鸣能否被他人听见,可将其分为主观性耳鸣与客观性耳鸣:主观性耳鸣较常见,占耳鸣的绝大多数;客观性耳鸣极少见,此类耳鸣检查者亦可听到,且可以记录,多由于耳附近疾病的影响所致,如颈动脉瘤、颈静脉球体瘤、咽鼓管肌群或软腭肌阵挛、咽鼓管过度开放、颞颌关节病等引起的耳鸣。

(3) 耳鸣的测试分类。根据耳鸣患者的纯音听力曲线与耳鸣的掩蔽阈曲线的关系,把耳鸣患者分为以下 5 型:

Ⅰ型:常为高调耳鸣,且伴有高频听力损失,听力曲线与掩蔽阈曲线从低频到高频逐渐靠拢,故又称会聚型。此型患者多属工业噪声性耳鸣。

Ⅱ型:比较少见,两条曲线从低频至高频逐渐分开,故又称分离型。

Ⅲ型:听力曲线与掩蔽曲线相互毗邻,近乎重合,故又称重叠型,此型可见于梅尼埃病与耳硬化症患者。

Ⅳ型:当听力曲线与掩蔽曲线的各个频率点相距 10dB 或大于 10dB 时,两条曲线有一定的间距。这意味着需要用较响的声音才能把耳鸣掩蔽住,故又称间距型。

Ⅴ型:任何强度的纯音或噪声均不能掩蔽的耳鸣即属此型,故又称阻尼型或不能掩蔽型。此型可见于重度感音神经性聋者,因听力损失严重,即使用很强的掩蔽噪声也只在患者的听阈附近,甚至根本听不到,因此难于产生对耳鸣的掩蔽效应。不仅如此,有部分患者尽管听到的掩蔽声很响,然而耳鸣依然如故。对双侧耳鸣患者,需双耳同时施加掩蔽声以确定是否属于此型。

【病理生理机制】

耳鸣的机制尚未完全阐明。现一般认为,耳鸣的产生与神经的异常兴奋性有关,产生耳鸣的可能机制有二:

1. 相邻神经元之间兴奋性同步排放 受影响神经元产生与兴奋性神经元神经兴奋性同步排放(synchronization of discharges),此假说可解释听神经患者的耳鸣机制。

2. 毛细胞超量阳离子内流 感觉毛细胞自发性的过量钾离子和钙离子内流,引起其全部突触同步释放神经递质。此假说可解释噪声性聋及药物中毒性耳聋人的耳鸣机制。

Jastreboff(1990)提出,耳鸣产生于听觉皮层下中枢对神经末梢的微弱信号的觉察和处理过程中,与自主神经系统(autonomic nerve system)和边缘系统(limbic system)密切相关。

【检查】

(1) 一般全身检查。

(2) 神经系统检查 可协助中枢及其他周围神经系统病变的诊断及定位。

(3) 耳鼻咽喉科物理检查 除常规检查外,应作颈部检查和颞颌关节功能检查。如为搏动性耳鸣,应作头、颈侧及耳的听诊,以了解有无血管搏动声、颈转动及压迫颈动、静脉对耳鸣的影响等。

(4) 听功能检查 通常应包括全部听功能检测。对于未发现听阈改变的被检者,扩展纯音听阈测试有时可有异常发现,从而有助于诊断。

(5) 前庭功能检查 前庭功能检查应包括平衡功能、协调试验及眼动检查。

(6) 耳鸣的测试 包括耳鸣音调的频率或频谱匹配(pitch-match frequency)、耳鸣响度匹配(loudness matching)、耳鸣可掩蔽性测定(最小掩蔽级,minimal masking level,MML)以及耳鸣的残留抑制(residual inhibition)测定等。

【诊断】

耳鸣的诊断是治疗的基础,但耳鸣的诊断极为困难,乃因耳鸣是许多全身疾病及局部疾病的一种症状,促发及影响的因素又极多,且与患者的心理状态又有密切关系之故。

耳鸣的诊断目标应力求达到:①定位:病变部位诊断;②定因:病因诊断;③定量:分级诊断。

(一)病史的采集

病史采集极为重要,是耳鸣诊断的关键。

病史应包括:

(1) 耳鸣是否合并有其他耳部症状:如耳聋及眩晕,三者之间出现时间之先后关系。

(2) 耳鸣发生情况及病程:包括耳鸣出现时间、持续时间、变化的过程、诊断及治疗过程、目前现状等。

(3) 耳鸣的特征:包括部位及耳别、持续性或间断性、有无波动性。如为间断性,应描述发生及间断的时间以及有无规律性变化。

（4）耳鸣音调的性质：是高调，还是中调、低调；耳鸣声的具体描述，如蝉鸣、哨声、汽笛声、隆隆声、咔嗒声等；是搏动性还是非搏动性，搏动性是否与心跳或脉搏同步，是否与呼吸有关；音调性质有无变化等。

（5）耳鸣响度：可与环境声或生活声比较，记录响度指数。

（6）耳鸣对生活工作影响的严重性：根据耳鸣对情绪及生活、工作的影响，使患者感到烦恼的程度，可分为轻、中、重三级。

（7）耳鸣的可能原因：耳鼻咽喉科尤其是耳科的过去病史以及颅脑外伤、声损伤、耳毒性药物史、心脑血管疾病史、变态反应疾病史等。

（8）耳鸣触发或加剧的影响因素：与听力损失的关系，环境声对耳鸣的影响，失眠、疲劳、过累的影响，头位及体位的变化有无影响，心理状态的影响等。

（9）耳病及与耳病有关的全身性疾病情况：特别是神经系统疾病的病史询问，以便确定耳鸣是否与神经系统疾病有关。

（10）患者自身控制耳鸣的方法：如听音乐、散步、旅游等。

（11）家族史：特别是与耳鸣有关的疾病史。

（二）精神、心理因素评价

由于耳鸣与焦虑互为因果，故应对耳鸣患者做出精神心理学评价，同时也应对耳鸣患者的性格进行了解。

（三）耳鸣的医学评价

耳鸣的医学评价项目包括：①一般医学检查评价；②神经耳科学检查评价；③耳蜗及前庭功能检查评价；④耳鸣检查评价。

【治疗】

由于耳鸣的发生机制尚未完全阐明，耳鸣的治疗目前仍是一个临床研究难点。

（一）病因治疗

若能找到原发病变，并采取特殊治疗，则不论主观性或客观性耳鸣，均能获得较好的效果。如病因无法确定，或是病因虽能确定但却无法治疗，则病因治疗较为困难。

（二）药物治疗

至今，尚未发现可彻底治愈耳鸣的药物，但某些药物对耳鸣有短期疗效。

1. 改善耳蜗血供　应用血管扩张剂可改善内耳血液循环，以达到治疗内耳疾病、消除或减轻耳鸣的目的。扩管药如倍他司汀、前列腺素 E_2，钙离子拮抗剂类如西比灵、尼莫地平等。

2. 改善内耳组织的能量代谢　三磷酸腺苷和辅酶 A 等有助于增强细胞能量代谢及呼吸链功能，改善微循环，对早期耳蜗病变所致耳鸣可以选用。

3. 利多卡因以及其他抗惊厥药　普鲁卡因、利多卡因等局部麻醉剂对神经轴突的接合处有阻滞作用，使听觉传导径路的异常节律过度活动得到控制，达到治疗耳蜗或蜗后病变所致的外周性或中枢性耳鸣。一般认为有 $60\%\sim80\%$ 的短期或近期疗效。

常用治疗耳鸣的口服抗惊厥药有酰胺咪嗪(卡马西平)、去氧苯比妥(扑痫酮)、盐酸妥卡因酸和氯硝安定。

4. 麦奥那　麦奥那是一种肌肉松弛剂,每天150mg,口服2周对耳鸣有明显疗效。

5. 抗焦虑、抗抑郁药　均有不同程度的副作用,甚至有些药物可加重耳鸣,故用药时应该慎重,且不能过量。可选用药物如多虑平和舒乐安定等。

6. 其他药物　如银杏制剂等,但其疗效尚待证实。

(三)掩蔽疗法

Vernon(1977)最早将掩蔽疗法(masking therapy)应用于临床。掩蔽器具的种类很多,为了达到有效的耳鸣掩蔽,应选择合适而又简单的掩蔽器具。然而,近年来研究发现,耳鸣掩蔽乃一错误概念,应称之为耳鸣抑制(tinnitus suppression)更妥。

(四)生物反馈疗法

耳鸣是一类与紧张状态相关的病症(stress-related disorder)(Kitazima,1988)。生物反馈疗法(biofeedback)是利用不同的生物反馈信号训练患者进入松弛状态。其治疗原则是教患者有意识地控制身体对耳鸣的感受,使患者通过学习改变自己身体的反应。如控制肌张力和血流量等,可使患者进入松弛状态,恢复体内的相对平衡,以达到治疗耳鸣的目的。

(五)电刺激疗法(electrical stimulation therapy)

该疗法是指利用电流直接刺激听觉系统来达到抑制耳鸣目的的方法。根据刺激电极放置的部位,电刺激疗法分为外刺激(颅或外耳)及内刺激(中耳及内耳)两类。治疗对象主要为耳蜗性病变之耳鸣患者。

(六)手术治疗

体声的某些病因可通过手术进行根治。对感音神经性耳鸣尚无肯定的疗效。若原发耳病本身有手术指征,则可行手术治疗。例如梅尼埃病引起的耳鸣,可根据不同情况施行内淋巴囊减压或分流术以及交感神经节切除或前庭神经切除等手术。

(七)耳鸣再训练疗法(tinnitus retraining therapy,TRT)

该疗法是根据Jastreboff的耳鸣神经生理学学说而设计的一种治疗耳鸣的新方法。通过改变与产生耳鸣有关的中枢神经网络的可塑性(plasticity),降低机体对耳鸣的异常反应,包括皮层中枢对耳鸣的觉察、自主神经系统对耳鸣的反应以及边缘系统(情绪相关)对耳鸣的反应,从而达到机体对耳鸣的习服(habituation)。耳鸣再训练主要方法包括指导性咨询和声治疗,应注意TRT声治疗的原理和方法与声抑制疗法有异。近年来,耳鸣再训练疗法在世界上许多国家得到较广泛的应用。

(赵宇)

第 61 章　面神经疾病

第 1 节　周围性面瘫

周围性面瘫(peripheral paralysis of the facial nerve)系面神经核团或及其下的面神经各段损害所致的面神经瘫痪,以面部表情肌的瘫痪为显著特征。周围性面瘫不是一种独立疾病,而是一种可由多种疾病导致的症状。面神经是在骨管内走行最长的颅神经,主要走行在颞骨内,故面神经疾病和耳鼻喉科疾病密切相关。

【病因与分类】引起周围性面瘫的原因有以下几类:

1. 先天性　少见,如面神经先天畸形、Melkerson-Rosenthal 综合征、面神经或神经核发育不全等。

2. 原发性　常见,如贝尔面瘫,病因不明。目前认为可能与血管痉挛、病毒感染、自身免疫、遗传因素及内分泌紊乱有关。

3. 感染性　较常见,多由面神经或其相邻部位的病毒或细菌感染累及面神经引起,如急、慢性化脓性中耳炎、急性乳突炎、带状疱疹病毒感染、流感病毒感染、脑炎、梅毒等。

4. 外伤性　多因颞骨骨折、面部外伤以及产伤等造成。

5. 压迫性　如原发性胆脂瘤、听神经瘤、脑膜瘤等。

6. 代谢性　罕见,如糖尿病、甲状腺功能亢进等。

7. 中毒性　罕见,多因某些化学物质或药物中毒引起,如砒霜中毒、服用反应停等药物。

8. 医源性　较常见,如中耳乳突手术、颞骨手术、听神经瘤手术、腮腺手术等。

【病理生理】

根据面神经损伤的程度,可出现 4 类不同的病理生理改变:

(1) 神经外膜损伤:损伤限于神经外膜,神经成分未累及,神经传导正常,无面瘫。

(2) 神经失用(neurapraxia):损伤限于髓鞘,轴索结构正常,出现暂时性神经传导阻滞,有面瘫。病因去除后,神经功能可在短期内完全恢复。

(3) 轴索断伤(axonotmesis)：轴索断裂或断离,神经远端在损伤 48～72h 后出现顺向变性(wallerian degeneration),轴索与髓鞘崩解,神经近端亦发生不同程度退行性病变,鞘膜仍完整。损伤后第 3 周,轴索可沿中空的鞘膜管由近及远再生,直至运动终板。神经功能可部分或完全恢复。

(4) 神经断伤(neurotmesis)：神经干完全断离,近端形成神经瘤,远端神经变性,神经功能不能自然恢复。

【诊断与鉴别诊断】

1. 临床表现 患侧面部表情运动丧失,额纹消失,不能皱眉与闭目,鼻唇沟变浅,口角下垂向健侧歪斜,讲话、哭笑或露齿动作时更加明显,鼓腮漏气,发爆破音(如"波"、"坡")困难,进食可有口角漏液现象。双侧完全瘫痪者面部呆板无表情。

2. 面神经功能评价 可酌情进行定量、定位与定性检查。

(1) 面神经功能的定量评价：临床上最常用 House-Brackmann 分级标准对面瘫的程度以及手术后恢复的程度进行评价(表 5-61-1)。

表 5-61-1 House-Brackmann 面神经评级系统

损伤程度	级别	定 义
正常	I	各区面部功能正常
轻度功能异常	II	总体：仔细检查才可看到的轻度面肌无力,可能有非常轻度的联动 静态：双侧基本对称 运动： 抬眉：中度至正常功能 闭眼：轻微用力即可完全闭合 口角：轻度不对称
中度功能异常	III	总体：明显面瘫但不影响两侧对称,可见到不严重的联动、挛缩和/或半面痉挛 静态：双侧基本对称 运动： 抬眉：有轻至中度的运动 闭眼：需要用力才能完全闭合 口角：用力后患侧轻度无力
中重度功能异常	IV	总体：明显的面肌无力和/或不对称的面部变形 静态：两侧基本对称 运动： 抬眉：不能抬眉 闭眼：眼睑闭合不全 口角：用力时患侧无力,两侧明显不对称
重度功能异常	V	总体：仅存轻度的眼和口角运动 静态：明显不对称 运动： 抬眉：不能抬眉 闭眼：眼睑闭合不全 口角：仅存轻度的口角运动
完全麻痹	VI	患侧面肌无运动

（2）定位检查法

1）泪液分泌试验（Schirmer test）：用宽 0.5cm，长 5cm 滤纸两条，将其一侧距离顶端 5mm 处折叠。吸干眼结膜的下穹隆内的泪液，将折叠好的滤纸置入 5min 后，对比双侧滤纸的泪液浸湿的长度。正常人两侧差别不超过 30%，如果相差一倍可为异常，提示膝状神经节以上面神经受损。

2）镫骨肌声反射：声阻抗测听计可测及反射情况，反射消失表明损害部位在面神经分出镫骨肌支处或更高水平。

3）味觉试验：以棉签分别浸糖精、盐、奎宁以及食醋，比较两侧舌前 2/3 的甜、咸、苦及酸等味觉反应。如味觉消失表示面神经损伤在鼓索支的水平或更上部位。直流电试验可比较双侧感觉到金属时电流量的大小，电味觉仪可检测味觉阈值，患者较健侧高 50% 者为异常。

4）CT 和 MRI 检查：CT 能显示颞骨骨折线，有利于了解面神经骨管损伤的部位，其定位准确率可达 90% 以上；MRI 可以直接显示水肿变性的面神经。

（3）定性检查法：面神经损害程度的判断方法如下所述。

1）神经电兴奋试验：取决于正常或失用纤维和变性纤维所占的比例。受损的神经纤维变性需 1～3 天，故本试验应在病变开始的 3 天后进行。试验时将电极放在神经分支上，逐渐加大刺激强度，直至观察到最小肌肉收缩为止。三周 10mA 刺激无反应为失神经支配；两侧差大于 3.5mA 提示面神经不可逆变性；两侧差大于 2mA 为神经变性；小于 3.5mA，提示面神经功能可以恢复。

2）肌电图：通过插入肌肉内的电极检测单个运动单位的电活动。肌电图记录不到任何电活动，表示面神经完全性麻痹。纤颤电位是面神经完全变性后出现的失神经电位，是判断完全性面瘫的一个重要客观标志。如面瘫时仍可测得接近正常的运动单元电位，说明损害不重，反之，则自然恢复可能性不大。

3）面神经电图：表面电极所记录的面肌复合动作电位的幅度与轴索冲动数和同步性直接有关。在茎乳孔外的面神经主干体表进行电刺激，在口轮匝肌处记录。由于面神经纤维的变性程度与面肌纤维的失神经程度成正比，故面神经电图的振幅相当于面神经兴奋程度。面神经变性的程度用健侧面神经电图的振幅与患侧面神经电图的振幅的比例表示，计算公式是：变性百分比＝（健侧振幅－患侧振幅）/健侧振幅。一般情况下，面神经变性百分比小于 90%，提示神经的病变是可逆性的；面神经变性百分比为 90%～95%，提示神经变性的不可逆性；面神经变性百分比在 90%～95% 以上，自然恢复或保守治疗恢复的可能性不到 15%，因此必须进行面神经减压或者面神经移植。在做面神经电图检测时，两侧的刺激量应该相同，最大刺激不能超过 18mA。超过 18mA 的面神经刺激常常直接兴奋面肌，形成假阳性。面神经电图应该在面瘫后 1 周至 1 月内进行，面瘫 1 周内由于病变未达到最大程度，面神经电图的振幅降低较少。在面瘫 1 月后，即使面神经功能已经逐渐恢复，患侧面神经电图常常不能同步恢复。这是由于再生的面神经纤维神经兴奋性的同步性差，在同一瞬间记录到的不同步的神经纤维的正负相相互抵消，复合电位无反应。

3. 鉴别诊断　应与中枢性面瘫鉴别，其特点是病侧皱眉正常，额纹不消失，多伴有偏瘫症状。

【治疗】

1. 病因治疗　有明确病因者，应首先治疗病因，或在病因治疗的同时，兼顾面瘫治疗。

如慢性化脓性中耳炎并发面瘫者,应立即行乳突根治术清除中耳及乳突病变,同时探查面神经受损情况,酌情采取相应治疗方法。

2. 药物疗法　贝尔面瘫、耳带状疱疹等,常用糖皮质醇激素、血管扩张剂、B族维生素及抗病毒药物等治疗,并辅以理疗、针灸、按摩等。

3. 手术治疗　对轴索断伤、神经断伤等,应根据面神经功能评价结果进行综合分析。如定性检查提示预后不佳者,应尽早进行手术探查,酌情施行面神经减压术、面神经端端吻合、神经移植、神经交换术及神经-肌蒂植入术等。对于面肌失神经支配2年以上的长期面瘫,可选择静态性或动力性手术,目前较常用术式有游离肌肉植入术及肌肉移位术等。

第2节　半面痉挛

半面痉挛(hemifacial spasm)是指不明原因引起的一侧面神经运动功能紊乱,其特点是一侧面部肌肉出现阵发性的不自主抽搐,常见于成年人。

【病因及病理机制】　根据病因,可将其分为特发性与继发性两种,继发者亦称症状性面肌痉挛,临床较少见,多由面神经径路的压迫刺激性病变引起,如面神经鞘膜瘤、听神经瘤、多发性硬化等。凡是查不出明确诱因者统称特发性半面痉挛(idiopathic hemifacial spasm),解释发病原因的学说主要有微血管压迫学说和核团学说。半面痉挛绝大多数为特发性的半面痉挛,半面痉挛的病理机制是阵发性的面神经异常冲动。其病因无明确定论,主要有外周和中枢两大类因素。外周因素最常见的为微血管压迫学说(microvascular compression)。该学说认为,在内耳门或者内听道,由于内听动脉或小脑前下动脉横跨面神经,而此处的面神经的髓鞘正处于中央性胶质节段和周围性髓鞘节段的过渡区。长期的血管压迫使得面神经髓鞘受损,神经纤维暴露,神经冲动短路,产生面肌痉挛。另一个原因是血管的搏动直接刺激面神经产生有节律的面肌痉挛。

中枢性因素是脑桥的面神经运动核由于炎症等因素的影响使神经节细胞出现异常的突触联系,产生局灶性癫痫样放电。有时可见于桥小脑角肿瘤、后颅窝蛛网膜炎、基底动脉硬化或神经根附近动脉环压迫是可能的病因之一。内听道的面神经与前庭神经之间的旁路联系也可能是引起面肌痉挛的原因。

【临床表现】

痉挛主要累及眶周、鼻周及口周肌肉。通常由一侧眼轮匝肌开始,呈微弱的间歇发作性抽搐,逐渐向下扩展至面部其他肌肉,严重者可累及颈及肩部肌群。每次发作持续数秒至数分钟,间歇期长短不定,程度轻重不一,可因情绪激动、精神紧张或过度疲劳等因素而加重。发作间期可一切如常。睡眠中很少发作。部分患者面肌抽搐发作时伴有轻微头痛或面部酸痛感,严重者因眼睑痉挛、口周肌肉抽动而影响视物及进食。病程晚期可使面肌肌力显著减弱,甚至出现永久性面瘫。

【诊断与鉴别诊断】

根据上述典型临床表现,可明确诊断。应常规进行脑电图、肌电图检查,必要时行中耳乳突X线或CT、头颅CT或桥小脑角MRI检查,以确诊是否为听神经瘤、面神经鞘膜瘤等引起的继发性半面痉挛。对症状不典型者,应注意与下列疾病鉴别:癔症性眼肌痉挛、习惯性面肌痉挛、局灶性癫痫、面瘫后面肌痉挛、三叉神经痛以及锥体外系病变引起癌的舞蹈病和手足徐动症等。

【检查】

（1）神经系统检查　面神经感觉功能正常。

（2）肌电图　可出现肌纤维震颤及肌束震颤波。

（3）脑电图　正常，无癫痫波。

（4）MRI 在临床诊疗中起着重要作用。对后颅窝特别是微血管减压（microvascular decompression，MVD）术中所要暴露的桥小脑角区神经血管结构能清晰成像。

【治疗】

（1）药物治疗：对发病初期和症状轻微的患者，可酌情选用镇静剂及抗癫痫药物。卡马西平、苯妥英钠具有较好的解痉作用。

（2）面神经阻滞：用 0.5ml 80% 的酒精注入茎乳孔面神经主干处，可暂时阻断面神经的传导功能，解除痉挛发作，疗效可能持续数月或 2～3 年。肉毒素的作用具有特异性和可逆性，常用于治疗半面痉挛。肉毒素作用于神经末梢的突触前，其作用是防止钙依赖性的乙酰胆碱释放，引起暂时性的神经麻痹，其作用通常维持 3～6 个月。肉毒素注射治疗面肌痉挛有复发倾向。

（3）手术治疗：对药物和肉毒素治疗无效者，可考虑手术治疗。手术治疗主要有神经显微血管减压术、颅内段面神经按摩牵拉或"梳理"术、面神经绞扎术及选择性面神经切断术等。

第 3 节　Hunt 综合征

本病 1907 年由 Ramsay Hunt 首次描述，故命名 Hunt 综合征（Ramsay-Hunt syndrome）。由于常为水痘-带状疱疹病毒感染所致，故又名耳带状疱疹（herpes zoster oticus），一些患者还合并单纯疱疹病毒感染。Hunt 曾认为，带状疱疹病毒主要侵入膝状神经节，但后来有人解剖尸体发现，Hunt 综合征中膝状神经节也可能正常。

【临床表现】　本病的特征为周围性面瘫伴耳部疱疹出现。起病初期有全身不适、发热等前驱症状，继之出现剧烈耳痛，耳甲腔及其周围出现充血伴簇状疱疹，严重时疱疹破溃有黄色渗液，有时外耳道和鼓膜亦被侵及。临床常见"周围性面瘫、耳部疱疹和耳痛"三联征。在疱疹出现后不久，出现同侧周围性面瘫。初期常为非完全性面瘫，但数天至 3 周内逐渐加重而成完全性。有时侵犯到前庭神经、耳蜗神经和三叉神经，伴同侧剧痛、眩晕和耳聋；极少数患者还有第 Ⅵ、Ⅸ、Ⅺ 和 Ⅻ 脑神经瘫痪的症状和体征。带状疱疹引起的面瘫自愈率低，面瘫程度严重，常常为不可逆面瘫。本病预后较贝尔面瘫差，如不经治疗，在完全性面瘫患者中，能完全恢复的不到 10%，在不完全面瘫中，仅 66% 患者能完全恢复。

【诊断】　根据病史及查体，尤其是发现疱疹，诊断不难。但当疱疹消退，面瘫仍然存在时，应注意和贝尔面瘫鉴别。后者不伴疱疹、发热、耳痛、前庭及耳蜗症状。

【治疗】　治疗原则：在确定病变程度后，治疗方案与贝尔面瘫相同，采用抗病毒药物、神经营养药物、糖皮质激素及理疗等治疗，可酌情加用抗生素以防继发性感染。针对带状疱疹病毒可加用干扰素。对于保守治疗无效的，需要行面神经减压术，但手术时机和部位存在争议。多数人主张行从迷路段到茎乳孔的全程减压。面神经减压后，面神经功能恢复的程度低于贝尔氏面瘫,术后恢复期面肌联动的发生率高。

第4节 贝尔面瘫

贝尔(Bell)面瘫指原因不明的单侧、周围性面神经麻痹,又称特发性面瘫(idiopathic facial palsy)。患者通常在很短的时间内出现逐渐加重的面瘫,不伴有其他疾病。贝尔面瘫约占所有面瘫的 60%～75%,居周围性面瘫之首。

【病因】 病因不明,可能的原因如下所述:

(1) 血管痉挛:当疲劳或冷风刺激后,面神经的营养血管痉挛,使面神经出现缺血性改变,神经及其纤维膜性组织水肿。水肿的神经受到面神经管的压迫后,除神经冲动传导受损,其静脉和淋巴回流也产生障碍,如此形成恶性循环,加重神经损害。

(2) 病毒感染:被认为是贝尔面瘫的主要原因,有研究表明贝尔面瘫可能与单纯疱疹病毒感染引起的神经炎有关。

【诊断及治疗】 贝尔面瘫常为不完全性,单侧发病,起病急,但有自然恢复倾向,预后好,多在 1～4 周恢复(85%)。有 15%～20% 的患者面神经功能完全丧失,面肌处于不可逆的失神经支配状态。因此在 2 周到 1 个月内,应及时对贝尔面瘫患者做面神经兴奋和面神经电图检查。根据病史及面瘫的临床表现,确诊不难,但需排除化脓性中耳炎、中耳及内耳肿瘤、面神经肿瘤、Hunt 综合征等。对于完全性面瘫、面神经兴奋试验和面神经电图提示不可逆损害者,可行面神经减压术。

1. 非手术疗法 用于临床完全面瘫者而面神经电图和面神经兴奋试验提示为可逆性病变者和不完全面瘫者。

(1) 药物治疗:常用的药物有糖皮质激素类药物、抗病毒药物、血管扩张剂、脱水剂、维生素 B 族和三磷酸腺苷等。

(2) 高压氧治疗:可以减轻面神经缺血、缺氧所造成的损害。

(3) 物理疗法:红外线和按摩能增进局部血运,保持肌肉张力、防止肌肉萎缩,但并不能够促进面神经功能本身的恢复。

(4) 保护角膜:对眼睑不能闭合者,需局部用药,防止角膜干燥和损伤。

2. 手术治疗 对完全性面瘫,同时面神经电图提示神经变性大于 90%,面肌电图提示自主动作电位消失,提示为不可逆病变者,应及早做面神经减压手术。经中颅凹高位面神经减压或中颅凹乳突联合径路可行面神经全程减压术。关于手术时机,目前尚存较大争议,国外有研究认为三周内未行面神经减压,则不能改变面瘫。但更多学者认为,在 1 到 3 个月内,行面神经减压者,面神经功能恢复的可能性达到 85% 以上。6～12 月内行面神经减压,仍有一定疗效。因此应对贝尔面瘫未自行恢复者进行手术。

第5节 面神经手术概述

(一) 面神经麻痹的手术

实现面神经再支配面肌的基本条件是:同侧面神经核必须有足够数量的存活神经元,

近心端面神经必须与面神经核有连接；远心端面神经必须与面肌接触，并且具有接纳再生轴索的神经内膜小管，面肌没有萎缩。对于不能自愈的面瘫，应进行面神经减压；面神经连续性中断时，应做面神经端端吻合或者移植。对面神经完全丧失传导功能者可采用其他神经与面神经吻合，增加面肌的张力，也可采用悬吊等整形手术改善静态面容。

1. 面神经减压术　面神经炎性疾病或者外伤时，神经水肿，而面神经走行于坚硬骨管的狭小空间中，同时神经外膜致密，故一旦面神经肿胀后没有可以扩展的空间，使内部压力增大。长期的压力使神经小管破坏或者纤维化，阻挡再生的神经纤维向面部肌肉达靶支配。因此在神经小管破坏或者纤维化之前，开放面神经骨管和（或）切开神经外膜，释放神经内部的张力，有助于肿胀的消除和神经纤维的再生。

手术入路：

（1）乳突入路面神经减压：适用于贝尔面瘫、Hunt综合征、中耳炎或手术损伤引起的面瘫。

（2）颅中窝进路面神经减压术：适用于贝尔面瘫、Hunt综合征、颅底骨折，进行迷路段和内听道的面神经减压。

（3）联合入路面神经减压术：将颅中窝入路和经乳突入路联合应用，从内听道到茎乳孔进行全程面神经减压。

2. 面神经吻合术　用于面神经断伤后缺损小的情况。当面神经缺损小时，对面神经移位后，实行端端吻合。

3. 面神经移植术　适用于面神经断伤、严重面神经挫伤和面神经纤维化。常用耳大神经或腓肠神经做移植。

4. 改善面神经张力的手术

（1）舌下神经-面神经吻合术：可以改善面部肌肉的张力。

（2）两侧面神经交叉吻合术：又称对侧面神经吻合术，利用对侧的面神经冲动改善患侧的口角运动。

5. 面部整容

（1）面肌悬吊术：用于晚期面瘫患者，面神经已经丧失功能，利用阔肌筋膜的张力将口角向患侧牵拉，改善静态面容，也可以用于悬吊眼角。

（2）眼睑整形术：适用于长期面瘫眼睑不能闭合而引起角膜并发症者。可采用上下睑局部缝合，缩小眼裂；也可以做上睑切开，在睑板处放置特制的金片，利用重力使眼睑闭合。

（二）面肌痉挛的手术

（1）面神经梳理术：用细针在内听道或乳突段的面神经纵轴方向将总干分成数股。通过梳理将面神经内部的交通支破坏，达到解痉的目的。术后有轻度面瘫的可能，也有复发倾向。

（2）面神经绞扎术：用钢丝或器械挤压茎乳孔外面神经主干，造成暂时性面肌瘫痪，有可能造成重度面瘫或者不可恢复的面瘫。

（3）血管减压术：打开桥小脑角，如果发现有内听动脉、小脑前下动脉压迫神经，更甚者可见面神经表面有压迹，则在两者之间架以绝缘材料，如涤纶片或者明胶海绵，术后面肌痉挛可消失。有些术者未使用绝缘材料,仅仅拨动面神经,也可以达到面肌痉挛消失的效果。

（4）选择性面神经分支切断术：针对面部痉挛的部位,分离出支配该部位的面神经分支,将其切断或者部分切断,同样可以达到治疗面肌痉挛的效果。

（5）面神经切断术加面舌下神经吻合术：此法仅用于严重的面肌痉挛伴有重度面瘫的患者。

（赵宇）

第62章 耳 肿 瘤

第1节 外耳道肿瘤

临床常见的外耳道肿瘤包括乳头状瘤和耵聍腺肿瘤等,大多为原发性良性肿瘤,少数为恶性肿瘤。以下按肿瘤病理特点分别叙述。

(一)外耳道乳头状瘤

发生在外耳道的乳头状瘤(papilloma),系鳞状细胞或基底细胞异常增生形成,多见于软骨部皮肤表面。一般认为该病与局部的慢性刺激及病毒感染有关,而挖耳可能是病毒感染的传播途径。

【临床症状与体征】

主要症状为耳痒、耳胀、耳内阻塞感、听力障碍及挖耳出血,如继发感染则有耳痛、耳流脓等症状。检查可见外耳道内有棕黄色乳头状新生物,多无蒂,基底较广,触之较硬。伴有感染则肿瘤可为暗红色且质软。

【诊断与治疗】

多可根据临床表现做出诊断,但因本病有恶变倾向,须常规进行病理检查。治疗应尽早彻底进行手术处理,切除肿瘤及保证安全切缘的正常皮肤组织,并进行植皮。累及中耳乳突者应行乳突手术。对病理证实伴有癌变者,根据累及的范围,按照中、外耳恶性肿瘤治疗原则进行处理。

(二)外耳道耵聍腺肿瘤

耵聍腺肿瘤是指发生在外耳道的具有腺样结构的肿瘤。肿瘤起源于外耳道软骨部耵聍腺导管上皮和肌上皮,病理组织学将其分为耵聍腺瘤(ceruminoma)、多形性腺瘤(pleomorphic adenoma)、腺样囊性癌(adenoid cystic carcinoma)和耵聍腺癌(ceruminous carcinoma)等,以恶性肿瘤较常见,约占全部外耳道耵聍腺肿瘤的70%。发生部位以外耳道

311

底壁和前壁居多,外耳道耵聍腺肿瘤生长缓慢,但易扩散,切除后局部复发率高,晚期可发生远处转移。

【临床症状与体征】

患者自觉症状多不明显。但随肿瘤逐渐增大,可引起耳痛、耳痒、耳阻塞感和听力障碍。如有继发感染,肿瘤可能破溃流脓、流血、耳痛加重并放射至病侧颞区和耳后区。明显耳痛常提示肿瘤为恶性或恶性病变。临床检查所见体征依肿瘤性质不同而有所差异:耵聍腺瘤和多形性腺瘤外观多呈灰白色息肉样,或表面光滑被以正常皮肤,质地硬韧;而腺样囊性癌和耵聍腺癌常可见外耳道内有肉芽样或结节状新生物,表面不光滑,可有结痂,带蒂或与外耳道相连呈弥漫浸润致外耳道红肿、狭窄或伴有血性分泌物,但也有类似良性肿瘤外观者。

【诊断与治疗】

应根据病理组织学检查结果确诊。对以下临床表现者应考虑外耳道耵聍腺肿瘤的可能,并进行新生物活检:①外耳道肉芽经一般治疗不消退;②外耳道壁变窄、凸起并有血性分泌物;③外耳道肿物伴局部疼痛或其他耳部症状。

外耳道耵聍腺肿瘤对放射治疗不敏感,故以手术根治性切除为主。虽然病理组织学认为耵聍腺瘤和多形性腺瘤为良性瘤,但其复发及恶变率甚高,临床按具有恶性倾向肿瘤或潜在恶性肿瘤的手术原则处理。因此,应按肿瘤部位决定手术彻底切除的范围:①肿瘤位于外耳道软骨部与骨部后壁时,切除范围应包括大部分耳屏软骨、全部外耳道软组织、外耳道前、后与下壁部分骨质,如肿瘤距鼓膜的距离<1.5cm,应将鼓膜连同肿瘤呈桶状切除。②肿瘤位于外耳道软骨部前壁时,切除范围应包括全部外耳道软组织、腮腺、耳前淋巴结以及邻近肿瘤的外耳道前壁和后壁骨质。③肿瘤位于外耳道前壁骨及软骨部,切除范围应包括全部外耳道软组织、腮腺、髁状突及肿瘤邻近的外耳道骨壁,必要时行乳突根治术。④若肿瘤已超出外耳道,侵犯邻近组织或器官,切除范围应根据情况适当扩大,并同时行乳突根治术或颞骨部分切除术。

第2节 中 耳 癌

中耳癌是比较罕见的肿瘤,约占耳部癌肿的1.5%。病理上以鳞状细胞癌最常见,多为原发,也可以继发于外耳道、耳廓或者鼻咽癌。在病变晚期,比较难以确定肿瘤的原发部位。

【临床表现】

耳深部疼痛,耳流脓或者血性分泌物。仅仅累及外耳道和中耳,可以出现传导性聋,累及内耳出现眩晕、混合性聋、耳鸣,累及面神经出现周围性面瘫。

【诊断要点】

(1)耳深部疼痛,耳道流血或者血脓性分泌物,或者出现面瘫。

(2)外耳道及中耳鼓室出现肉芽或者菜花样肿物。

(3)CT可见虫蚀状骨质破坏,肿瘤中可有残余的骨质影,MRI检查可见软组织占位,增强造影可强化。

(4)活检或者术中冰冻证实为恶性肿瘤。

【治疗】

病变局限于外耳道软骨段,可以行袖套状切除(sleeve resection),仅将外耳道软骨连同外耳道皮肤和鼓膜上皮切除,有如袖套状。病变局限于外耳道者,可行颞骨外侧切除术,整体切下外耳道和鼓膜。累及中耳者,需行颞骨部分切除术及放射治疗。对于范围较大,肿瘤完整切除有困难者,可以考虑化疗、放疗和手术的综合治疗。如有淋巴结转移,则行颈淋巴结廓清或颈大块切除术。累及腮腺者需要行腮腺切除术。

第3节 听神经瘤

听神经瘤(acoustic neuroma)为耳神经外科最常见的良性肿瘤,占桥小脑角肿瘤的70%~80%,占颅内肿瘤总数5%~10%,发病率次于神经胶质瘤、脑膜瘤和垂体瘤。临床统计资料表明,听神经瘤多见于女性,男女发病之比约为2:3~1:2,好发年龄为30~50岁。在成年人的感音神经性聋中,大约1%是由于听神经瘤引起的。主要有两种听神经瘤类型:①散发性听神经瘤,占全部病例的95%,单侧发作,通常发生于40~60岁人群。②神经纤维瘤病Ⅱ型通常是双侧发作,常染色体显性遗传,通常好发于儿童或青年人群。

【病理】

听神经瘤最常见的原发部位是内听道段前庭神经的神经膜细胞,其中约2/3来自前庭上神经,1/3来自前庭下神经,起源于耳蜗神经和面神经者罕见,故又称前庭神经鞘膜瘤。肿瘤外观灰红色、淡黄色或白色,呈球形或椭圆形,表面光滑,有完整包膜,大小不一,形态各异。根据瘤细胞排列特点,光学显微镜下可以分为:①Antoni A型:致密纤维状,细胞排列紧密,形成旋涡状或栅栏状结构。②Antoni B型:稀疏网眼状,细胞稀疏排列呈网眼状。两种组织类型往往同时存在于同一肿瘤中,其间有过渡形式,但多数以其中一型为主。

【临床表现】

缓慢进行性的高频感音神经性听力下降是听神经瘤的典型表现。在大多数的病例中,表现为单侧听力下降,肿瘤导致的神经压迫和扩展是听力进行性下降的原因。然而,最多可达25%的患者可以首发表现为突发性耳聋,可能由于内听道和内听动脉完全阻塞。听神经瘤的患者中,可达70%的患者出现耳鸣,其机制与听力下降相同。

超过50%的患者出现平衡障碍和不稳定,当肿瘤较大时,可以出现其他症状。例如大约50%的患者会出现三叉神经障碍;2%的患者有面神经麻痹;大于3cm的肿瘤会有颅内高压的症状。极少数患者会有脑干小脑症状。

【诊断】

1. 听力学检查 ①纯音测听:常提示病侧不同程度的感音神经性聋,听力曲线以高频下降型居多,其次为平坦型。②脑干听觉诱发电位:病侧Ⅴ波波峰幅度变小、潜伏期显著延长或消失,如Ⅰ波存在而Ⅴ波消失,提示可能存在听神经瘤。③耳声发射检查:近年研究证实,小听神经瘤的畸变产物耳声发射(distortion product otoacoustic emission,DPOAE)基本正常,但此时纯音听力损失多在30~55dB HL,这种纯音听力损失与DPOAE振幅不平行的现象对听神经瘤的影像学检查前的筛选及其早期诊断有重要价值。④声导抗测试:镫骨肌声反射阈升高或消失,潜伏期延长,可见病理性衰减。⑤其他检查:响度不适阈常升高,阈上测试多有音衰现象,言语识别率常明显下降。

2. 前庭功能检查 初期由于肿瘤影响前庭神经,变温试验显示患侧水平半规管功能减退;当压迫脑干和小脑后,眼震仪可记录到向健侧的自发性眼球震颤。若出现视动性麻痹,提示脑干视动传导径路受累。

3. 神经系统检查 出现角膜反射迟钝或消失等三叉神经体征时,提示肿瘤直径＞2.5cm;出现小脑体征时,说明肿瘤直径已达5cm以上。较大的肿瘤可能刺激面神经,引起面肌痉挛,并可能导致对侧中枢性面瘫。

4. 影像学检查 如果肿瘤位于或者累及内听道,CT检查发现内听道口或内听道的扩大,MRI增强扫描是诊断听神经瘤的金标准。

【治疗】

(1) 57％以上的听神经瘤在随访期间,体积并没有增大,甚至8％的患者的肿瘤有不同程度的缩小。大约有50％的患者会出现进一步的听力下降。然而,目前无法预测具体哪位患者会出现肿瘤的继续增大和听力下降。最近的研究发现,对于任何年龄的患者,如果肿瘤小于1.5cm,"边等待边观察"是一个最佳的选择,因为即使随访期间肿瘤持续增长,并不会导致并发症的增加。在随访期间,需要定期复查MRI和听力以判断肿瘤的体积和听力的变化情况。

(2) 显微手术。手术径路包括经迷路入路、乙状窦后入路以及中颅窝入路三种方式。三种方式各有其优缺点。在三种方式中,经迷路入路是耳神经外科医生最常采用的方式,其对面神经的保护最好,可以非常容易地暴露内听道和桥小脑角,从而有利于完整切除肿瘤,而且对颅内组织影响很小,但是其代价是牺牲全部听力;乙状窦后入路是神经外科的经典术式,可能可以保留患者的残余听力,但是内听道底的肿瘤不易切除;经中颅窝入路适用于内听道内或者自内听道长入桥小脑角且不超过1cm的肿瘤,有保留听力的可能性,但是容易损伤面神经。需要结合患者的肿瘤位置、大小、听力情况以及手术医生的状况,综合考虑选择相应的术式。

(3) 立体定向手术治疗。利用立体定向装置和CT、MRI等影像学技术确定病变和邻近重要器官的准确位置和范围。以影像学为指导,增大肿瘤组织的放射剂量,而减少周围组织的照射量,可以大幅度提高肿瘤组织的照射量。常用的有伽马刀、质子刀以及X刀(亦称光子刀)等。相比手术,立体定向放射治疗对于听觉和面神经损伤的风险要小,但是肿瘤复发后再次手术,面神经损伤率增高,而且有数年后转化为恶性肿瘤的风险。

(崔勇)

第 6 篇

颈 科 学

第63章 颈部的临床解剖学

颈部位于头与胸部之间,以颈段脊柱为支架,连接头、躯干和上肢。上界为下颌骨下缘、下颌角、乳突尖、上项线和枕外隆凸的连线;下界为胸骨上切迹、胸锁关节、锁骨和肩峰至第7颈椎棘突的连线。

第1节 颈部的分区

以颈部两侧斜方肌前缘为界,分为位于前方的固有颈部和位于后方的项部。固有颈部可见胸锁乳突肌、胸骨上窝、锁骨上窝、甲状软骨、环状软骨等体表标志,解剖上以胸锁乳突肌前、后缘为界,划分为颈前区、胸锁乳突肌区及颈外侧区(图 6-63-1)。

【颈前区】

颈前区(anterior region of neck) 也称颈前三角,上界为下颌骨下缘,外界为胸锁乳突肌前缘,内侧以颈正中线为界。颈前区以舌骨为界分为舌骨上区和舌骨下区。舌骨上区包括单一的颏下三角和其两侧的下颌下三角。舌骨下区包括颈动脉三角和肌三角。

(1)颏下三角(submental triangle):位于左、右二腹肌前腹及舌骨体之间,为舌骨上区的中间部分。

(2)下颌下三角(submandibular triangle):又称二腹肌三角,位于舌骨上区的两侧,左右各一,由二腹肌前、后腹与下颌骨下缘围成。其内有下颌下腺及众多的肌肉、血管和神经。

(3)颈动脉三角(carotid triangle):位于胸锁乳突肌前缘、肩胛舌骨肌上腹和二腹肌后腹间,为舌骨下区的上份。颈总动脉在此分为颈内和颈外动脉。

(4)肌三角(muscular triangle):又称肩胛舌骨肌气管三角,边界分别为颈前正中线、胸锁乳突肌前缘和肩胛舌骨肌上腹。区内包含喉、气管颈段、食管颈段、甲状腺、甲状旁腺、喉上神经及喉返神经等重要组织。

【胸锁乳突肌区】

胸锁乳突肌区(stenocleidomastoid region) 为胸锁乳突肌本身所占据的区域。

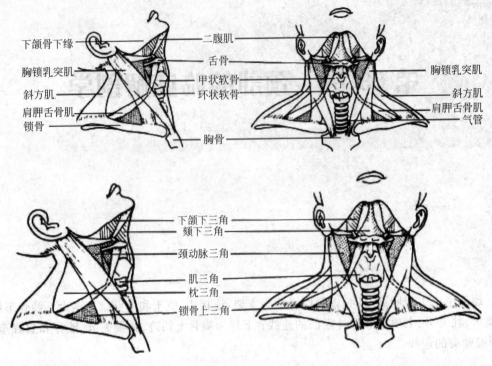

图 6-63-1　颈部的分区

【颈外侧区】

颈外侧区(lateral region of neck)　也称颈后三角,边界为胸锁乳突肌后缘、斜方肌前缘和锁骨。借斜行的肩胛舌骨肌下腹分为上方的枕三角和下方的锁骨上三角。

(1) 枕三角(occipital triangle):又称肩胛舌骨肌斜方肌三角,位于胸锁乳突肌后缘、斜方肌前缘与肩胛舌骨肌下腹之间,有副神经通过。

(2) 锁骨上三角(supraclavicular triangle):又称肩胛舌骨肌锁骨三角,为颈胸过渡区。内含臂丛、锁骨下动脉和静脉、胸导管颈段、胸膜顶及肺尖。

第 2 节　颈部肌肉、神经及血管

【颈部的肌肉】

颈部的肌肉众多,功能各异,主要肌肉如下所述(图 6-63-2)。

(1) 胸锁乳突肌(sternocleidomastoid muscle):胸锁乳突肌起自胸骨柄、锁骨上缘内 1/3,斜向后上方止于乳突外侧面。受副神经和第 2、3 颈神经支配,此肌收缩时,可在颈部见到明显隆起,是颈部外科重要的肌性标志。

(2) 舌骨上肌群:位于舌骨上区,共包括 4 对小肌,分别为二腹肌(digastric muscle)、茎突舌骨肌(stylohyoid muscle)、下颌舌骨肌(mylohyoid muscle)和颏舌骨肌(geniohyoid muscle)。

(3) 舌骨下肌群:位于颈前部舌骨下方的中线两侧,喉、气管、甲状腺的前方,共 4 对,可分为浅、深两层。浅层为胸骨舌骨肌(stermohyoid muscle)和肩胛舌骨肌(omohyoid muscle),深层为胸骨甲状肌(sternothyroid muscle)和甲状舌骨肌(thyrohyoid muscle)。

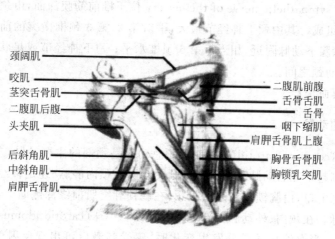

颈阔肌
咬肌
茎突舌骨肌
二腹肌后腹
头夹肌
后斜角肌
中斜角肌
肩胛舌骨肌
二腹肌前腹
舌骨舌肌
舌骨
咽下缩肌
肩胛舌骨肌上腹
胸骨舌骨肌
胸锁乳突肌

图 6-63-2　颈部的肌肉

【颈部的神经】

(1) 颈丛及膈神经：颈丛(cervical plexus)由第 1～4 对颈神经前支组成。位于胸锁乳突肌深面，肩胛提肌浅面。其中皮支分为耳大神经、枕小神经、颈皮神经、锁骨上神经等数支分布于头颈部、胸上部、肩及肩胛冈以上皮肤，肌支则分布于颈深部肌肉。膈神经是颈丛的重要分支，主要来自第 3～5 颈神经，位于椎前筋膜与前斜角肌之间，自上外向下内斜行，经锁骨下动、静脉之间进入纵隔，分布于膈肌(图 6-63-3)。

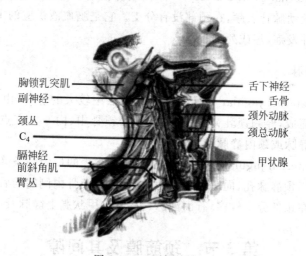

胸锁乳突肌
副神经
颈丛
C4
膈神经
前斜角肌
臂丛
舌下神经
舌骨
颈外动脉
颈总动脉
甲状腺

图 6-63-3　颈部的神经

(2) 四对后组颅神经：包括舌咽神经(glossophryngeus nerve)、迷走神经(vagus nerve)、副神经(accessory nerve)和舌下神经(hypoglossal nerve)，前三者从颈静脉孔出颅后，即与经舌下神经管出颅的舌下神经结伴而行，在离开颅腔后的几厘米范围内，这四条颅神经与颈内动脉和颈内静脉紧密相邻，位于颈动脉鞘内，在相当于乳突尖的水平，舌咽和舌下神经转向颈内动脉外侧然后向前方，分别至舌骨舌肌深面和舌的底部；副神经则转向颈内静脉的外后方，支配胸锁乳突肌及斜方肌；而迷走神经在颈内静脉和颈内、颈总动脉间下行并降于胸腔，其间分出多个分支分布于外耳道皮肤及软腭、咽和喉肌等处。

颈部交感干(sympathetic nerve of the neck)：位于椎前筋膜深面，由颈上、颈中、颈下神经节及其交通支组成。其中颈上神经节最大，平对第2、第3颈椎横突的前方；颈中神经节最小，多位于甲状腺下动脉附近，相当于第6颈椎水平；颈下神经节或星状神经节位于第7颈椎横突与第1肋颈之间。

【颈部的主要血管】

（一）颈部的动脉

1. 颈总动脉(common carotid artery)　颈总动脉是颈部的主要动脉，左右各一，左侧起自主动脉弓，右侧起于无名动脉(头臂干)。颈总动脉与颈内静脉、迷走神经共同位于颈动脉鞘内，向上经胸廓上口，由胸锁关节之后入颈，在胸锁乳突肌前缘深侧向上，平甲状软骨上缘分为颈内、外动脉。在颈内、外动脉根部之间有颈动脉小球(carotid glomus)又称颈动脉体，它是化学感受器。当血液化学成分发生变化时，感受刺激后可出现反射性呼吸调节作用。在颈内动脉起始部，管壁略呈球形膨大的部分，为颈(内)动脉窦(internal carotid sinus)，是一敏感的压力感受器，受刺激后可反射性地减低心率和降低血压。

2. 颈外动脉(external carotid artery)　颈外动脉于甲状软骨上缘起自颈总动脉，起始部为胸锁乳突肌前缘所覆盖，向上在下颌角处为二腹肌后腹及茎突舌骨肌所越过，然后进入腮腺，相当于下颌颈处分为颞浅和上颌两动脉而终。全程共发出8条分支：甲状腺上动脉、舌动脉、面动脉、枕动脉、耳后动脉、咽升动脉、颞浅动脉和上颌动脉。

3. 颈内动脉(internal carotid artery)　颈内动脉在平甲状腺软骨上缘的高度起于颈总动脉，直向上升，穿颈动脉管入颅，在颈部没有分支。它是脑血液供应的主要来源，结扎颈内动脉可引起严重的并发症，甚或死亡。

（二）颈部的静脉

1. 颈外静脉(external jugular vein)　为颈部浅层中较大的静脉，由面后静脉及耳后静脉于下颌角处合并而成，经胸锁乳突肌浅面向下，于锁骨中、内1/3交点上2.5cm处，穿颈深筋膜注入锁骨下静脉或颈内静脉。

2. 颈内静脉(internal jugular vein)　为位置比较浅表的最大一条静脉，接受脑、颜面和颈部的静脉血。起于颈静脉孔，向下包于颈动脉鞘内，在锁骨内侧端的后方与锁骨下静脉汇合成为头臂静脉。在颈部分支较多，有面静脉、舌静脉、甲状腺上静脉及甲状腺中静脉等。

第3节　颈筋膜及其间隙

【颈浅筋膜】

颈浅筋膜(superficial cervical fascia)为一薄层，属全身浅筋膜的一部分，包绕颈阔肌，形成不明显的颈阔肌的肌鞘。

【颈深筋膜】

颈深筋膜(deep cervical fascia)：按深浅层次不同，可将其分为浅、中、深三层。

（1）颈深筋膜浅层(superficial layer of deep cervical fascia)：又称封套筋膜，环绕颈部。上方附于枕外隆凸、上项线、乳突底、颧弓和下颌骨下缘；下方附于肩峰、锁骨和胸骨柄。

（2）颈深筋膜中层（middle layer of deep cervical fascia）：又称颈内筋膜（endocervical fascia），可分为脏层及壁层。脏层包绕所有的颈部器官，即喉、气管、咽、食管及甲状腺。壁层上连舌骨，下延为心包纤维膜，在外侧还形成颈部血管神经鞘。

颈动脉鞘（carotid sheath）：由颈深筋膜增厚形成，从颅底延至颈根部。包绕颈总动脉、颈内动脉、颈内静脉和迷走神经，在鞘的下段，颈总动脉位于后内侧，颈内静脉位于前外侧，迷走神经居两者之间。鞘的上段颈内动脉位于前内，颈内静脉位于后外，迷走神经位于两者间的后内方。

（3）颈深筋膜深层（deep layer of deep cervical fascia）：又称椎前筋膜（prevertebral fascia），上连颅底，向下入胸腔延至前纵韧带。覆盖椎前肌、斜角肌、项部深肌、臂丛及锁骨下血管。

【颈部筋膜间隙】

颈部筋膜间隙（cervical fascial space）：上述各层筋膜在颈部形成多个筋膜间隙，主要包括胸骨上间隙（suprasternal space）、舌骨上间隙（suprahyoid space）、气管前间隙（pretracheal space）、咽后间隙（retropharyngeal space）、咽旁间隙（parapharyngeal space）及椎前间隙（prevertebral space）等（图6-63-4）。

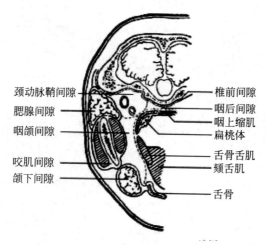

图 6-63-4　颈部的筋膜间隙

第4节　颈部的淋巴组织

颈部有较多的淋巴结，诸淋巴结间以众多相互贯通的淋巴管相连成淋巴网链，收纳头、颈及部分胸及上肢淋巴。淋巴结依其所在层次不同分为浅和深淋巴结，依其所在位置不同分为颈上部、颈前区和颈外侧淋巴结。

【颈上部淋巴结】

颈上部淋巴结位置较表浅，分布于头颈交界线上，排成一个环形，由后向前分别为：枕淋巴结（occipital lymph node）、乳突淋巴结（mastoid lymph node）、腮腺浅淋巴结（superficial parotid lymph node）、下颌下淋巴结（submandibular lymph node）及颏下淋巴结（submental lymph node），分别收纳其附近组织淋巴回流。

【颈前区淋巴结】

颈前区淋巴结分浅、深两组：颈前浅淋巴结收纳舌骨下区浅淋巴，注入颈深下淋巴结或锁骨上淋巴结；颈前深淋巴结位于喉、环甲膜及气管前，收集相应区域的淋巴，注入颈深下淋巴结。

【颈外侧区淋巴结】

颈外侧区淋巴结以颈筋膜浅层为界，分为浅、深两组，主要沿颈内、外静脉排列。

(1) 颈外侧浅淋巴结(superficial cervical lymph node)：位于胸锁乳突肌的浅面，沿颈外静脉排列。主要收纳枕部、耳和腮腺区的淋巴回流，其输出管终于颈深淋巴结。

(2) 颈外侧深淋巴结(deep cervical lymph node)：位于胸锁乳突肌深面，上起颅底，下至锁骨，大多围绕颈内静脉、副神经及颈横动脉排列，主要收纳颈部各器官的淋巴，并为头、颈部淋巴管道的总汇合处。

(邹剑)

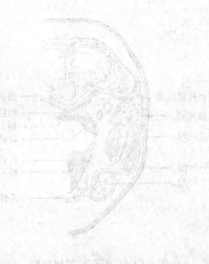

第 64 章　颈部检查法

第 1 节　颈部的一般检查

患者取坐位,不能坐立者取卧位,头颈部完全暴露,在良好的光线下进行,依次行视、触、听诊。

【视诊】

观察颈部的位置,有无斜颈、强直,有无活动受限,双侧是否对称,有无静脉充盈、血管的异常搏动;观察皮肤有无充血、肿胀、瘘管、溃烂等;注意喉结的位置和外形,有无局部隆起;观察有无包块隆起,以及包块的部位、形态、大小和表面皮肤颜色,是否随吞咽上下移动;注意腮腺、颌下腺和甲状腺有无肿大。

【触诊】

触诊是颈部一般检查中最主要的检查方法。检查者站在患者的前方或后方,按一定顺序对每个区域进行系统触诊。患者头微低,放松,检查者站在患者后方以双手指尖触诊。先行颏下区和下颌下区的检查,由颏下区、下颌下区滑行至下颌角。注意此区内淋巴结及颌下腺有无肿大。然后双手指尖深入胸锁乳突肌前缘深面,向下触摸至胸骨,分别检查颈深上、中、下淋巴结。再行颈后三角检查,注意枕后淋巴结、副神经淋巴结有无肿大。最后检查锁骨上区,检查者拇指放在患者肩上,用另外四个手指触摸锁骨上窝。检查者也可站在患者对面,一只手放在患者的后枕部,协助患者转动头部,使受检侧充分松弛,以另一只手指尖按上述顺序在颈部各区进行触诊。

甲状腺触诊:检查者站在患者后面,一手食、中指施压于一侧甲状软骨,将气管推向对侧,另一手拇指在对侧胸锁乳突肌后缘向前推挤甲状腺,食、中指在其前缘触诊甲状腺。或检查者站在患者对面,用一只手的拇指将患者的甲状软骨推向检查侧,使检查侧的甲状腺腺叶突出,另一只手食、中指在检查侧的胸锁乳突肌后缘推挤甲状腺,拇指在胸锁乳突肌前缘触诊。让患者做吞咽动作,重复检查。

【听诊】

甲亢患者因腺体内血流增加,可在其甲状腺区听到一持续性静脉"嗡鸣"音。对颈动脉瘤患者,可听到收缩期杂音。咽和颈段食管憩室者,吞咽时可在颈部相应部位听到气过声。喉阻塞者可听到喉鸣音。

【透光试验】

在暗室内以手电筒从肿块侧面照射,用不透明圆筒的一端紧贴肿块,观察有无红色透光现象。阳性者多为囊性水瘤。

第2节　颈部细胞学及病理学检查

颈部肿块的诊断最终依赖于细胞学和病理学检查。可以通过穿刺或切除病变组织获得活体组织。穿刺检查简单易行,痛苦小,易为患者所接受。局部常规消毒,以1%利多卡因做局部浸润麻醉,以减轻患者痛苦。用带芯穿刺针插入肿块,将针向各个方向穿刺2～3次,抽取组织进行细胞学和病理学检查。穿刺部位要准确,避开大血管。可在超声或CT引导下进行,甚至可以在影像引导下行较深组织的穿刺活检。由于穿刺获得的组织有限,有时难以获得阳性结果。对于穿刺检查失败或者诊断仍不明确,以及疑为恶性转移虽经反复检查未能发现原发病灶的颈部肿块,原则上选择一个肿块完整切除后送病理室检查,不宜做肿块部分切除,以免引起肿瘤的扩散。

(邹剑)

第 65 章　颈部先天性疾病

第 1 节　甲状舌管囊肿及瘘管

甲状舌管囊肿和瘘管(thyroglossal cyst and fistula)为颈部较常见先天性畸形疾病之一。囊肿的发病率远较瘘管为多。

【病因及发病机制】

甲状舌管一般在胚胎发育 5～10 周时萎缩闭锁,如胚胎组织残留发生在舌肌以下时,周围淋巴样组织的炎症反应刺激残余上皮组织增生,形成甲状舌管囊肿。

【临床表现】

患者常以颈前部中线包块就诊,一般无症状。肿块触之光滑有波动感,随吞咽、伸舌动作上下活动。如患者因感染、破溃或手术切除不尽,可表现为瘘、窦道。咀嚼或吞咽活动时,可以从窦道溢出黏液或脓性分泌物。患者应行 B 超检查或甲状腺放射性核素扫描,有助于明确诊断,并判断正常甲状腺是否缺如。

【治疗】

彻底手术切除是最有效的治疗方法。手术不仅需完整切除囊肿及与其相连的通向舌根的管道,还需切除中间一段舌骨体。

第 2 节　第二、三鳃源性囊肿及瘘管

1785 年,Huczovsky 首次报道了颈侧囊肿。1932 年,Ascherson 将其命名为鳃源性囊肿(branchial cyst),该名称被大家接受并沿用至今。

【病因及发病机制】

目前主要有两种学说:一种病因学说认为它是鳃源性器官残留;另一种学说认为它是颈侧淋巴组织的囊性病变。

【临床表现】

鳃裂囊肿或瘘管有的在出生时被发现,多数是到青少年时期,由于囊肿增大或感染才被发现。囊肿感染后可形成脓肿,脓肿可自行破裂,形成引流性窦道。

(1)第二鳃裂囊肿及瘘管:最常见,约占95%,其中鳃裂囊肿较瘘和窦道更多见,表现为胸锁乳突肌前缘肿物。临床常分为三种类型:第一种无咽部内口,只有外口,其瘘口通常位于胸锁乳突肌前缘中、下1/3交界处,此型最常见;第二种无外口,只有内口,内口开口于扁桃体;第三种兼有内、外口。

(2)第三鳃裂囊肿及瘘管:罕见,其外孔位置与第二鳃裂囊肿及瘘管相同,其管道或囊肿沿颈鞘在颈内动脉后方上行并越过舌下神经沿喉上神经到达梨状窝。

【治疗】

治疗方法是将囊肿及瘘管完全切除。囊肿或瘘管合并感染时,应控制感染后择期手术。

第3节 颈部囊状水瘤

囊状水瘤(cystic hygroma)为起源于淋巴组织的先天性疾病。胚胎时期,在颈囊发育成淋巴系统的过程中,部分淋巴组织发生迷走,并形成囊状水瘤。

【病因及发病机制】

一般认为,胚胎淋巴系的原基即颈囊在发育过程中出现的残留体,以后发展为淋巴管瘤。

【临床表现】

约50%的病例发生在婴儿出生时,70%~90%病例发生在3岁以内,偶见于成年。多数病例表现为锁骨上胸锁乳突肌后缘的隆起性肿块,质地软,有波动感,边界不清,透光实验阳性,穿刺可抽出淡黄色液体。B超显示多为房性无回声区。术前应常规拍胸片,做颈部CT或MRI检查,以明确病变扩展范围及其与重要神经器官的关系。

【治疗】

目前唯一有效的治疗方法是外科手术彻底切除。若切除不净,易导致复发、继发淋巴漏或继发感染。硬化剂注射治疗对部分高风险患者也是可选择的方法。

(曾泉 胡国华)

第66章 颈部炎性疾病

第1节 颈部淋巴结炎

颈部淋巴结丰富,主要接受头、颈部各区域的淋巴回流。耳、鼻、咽喉、口腔、颌面及颈部等区域的感染(扁桃体炎、口腔炎、龋齿、皮肤疖肿等)均可引起颈部淋巴结炎。根据病程及临床表现,淋巴结炎可分为急性淋巴结炎和慢性淋巴结炎。常见的病原菌以金黄色葡萄球菌和溶血性链球菌为主。

【临床表现】

急性颈部淋巴结炎早期患者仅表现为颈部淋巴结局部红肿、疼痛,全身反应较轻。起初,肿大的淋巴结界限清楚,尚可活动,有压痛。随病情发展,感染可引起淋巴结周围组织炎症浸润、融合,形成炎性包块,形成脓肿,此时全身反应加重,可出现发热、寒战、全身无力等表现,白细胞总数明显升高,严重者可发生脓毒血症。

由于颈部淋巴结炎多由头颈部的局部病灶感染而来,患者可同时有咽痛、吞咽痛、牙周疼痛、耳痛或局部蜂窝组织炎等临床表现。

如患者局部感染病灶长期不愈,如慢性扁桃炎、慢性牙源性疾病等,或急性淋巴结炎治疗不彻底,可引起慢性淋巴结炎。临床特征表现为局部淋巴结增大,形成硬结,一般无全身反应。如遇全身抵抗力下降时,可反复急性发作,引起急性淋巴结炎。

坏死性淋巴结炎又名组织细胞性坏死性淋巴结炎、亚急性坏死性淋巴结炎。它是一种淋巴结反应性增生病变,患者多见于青少年,偶尔也有老年人,女性多见。发病机制不清,可能与病毒感染有关,前期可出现类似流感症状,80%以上的患者以颈部淋巴结肿大为首发症状,同时腋下、腹股沟等全身淋巴结也可受累。患者可有不同类型的发热表现,可呈弛张热、低热或不规则热,最高可达 39～40℃。部分患者可出现皮疹和肝脾肿大。实验室检查外周血白细胞减少,淋巴结活检可有特异性表现。

【诊断和鉴别诊断】

根据病史、局部及全身临床表现,并结合超声多普勒及实验室检查,诊断一般不难。颈部淋巴结炎需要与颈部淋巴结结核、颈部转移癌及恶性淋巴瘤鉴别,必要时可行淋巴结活检或针吸细胞学检查,以明确诊断。

【治疗】

颈部急性淋巴结炎以抗感染治疗为主,同时治疗原发病灶,结合局部热敷等物理治疗、药物外敷及中医治疗,脓肿一旦形成需切开引流。

慢性淋巴结炎一般无须治疗,反复急性发作者需寻找并处理原发病灶,清除感染源。

坏死性淋巴结炎以激素治疗和免疫治疗为主。

第 2 节　颈部淋巴结结核

颈部淋巴结结核(tuberculosis of cervical lymph node)常见于儿童及青壮年。

【病因】

结核杆菌经上呼吸道感染口咽、喉或鼻咽部,最常见为扁桃体,形成结核病灶,结核杆菌多可沿淋巴管途径感染颈部各淋巴结。肺部结核杆菌也可经血液播散和淋巴途径感染颈部淋巴结。

【临床表现】

患者可仅表现为淋巴结肿大而无全身症状;部分患者可出现低热、盗汗、身体虚弱、食欲不振等全身表现。

局部可表现为颈部局部淋巴结肿大,多见于颌下及颈外侧浅、深淋巴结。初为蚕豆大小、散在、孤立,质地硬,可活动,无明显红肿疼痛。肿大的淋巴结可相互粘连、融合,活动度较差,并向周围炎症浸润。此时可有触压痛,如继发细菌感染,则局部红、肿、热、痛较明显。后期肿大淋巴结中心软化,发生干酪样坏死,形成寒性脓肿或称冷脓肿,触之有波动感。如脓肿破溃,可流出稀薄的脓液,且创口经久不愈,形成溃疡或窦道。

【诊断及鉴别诊断】

根据患者局部临床表现,曾患有肺结核、扁桃体结核或喉结核等病史,伴有虚弱、低热、盗汗等全身表现,可考虑本病。专科查体及胸部 X 检查、CT 检查可发现结核原发病灶。结核菌素试验、血沉检查、结核抗体检查均有助于诊断。病理活检可明确诊断。本病需要与慢性颈部淋巴结炎、颈部转移癌及恶性淋巴瘤等鉴别。

【治疗】

以全身抗结核治疗为主,局部治疗为辅,加强营养、增强体质。

1. 全身治疗　主张联合、适量、规律和全程地进行系统性的抗结核治疗,至少治疗 6 个月,可达到控制和杀死结核菌的目的。常用的抗结核药物有异烟肼、利福平、吡嗪酰胺和乙胺丁醇等。

2. 局部治疗　①对于局限的、活动性好的单个颈部淋巴结结核,可进行手术切除。②对于已形成寒性脓肿,但未形成破溃者,可于脓肿周围的正常皮肤处进行脓肿穿刺,抽脓,注入抗结核药物,禁止在脓肿处直接穿刺,以免造成经久不愈的瘘口。如寒性脓肿破溃形成窦道,可局部刮除结核肉芽组织,瘘口不缝合,局部以抗结核药物治疗。

(宋为明)

第 67 章　颈部血管性疾病

第 1 节　颈 动 脉 瘤

各种原因引起颈总动脉、颈内动脉、颈外动脉及其分支动脉的血管壁损伤,在血流压力的作用下,可逐渐膨大形成动脉瘤(aneurysm)。

【病因】

常见的病因包括动脉硬化、创伤、细菌感染、梅毒及先天性动脉囊性中层坏死等。由动脉硬化产生的动脉瘤多位于颈动脉分叉处,而创伤所致的动脉瘤多位于颈内动脉。颈外动脉瘤较为少见。

【病理】

颈动脉瘤分为三类:①真性动脉瘤,多由动脉硬化引起,病变累及动脉壁全层,瘤壁由动脉外膜、中膜及内膜构成,形成局限膨胀性包块,多为梭形。瘤体多位于颈动脉分叉处,常可发生自发性破裂,引起致命性大出血;②假性动脉瘤,多由创伤引起,指动脉壁撕裂,血液经裂口流出并被动脉壁周围组织包裹形成血肿并机化,与动脉相通形成假性动脉瘤,多为囊形;③夹层动脉瘤,多由先天性动脉囊性中层坏死所致,当各种原因使颈动脉内膜破裂,血液进入中层,形成血肿并向外突出。

【临床表现】

(1) 颈部搏动性包块:是颈部动脉瘤最典型表现,触诊为膨胀性搏动,可有杂音,压迫肿块近心端动脉时,搏动感可减弱。少数肿块因瘤体内血栓栓塞而使搏动感减弱或消失。

(2) 压迫症状:瘤体增大可压迫喉、气管、食管及神经,出现声音嘶哑、呼吸困难、吞咽困难及颈交感神经麻痹综合征(Horner 综合征)等。

(3) 发生在颈总动脉、颈内动脉的动脉瘤可影响脑部供血,如血栓脱离可引起脑梗死,患者可出现不同程度的脑缺血症状,如头痛、头昏、失语、偏瘫及意识障碍等。一旦瘤体破裂出血,严重者可危及生命。

【诊断与鉴别诊断】

根据临床表现,如发现颈部搏动性包块,压迫肿块近心端动脉时,搏动可减弱或消失,诊断一般不难。如遇肿块搏动感及杂音不明显者,诊断较困难。数字减影血管造影(DSA)检查对确定诊断具有重要意义。近年来,磁共振血管显影(MRA)技术诊断动脉瘤日益受到重视。MRA 是一种无创性检查方法,因此较 DSA 更具有优势。

颈动脉瘤需要与颈动脉体瘤鉴别,后者多位于颈动脉分叉处,为无痛实性包块,一般无膨胀性搏动及杂音,可有传导性搏动,DSA 检查可帮助鉴别。

【治疗】

颈动脉瘤一旦破裂,可能引起致命性大出血,所以一旦确诊,应尽快手术。根据瘤体大小及部位采取不同的手术方式:①假性动脉瘤,可游离并切除瘤体,缝合切口。与周围神经、血管粘连紧密者可行囊内修补术。②真性动脉瘤,可切除动脉瘤及病变动脉,做动脉端端吻合,必要时用人工血管或同种动脉替换切除的动脉。③夹层动脉瘤,切除病变动脉,用人造血管重建血流通道。对于高龄、严重心血管疾病无法耐受手术者,可采用介入治疗。

第 2 节　颈动脉体瘤

颈动脉体瘤(carotid body tumor)是发生于颈动脉体的良性肿瘤,多单侧发病,生长缓慢,少数可发生恶变。好发于 30～60 岁患者,无明显性别差异。

【解剖及病理生理】

颈动脉体位于颈动脉分叉处的后方,借结缔组织与动脉的外膜相连,椭圆形,大小不一,平均直径为 3.5mm。颈动脉体是人体最大的副神经节,为化学感受器,其主要功能是感受血液的二氧化碳浓度变化。当二氧化碳浓度升高时,可刺激颈动脉体,反射性引起呼吸加深、加快。颈动脉体瘤是发生在颈动脉体的副神经节瘤,其生长缓慢,瘤体增大后,可逐渐包绕颈动脉分叉、颈内动脉及颈外动脉,并与动脉外膜紧密粘连,不易分离。肿瘤一般为圆形或椭圆形,呈灰色或棕红色,血供较丰富,多来自颈外动脉。显微镜下瘤细胞为多边形和梭形,细胞浆呈嗜酸性,瘤细胞排列变异较多,可成片、成团或成条索状。

【临床表现】

颈部颈动脉三角区发现无痛实性肿块,生长缓慢,瘤体呈圆形或椭圆形,质地中等,边界清楚,可有传导性搏动,可左右活动,但上下活动受限。

瘤体增大可出现不同的压迫症状,患者可出现声音嘶哑、吞咽障碍、软腭下垂及 Horner 综合征等。由于颈动脉瘤位于颈总动脉的分叉处,增大的瘤体可压迫并将颈外动脉和颈内动脉推向两侧,使二者间距离增大。

【诊断和鉴别诊断】

临床上发现颈动脉三角区缓慢生长的肿块,边界清楚,质地中等,可左右活动,但上下活动受限,应考虑颈动脉体瘤的可能。需要与颈动脉瘤、神经鞘瘤、腮裂囊肿及颈部淋巴结结核等相鉴别。颈动脉造影及数字减影血管造影检查可发现肿物位于颈动脉分叉处,颈内、颈外动脉受压移位,可观察肿瘤的血供情况,对疾病的诊断具有重要价值。核磁共振检查不仅能清楚地显示肿物的位置、大小及与颈动脉的关系,还可行血管显影以进一步了解肿瘤的血供和颈动脉受压移位情况,且具有安全、无创的优点,是诊断和鉴别诊断的理想方法。

【治疗】

手术切除是治疗颈动脉体瘤的最有效的方法。较局限的肿瘤可行动脉外膜下肿瘤切除术,较大肿瘤可能与周围神经和颈动脉粘连,或包绕颈动脉,需将肿块连同部分颈动脉一并切除,并做颈动脉重建术。由于肿瘤与颈动脉、静脉及神经紧密相邻,血供丰富,手术难度较大,易出现大出血,损伤中枢及周围神经等并发症,故应谨慎选择手术适应证,术前需充分了解肿瘤与周围组织特别是颈动脉的关系,选择性进行血管栓塞以减少术中出血,并做好输血准备,术中仔细操作,以免发生意外。

(宋为明)

第68章 颈部创伤

第1节 颈部闭合性创伤

闭合性创伤多由钝力如拳击、车祸等撞击引起。当钝力从正面直接撞击颈部时,多伤及喉、气管、甲状腺;当钝力从侧面撞击颈部时,主要损伤血管、神经、食管、肌肉、颈椎等。本节主要讨论气管闭合性创伤。

【病因】

钝力从正面撞击颈部,可致气管软骨环破碎、软组织撕裂,甚至气管与环状软骨分离。钝力从侧面撞击颈部时,气管可向对侧移位,损伤较轻,仅引起气管黏膜损伤。各种原因引起的气管内压力升高,亦可引起气管破裂。

【临床表现】

(1)气管损伤处疼痛,吞咽或转头时疼痛加剧,可放射至同侧耳部。

(2)咳嗽及咯血,为气管壁损伤后血液流入气管所致。

(3)呼吸困难。并发纵隔气肿、气胸时,呼吸困难加重,可窒息死亡。

(4)气肿。为气体通过破裂的气管壁进入皮下组织所致。

(5)伴有喉挫伤或喉返神经损伤者,可出现声嘶,重者失声。

【诊断】

受钝器伤后,颈前气管处皮肤肿胀、瘀血,压痛明显,咳嗽及咯血,有皮下气肿,伴或不伴有呼吸困难,均应警惕气管创伤,做好气管切开或气管插管准备,应尽快进行颈、胸部X线片或CT扫描检查,了解有无纵隔气肿及气胸。必要时行纤维支气管镜或硬性支气管镜检查。

【治疗】

原则是保持呼吸通畅,修复气管损伤,防止气管狭窄。

第2节　颈部开放性创伤

颈部开放性创伤由颈部切伤和穿透伤引起。切伤（如刎颈）多损伤喉、气管；穿透伤则多损伤颈部软组织，包括血管、神经、咽、食管等。本节主要讨论开放性血管、神经创伤。颈部开放性血管、神经创伤多由颈部直接损伤所致。神经损伤可为直接损伤，也可是血肿压迫损伤。血管损伤分为三种类型：①损伤性动脉痉挛；②血管壁损伤，主要是内膜或中层损伤，外膜尚完整；③血管部分或完全破裂。

【临床表现】

1. 出血　受伤处可有大出血或血肿形成，严重者可致失血性休克。外面伤口小而大血管损伤者，可引起大量内出血，而外出血很少，这种情况易被忽视。应密切观察患者的血压、脉搏情况，注意有无内出血。

2. 神经受损症状　常伴有迷走、舌下、舌咽、面神经损伤，出现声嘶、伸舌偏斜、呛咳、面瘫等。

3. 脑缺血　颈动脉损伤后可引起受伤侧脑缺血，表现为昏迷、偏瘫、失语等。

4. 呼吸困难　伴有喉、气管的创伤，或由血肿压迫喉、气管所致。

5. 空气栓塞　空气通过破损的静脉进入体内，引起空气栓塞，造成脑、肝、肾等重要器官的损害。

6. 颈部其他器官的损伤　较常见的是喉、气管、食管及甲状腺等。

7. 血肿形成假性动脉瘤　多由动脉壁损伤引起的动脉血肿所致，其特点是搏动明显，并可听到收缩期杂音，杂音常沿动脉传播，多伴有病侧头痛及放射性耳痛。

【诊断】

颈部有开放性外伤史，局部有出血或血肿形成，血肿搏动明显，并可听到收缩期杂音，伴有脑缺血、神经受压及全身失血症状，应考虑有颈部血管神经损伤。DSA、颈部B超检查有助于诊断。

【治疗】

原则是止血、纠正休克、保持呼吸通畅和预防感染。

（唐嗣泉）

第69章 颈 部 肿 块

根据其发生的时间,颈部肿块可分为先天性肿块和后天性肿块。

后天性肿块又分为新生物性肿块和炎性肿块:新生物肿块又分为良性肿块和恶性肿瘤,恶性肿瘤又分为原发性和转移性肿瘤。炎性肿块分为特异性炎性(结核性)和非特异性炎性肿块。Skandalakis 总结了"4 个 80%",即 80% 是肿瘤,其中 80% 是恶性,恶性中 80% 是淋巴结转移,原发癌中 80% 来自锁骨以上。关于病程,Skandalakis 总结出"3 个 7"的规律,即 7 天者多为炎症,7 个月者多为肿瘤,7 年者多为先天性肿块。这里主要讨论新生物性肿块。

1. 颈部良性肿瘤　以甲状腺腺瘤、涎腺混合瘤最常见,其次为神经鞘膜瘤、血管瘤、脂肪瘤及纤维瘤。这里主要介绍神经鞘膜瘤。神经鞘膜瘤起源于神经鞘膜的雪旺细胞,可发生于迷走、舌咽、副、膈、颈交感、颈丛、臂丛等神经,本病较多发生于迷走、颈交感及舌咽神经。

【临床表现】

多数为孤立性肿块,生长缓慢,包膜完整,很少发生恶变,多位于颈动脉三角区。肿块较小时,常无症状。肿块较大时,可压迫神经,出现相应的神经受压症状,如声嘶、伸舌偏斜、霍纳综合征及膈肌升高等。

【检查】

因肿块起源的神经不同,肿块的部位各异。肿块多呈圆形或椭圆形,边界清楚,与周围组织无粘连,左右活动好,上下活动范围较小,质地中等;有囊性病变者,触之有波动感。

【诊断】

颈部出现孤立性无痛性肿块,生长缓慢,呈圆形或椭圆形,边界清楚,左右活动好,上下活动受限,伴或不伴有神经压迫症状。影像学检查如 B 超、CT、MRI、DSA 检查可进一步明确诊断,但位于颈动脉三角区的神经鞘膜瘤需与颈动脉体瘤鉴别。DSA 对鉴别两种肿瘤具有重要意义。

【治疗】

目前唯一有效的治疗方法是手术切除。

2. 颈部恶性肿瘤　颈部原发性恶性肿瘤有恶性淋巴瘤、神经纤维肉瘤等,其占颈部恶性肿瘤的少数,颈部转移性恶性肿瘤占多数,在转移性恶性肿瘤中,大多数来自头颈部原发性肿瘤(约占80%),少数来自胸、腹及盆腔等原发灶,极少数原发灶不明。

【分类与特点】

1. 来自头颈部的转移性恶性肿瘤　常见的原发灶有鼻咽癌、扁桃体恶性肿瘤、下咽癌、喉癌、甲状腺癌等。其中,鼻咽癌发生颈部淋巴结转移率最高(约占60%~80%),不少鼻咽癌患者以颈部肿块为首发症状而就诊。

2. 来自胸腹腔恶性肿瘤的转移性恶性肿瘤　左半胸腔、腹腔及盆腔器官的恶性肿瘤等转移至左侧锁骨上淋巴结,右半胸腔器官的恶性肿瘤转移至右侧锁骨上淋巴结,左侧多于右侧。

3. 原发灶不明的转移性恶性肿瘤　极少数患者以颈部无痛性肿块为唯一症状就诊,反复检查找不到原发灶,而肿块活检证实为转移性恶性肿瘤。

【诊断】

首先应确定肿块的性质,然后寻找原发灶。

【治疗】

主要是治疗原发灶,颈部转移灶可根据原发灶不同,采取不同的治疗措施。

(唐嗣泉)

第70章 甲状腺肿瘤

第1节 甲状腺腺瘤

甲状腺腺瘤(thyroid adenoma)为最常见的甲状腺肿瘤,起源于甲状腺滤泡细胞。临床分为滤泡状和乳头状囊性腺瘤两种,前者多见。本病虽属良性肿瘤,但有 10％左右可发生癌变。

【临床表现】

病程缓慢,多数在数月到数年甚至更长时间,好发于甲状腺功能活动期。患者可无任何症状或颈部稍有不适。腺瘤多数为单发,圆形或椭圆形,表面光滑,边界清楚,质地韧实,与周围组织无粘连,无压痛,可随吞咽上下移动。肿瘤直径一般在数厘米,巨大者少见。有少数患者因瘤内出血,瘤体会突然增大。病史较长者,往往因钙化而使瘤体坚硬;有些可发展为功能自主性腺瘤,而引起甲状腺功能亢进。

【诊断】

患者多无明显症状,病程缓慢,颈前区单侧孤立性甲状腺肿块,质地较硬,表面光滑。影像学检查如 B 超、CT、MRI 检查可进一步明确诊断。B 超检查为甲状腺腺瘤的首选方法,具有良好的准确性和重复性。B 超下腺瘤多为等低回声,包膜完整,结节质地均匀,与周围组织分界清晰。B 超检查可进一步明确肿物为实性或囊性。腺瘤多数为实性,少数为囊实性,纯囊性少见。对于难以明确肿块性质者,可在 B 超引导下行细胞学穿刺检查。甲状腺腺瘤患者血清 T3、T4 值在正常范围内。

【治疗】

甲状腺腺瘤可能引起癌变和甲亢,故目前提倡早期手术。传统手术方式为单纯腺瘤切除术。该术式虽然能最大限度保留甲状腺组织,出血少,不易损伤喉返神经,但术后容易复发。因此目前多选择单侧腺叶次全切除或单侧全甲状腺切除。

第2节　结节性甲状腺肿

结节性甲状腺肿（nodular goiter）又称为腺瘤性甲状腺肿（adenomatous goiter），实际上是指地方性甲状腺肿和散发性甲状腺肿晚期所形成的多发结节。发病率很高，有报道可达人群的4%。可分为良性结节和恶性结节，其中恶性结节约占5%～15%，应注意鉴别，避免漏诊。

【病因及发病机制】

结节性甲状腺肿的发病机制与病因目前尚不明确，目前认为其主要致病因素为甲状腺素不足，刺激垂体分泌促甲状腺素（TSH），不断刺激甲状腺增生，最终形成结节。近年来有研究发现，该病与甲状腺组织新生物肿瘤基因突变也有密切关系。

【临床表现】

本病女性多于男性，多有长期单纯性甲状腺肿的病史。病程长，多数患者无症状，甲状腺肿大程度不一，多不对称。结节数目及大小不等，一般为多发性结节，早期也可能为单结节。结节质软或稍硬，光滑，无触痛。重度肿大的甲状腺肿可引起压迫症状，出现呼吸困难、吞咽困难和声音嘶哑等。如结节内出血，可引起短期内甲状腺结节迅速增大。

【诊断】

结节性甲状腺肿的病史较长，触诊甲状腺结节表面光滑，质地软，吞咽时可随气管上下移动。B超检查为其主要的辅助检查手段。超声检查对甲状腺结节的检出具有很高的敏感性，可检出2mm的结节。同时还能发现结节的数量、大小、形态、边界及与周围组织关系。区别单发结节与甲状腺腺瘤有一定困难。从病理组织学上看，腺瘤有完整包膜，与周围组织分界清晰；而单发甲状腺结节包膜常不完整。核素显像有助于排除甲状腺恶性结节，但不能作为诊断的依据。细胞学穿刺检查可以发现恶性结节，但有一定的假阴性及假阳性率。结节性甲状腺肿的血清学检查缺乏特异性。血清总 T_4 值正常或稍低，总 T_3 值略高，血清TSH一般正常，甲状腺球蛋白水平与结节肿大小相关。

【治疗】

结节性甲状腺肿一般不需治疗。对于明显肿大者可试用左甲状腺素，但治疗过程中需监测血清 TSH 水平，低于正常则停止使用。对于细胞学穿刺检查出的恶性病例，一般选择手术治疗，切除腺叶及峡叶。可疑病例应做甲状腺扫描及甲状腺功能试验以进一步明确诊断。

第3节　甲状腺癌

甲状腺癌（thyroid carcinoma）是最常见的甲状腺恶性肿瘤，约占全身恶性肿瘤的1%～2%，且呈逐年上升趋势。

【病理】

在病理学上，甲状腺癌分为四种病理类型，分别为乳头状癌、滤泡状癌、未分化癌和髓样癌。其中，髓样癌来源于滤泡旁细胞（c细胞），其他类型均来源于甲状腺上皮细胞。乳头状癌最为常见，约占甲状腺癌总数的70%，多见于中青年女性。乳头状癌分化好，生长缓慢，恶性度低,预后较好。滤泡状癌为中度恶性,有侵犯血管倾向,易血运转移,预后差于乳头状癌。未分化癌多见于老年人,恶性度高,进展迅速,预后极差。髓样癌少见,中度恶性,预后不如乳头状癌。

【临床表现】

甲状腺癌的临床表现缺乏特异性,以甲状腺内发现肿块为其主要表现。早期无明显症状,随着病程进展,肿块逐渐增大可压迫气管,可引起不同程度的呼吸困难症状,压迫食管可引起吞咽障碍。侵及临近神经则出现相应症状:侵犯喉返神经可出现声音嘶哑,侵犯交感神经可导致 Horner 综合征,侵犯颈丛神经浅支出现耳、枕、肩等处疼痛。未分化癌常以局部浸润表现为主。

髓样癌除有颈部肿块外,肿瘤细胞能分泌降钙素(calcitonin,CT)、前列腺素(prostaglandin,PG)、5-羟色胺(5-hydroxytryptamine,5-HT)、血管活性肠肽(vasoactive intestinal peptide,VIP)等,可出现腹泻、多汗、面色潮红及血钙降低等类癌综合征或内分泌失调等症状。

【诊断】

对甲状腺肿块质硬、固定、颈部淋巴结肿大,或有压迫症状者,或多年的甲状腺肿块,短期内迅速增大者,应怀疑为甲状腺癌。对于甲状腺癌可疑病例,可行 B 超、放射性核素扫描、CT、MRI、细胞学穿刺活检等检查。其中细胞学穿刺活检是最为有效的诊断方法,其检出率可以达到 80% 以上。但不能忽视细胞学检查可能存在假阳性或假阴性的情况。此外,血清降钙素测定可以帮助髓样癌诊断。总的来说,甲状腺癌术前诊断缺乏特异的临床表现,必须进行术中冰冻切片检查及术后病理切片检查。

【治疗】

除未分化癌以外,手术是治疗甲状癌的基本治疗方法,并辅助应用放射性核素、内分泌及外放射等治疗。

1. 手术治疗　根据肿瘤的病理类型和侵犯范围的不同,手术的方法也不同。甲状腺癌手术包括甲状腺本身的手术和颈淋巴结清扫。目前对甲状腺的切除范围仍存在争议,但最小切除范围定为腺叶切除已达成共识。颈淋巴结清扫范围也存在争议,但最小范围清扫,即中央区颈淋巴结清扫(Ⅵ区)已达成共识。总之,要根据甲状癌的具体情况,决定切除及颈淋巴结清扫的范围。

2. 放射性核素治疗　对乳头状癌及滤泡状癌患者,术后有残留甲状腺组织存在、吸^{131}I 率>1%,甲状腺组织显像甲状腺床有残留甲状腺组织显影者,均应进行^{131}I 治疗。其主要作用是破坏甲状腺切除术后残留的甲状腺组织及残留的癌组织,减少复发和死亡率。

3. 内分泌治疗　甲状腺癌做次全切除或全切除者术后均需终身服用甲状腺素片,以预防甲状腺功能减退及抑制 TSH。在治疗过程,需定期测定血浆 T_4 和 TSH,以此调整药量。

4. 外放射治疗　主要用于未分化型甲状腺癌。

(胡国华)

第 7 篇

颅底外科学

第71章 前、中颅底临床解剖学

颅底的骨性结构由额骨、筛骨、蝶骨、颞骨、枕骨等组成,有许多的骨性孔道或裂隙,是颅内外血管、神经进出的通道。颅底有内、外两个面,颅底内面自前向后分为颅前窝、颅中窝和颅后窝三区;颅底外面的分区尚无统一标准。一般按 Jones(1987)的方法,将颅底外面与内面的颅前窝和颅中窝的对应部分分别称为前颅底和中颅底。

一、前颅底

前颅底与颅前窝对应,毗邻鼻腔、鼻窦和眼眶。颅前窝内有大脑额叶、嗅神经、嗅球和嗅囊等结构。颅前窝由额骨眶板、筛骨水平板、蝶骨小翼与蝶骨体前部构成。其前界为额骨鳞部,后界由蝶骨小翼后缘、前床突、视神经管口及交叉沟构成,两侧为额骨眶部。颅前窝正中凹陷部分为嗅窝,中线骨嵴称鸡冠,其前方为盲孔,两侧为筛板,再向外依次为筛顶、眶上裂和眶顶。

前颅底前部与额窦相邻,额窦是额骨两层骨板形成的结构,借此可进入前颅窝,处理此区域病变。正中的筛骨筛板是骨性鼻腔和筛窦的上壁。筛板上有筛孔,嗅丝经此入颅。蝶窦也与上方的前颅底毗邻,将在后面的中颅底部分中详细阐述。

颅前窝骨板厚薄不一,以筛板和眶顶最薄,外伤时易发生骨折。眶顶骨折时出现球结膜水肿、眼睑瘀血。若累及视神经管,则可致视觉障碍。筛板骨折可造成嗅觉障碍,若伴有硬脑膜撕裂,可因损伤筛动脉而引起鼻出血、脑脊液鼻漏和颅内积气等。鼻腔鼻窦肿瘤可向上侵犯,破坏前颅底骨质,严重时可以向颅内侵犯。颅前窝骨板的先天性缺损或发育异常可出现脑膜膨出或脑膜脑膨出。过度气化的筛窦与蝶窦的顶壁骨质有缺损时,硬脑膜与窦腔黏膜直接接触,当鼻窦发生急性化脓性炎症时可引起颅内感染。此外,当颅内压增高时,蛛网膜憩室可经筛板的先天性缺裂或筛孔疝入鼻腔,引起自发性脑脊液鼻漏,并可能继发鼻源性脑膜炎。

二、中颅底

中颅底位于颅底中部,与颅中窝相对应。颅中窝由蝶骨体的上面和侧面、蝶骨大翼脑面、颞骨岩部前面及颞骨鳞部构成,主要容纳大脑颞叶。其前界为蝶骨小翼后缘和视神经沟前缘,后界为颞骨岩部上缘的岩上窦沟,中部为蝶骨体及鞍部,两侧由蝶骨大翼、颞骨岩部及颞骨鳞部组成。中颅底中央有垂体窝容纳垂体,下方即为蝶窦。垂体肿瘤手术常经蝶窦入路。蝶鞍前有横行的视神经交叉,两侧为狭长不规则的海绵窦。海绵窦内有颈内动脉和外展神经通过,窦的外侧壁有动眼神经、滑车神经和眼神经穿行。颅底骨折伤及此部可导致上述颅神经损伤,引起海绵窦综合征(眼睑下垂、瞳孔散大、眼肌麻痹、角膜反射消失等)。蝶骨体骨折损伤颈内动脉可发生致命性鼻腔大出血。鼻咽部肿瘤侵犯中颅底骨质,也可侵犯颈内动脉,最终导致致命性大出血。眶上裂位于蝶骨大翼与小翼之间,Ⅲ、Ⅳ、Ⅴ、Ⅵ颅神经和眼动脉由此入眶。位于蝶骨大翼根部的骨性孔道由前内向后外依次为圆孔、卵圆孔和棘孔,依次分别有上颌神经、下颌神经和脑膜中动脉通过。破裂孔位于卵圆孔内后方约 1.0cm,由岩尖与蝶骨体交接处构成,其内有颈内动脉穿行入颅。颞骨岩部前面构成颅中窝的后界,其尖端有三叉神经半月节压迹,弓状隆起位于压迹的后外侧,上半规管位于弓状隆起下。弓状隆起是颅中窝进路行内耳道手术的重要标志。隆起的前下方为岩大神经裂孔、岩大神经和岩小神经沟。其中岩大神经为面神经减压或开放内耳道的重要解剖标志。弓状隆起的外侧即为鼓室盖,岩部横行骨折时可损伤内耳,若骨折累及鼓室盖可发生脑脊液耳漏。

(张天宇)

第72章 侧颅底临床解剖学

侧颅底是一个临床概念,指在颅底的外面,沿眶下裂和岩枕裂各做一延长线形成的三角形区域。上述两线向内相交于鼻咽顶部,向外分别止于颧骨后方和乳突后缘。侧颅底位置深在,且有诸多神经、血管结构走行,手术入路被面神经、腮腺、颧弓、下颌关节及眶外壁所阻挡。

一、侧颅底亚区

侧颅底有很多重要的神经、血管进出颅腔,按所含结构的不同又可分为几个亚区。

1. 鼻咽区 即鼻咽顶部,对应于颅中窝及颅后窝前部的区域,外侧为咽隐窝,前至翼内板,后抵枕骨大孔前缘。

2. 咽鼓管区 位于咽部外侧,前方为翼突茎基底部的舟状窝,包含咽鼓管软骨段及腭帆张肌、腭帆提肌等结构。

3. 神经、血管区 居咽鼓管区后方,由颈内动脉管下口、颈静脉孔、茎乳孔及舌下神经孔共同构成,包含颈内动脉、颈内静脉及Ⅶ、Ⅸ、Ⅹ、Ⅺ、Ⅻ颅神经。

4. 听区 即颞骨鼓部。前界为岩鼓裂,后界为茎突。有鼓索神经与鼓前动脉通过。

5. 关节区 以颞合关节囊附着线为界,囊内为下颌关节突。

6. 颞下区 在咽鼓管区和关节区之间。前界为眶下裂,内为茎突,外抵颞下嵴。区内有卵圆孔、棘孔。下方与颞下窝和咽旁隙毗邻。

二、颞下窝

颞下窝指颅中窝与颈骨岩部平面以下,上颌骨体与颧骨后方的区域。其内界为翼外板,外侧为颧弓与下颌支,内上为眶下裂。内含翼外肌、翼内肌、颌内动脉、翼静脉丛、三叉神经的上颌支与下颌支、面神经的鼓索神经、茎突及其韧带和肌肉等。颞下窝经翼突上颌裂与翼腭窝交通,经眶下裂入眼眶,经圆孔和眶上裂达颅中窝。其下方借筋膜及韧带与咽旁隙相邻。

三、翼腭窝区

翼腭窝为居于上颌骨体后方与翼突之间的狭窄骨性腔隙,其前界为上颌骨,后界为翼突及蝶骨大翼的前面,顶为蝶骨体的下面,内侧壁为腭骨的垂直部。此窝前后径上部较宽,下部逐渐变窄,移行于翼腭管。翼腭窝内含有上颌神经、蝶腭神经节及颌内动脉的末段。翼腭窝与以下结构交通:后上方经圆孔与颅腔交通;前上方经眶下裂与眼眶交通;内上方经蝶腭孔与鼻腔交通;外侧经翼突上颌裂与颞下窝相交通;下方经翼腭管、腭大孔和腭小孔与口腔相通。

四、颈静脉孔区

颈内静脉在颈静脉窝处膨大形成向上隆起的球状结构,称颈静脉球,向上与乙状窦相延续,岩下窦在颈静脉窝处向外汇入颈静脉球。舌咽神经、迷走神经和副神经走行于颈内静脉的前内侧。此外,尚有枕动脉脑膜支、咽升动脉脑膜支等血管经颈静脉孔入颅。颈静脉球体瘤(副神经节瘤)常侵犯后组颅神经,引起相应症状。

(张天宇)

第73章　前颅底肿瘤及手术概论

前颅底肿瘤源于颅外者居多,以良性肿瘤较多见。常见的前颅底占位性病变包括骨纤维病变、鼻腔和鼻窦的骨性病变、鼻窦癌和嗅神经母细胞瘤等。骨纤维病变、骨纤维异常增殖症和骨化纤维瘤是前颅底的常见良性病变。骨纤维异常增殖症可以分为单骨型和多骨型,前者多见。骨化纤维瘤在 CT 上表现为骨性囊样结构,生长速度较骨纤维异常增殖症快。来源于筛窦和额窦的骨瘤也较常见。这些良性骨性病变引起相应结构的功能障碍或外形改变时需要手术治疗。其他良性肿瘤还有纤维血管瘤、软骨瘤等。前颅底的恶性肿瘤有鼻窦癌和嗅神经母细胞瘤。来源于筛窦和额窦的恶性肿瘤可以直接侵犯前颅底,需要彻底手术切除结合放射治疗或(和)化学治疗。嗅神经母细胞瘤占鼻腔恶性肿瘤的 2%,由于起源于嗅上皮,所以筛板早期受累。手术治疗需要行颅面联合切除加眼球摘除和鼻窦根治。其他较少见的恶性肿瘤还有小涎腺癌、鼻腔鼻窦未分化癌、神经内分泌癌、恶性黑色素瘤、平滑肌肉瘤、纤维肉瘤和血管肉瘤等。前颅底肿瘤的 CT 和 MRI 检查有助于了解和明确病变的性质和范围,有助于术式的选择。

【手术适应证和手术原则】

前颅底原发的良性和恶性肿瘤,经临床和影像学评估可以完整切除者,即可行颅面联合手术。前颅底肿瘤手术操作不断地完善和发展,但其基本原则一直没有改变:充分暴露术野,整块切除肿瘤;不牵拉或最小程度的牵拉脑组织;围手术期应用抗生素,手术步骤按照先颅内后颅外,先无菌后有菌的原则进行;选择性保留眶内容;尽可能保留功能;受累硬脑膜应一并切除,修复重建颅底,恢复外形,减少并发症。

【前颅底手术入路】

颅面联合入路是前颅底肿瘤的常用手术入路,可以从颅侧和面侧直视前颅底病变区域。额部手术切口为始自双侧耳廓前上方的双侧冠状切口,而后向下翻起额部皮瓣。做额骨骨瓣,开放、切除额窦,抬起额叶,必要时切断嗅神经以显露前颅底区域。经典的颅面联合入路一般行一侧的鼻侧切开术,可以清晰地显露鼻腔和鼻窦,必要时可以在筛窦切除术基础上加上颌骨切除术或眼球摘除术。近年来,在前颅底肿瘤的手术中,鼻内镜手术技术的应用越来越广泛。在肿瘤范围局限的情况下,有时可以避免鼻侧切开。

【前颅底修复重建】

前颅底肿瘤切除术后,需根据缺损情况行颅底修复。前颅底修复重建是前颅底肿瘤手术治疗的关键环节,处理不善会出现脑脊液漏、脑膜脑膨出和颅内感染等并发症。缺损脑膜可以采用颞肌筋膜、阔筋膜或颅骨骨膜瓣等修复。必要时应转入颞肌瓣、额瓣或帽状腱膜瓣等组织瓣覆盖修补的脑膜区域,填充腔隙,以减少脑脊液漏的发生(图 7-73-1)。大于 3cm 的骨质缺损应以软骨、自体肋骨或髂骨等修复。必要时可以用游离瓣,如背阔肌肌瓣、肩胛皮瓣、前臂皮筋膜瓣和大网膜等修复大面积缺损。

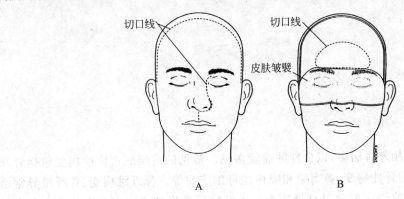

图 7-73-1　前颅底缺损皮瓣修复重建

(张天宇)

第74章 中颅底肿瘤及手术概论

颅底的分区是人为的,实际上颅底肿瘤的生长并不局限于哪一个分区。中颅底的良性或恶性肿瘤侵犯其间发出的颅神经而产生相应的神经系统症状。持续性的耳周、面部疼痛是中颅底病变的常见症状,常被误诊为三叉神经痛或偏头痛。骨质或硬脑膜受侵犯所致的疼痛通常难以控制。

【良性肿瘤】

中颅底的良性肿瘤有脊索瘤、脑膜瘤、神经鞘瘤和神经纤维瘤等。

(1)脊索瘤:脊索瘤是源自残留或退化胚胎脊索的侵袭性良性病变。本病极少见,据Mills 1984 年报道,约占鼻咽部肿瘤的 0.2%。其中 1/3 源自蝶枕结合部,临床表现为头痛、复视、视野缩小和鼻塞等。X 线片显示为斜坡膨胀性溶骨性肿块,可伴有钙化。CT 检查有助于确定肿瘤的上界、鼻咽部和椎前间隙的侵犯范围。术前活检有助于诊断。治疗包括手术切除和术后放疗,但脊索瘤对放疗不敏感。

(2)中颅底的神经鞘瘤和神经纤维瘤源于三叉神经的上颌支和下颌支。临床表现为受累神经分布区域面部皮肤感觉减退。术前 MRI 和 CT 检查对此类病变的诊断结果具有互补性,MRI 有助于软组织病变的评价,而 CT 在骨性结构侵犯情况的评价中有较大优势。上颌神经受累时,可见圆孔扩大,下颌神经受累时,可见卵圆孔扩大。治疗方法为完整切除肿瘤,术后会丧失相应的神经功能。中颅底神经纤维瘤往往是全身神经纤维瘤病的局部表现,在身体其他部位往往有多发的神经纤维瘤。神经纤维瘤和神经鞘瘤均有恶变可能,后者较少见。

【恶性肿瘤】

鼻咽癌是鼻咽部最常见的恶性肿瘤,其他如恶性淋巴瘤、涎腺恶性肿瘤和肉瘤很少见。鼻咽部位于蝶骨正下方,与卵圆孔、棘孔、颈动脉管、颈静脉孔和舌下神经管毗邻。鼻咽恶性肿瘤可经破裂孔、颈动脉管或卵圆孔侵犯颅中窝。鼻咽恶性肿瘤由于无法完整手术切除,放疗是其主要的治疗手段。其他中颅底恶性肿瘤有眼眶横纹肌肉瘤、转移癌。

【中颅底的手术入路】

此处讨论的中颅底手术入路是指中颅底中线部分的病变,包括垂体窝、蝶骨、蝶窦、鼻咽、翼腭窝和斜坡下部区域。中颅底侧方病变的手术入路将在侧颅底肿瘤手术中讨论。除垂体手术外,这些手术入路主要用于处理颅外病变。尽管很多入路可以进入蝶窦,但由于不能直视和视角倾斜,增加了损伤神经、血管结构的风险,所以并不都适合垂体或鞍旁区手术。经鼻中隔-蝶窦入路和经筛窦-蝶窦入路均适合局限于蝶窦、垂体窝的手术。鼻侧切开和经上颌窦入路能更充分显露蝶骨前部、鼻咽部、翼腭窝、上颌骨和筛骨,但对蝶骨斜坡区域的显露不足。由于面中路掀翻术可经鼻腔和上侧上颌窦更充分显露中线区域,所以更适合处理范围较大的病变。Lefort Ⅰ型截骨术可用于暴露鼻咽部及相邻颅底区域,或者与面中部掀翻术相结合,向下移位软硬腭,进入口咽部和斜坡区域。对于涉及上段颈椎和颅椎结合部的病变,下颌骨外旋、经口入路和经硬腭入路及其联合应用可以提供良好的暴露。结合下颌骨外旋在处理侵犯咽旁间隙和与颈内动脉紧邻的病变时尤其具有优势。扩大或次全上颌骨切开是一种较新的手术入路,也可以获得良好的中线区域中颅底的显露。对于范围极大的病变,可以采取面中部裂开术。采用双侧上颌骨入路,尤其适合源于中线区中颅底侵犯前颅底、颅颈结合部和中颅底外侧区的病变。

中颅底肿瘤手术适应证、禁忌证、修复与手术并发症与前颅底手术相似。

(张天宇)

第75章　侧颅底肿瘤及手术概论

　　侧颅底肿瘤按其位置来源分为三类：一类为来自颅内的肿瘤，即桥小脑角区的肿瘤，常见的有听神经瘤、脑膜瘤、上皮样囊肿、蛛网膜囊肿等；另一类为来自颞骨的肿瘤，如颞骨先天性胆脂瘤、胆固醇肉芽肿、颞骨巨细胞瘤、颞骨骨纤维异常增殖症、颞骨软骨瘤等，还有来自外耳和中耳乳突的肿瘤，如中耳癌、面神经瘤、鼓室体瘤、耵聍腺瘤，这些肿瘤都可能突破颅底骨向颅内侵犯；第三类是来源于颞骨以下的肿瘤，主要是副神经节瘤（颈静脉球瘤）、神经鞘瘤、脑膜瘤和腮腺混合瘤等。

　　颞骨肿瘤的临床表现与肿瘤的侵犯区域有关。桥小脑角区的肿瘤会侵犯耳蜗神经、前庭神经和面神经，引起耳鸣、听力减退、眩晕和面瘫等症状；颞骨肿瘤也可引起上述临床表现，还可出现脓性或血性耳漏等症状；颞骨下的肿瘤侵犯神经血管区，出现搏动性耳鸣、后组颅神经受累的症状，侵犯关节区可以出现张口受限、耳周痛等症状。CT 和 MRI 结合检查有助于判断病变的性质和侵犯范围。

　　侧颅底肿瘤的手术依据病变侵犯部位和范围采用不同的手术入路，还应考虑听力和面神经功能保护的问题。总的来说，侧颅底肿瘤的手术入路相对可以分为四大类：颞下入路、经颞骨入路、颅内入路、经面部入路。

　　颞下入路，包括颞下窝入路、经腮腺入路、经颞骨-蝶骨入路、面侧入路等。颞下窝入路由 Ugo Fisch 于 1982 年创立，该术式可全程暴露岩骨内的颈内动脉，便于控制静脉窦出血，可以依据病变情况进行面神经移位，有利于避免损伤面神经和扩大术野，适合于听区、颞颌关节区、颞下区以及鼻咽区等处肿瘤的切除。颞下窝入路有 A、B、C 三种类型，分别处理不同范围的病变。经腮腺入路尤其适合咽旁间隙和颞下窝来源于腮腺或侵犯腮腺的肿瘤。

　　经颞骨进路通过磨除颞骨岩部可以较好地暴露脑干前方和斜坡区，且不需牵拉脑和脑干，包括三种基本入路：迷路后入路，可以保存听力；经迷路入路可以切除更多的岩骨，但要牺牲患者听力；经耳蜗入路可以最大限度地切除岩骨，但要牺牲患者听力和移位面神经。

　　颅内进路包括颅中窝进路、扩大颅中窝进路、乙状窦后进路（枕下进路）、传统的颞骨开颅术和颞下开颅术。常用的颅中窝进路适用于较小的听神经瘤切除及前庭神经切断术，主要优点是可以保存患者听力。乙状窦后进路是处理脑桥小脑角及附近区域病变的常用入路,其优点是可以保存患者听力,对桥小脑角区暴露良好,可以处理较大的肿瘤。但颅内进路往往需要牵拉脑组织,导致脑水肿等并发症。

侧颅底肿瘤手术中常常需监测神经以尽可能保护颅神经。常采用的监测方法包括面神经监测、听神经监测。常见的手术并发症有小脑前下动脉出血、脑脊液漏、颅内感染、面神经麻痹等。

（李树峰　张天宇）

第 8 篇

耳鼻咽喉头颈外科常用药物及其治疗学

第8章

第76章 专科常用药物

第1节 鼻部疾病用药

鼻部疾病用药主要包括滴鼻液、鼻喷雾剂和鼻科专用中成药等。鼻部局部用药应以不损伤鼻黏膜生理功能和吸收后不致引起全身不良反应,并能达到治疗目的为原则。具体要求如下所述:①药物应为弱酸性,pH 值为 5.5～6.5;②等渗液体;③鼻部用药应采用正确的体位和方法;④鼻内通常不宜局部滴用抗生素溶液。

【抗生素的鼻内局部应用】 有些鼻腔疾病,如萎缩性鼻炎、鼻硬结症、不动纤毛综合征、Kartagener 三联征(鼻-鼻窦炎、支气管扩张和内脏转位)等疾病,由于鼻黏膜表面黏液纤毛功能障碍,黏膜表面易形成结痂,细菌得以在痂皮下滋生,此时可考虑局部应用抗生素。常用药物如下所述:0.5%～1%链霉素滴鼻液(streptomycin solution),它具有消炎和抑制鼻内杆菌生长的作用,用于萎缩性鼻炎、干燥性鼻炎和鼻硬结病等,滴鼻,每天 3～4 次。

【抗组胺药物】 第一代抗组胺药物较易通过血-脑脊液屏障,故有较明显的镇静、嗜睡作用,也具有抗胆碱能作用,但也有口干、视力模糊、尿潴留等不良反应,如扑尔敏、异丙嗪等。第二代抗组胺药物的药效时间较长,且很少出现中枢镇静作用,但肝功能不良或心血管疾病患者应慎用,如西替利嗪、特非那丁、氯雷他定等。新型抗组胺药物,如氯雷他定的代谢产物地氯雷他定,发生心脏并发症的风险明显降低。常用药物如下所述:

(1) 0.05%盐酸左卡巴斯汀鼻喷雾剂:具有抗组胺作用,用于变应性鼻炎的治疗,鼻腔喷雾,每天 3 次。

(2) 富马酸酮替芬气雾剂(aerosolum ketotifen fumarate),其成分为富马酸酮替芬,具有抗过敏和抗组胺双重作用,用于变应性鼻炎。用法:鼻腔喷雾,每天 2～3 次。

【肥大细胞稳定剂】 本类药物可以抑制肥大细胞脱颗粒,阻止过敏介质释放。主要为色酮类,包括色甘酸钠、尼多克罗,可预防症状发作。季节性变应性鼻炎患者可在花粉期前一周开始应用。常用药物如下所述:

(1) 2%色甘酸二钠滴鼻液(disodium cromoglycate solution)具有抑制肥大细胞脱颗粒释放过敏介质的作用,用于变应性鼻炎的治疗,滴鼻,每天 3 次。

【减充血剂】　减充血剂的临床作用主要是解除鼻塞,改善鼻腔通气引流,但不能长期滥用,一般连续应用不能超过 10 天,否则可引起药物性鼻炎,使鼻腔更为阻塞。此外,由于黏膜对药物的吸收作用,如果药量过大,或患者药物耐受性差,可引起患者的心血管反应或中枢症状,故对心血管病、高血压患者应慎用。小儿应用时浓度不可和成人相同。常用药物如下:

(1) 0.05%盐酸羟甲唑啉鼻喷雾剂(oxymetazoline hydrochloride nasal spray)可收缩血管,改善鼻腔通气,用于急、慢性鼻炎和急、慢性鼻窦炎以及变应性鼻炎等。用法:鼻腔喷雾,每天 2 次。

(2) 麻黄碱地塞米松滴鼻液(ephedrine and dexamethasone solution),其成分包括 1%麻黄碱和 0.5%地塞米松,具有抗过敏的作用,可减轻鼻黏膜水肿,改善通气,用于变应性鼻炎的治疗,滴鼻,每天 3 次。

(3) 麻黄碱苯海拉明滴鼻液(ephedrine and diphenhydramine solution),含 1%麻黄碱和 2%苯海拉明,具有抗过敏和收缩血管的作用,用于变应性鼻炎的治疗,用法为滴鼻,每天 3 次。

【糖皮质激素】　糖皮质激素鼻内应用已成为治疗变应性鼻炎、鼻息肉的一线药物,也是治疗慢性鼻-鼻窦炎的主要方法。应用时应严格按照推荐剂量,掌握正确方法。对儿童患者应选择生物利用度低者。如用地塞米松滴鼻液则极易吸收至全身,用药时间长或剂量过大可产生明显全身副作用。常用药物如下:

(1) 丙酸倍氯米松鼻喷雾剂(beclomethasone dipropionate nasal spray):含丙酸倍氯米松 10mg,可抑制免疫球蛋白 E 合成,用于治疗变应性或血管舒缩性鼻炎,鼻腔喷雾,每天 3 次。

(2) 丙酸氟替卡松鼻喷雾剂(fluticasone propionate nasal spray):具有增强局部抗感染活性和降低全身糖皮质醇激素反应的作用,用于治疗变应性鼻炎。用法:鼻腔喷雾,每天 1～2 次。

(3) 糠酸莫米松鼻喷雾剂(momestasone furoate nasal spray):具有抗炎作用,可用于变应性鼻炎的治疗,鼻腔喷雾:每天 1 次。

【黏膜刺激药】

复方薄荷樟脑清鼻剂(nebula menthol compositum)　包括薄荷、樟脑、桉叶油等成分,能润滑鼻腔黏膜、刺激神经末梢、促进黏膜分泌及除臭,可用于治疗干燥性鼻炎、萎缩性鼻炎及鼻出血等,滴鼻,每天 3 次。

【化学烧灼剂】

硝酸银结晶($AgNO_3$)或铬酸结晶(chromic acid),用于鼻黏膜出血点止血或烧灼鼻疖脓头,以利引流。用法:将细探针一端在酒精灯上加温后,蘸少许结晶体,再加热呈珠状,即可涂擦在出血点或脓头处。

【鼻科专用中成药】

(1) 鼻窦炎口服液,其主要成分为辛夷、苍耳子、柴胡、龙胆草等,可改善鼻腔通气,减少鼻分泌物,用于急、慢性鼻窦炎的治疗,每次口服 10ml,每天 3 次。

(2) 霍胆丸,成分包括广藿香、猪胆汁等,能改善鼻腔通气,减少鼻分泌物,用于治疗急、慢性鼻窦炎,口服,每次 3g,每天 3 次。

第 2 节　咽喉疾病用药

由于咽喉部神经敏感,刺激性强的药物容易引起患者咽反射,如恶心、呕吐等,在用药时,应注意此点;其次咽喉部空气流量大,不宜长期用粉末剂以防加重咽部干燥感,每次量不宜大,以免呛咳;最后,抗生素不宜长期局部应用,以防出现耐药菌株和真菌感染。咽喉疾病用药主要包括含漱液、涂剂、含片、液体喷雾剂和中成药等。

【含漱液】

本类为水溶液,用于咽部,每次含漱应尽量维持较长时间,含嗽后吐出不可咽下。含漱剂主要作用:①消毒、杀菌、保持口腔和咽部清洁;②湿润咽部,使分泌物易排出;③收敛止痛。常用药物如下所述:

(1) 复方硼砂溶液(Dobell 液)(borax compound solution):成分为硼砂、碳酸氢钠、甘油等,具有消毒、防腐、抗菌和消炎的作用,用于咽部及口腔溃疡的治疗,每日数次含漱。

(2) 口泰漱口液:成分包括葡萄糖酸洗必泰、甲硝唑等,抗菌消炎,用于牙龈出血、牙周肿痛、溢脓口臭及口腔溃疡,含漱,每天 15ml,5～10 天为一疗程。

【咽部涂剂】

涂剂具有润滑、刺激黏膜分泌及收敛作用,涂时用棉签蘸涂剂涂于咽部各壁,每日 1～2次。适用于急性咽炎早期、慢性咽炎、干燥性咽炎等。常用药物如复方碘甘油(compound iodine glycerine),含碘、碘化钾、薄荷油等,有润滑、消毒和刺激黏膜分泌及收敛的作用,可用于治疗慢性咽炎、萎缩性咽喉炎等,涂咽,每日数次。

【含片】

将抑菌、消毒药与挥发性药一起制成含片含在口内,使药物在慢溶化过程中发挥作用。

(1) 复方草珊瑚含片,其成分有草珊瑚浸膏、薄荷脑、薄荷油等,具有消肿止痛、清利咽喉的作用,用于治疗急、慢性咽喉炎和扁桃体炎,含服,每次 1～2 片,每日数次。

(2) 西瓜霜含片,成分包括西瓜霜、冰片、薄荷脑等,具有消炎、抗菌的作用,可治疗急、慢性咽喉炎和扁桃体炎,含服,每次 1～2 片,每日数次。

(3) 溶菌酶含片,含能分解黏多糖的多肽酶,具有抗菌、抗病毒、止血和消肿的作用,可加快组织恢复,用于急、慢性咽喉炎和扁桃体炎治疗,含服,每次 1～2 片,每日数次。

【液体喷雾剂】

(1) 咽速康气雾剂:主要成分为人工牛黄、珍珠粉、蟾酥、雄黄、冰片、麝香等,具有清热解毒、消肿止痛的作用,用于治疗急性咽喉炎、扁桃体炎、慢性咽炎急性发作,咽部喷雾,每天 3 次,7 天为一疗程。孕妇禁用,儿童慎用,口腔溃疡和黏膜破损者禁用。

(2) 开喉剑喷雾剂(儿童专用):主要成分为中药八爪龙,具有清热解毒、消肿止痛的作用,用于小儿急、慢性咽喉炎和扁桃体炎,咽部喷雾,每天 3～4 次。

【中成药】

1. 牛黄解毒片　主要成分为牛黄、雄黄、石膏、大黄、黄芩等,消炎止痛,用于急、慢性咽喉部炎症和扁桃体炎以及黏膜溃疡等治疗,口服,1 次 1～2 片,每天 2～3 次。

2. 复方双花口服液　主要成分有金银花、穿心莲、连翘等,具有清热解毒、利咽消肿的作用,治疗急、慢性扁桃体炎和急性咽炎以及上呼吸道感染。口服,成人 1 次 20ml,1 天 3

次；＜3 岁儿童 1 次 10ml，1 天 3 次；3～7 岁儿童 1 次 10ml，1 天 4 次；＞7 岁儿童 1 次 20ml，1 天 3 次，疗程为 3 天。忌食油腻，脾胃虚寒者慎用。

3. 金嗓散结丸　主要成分有桃仁、红花、浙贝母、鸡内金、金银花、蒲公英、麦冬、木蝶等，具有清热解毒、活血化瘀、利湿化痰的作用，治疗声带小结和声带息肉。口服，1 次 60～120 粒，1 天 2 次，孕妇慎用。

4. 黄氏响声丸　主要成分有胖大海、蝉衣、贝母等，利咽开音，清热化痰，消肿止痛，治疗急、慢性喉炎引起的声音嘶哑，口服，1 次 20 粒，1 天 3 次，饭后服用，儿童减半。

5. 鼻咽清毒剂　主要成分有野菊花、苍耳子、重楼、蛇泡筋、两面针、夏枯草、龙胆、党参等，消热解毒，化痰散结，用于鼻咽慢性炎症治疗和鼻咽癌放射治疗。口服，1 次 20g，1 天 2 次，30 天为一疗程。

第 3 节　耳部疾病用药

耳部器官狭小深在、构造精细，中耳鼓膜菲薄，中耳黏膜细嫩，有敏感神经分布，与内耳淋巴液有薄膜（前庭窗、圆窗）相隔。这些特点要求耳部用药时应注意：①局部用药前，应彻底清洁外耳道；②不可随意使用有腐蚀作用的药物；③滴耳药液滴耳前应用手适当加温，因药液过凉滴入耳内可诱发患者眩晕；④鼓膜已有穿孔者禁用酚类制剂，因酚、石炭酸可损伤中耳黏膜；⑤慎用粉剂药物，以免妨碍脓液引流和继续治疗；⑥鼓膜穿孔患者避免应用耳毒性药物；⑦滴药时，患耳朝上，滴药后，保持该头位 5～10min，并以手指反复轻压耳屏，以产生正负压力变化，促使药液进入鼓室。耳部疾病用药主要包括滴耳液和中成药等。常用药物如下：

【滴耳液】

1. 0.3%氧氟沙星滴耳液（ofloxacin solution）　对绿脓杆菌和金黄色葡萄球菌有杀菌、抑菌作用，用于治疗急、慢性鼓膜炎和外耳道炎以及化脓性中耳炎。滴耳，1 天 2～3 次，1 次 3～5 滴，连续用药以 4 周为限；鼓膜穿孔的小儿患者不宜使用。

2. 0.25%氯霉素滴耳液（chloromycetin solution）　广谱抗菌，对变形杆菌、绿脓杆菌均有效，用于治疗急、慢性化脓性中耳炎。滴耳，1 天 3 次，1 次 2～3 滴；鼓膜穿孔的幼儿滴药时不应过量，以防咽下影响造血功能。

3. 4%硼酸酒精滴耳液（boric acid alcohol）　具有消毒、收敛和止痒的作用，用于治疗急、慢性外耳道炎和鼓膜炎以及化脓性中耳炎。用法：滴耳，1 天 3 次，1 次 2～3 滴。

4. 4%水杨酸酒精滴耳液（salicylic acid alcohol）　防腐止痒，治疗急、慢性外耳道炎和真菌感染。滴耳，1 天 3 次，1 次 2～3 滴。

5. 2%酚甘油滴耳液（phenol glycerine）　杀菌、消肿和止痛。治疗急性外耳道炎、鼓膜炎、鼓膜未穿孔的急性化脓性中耳炎。滴耳，1 天 3 次，1 次 3～4 滴。

6. 5%碳酸氢钠滴耳液（苏打水）（sodium bicarbonate solution）　可软化耵聍和痂皮，用于治疗外耳道耵聍栓塞。滴耳，1 天 5～6 次，每次数滴，滴药 3～5 天后行外耳道冲洗。

7. 液体石蜡滴耳液（liquid paraffin）　用于软化耵聍及使进入外耳道的昆虫窒息，便于取出。

8. 3%双氧水滴耳液（hydrogen peroxide solution）　具有消毒、清洁和除臭的作用，用

于外耳道炎及急、慢性化脓性中耳炎的清洁。滴耳,1天2～3次,每次数滴,滴后用耳用棉签将泡沫擦净,再滴入消炎耳药。

【中成药】

耳聋左慈丸 主要成分为煅磁石、熟地黄、制山茱萸、山药、牡丹皮等,滋阴平肝,用于治疗慢性化脓性中耳炎以及分泌性中耳炎引起的耳鸣、耳聋。用法:口服,1次6～9g,1天3次。

(覃纲)

第77章 耳鼻咽喉头颈外科常用物理治疗方法

【激光治疗】 激光(laser)指在一定条件下,工作物质内部的高能级粒子受到一定频率的诱导光入射后,受激辐射放大,发射出与入射光同频率、同相位的光。激光由激光器产生,激光器由工作物质和一个光学谐振腔组成。依产生激光工作物质的不同,有不同类型的激光器,耳鼻咽喉头颈外科常用激光器有 Nd:YAG 激光器、CO_2 激光器、KTP 激光器和半导体激光器等。

激光对生物体的作用有五种:热作用、光化作用、机械作用、电磁作用和生物刺激作用。医学上主要利用激光的热作用和光化作用。根据热效应程度分为光凝固、光气化及光炭化作用。耳鼻咽喉头颈外科激光治疗学主要包括激光治疗(laser treatment)、激光手术(laser surgery)和激光辅助手术(laser assisted surgery)基础理论与临床应用研究。

1. 常用激光器介绍

(1) Nd:YAG 激光器:是常用固体激光器,其波长为 $1.06\mu m$,属近红外不可见光,光束类型为脉冲或连续波,输出功率 $1\sim100W$,穿透组织深度约 4mm,可完成凝固、切割、气化等,由直径 $300\sim700\mu m$ 的石英光导纤维传输。通过各种形状的硬管或内镜进行深腔部位手术或治疗。

(2) CO_2激光器:为气体激光器,属非接触式激光。激光波长 $10.6\mu m$,属中红外不可见光,穿透组织深度约 0.23mm,光束类型为脉冲、超脉冲和连续波,通过导光关节臂传输,可经适配器与手术显微镜或各类内镜连接。常用输出功率为 $2\sim30W$,可完成烧灼、凝固、切割、气化等。

(3) 氩离子激光器:属气体激光器。氩激光的介质是强电离的低压氩气,在可见光蓝光谱内,波长为 $488\sim515nm$,由石英光导纤维传输。光束类型为连续波,激光效率为 0.1%,输出功率为 $1\sim10W$,穿透组织深度为 0.84mm,与血红蛋白有特殊亲和力,适用于出血性疾病和血管瘤的治疗。

(4) 砷铝镓半导体激光:为较新型的激光器。激光波长 $810\pm25nm$,组织曝光方式有连续、单脉冲、重复脉冲等方式,通过可弯曲的光导纤维传输,输出功率为 $0.5\sim20W$,可进行精确的无血切割、气化和凝固。

2. 激光治疗在耳鼻咽喉头颈外科疾病中的应用

（1）激光治疗在耳部疾病的应用：用于病变部位手术、局部照射、穴位照射等。主要适应证如下所述。

① 激光手术：用于耳廓假性囊肿和耳廓、外耳道及乳突外侧皮肤黑痣以及疣、血管瘤、乳头状瘤、淋巴管瘤、皮脂腺囊肿、耳前瘘管、副耳、耳廓及耳周皮肤微小病灶的鳞状细胞癌或基底细胞癌等。有报道激光还可用于鼓膜造孔、耳硬化、人工镫骨及鼓室成形术等。

② 局部照射：用于急性外耳道炎、外耳道疖、带状疱疹、耳廓湿疹、皮炎、耳前瘘管并发感染、皮脂腺囊肿感染和急、慢性分泌性中耳炎、化脓性中耳炎、手术切口感染以及放疗反应等。

③ 穴位照射：用于严重耳鸣、梅尼埃病、周围性面瘫等。

（2）激光治疗在鼻部疾病的应用：治疗方式为局部照射和激光手术。适应证如下所述。

① 激光手术：用于外鼻部、鼻前庭皮肤痣、疣、血管瘤、前鼻孔闭锁、鼻腔粘连、鼻中隔毛细血管瘤、乳头状瘤、中鼻甲息肉样变与下鼻甲肥大、鼻息肉等。

② 局部照射：用于变应性鼻炎、鼻前庭炎、鼻前庭疖、鼻中隔血管扩张、黏膜糜烂以及顽固性鼻出血、嗅觉失常等。

（3）激光治疗在咽喉部疾病中的应用：治疗方式为激光手术和局部照射。主要适应证如下所述。

① 激光手术：用于慢性肥厚性咽炎引起的咽后壁淋巴滤泡增生、舌根部淋巴组织增生、慢性咽侧索炎、慢性扁桃体炎、咽部乳头状瘤、息肉、肉芽或囊肿，以及咽喉部恶性肿瘤手术和悬雍垂腭咽成形术等。

② 局部照射：用于急、慢性咽炎和急、慢性喉炎以及咽喉部黏膜溃疡、喉血管瘤、声带息肉、声带小结等。

（4）激光治疗在侧颅底手术及气管、支气管手术中的应用：主要用于鼻咽癌原发或复发病灶、咽旁间隙肿瘤、颈静脉球体瘤、侵犯侧颅底的颈动脉体瘤、气管瘢痕狭窄、颈段气管癌、气管乳头状瘤、气管内毛细血管扩张、支气管内恶性肿瘤阻塞等病症的激光手术或激光辅助性手术。

【低温冷冻治疗】　低温冷冻治疗（cryotherapy）指利用 0℃ 以下低温冷冻局部活体组织并使之破坏来治疗某些疾病的一种方法。其原理是：①冷冻可致细胞内、外形成冰晶引起细胞损害；②冷冻可致细胞酸碱度改变和蛋白质变性；③急速降温时，细胞内各成分缩胀比率不均衡导致细胞破裂；④冷冻还可致局部血液循环障碍。

临床上常用致冷剂有氟利昂和液氮。氟利昂的温度可降至 $-70\sim-29℃$，液氮的温度可达 $-196\sim-160℃$。致冷剂的沸点越低，冷冻速度越快。由于液氮无臭、无毒、无害，不自燃自爆，降温低，来源广，价格低廉，因而广泛应用于临床。常用的冷冻器有相变冷冻器（液氮）和节流膨胀冷冻器（氟利昂）及热冷冻器，耳鼻咽喉头颈外科常用液氮相变冷冻器。

1. 冷冻治疗的具体方法

（1）接触法：是最常使用的方法，将冷冻头直接与病灶接触 $1\sim5$ 个冷冻周期。

（2）喷洒法：将致冷剂直接喷洒到患部，但必须注意保护周围健康组织，可用凡士林油厚层涂抹周围健康组织。

（3）刺入法：用冷刀头刺入病变组织内，将其冷冻切除和破坏，主要用于肿瘤病变。

（4）倾注法：将致冷剂直接倾注到患处，适用于面颊浅表肿瘤或病变。

2. 低温冷冻治疗在耳鼻咽喉头颈外科疾病中的应用

（1）低温冷冻治疗在耳部疾病中的应用

1）适应证：对某些外耳、中耳及内耳疾病的治疗或辅助手术治疗有较好效果。主要适应证包括耳廓假性囊肿、耳廓寻常疣、耳垂瘢痕疙瘩、血管瘤、乳头状瘤、耳部原位癌、皮角、中耳颈静脉球体瘤和梅尼埃病等。

2）注意事项：由于耳廓部位表浅，局部血液循环较差，抵抗力低，冷冻剂量与冷冻面积应根据冷冻治疗器的性能准确计算、严格掌握。对中耳、内耳疾病进行冷冻手术或冷冻辅助手术时，应特别注意保护面神经，否则易导致周围组织冷冻伤，并发术后面瘫。

（2）低温冷冻治疗在鼻部疾病中的应用

1）适应证：可用于治疗鼻出血、慢性单纯性鼻炎、慢性肥厚性鼻炎、变应性鼻炎及鼻息肉、鼻部赘生物、鼻前庭疣、某些鼻部良性肿瘤（血管瘤、乳头状瘤、皮脂腺瘤、神经纤维瘤等）；少数鼻部恶性肿瘤，位置表浅，生长局限，边界清楚，局部无淋巴结转移，也可行冷冻治疗。

2）注意事项：由于鼻中隔黏骨膜及鼻中隔软骨较薄，冷冻时间过长易致局部软骨坏死，甚至局部穿孔。此外，鼻腔间隙较狭小，后鼻孔区的鼻出血灶较难被冷冻探头准确接触，故一般限于鼻前部出血灶的治疗。

（3）低温冷冻治疗在咽喉部疾病中的应用

1）适应证：慢性咽炎、慢性扁桃体炎、声带息肉或声带小结，咽喉部血管瘤、乳头状瘤、囊肿、神经纤维瘤等良性肿瘤均可行冷冻治疗，鼻咽纤维血管瘤在术中配合冷冻治疗可减少出血。

2）注意事项：由于咽喉部冷冻后的组织水肿反应显著，特别是喉部疾病冷冻手术后易并发喉水肿与喉阻塞，需常规施行术前气管切开术，术后恢复过程长，护理要求高，实用性与临床价值有待评价。

【微波治疗】 微波（microwave）是一种波长在 1mm 到 1m 范围内的高频电磁波，依据其不同的频率，应用的范围也不同。运用于临床医疗的电磁波频率范围一般在 500kHz～2500MHz 之间，这一频率范围的电磁波在生物体内主要引起热效应，使体内的极性分子（如水分子）、粒子及带电胶体粒子高速转动并与周围分子碰撞产生热量，使温度升高，即微波生物热效应。微波的治疗作用主要取决于内生热和热外效应。

1. 微波治疗耳鼻咽喉头颈外科疾病的机制 耳鼻咽喉头颈外科疾病的治疗多采用微波照射或微波凝固两种方式。

（1）微波照射治疗的机制：低能量微波照射患处时，产热低，能使小动脉及毛细血管扩张，改善局部组织的血液循环，增强受照组织代谢，改善营养状态，加速组织修复与再生过程；微波还能使局部的白细胞和抗体增加、增强局部免疫能力，从而控制炎症的发展。

（2）微波凝固治疗的机制：当微波能量高时，产热高，可使蛋白质变性、组织凝固坏死进而脱落，此时微波具有使组织凝固的作用，术中无出血且微波剂量的输出不受组织凝结的影响；其特点是加热部位均匀、深浅一致，无升温过程，作用范围局限，边界清楚，无焦痂、无出血，产生的烟雾少，手术视野清晰。

2. 微波治疗在耳鼻咽喉头颈外科疾病中的应用

（1）微波照射治疗：常用于耳病的治疗，如外耳道炎、耳廓假性囊肿、急慢性分泌性中耳炎、耳鸣、突发性耳聋，也可用于急、慢性咽炎的治疗。

微波照射治疗还可以用于头颈部复发性恶性肿瘤的治疗，因恶性肿瘤与正常组织的含水量有显著差异，前者高于后者，对微波照射的吸收也高于后者；微波照射的这一特性为有效杀伤肿瘤细胞，最大限度保护正常细胞提供了可能；应用间隙性微波照射，配合放射治疗和化学治疗，对头颈部复发性癌的治疗有较好效果。

（2）微波凝固治疗：主要用于鼻部疾病和咽喉部疾病的治疗，包括慢性肥厚性鼻炎、变应性鼻炎，鼻出血，鼻部小血管瘤及乳头状瘤，功能性内镜鼻窦手术时的出血，慢性咽炎增生的咽后壁淋巴组织，舌根淋巴组织、乳头状瘤和血管瘤，声带白斑和声带息肉等。在治疗慢性肥厚性鼻炎或变应性鼻炎等疾病时，微波可通过组织的内生热效应，使局部组织出现瞬间高温凝固、组织变性、血管闭塞，从而有效缩小鼻甲体积，改善鼻腔通气。

【射频治疗】　射频（radio frequency）治疗是利用频谱范围在 0.5MHz～100GHz 之间的电磁波作用于人体组织，产生内生热效应（60～80℃），使组织蛋白凝固、萎缩、脱落或消失，从而使增生性病变组织缩小或消除增生组织以达到治疗目的，可应用于慢性鼻炎、鼻息肉、鼻出血、慢性咽炎、会厌囊肿等多种耳鼻咽喉头颈外科疾病的治疗。

近年来，随着新型射频治疗系统的出现，温控射频减容（temperature-controlled radiofrequency volumetric tissue reduction，RFVTR）技术在耳鼻咽喉头颈外科疾病治疗中的应用逐渐增多，在慢性肥厚性鼻炎和阻塞性睡眠呼吸暂停低通气综合征（OSAHS）治疗领域已发展为临床上比较成熟的治疗方法。

1. RFVTR 的基本工作原理　射频治疗（radiofrequency therapy）设备以交流电方式形成电场，以电极作用于组织，电极周围组织中的带电离子发生震荡，与液体介质生成摩擦热能，致使蛋白质变性或凝固。低温消融（coblation）射频治疗系统是以双极射频所产生的能量将射频刀头与组织间的电解液转换成等离子体的离子蒸气层，组织中的带电离子被电场加速，目标组织中的细胞以分子为单位逐渐解体，此效应局限在目标组织表层，是在 40～70℃ 的相对低温下实现的，对周围组织的热损伤有限。

2. RFVTR 技术在耳鼻咽喉头颈外科疾病治疗中的应用

（1）慢性肥厚性鼻炎的 RFVTR 治疗：应用低温消融射频治疗系统时，参数设置一般为能级 5～6 级，作用时间 10～15s。在黏膜表面麻醉或局部麻醉后，将电极插入鼻甲黏膜下，电极周围组织中的带电离子发生震荡，致使蛋白质变性或凝固。在治疗后的修复过程中，变性或凝固的组织逐渐纤维化和瘢痕化，瘢痕组织收缩而使鼻甲缩小，达到解除或改善鼻腔通气功能的目的。

（2）OSAHS 的 RFVTR 治疗：可根据患者的具体情况对软腭、舌根和（或）扁桃体进行治疗。低温消融射频治疗系统参数设置与治疗慢性肥厚性鼻炎基本相同，在全身麻醉或局部麻醉下进行。

（覃纲）

第 9 篇

耳鼻咽喉头颈外科麻醉学

第78章 耳鼻咽喉头颈外科手术麻醉特点

耳、鼻、咽喉及头颈部解剖结构复杂,富含神经及血管组织,鼻、咽、喉部又是呼吸道的重要组成部分,所以在耳鼻咽喉头颈外科手术中的麻醉具有如下特点:

(1)耳鼻咽喉头颈外科大部分腔隙内壁被黏膜组织覆盖,包括鼻腔、咽腔、喉腔及中耳腔等,富含神经和血管,因而许多手术可采用表面麻醉、浸润麻醉或神经阻滞麻醉来完成。

(2)气道管理的难度大。在鼻、咽喉及气管手术中,麻醉和手术共用一个气道,手术中既要顺利进行操作,又要同时保证呼吸道通畅,加之上述部位结构复杂,空间较小,术中容易出血造成误吸,更进一步加大了术中气道管理的难度。手术刺激喉部可兴奋迷走神经,出现喉痉挛。而患喉癌、会厌肿瘤、鼾症及气管异物等疾病的患者,其疾病本身即造成呼吸道狭窄、梗阻,患者往往围术期已有不同程度的呼吸困难,其手术过程中麻醉风险更大。

(3)鼻腔及鼻窦各种手术,如功能性鼻内镜手术、鼻咽部纤维血管瘤及上颌骨截除手术等,往往出血较多,视野受限,常需行控制性降压术。

(4)对于有些易引起呼吸道梗阻的患者,如鼾症、扁桃体肥大、咽喉肿瘤、小下颌症等患者,手术中应慎用肌松药,以免加重呼吸道梗阻。中耳手术需行面神经监测时,为避免干扰,也应慎用肌松药。对于鼻、咽喉、气管等部位的病变,手术往往会造成气道肿胀、狭窄,加之全身麻醉苏醒期患者仍存在不同程度呼吸抑制,尤其对鼾症、肥胖患者及儿童,有可能出现术后呼吸困难,故应加强术后呼吸道的管理。

【常见局部麻醉药】

1. 普鲁卡因(procaine) 对皮肤黏膜穿透力弱,一般不用于表面麻醉,常用于局部注射浸润麻醉。1~3min 内起效,维持时间 30~45min,常用浓度为 1%~2%。

2. 利多卡因(lidocaine) 是目前应用最多的局部麻醉药。在相同浓度条件下,与普鲁卡因相比,利多卡因具有起效快、作用强而持久、穿透力强及安全范围较大等特点,同时无扩张血管作用,对组织几乎没有刺激性,可用于表面麻醉、局部浸润麻醉和神经阻滞麻醉。常用浓度为 0.5%~2%,最大安全剂量为 4mg/kg。

3. 丁卡因(dicaine) 其化学结构与普鲁卡因相似,局部麻醉作用比普鲁卡因强 10 倍,其毒性也相应增强。地卡因穿透黏膜能力强,作用迅速,常用于黏膜表面麻醉,1~3min 起效,麻醉可持续 60~90min。常用浓度为 1%。丁卡因的毒性大,吸收快,过量应用易引起中毒反应,故婴幼儿及孕妇应慎用,成人每次应用总量不得超过 60mg。如用药过量,患者可出现头昏、眼花、胸闷、口干等症状,患者面色苍白,瞳孔散大,或出现精神兴奋、幻视,以及脉弱、血压下降、呼吸浅而不规则等,严重者可突然发生循环呼吸衰竭。

　　一经发现上述异常,必须立即停止用药,将患者平卧,保持呼吸道通畅,予氧气吸入,必要时行气管插管。静脉注射地塞米松 5～10mg。中枢兴奋者应给予安定注射(剂量为 0.1～0.2mg/kg),出现抽搐者应用 2%～2.5% 硫喷妥钠静脉缓慢注射。如有血压下降,应行抗休克治疗,酌情应用升压药或微血管扩张药,以改善组织缺氧状态。密切注意心脏情况,如有异常,及时采取有效措施。

(安伟)

第79章　麻醉的术前准备及麻醉的选择

【术前准备与用药】

应充分认识到术前访视的重要性,做好手术前的麻醉准备工作。通过对病史的采集和体格检查,详细了解患者的全身情况及耳鼻咽喉相关疾病情况,特别注意患者有无呼吸困难、声音嘶哑、吞咽困难等,以了解疾病对气道的影响,评估气道困难程度。肺功能测定及血气分析有助于了解呼吸功能障碍类型及严重程度。肝功能检查及出、凝血时间有助于麻醉药的选择和术中出血的防治。术前积极纠正高血压、冠心病、心律失常、糖尿病等全身性疾病,可最大限度地保证手术和麻醉的顺利进行。

术前用药具有缓解患者紧张情绪、抑制腺体分泌、保持呼吸道干燥等作用。常用的术前用药包括:①镇静药:常用安定 0.15mg/kg,小儿用量为 0.1mg/kg,具有抗焦虑和镇静作用,但对轻度气道阻塞的患者应慎用或减量应用,严重的气道阻塞患者应禁用。②抗胆碱药:常用阿托品,成人常用剂量为 0.5mg/kg,儿童常用剂量为 0.01～0.02mg/kg,术前半小时肌内注射,可抑制呼吸道腺体分泌,保持呼吸道干燥,并消除迷走神经反射。阿片类镇痛药由于可抑制咽喉保护性反射,加大手术患者误吸血液和分泌物的风险,在中耳和内耳手术中又可引起恶心、呕吐,故一般不宜应用。

【麻醉的选择】

1. 局部麻醉　一般适用于手术时间较短、操作简单且患者配合良好的手术。耳鼻咽喉头颈外科的许多手术如成人扁桃体切除术、单纯乳突凿开术、气管切开术、简单的鼻腔鼻窦手术等均可以通过局部麻醉来完成。常见的局部麻醉包括表面麻醉、局部浸润麻醉以及神经阻滞麻醉。局部麻醉具有用药少,对患者全身影响小的优点,且手术过程中由于患者意识存在,可以和手术者进行沟通,便于术者及时发现面神经损伤、眶内容物损伤等并发症。但对于一些手术范围大且手术时间长的手术、精细的喉或耳部显微外科手术、复杂的功能性鼻内镜手术,以及小儿或精神紧张的患者,单纯的局部麻醉则难以完成,不宜选用。

2. 全身麻醉　凡手术范围较大,局部麻醉难以完成,或鼻、咽喉及气管手术,有出血误吸危险,或喉部及耳部的显微外科手术(必须充分抑制咽喉部反射,使声带保持静止),以及不能合作的儿童或精神紧张的患者应全身麻醉，常选用气管插管，吸入或静脉麻醉。术前除需注意患者全身一般情况外，还应对气管插管的困难程度和原因做出评估。如对咽喉部肿瘤、鼾症、小下颌等解剖异常的患者，必要时可先行气管切开术，以免出现气管插管困难或术后呼吸困难。

（宋为明）

第80章 耳鼻咽喉头颈外科常见手术的麻醉要点

一、耳科手术麻醉

简单、操作时间短的耳部手术多在局部麻醉条件下完成。复杂的中耳及内耳手术(包括电子耳蜗植入术),因需要患者长时间的固定体位,同时手术可能会引起患者的恶心、呕吐等前庭症状,故应尽量在全身麻醉下施行。

耳廓和外耳道口手术可用1%利多卡因局部浸润麻醉。耳道和中耳手术,如乳突根治术、鼓室成型术等,可选用表面麻醉、局部浸润麻醉以及神经阻滞麻醉相结合的方法,可根据手术部位选择性地阻滞三叉神经的耳颞神经、耳大神经及迷走神经耳支。耳颞神经鼓室支的阻滞可在外耳道前壁用1%利多卡因浸润;耳大神经阻滞可在耳后的乳突区用1%利多卡因浸润麻醉,需深达颅骨骨膜;耳颞神经耳支阻滞一般在外耳道外上方的耳轮,在耳的最高附着点处注射进行麻醉;迷走神经耳支阻滞可在外耳道上三角区,乳突前缘处浸润,深达骨膜。

在全身麻醉下进行鼓室成型术时,在放置移植物过程中及置入后,应避免用 N_2O,因为 N_2O 会在密闭的腔隙中迅速弥散,并增加术腔内的压力,这样会使移植物移位。另外,如手术中需行面神经诱发电位监测,应控制肌松剂的用量,以避免面神经刺激试验受到干扰。

二、鼻腔及鼻窦手术的麻醉

简单的鼻腔及鼻窦手术可在局部麻醉下完成。随着功能性鼻内镜手术的开展,鼻腔手术范围扩大,一些复杂的鼻腔和鼻窦手术则需要在全身麻醉下进行。

在局部麻醉条件下,鼻腔和鼻窦手术可用1%地卡因和1∶100 000 肾上腺素棉片,分别置入中鼻甲后1/3与鼻中隔之间以阻滞蝶腭神经节,中鼻甲前端与鼻中隔之间以阻滞鼻睫神经,以及下鼻甲以阻滞鼻腭神经。也可用1%的利多卡因对蝶腭神经节进行局部浸润阻滞麻醉。外鼻手术需阻滞鼻外神经、滑车神经和眶下神经。

在全身麻醉条件下,控制性降压可减少术中出血,保持术野清晰,使手术更加安全。吸入性药物异氟醚可控性好,可通过降低动脉压有效减少手术中出血。为避免麻醉过深,可与硝普钠合用降压。因术中常用肾上腺素棉片止血,应注意其对心血管系统的影响。术毕鼻腔填塞止血,应在吸尽咽喉部和气管内积血,待患者清醒后拔除气管导管,确保经口呼吸通畅。

三、扁桃腺切除术的麻醉

多数扁桃体剥离术可在局部麻醉下完成。挤切法由于痛觉刺激较强,易对患儿造成心理伤害,目前已较少应用。对疼痛耐受差、精神紧张的患者和儿童宜在全身麻醉下进行手术。

局部麻醉可采用口咽部喷1%地卡因溶液表面麻醉和1%利多卡因局部浸润麻醉相结合的方式,以取得良好麻醉效果。应避免过量应用发生中毒反应或将药物喷入气管,以免抑制患者正常咳嗽反射。

全身麻醉应选用气管内插管,有条件的患者可经鼻气管插管。应选择不易扭曲打折且便于固定的U型管。注意开口器放置不当可压迫气管导管。麻醉可用静脉诱导,辅助阿片类麻醉性镇痛药,吸入麻醉维持。也可选择静脉麻醉,喷射通气控制呼吸。手术应彻底止血,术后注意吸除积血,避免血液流入气管造成吸入性肺炎甚至窒息。

四、气管异物取出术的麻醉

气管异物的患者多为儿童,呼吸道狭窄,对缺氧耐受力差,且手术占用呼吸道,使麻醉中气道控制难度增大,操作不当易出现严重的呼吸困难甚至心、脑损害,所以术中维持良好的通气给氧以及满意的麻醉深度对手术的成功至关重要。高频喷射通气作为一种安全有效通气给氧技术,具有通气频率高,不干扰手术操作,且不影响自主呼吸等特点,具有其他传统通气方式不能替代的优越性,在气管异物取出术的麻醉中被广泛应用。由于气管异物患儿术前有不同程度的缺氧,麻醉前应经面罩吸纯氧或加压辅助呼吸,使患儿术前缺氧得到纠正,为进一步实施麻醉、手术提供安全基础。麻醉应选择对患儿循环呼吸影响小的麻醉方法,同时辅以完善的表面麻醉,不仅可以消除反射,使手术平稳进行,还可减少全身麻醉药用量,利于患儿尽快苏醒。术前可用1%丁卡因喉腔表面麻醉以预防喉痉挛及支气管痉挛,也可在手术中通过支气管镜用2%利多卡因对气管进行表面麻醉。手术目前多采用静脉麻醉,一般采用丙多酚、芬太尼、γ-羟基丁酸钠、七氟醚等药物进行静脉麻醉。诱导期麻醉不宜过浅,以利于放入气管镜和减少心血管反应。气管镜放入后可适当加深麻醉,并以高频喷射通气控制呼吸。手术多将气管镜伸入一侧肺或叶支气管,阻塞健肺,易加重缺氧,必要时可将气管镜退至主气管,充分通气待血氧饱和度稳定后再行操作。气管异物取出手术刺激强,麻醉较浅时,常出现屏气、呛咳,甚至支气管痉挛、心动过速、血压升高,严重者可引起心力衰竭,应根据手术操作及时调整麻醉深度。为防止麻醉药蓄积和改善通气,使用短效肌松药,常使麻醉变得较为平稳。术中应控制手术时间,异物钳置入气管镜取异物时间不宜过长,以免造成缺氧。手术及麻醉后应加强患儿气道管理,必要时行气管内置管辅助通气,为防止术后声门及气管黏膜充血水肿,应尽早应用地塞米松。

第 10 篇

耳鼻咽喉头颈外科影像学

第 10 章

第81章　耳鼻咽喉头颈外科影像学诊断

随着医学影像学的迅猛发展,影像学检查在耳鼻咽喉头颈外科学中发挥着不可替代的作用,现代颅底外科与显微外科已离不开影像学检查。最早使用的传统 X 线平片成像,由于其图像重叠多,分辨力差,目前基本上已被 CT 和 MRI 替代,特别是螺旋 CT,其成像速度快,对骨骼和软组织分辨力高,是目前的首选检查方法。MRI 在显示鼻窦黏膜、鼻咽部与喉颈部软组织、内耳迷路淋巴液及内耳道脑脊液等方面有较为明显的优势。本篇简要介绍耳鼻喉与鼻咽部 CT 与 MRI 检查技术、正常影像解剖及常见疾病影像学表现。

一、影像检查技术

(一) CT 检查技术

(1) 横断位与冠状位螺旋 CT 平扫:采用骨算法与软组织算法重建图像,常规层厚 2～5mm。观察窗口:骨窗(窗位 400～600HU,窗宽 2000～3500HU),软组织窗(窗位 30～50HU,窗宽 250～400HU)。

(2) 多层螺旋高分辨力 CT(high resolution computed tomography,HRCT):采用螺距 0.875mm、准直 0.5mm、间隔 0.3mm、FOV250mm×250mm、矩阵 512×512 及骨算法重建,通过后处理技术获得任意方向的图像。主要适用于鼻窦、耳部与颅底检查。

(3) 增强扫描:适用于耳鼻喉与颈部肿瘤性疾病、血管性疾病及部分炎症性疾病等。CT 平扫后,再行静脉注射非离子型造影剂后增强扫描,重点了解病变组织的血供情况及其与邻近血管之间的关系,以帮助疾病定性诊断与治疗。

(4) 图像后处理与三维重建

1) 多平面重组(multiplanar reconstruction,MPR):多数采用横断位螺旋扫描,然后将图像进行 0.5～1mm 层厚重建,再行冠状位、矢状位等任意方向图像的重建,可以全方位观察解剖结构及病变部位。

2) 三维图像:主要有表面阴影显示(surface shadow display,SSD)、容积再现技术(volume rendering technique,VRT)及仿真内镜(virtual endoscopy,VE)技术等。利用 SSD

对图像进行切割,去除表面的一部分结构,获得所要观察的结构的图像,从不同角度观察这些结构;利用 VRT 观察所要显示结构的整体情况;利用 VE 技术重建并观察鼻腔、鼻窦、喉腔和引流通道等,类似于内镜检查。

(二) MRI 检查技术

MRI 检查为多参数成像,扫描序列较多,在耳鼻喉及颈部检查中常用的有以下几种扫描序列。

(1) 二维自旋回波序列:为 MRI 最常用的基本序列,获取 T_1 加权像(T_1WI)、T_2 加权像(T_2WI)及 Gd-DTPA 增强 T_1 加权像。增强扫描适应证与 CT 检查适应证相同。

(2) 三维梯度回波(3D GRE)分为三维稳态扰相梯度回波(3D SPGR)和三维积极干预稳态梯度回波(3D-CISS)。前者用于显示内耳道外颞骨内面神经及各种病变,后者用于显示迷路腔及内耳道内面神经、前庭耳蜗神经,亦可显示内耳道内小听神经瘤。

(3) MRI 水成像:采用最大密度投影和三维重建法,获得 MRI 水成像,使内耳含水的迷路腔清晰显影。

二、正常 CT 与 MRI 解剖

1. 耳部影像解剖　耳部解剖结构复杂、精细,HRCT(横断面、冠状面、矢状面及任意斜面)是最好的显示方法。耳分为外耳、中耳及内耳,外耳由耳廓及外耳道组成;中耳由鼓室、咽鼓管、乳突窦及乳突组成,鼓室内有听小骨链;内耳由耳蜗、前庭、半规管及内耳道组成。正常情况下,外耳及中耳内有气体衬托,解剖结构均可清新显示;听小骨链用 CTVE 与 VR 可清晰显示锤骨颈、锤骨柄、砧骨长脚及砧镫关节;面神经管可以经多斜面重组 MPR 全程显示。

在 MRI 图像上,中耳由气体及骨质结构组成无信号,内耳迷路淋巴液及内耳道脑脊液在 T_2WI 上呈高信号,神经呈中等信号。T_2WI 横断面内耳道脑脊液呈高信号,面神经及蜗神经、前庭神经呈中等信号,贯穿其间,耳蜗及半规管均呈高信号。使用 VR 技术及 MRI 水成像,内耳及含水的迷路腔可三维显示,可任意旋转角度进行观察(图 10-81-1~图 10-81-2)。

2. 鼻与鼻窦影像学解剖　正常鼻固有鼻腔不同部位黏膜厚度不同,下鼻甲与中鼻甲黏膜最厚,尤其是下鼻甲,但最大厚度不应超过 5mm。由于纤维内镜生理性手术的需要,近一二十年来提出了窦口-鼻道复合体的概念。窦口-鼻道复合体并非单个解剖结构,而是指前组鼻窦自然开口周围的区域,包括中鼻甲、钩突、半月裂、筛漏斗、鼻丘或鼻堤、筛泡、上颌窦自然开口等结构。冠状面扫描可很好地显示窦口-鼻道复合体区的解剖结构。

鼻窦的 CT 影像显示的主要是骨性结构及含气腔隙,骨壁厚度均匀、完整,但筛窦外壁的纸板可发育不全,局部呈软组织密度影。鼻窦黏膜菲薄,CT 不易显示。

MRI 的软组织对比好,对鼻与鼻窦黏膜及周围间隙软组织结构影像对比好,但显示骨结构与钙化较差,不及 CT。T_1WI 显示解剖结构较好,黏膜呈中等信号,鼻腔与鼻窦骨壁及含气腔隙均无信号。T_2WI 显示黏膜为高信号结构,正常厚度不大于 3mm,但双侧下鼻甲黏膜可有生理性、周期性交替增厚,不应误认为病变(图 10-81-3~图 10-81-8,其中图 10-81-4 为彩图)。

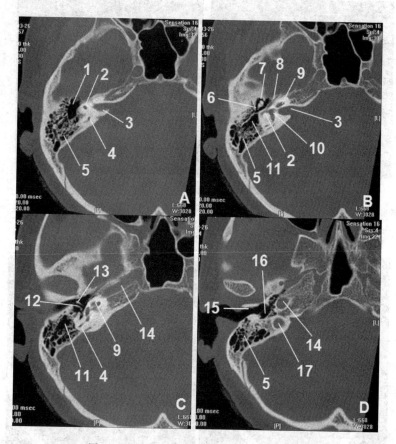

图 10-81-1　正常耳部各层面横断位 HRCT

A—上鼓室平面；B、C—中鼓室平面；D—下鼓室平面；1—上鼓室；2—前骨半规管；3—内听道；4—后骨半规管；
5—乳突气房；6—砧骨体；7—锤骨头；8—面神经管鼓室段；9—耳蜗；10—前庭；11—鼓窦；12—砧骨长脚；
13—锤骨颈；14—颈动脉管；15—外耳道；16—下鼓室；17—颈静脉孔

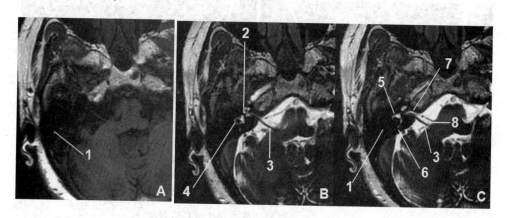

图 10-81-2　正常耳部 MRI 平扫横断位

A—T_1WI；B、C—相邻层面 T_2WI；1—乳突（T_1WI、T_2WI 均呈低信号）；2—耳蜗；3—听神经；4—外半规管；
5—前半规管；6—后半规管；7—内听道；8—面神经

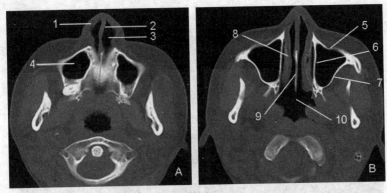

图 10-81-3　上颌窦水平位 CT，骨窗

A—鼻前庭水平；B—下鼻甲下分水平；1—外鼻；2—鼻中隔软骨；3—鼻前庭；4—上颌窦；5—上颌窦前壁；
6—上颌窦内侧壁；7—上颌窦外侧壁；8—下鼻甲；9—梨状骨；10—鼻咽腔

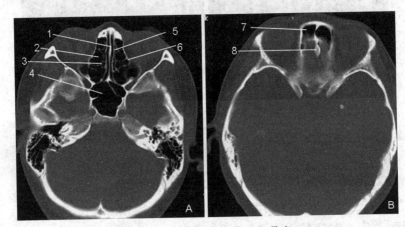

图 10-81-5　筛窦水平位 CT，骨窗

A-筛窦水平；B—额窦水平；1—筛骨垂直板；2—筛泡；3—筛板；4—蝶窦；5—筛窦内侧壁；6—筛窦外侧
壁；7—额窦；8—鸡冠

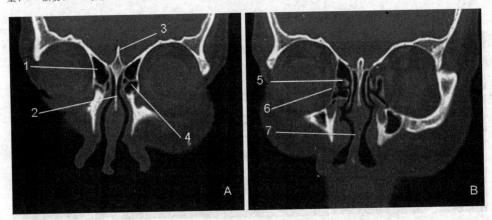

图 10-81-6　平鸡冠处鼻窦冠状位 CT，骨窗

A—额窦平面；B—前组筛窦平面；1—右侧额窦；2—筛骨垂直板；3—鸡冠；4—前组筛窦；5—筛窦纸
板；6—筛窦外侧壁（眼眶内侧壁）；7—鼻中隔软骨部

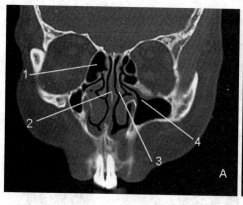
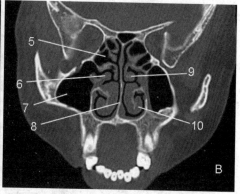

图 10-81-7 鼻窦冠状位 CT,骨窗

A—中组筛窦平面;B—后组筛窦平面;1—中组筛窦筛房;2—鼻中隔;3—中鼻甲起始部;4—左侧上颌窦开口;5—后组筛窦筛房;6—钩突;7—右侧上颌窦;8—梨骨;9—中鼻甲;10—下鼻甲

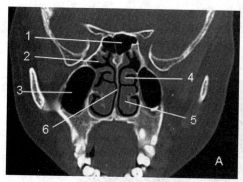
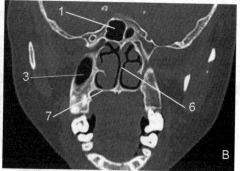

图 10-81-8 蝶窦冠状位 CT,骨窗

A—蝶窦水平;B—腭骨水平;1—蝶窦;2—上鼻甲;3—右侧上颌窦;4—中鼻甲;5—下鼻甲;6—梨骨;7—腭骨水平部

3. 鼻咽部影像学解剖 鼻咽腔在不同层面中形态各异。在软腭层面呈方形,软腭上层面呈长方形,咽鼓管隆突层面呈双梯形,咽隐窝层面呈梯形。咽鼓管隆突层面是较典型的鼻咽部 CT 横断面解剖结构,两侧壁半圆形突起为咽鼓管隆突,因含钙量增加,在 CT 片上显示较周围组织密度略高,其前方黑色凹陷为咽鼓管咽口,其后方较宽的斜形裂腔为咽隐窝。咽鼓管隆突外后椭圆形肌团为腭帆提肌和该肌前外方的腭帆张肌。鼻咽壁外侧的脂肪间隙为咽旁间隙。MRI 较 CT 能更好地分辨鼻咽部软组织,T_1WI 能很好地显示鼻咽部的结构,T_2WI 对于鼻咽部的黏膜、肌肉与脂肪具有优势,增强 T_1WI 可见黏膜明显强化(图 10-81-9,图 10-81-10)。

4. 喉部影像解剖 成年人甲状软骨、环状软骨及杓状软骨 CT 呈现高密度影,会厌、杓状软骨的尖部、小角软骨等呈软组织密度影。声带向前附着于前联合,向后附着于杓状软骨声带突,声带突为确定声带平面的标志。声带内含声韧带(甲状下韧带)及声带肌(甲杓内肌)。声带的 CT 值与邻近的肌肉密度相似。室带为附着于甲状软骨板两侧的两条平行带状软组织,因含肌纤维较少,脂肪组织较多,所以密度较声带低。室带层面可见清楚显示声门旁间隙为室带与甲状软骨板之间的低密度间隙,至声带水平声门旁间隙变窄至消失。喉室

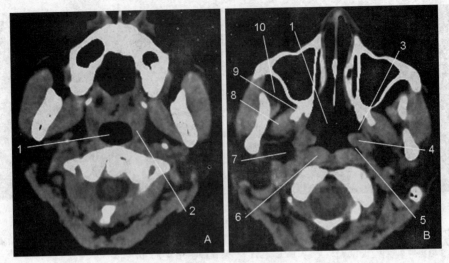

图 10-81-9　鼻咽部水平位 CT，骨窗

A—鼻咽下部软腭层面；B—鼻咽部层面；1—鼻咽腔；2—鼻咽侧壁；3—咽鼓管咽口；4—咽鼓管隆突；5—咽隐窝；6—头长肌；7—咽旁间隙；8—翼外肌；9—翼骨外突；10—翼腭窝

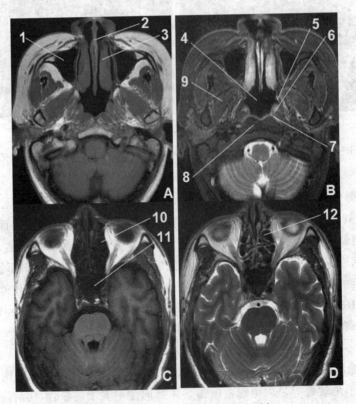

图 10-81-10　鼻窦与鼻咽部 MRI 平扫

A—T_1WI；B—脂肪抑制 T_2WI；C— T_1WI；D—T_2WI；1—右侧上颌窦；2—鼻中隔；3—下鼻甲；4—鼻咽腔；5—咽鼓管咽口；6—咽鼓管隆突；7—咽隐窝；8—头长肌；9—翼外肌；10—筛泡；11—蝶窦；12—筛窦纸板

位于声带与室带之间含气腔,呈纺锤形,前后狭窄,中间稍宽。CT 冠状图片显示得更清楚。

喉部 MRI 解剖与 CT 所见类似,MRI 对软组织结构显示较好。会厌、杓会厌皱襞黏膜下含脂肪较多,T_1WI 及 T_2WI 上均为高信号。室带因黏膜下组织疏松并有腺体呈稍高信号,声带含声带肌而呈等或稍低信号。梯度回波序列扫描快速,可以减少运动和血管搏动伪影,还可以容积扫描三维重建,增强扫描时常用(图 10-81-11,图 10-81-12)。

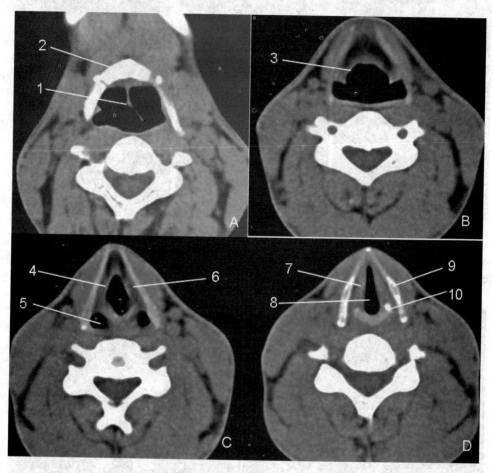

图 10-81-11　喉部横断位 CT 平扫,软组织窗

A—会厌层面;B—下咽部层面;C—梨状窝层面;D—声带层面;1—会厌;2—舌骨;3,4—杓会厌皱襞;5—梨状窝;6—喉旁间隙;7—声带;8—声门;9—甲状软骨;10—杓状软骨

三、耳鼻喉常见疾病影像学表现

1. 急性化脓性中耳乳突炎　HRCT 典型表现为鼓室和(或)乳突气房内积液,可见一个或多个气液平。早期无明显骨质破坏,晚期听小骨及乳突蜂房骨质可有不同程度破坏,边缘模糊,严重者病变常直接破坏邻近骨质,侵犯周围结构而引起颅内外并发症。乳突积液MRI 表现典型,T_1WI 上表现为低信号,T_2WI 上表现为高信号(图 10-81-13)。

2. 慢性化脓性中耳乳突炎

(1)单纯性慢性化脓性中耳乳突炎:鼓室和(或)乳突内条索状或斑片状软组织密度

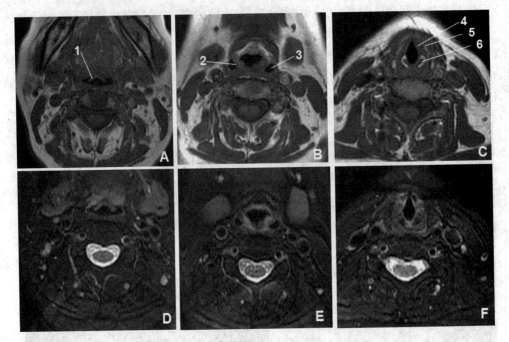

图 10-81-12　喉部横断位 MRI 平扫图像

A、B、C—T_1WI；D、E、F—脂肪抑制 T_2WI；1—会厌；2—杓会厌皱襞；3—梨状窝；4—声带；5—喉旁间隙；6—杓状软骨。喉部 T_2WI 表现与 T_1WI 表现一致，但信号有差异

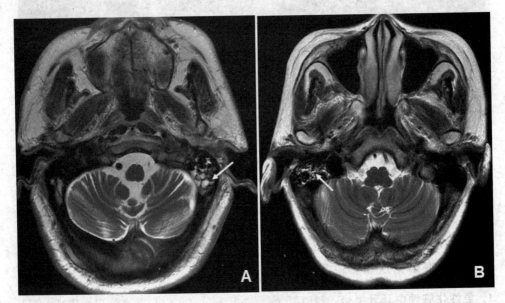

图 10-81-13　乳突积液 MR 平扫

A—T_2WI 左侧乳突气房内多发高信号，并有小液平面（白箭头）；B—T_2WI 右侧乳突气房内多发高信号（白箭头）

影，乳突气房减少，乳突气房间隔骨质增生、硬化，无骨质破坏（图 10-81-14）。

（2）骨疡型慢性化脓性中耳乳突炎：鼓室、乳突内团块状软组织密度影，周围骨质破坏，边缘呈虫蚀样表现，亦可破坏听小骨链。在 MRI 上，病变 T_1WI 表现为中等和低信号，

T_2WI 表现为高信号,增强 T_1WI 病变明显强化。

（3）胆脂瘤型慢性化脓性中耳乳突炎:鼓室、乳突团块状软组织密度影,病变周围骨质及听小骨破坏,边缘光整、硬化,乳突窦入口扩大,听小骨受压向内侧移位。胆脂瘤 MR T_1WI 表现为低至中等信号,T_2WI 表现为高信号,增强 T_1WI 胆脂瘤边缘环形强化,胆脂瘤本身不强化(图 10-81-15)。

3. 胆固醇性肉芽肿　较小的胆固醇肉芽肿,HRCT 表现为位于鼓室和(或)乳突内的软组织密度影,无骨质和(或)听小骨破坏;较大的胆固醇肉芽肿表现为膨胀性生长、边缘清楚的软组织密度影,病变周围骨质及听小骨受压、破坏,边缘光整。MRI 表现:T_1WI、T_2WI 均表现为高信号,其内含铁血黄素沉着表现为局灶性低信号。

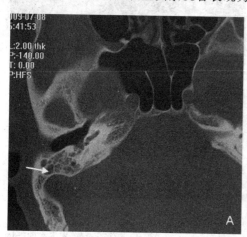
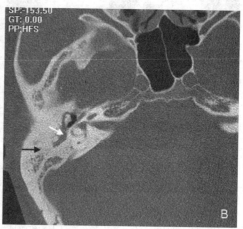

图 10-81-14　化脓性中耳炎

A—急性化脓性中耳炎,右侧乳突气房气体消失,被积液取代(白箭头),无明显骨质破坏,气房间隔清晰;B—慢性化脓性中耳炎右侧乳突气房消失,增生硬化改变(黑箭头),鼓窦内分泌物填充(白箭头)

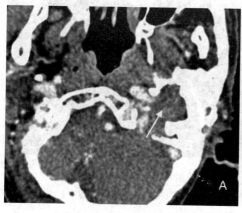
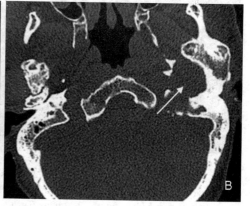

图 10-81-15　胆脂瘤型慢性化脓性中耳乳突炎

A—软组织窗,左侧乳突区软组织肿块,密度不均匀(白箭头);B—骨窗左侧乳突区大片骨质破坏,边缘硬化

4. 听神经瘤

（1）CT 表现:主要表现为内耳道扩大,骨质压迫吸收,内耳道明显扩大时呈"喇叭状"改变。从内耳道向桥小脑角区生长的软组织肿块,肿块内可有囊变,边缘光滑,周围有或无

水肿,四脑室受压。增强扫描,肿块实质部分明显强化(图 10-81-16)。

(2) MRI 表现:可显示内耳道内的小听神经瘤。肿瘤在 T_1WI 上信号稍低,在 T_2WI 上信号稍高,增强后扫描肿瘤明显均匀或不均匀强化,肿瘤部分位于内听道内,内听道扩大为其重要特征(图 10-81-17)。

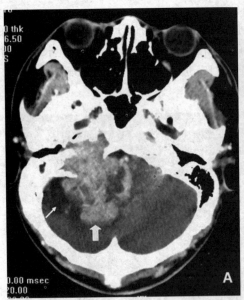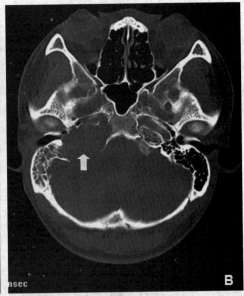

图 10-81-16　右侧听神经瘤

A—增强 CT 脑组织窗,右侧桥小脑角区巨大软组织肿块(白粗箭头),不均匀强化,边缘不光整,周围水肿(白细箭头),四脑室受压;B—骨窗,右侧内耳区大片骨质破坏(白粗箭头),边缘不光整

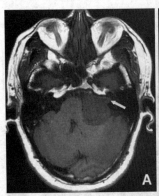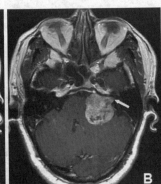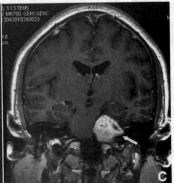

图 10-81-17　左侧听神经瘤

A—T_1WI 左侧桥小脑角区稍低信号肿块,周围无水肿,肿块延伸至内听道内(白箭头),内听道稍扩大;B、C—横断位与冠状位增强 T_2WI 肿块明显不均匀强化(白箭头)

5. 副神经节瘤

(1) CT 表现:颈静脉球瘤多表现为颈静脉孔扩大,边缘骨质不规则破坏,伴有明显的软组织肿块;增强后扫描明显强化。鼓室球瘤较小者,仅表现为鼓岬部的软组织影,可无骨质改变,亦可侵蚀鼓岬及鼓室下壁,较大者可充满整个鼓室,并包绕听小骨,甚至突入外耳道

内,但听小骨常不被破坏。

（2）MRI 表现：MRI 可以充分显示肿瘤的范围及邻近结构情况。肿瘤在 T_1WI 上呈中等程度信号,其内见点状、迂曲条状血管流空影,在 T_2WI 上肿瘤呈高信号,与低信号血管流空影相间,表现为特征性的"胡椒盐"盐征,此征象对诊断颈静脉球瘤具有重要意义;但鼓室球瘤在 T_1WI 上为等信号,在 T_2WI 上为高或稍高信号,因肿瘤往往较小,信号强度常比较均匀,无血管流空征象;增强后扫描明显均匀强化。

6. 外中耳癌

（1）CT 表现：肿瘤较小时局限于中、下鼓室或外耳道内,累及部分乳突蜂房或外耳道骨壁,骨质破坏在外耳道后壁出现较早;肿瘤较大时可充满鼓室、乳突窦,窦入口可扩大,晚期肿瘤破坏范围广泛,如鼓室、耳蜗、面神经管、颈静脉窝、岩尖等部位以及邻近枕骨、蝶骨均可出现大片骨质破坏区。外中耳癌骨质破坏为溶骨性,形态不规则,边缘较清楚,无硬化。

（2）MRI 表现：肿瘤在 T_1WI 上呈等或较低信号,在 T_2WI 上呈较高信号,信号较均匀,增强扫描肿块明显强化。

7. 鼻与鼻窦外伤　一般 CT 检查即可,无须 MRI 检查。

（1）鼻骨骨折：螺旋 CT 扫描后的横断位与冠状位重建,骨窗可显示骨折鼻骨的骨折线与骨折片移位;特别是复合性骨折,可见上颌骨与泪骨、筛骨骨折。骨缝分离表现为相关骨缝增宽,两侧同名骨缝不对称。MSCT 薄层扫描 SSD 后,处理影像有助于显示骨折的诊断与鉴别（图 10-81-18）。

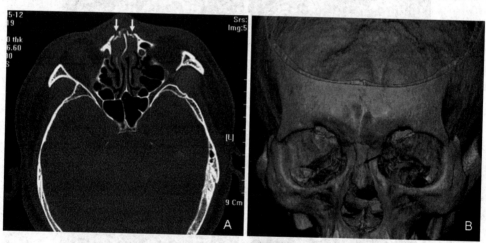

图 10-81-18　鼻骨骨折
A—横断位骨窗,双侧鼻骨粉碎性骨折（白箭头）；B—三维重建（SSD）清晰显示鼻骨骨折线（黑箭头）

（2）鼻窦和面骨骨折：CT 检查可清晰显示鼻窦各窦壁、面骨骨折的形态、类型、骨折碎片移位、骨折波及范围等情况,显示窦腔内积血,可评价相邻结构,特别是颅脑与眶的损伤情况,如眼眶内血肿和积气、颅底骨折、颅内积气或出血、海绵窦损伤等。MSCT 薄层扫描 SSD 后处理影像更加直观显示颌面部骨折的详细情况,为临床整复手术提供充分依据。

8. 鼻窦炎

（1）CT 表现：鼻窦炎典型表现为窦腔内积液,窦腔内黏膜肥厚,2~5mm 为轻度增厚,5~10mm 为中度增厚,大于 10mm 为重度增厚;黏膜下囊肿形成。窦壁骨质硬化、肥厚,严重者窦腔缩小。侵袭性鼻窦炎可伴有窦壁骨质破坏。

(2) MRI表现：对显示黏膜的厚度较为准确。T_1WI、T_2WI均为高信号，增强后可有强化。窦腔内积液与囊肿形成时表现为T_1WI低信号、T_2WI高信号。如窦腔内液体蛋白质含量较高，则表现为T_1WI等或高信号、T_2WI高或稍低信号（图10-81-19，图10-81-20）。

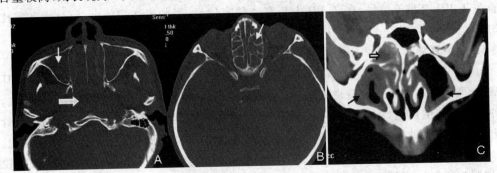

图10-81-19　鼻窦炎

A、B—同一患者横断位骨窗，双侧上颌窦及筛窦内大量积液（白细箭头），鼻腔及鼻咽腔内大量息肉充填（白粗箭头）；C—冠状位软组织窗，双侧上颌窦内黏膜带状增厚（黑箭头），筛窦内积液及黏膜增厚（黑空箭头）

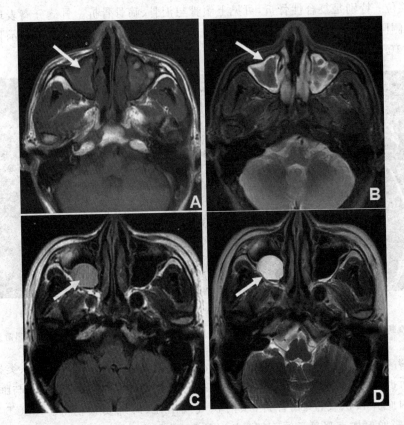

图10-81-20　鼻窦病变MRI

A、B—T_1WI与T_2WI双侧上颌窦炎，双侧上颌窦内呈混杂信号改变（白箭头），表明窦腔内液体成分不均匀，并有钙化；C、D—水抑制T_2WI与T_2WI右侧上颌窦黏液囊肿，T_2WI高信号（白箭头），边缘光滑

9. 真菌性鼻窦炎

（1）CT 表现：绝大多数单一鼻窦发病，上颌窦最常见，其他依次为蝶窦、筛窦，额窦受累罕见。窦腔实变的中央可见点、细条或云絮状高密度影，由真菌菌丝中的钙盐、铁和镁等重金属形成；窦壁骨质破坏多位于上颌窦内壁，尤其近上颌窦自然开口处，其余窦壁骨质增生肥厚。

（2）MRI 表现：真菌菌丝 T_1WI 表现为低或等信号，T_2WI 为极低信号，甚至无信号，增强后无强化；多伴有窦腔内炎症，T_1WI 多表现为低或等信号，T_2WI 通常表现为高信号，增强后边缘有强化。

10. 鼻咽纤维血管瘤

（1）CT 表现：鼻咽腔内肿块，呈圆形、类圆形或哑铃状，密度均匀，其密度与肌肉相仿，增强后瘤体明显强化为其特点。

（2）MRI 表现：由于富含血管，肿瘤信号可以不均匀，在 T_1WI 上呈中等信号，在 T_2WI 上呈高信号，其内夹杂血管的低信号影，呈胡椒盐样改变。增强 T_1WI 肿块明显强化。

11. 鼻咽癌

（1）CT 表现：早期鼻咽癌局限于黏膜时，表现为鼻咽部黏膜增厚、咽隐窝消失、咽鼓管隆突膨隆、咽旁间隙变浅、一侧鼻咽侧壁僵直。中晚期鼻咽癌致鼻咽侧壁增厚，并出现软组织肿块，与周围组织分界不清，增强后肿瘤有中等程度较均匀的强化。癌肿向深部浸润发展，并可侵犯翼内肌、翼窝、破坏翼板、上颌窦、眼眶、筛窦、颅底、海绵窦及颅内等，常转移至颈部淋巴结。

（2）MRI 表现：不同病理类型的鼻咽癌在 MRI 上信号相似，在 T_1WI 上多呈等信号，少数为略低信号，T_2WI 信号增高，增强后肿瘤组织呈轻度或中度强化，可与周围组织区分。MRI 显示早期鼻咽癌效果优于 CT，对骨质结构的破坏不及 CT。CT 与 MRI 很好地显示了鼻咽癌的侵犯范围，为临床放射治疗提供了重要依据（图 10-81-21，图 10-81-22）。

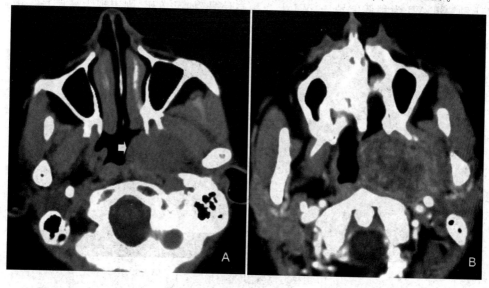

图 10-81-21　鼻咽癌

A—CT 平扫软组织窗，左侧鼻咽部软组织肿块（白箭头），左侧咽隐窝消失；B—CT 增强，肿块不均匀强化，周围间隙不清楚

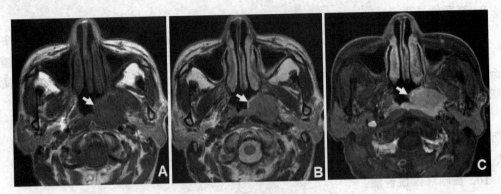

图 10-81-22　左侧鼻咽癌

A—T$_1$WI 左侧鼻咽部肿块呈等信号（白箭头）；B—T$_2$WI 肿块呈稍高信号（白箭头）；C—增强脂肪抑制 T$_1$WI 肿块明显均匀强化（白箭头），边缘不光整，左侧眼旁间隙缩小

12. 喉乳头状瘤　CT 或 MRI 显示声带或会厌等结构表面乳头状肿物，突入气道。MRI 上乳头状瘤 T$_1$WI 呈等信号，T$_2$WI 呈高信号，增强扫描肿瘤可轻度强化。喉软骨及喉旁间隙正常。

13. 喉癌

（1）声门区喉癌：多发生于声带的前部，早期局部不规则或稍增厚变钝，而后可形成结节或肿块，合并坏死或溃疡，CT 上密度不均匀，MRI 上 T$_1$WI 为稍低信号，T$_2$WI 为稍高信号，如有坏死，则表现为高信号。增强扫描实性部分强化。病变可向腔内生长，也可向黏膜下生长，浸润声带旁声带肌和声门旁、喉旁间隙，通过间隙向上下蔓延，也可通过前联合侵犯对侧声带，向前、向上浸润会厌前间隙（图 10-81-23）。

（2）声门上区喉癌：包括会厌表面、杓会厌皱襞、喉室和室带的肿瘤。临床症状出现较晚，来诊时肿块往往较大或侵犯范围广泛，表现为局部结节或肿块，密度不均，强化不均匀。MRI 上肿块 T$_1$WI 为稍低信号，T$_2$WI 上为稍高信号，如有坏死，则表现为高信号。增强扫

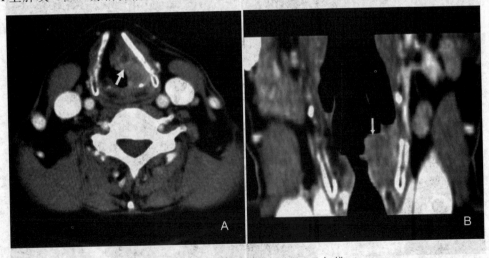

图 10-81-23　左侧声带癌增强 CT 扫描

A—左侧声带增厚（白箭头），边缘不光整，不均匀强化，声门偏心性狭窄，喉旁间隙消失；B—冠状位 MPR 图像，左侧声带肿块（白箭头），表面不光整

描实性部分强化。病变向周围间隙蔓延,并向下扩展,为跨声门癌,并可早期发生颈部淋巴结转移。

（3）跨声门癌：为喉癌晚期阶段,此时肿瘤广泛侵犯喉内、外结构,并可侵犯下咽,如三个区均受累为全喉癌。

以上各区喉癌均可破坏喉软骨,如甲状软骨、环状软骨和杓状软骨,可侵犯喉周间隙及喉周结构,如甲状腺、颈前肌等,可伴有颈深淋巴结转移。

（谢明国）

参 考 文 献

[1] 王德辉.鼻腔鼻窦恶性肿瘤鼻内镜手术的新进展[J].中国眼耳鼻喉科杂志,2012,12(2)：69-71.

[2] 韩德民,臧洪瑞.计算流体力学在鼻腔鼻窦气流研究中的应用[J].中国耳鼻咽喉头颈外科,2015,22(11)：543-544.

[3] 张罗,韩德民.解读英国变态反应和临床免疫学会鼻-鼻窦炎和鼻息肉诊治指南[J].中国耳鼻咽喉头颈外科,2009,16(5)：287-291.

[4] 李源,许庚,刘贤,等.鼻窦解剖及其变异与鼻窦炎和手术的关系[J].中国耳鼻咽喉颅底外科杂志,2000,6(1)：8-12.

[5] 卢九星,韩德民,张罗.鼻腔气流运动的个体化测量[J].首都医科大学学报,2012,33(6)：751-756.

[6] 赵延明,张媛,张罗.慢性鼻窦炎患者和医生症状视觉模拟量表评分的差异性研究[J].临床耳鼻咽喉头颈外科杂志,2015,29(23)：2030-2034.

[7] 许庚.经鼻内镜鼻窦手术发展[J].中国耳鼻咽喉头颈外科,2004,11(1)：29-31.

[8] Nishimura T S, Mori F S. Impaired air conditioning within the nasal cavity in flat-faced Homo[J]. PLOS Computational Biology,2016,3: 1-18.

[9] 李思,彭本刚.OSAHS多平面诊断的发展现状[J].临床耳鼻咽喉头颈外科杂志,2015,29(21)：1922-1927.

[10] 杨乐,龚平桂,郑明奋,等.咽鼓管及咽鼓管功能障碍相关疾病的发生与治疗[J].临床耳鼻咽喉头颈外科杂志,2016,30(12)：1001-1008.

[11] 罗俊生,席焕久,于春江,等.翼腭窝显微解剖及临床意义[J].中华神经外科杂志,2004,20(3)：242-245.

[12] 卢晓峰,朱敏.腺样体和扁桃体肥大－张口呼吸－腺样体面容的序列治疗[J].临床耳鼻咽喉头颈外科杂志,2016,30(6)：451-454.

[13] 朱运华,李梅生,董明敏.扁桃体术后出血的原因分析[J].临床耳鼻咽喉头颈外科杂志,2014,28(12)：881-883.

[14] 刘庆,袁贤瑞,罗端午,等.颞下窝咽旁间隙的显微外科解剖研究[J].中华显微外科杂志,2004,27(4)：281-283.

[15] 万汉锋,金建新,刘学军,等.咽异感症与精神焦虑及抑郁症状相关性研究[J].中国耳鼻咽喉头颈外科,2010,17(6)：314-317.

[16] 屠规益.读《对贯声门癌再认识的临床意义》一文的意见[J].临床耳鼻咽喉科杂志,2001,15(9)：431.

[17] 倪鑫,马丽晶,王军,等.频闪喉镜检查对声带白斑激光手术的价值[J].中国耳鼻咽喉头颈外科,2007,14(12)：715-717.

[18] 何鹏飞,田俊,靳荣秀,等.喉癌影像学评估进展[J].临床耳鼻咽喉头颈外科杂志,2016,30(19)：1576-1580.

[19] 蒋家琪,舒敏,张毅,等.嗓音疾病的行为学治疗——言语训练[J].中国眼耳鼻喉科杂志,2012,12(1)：2-5.

[20] 刘大波,罗仁忠,钟建文,等.婴幼儿喉蹼的诊断与治疗[J].中华耳鼻咽喉头颈外科杂志,2006,41(2)：120-122.

[21] 王路,赵明,穆云静,等.鼾症患者颈围、体质指数测量的临床意义[J].临床军医杂志,2014,42(7)：762-763.

[22] 孟美娟,黄维国,邱建华,等.成人急性会厌炎呼吸困难程度的判断与处理[J].临床耳鼻咽喉科杂志,2002,16(6)：270-271.

[23] 杨仕明,李佳楠,韩东一.推动中国成人语后聋人工耳蜗植入[J].中国耳鼻咽喉头颈外科,2010,

17(1)：49-51.

[24] 黄孝文,余洋,SORENSEN M S,等.可视耳模拟系统：一种新颖的颞骨解剖教辅工具[J].临床耳鼻咽喉头颈外科杂志,2011,25(22)：1055-1056.

[25] 贺璐,王国鹏,彭哲,等.耳鸣临床应用指南[J].听力学及言语疾病杂志,2015,23(2)：116-139.

[26] 田广永,段永畅,石小田,等.颞骨手术相关的面神经临床解剖学研究[J].中国临床解剖学杂志,2010,28(6)：593-597.

[27] 黄孝文,王春芳,曹平平,等.鼓室导抗图与颞骨 CT 对分泌性中耳炎的诊断价值比较[J].听力学及言语疾病杂志,2013,21(5)：483-485.

[28] 马晓彦,吴子明,刘兴健,等.梅尼埃病合并良性阵发性位置性眩晕患者的临床特征[J].听力学及言语疾病杂志,2016,24(4)：347-350.

[29] 王国建,袁永一,李荣,等.不同听力学表型人群中常见耳聋基因突变检出率的分析[J].临床耳鼻咽喉头颈外科杂志,2011,25(10)：445-448.

[30] SEREDA M，ADJAMIAN P．Auditory evoked magnetic fields in individuals with tinnitus[J]．Hearing Research,2013,302：50-59.

[31] 付升旗,王华,苗莹莹,等.侧颅底的断层影像及其三维重建[J].中国临床解剖学杂志,2010,28(4)：401-404.

[32] 文卫平,李健,史剑波,等.内窥镜下与颅底相关的鼻腔鼻窦解剖标志的研究[J].中国临床解剖学杂志,2005,23(4)：381-384.

[33] 孙艳,邱前辉,刘辉,等.颈内动脉颅底段重要解剖标志点的影像学测量[J].中国耳鼻咽喉颅底外科杂志,2010,16(2)：81-84.

[34] 刘卫平,高大宽,伊西才,等.经鼻内窥镜视神经管减压手术探讨[J].中华神经外科疾病研究杂志,2015,14(6)：539-542.

[35] 田广永,段永畅,石小田,等.颞骨手术相关的面神经临床解剖学研究[J].中国临床解剖学杂志,2010,28(6)：593-597.

[36] 田勇泉.耳鼻咽喉头颈外科学[M].7版.北京：人民卫生出版社,2008.

[37] 田勇泉.耳鼻咽喉头颈外科学[M].8版.北京：人民卫生出版社,2013.

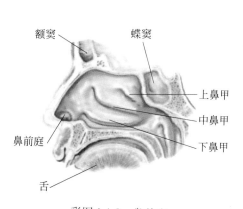

彩图 1-1-8　鼻前庭

额窦　蝶窦
上鼻甲
中鼻甲
下鼻甲
鼻前庭
舌

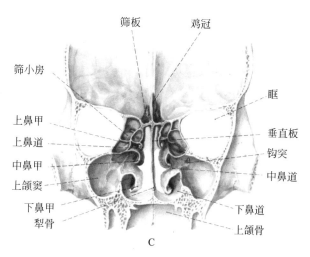

筛板　鸡冠
筛小房
上鼻甲
上鼻道
中鼻甲
上颌窦
下鼻甲
犁骨
眶
垂直板
钩突
中鼻道
下鼻道
上颌骨

C

彩图 1-1-21　筛窦

C—筛窦冠状位图

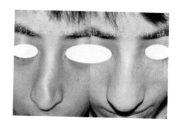

彩图 1-4-1　歪鼻

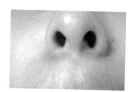

彩图 1-6-1　鼻前庭炎

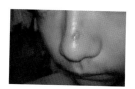

彩图 1-6-2　鼻疖

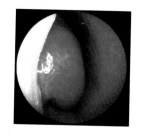

彩图 1-7-1　慢性单纯性鼻炎

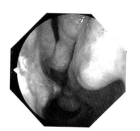

彩图 1-7-2　萎缩性鼻炎

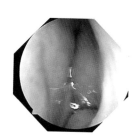

彩图 1-8-1　变应性鼻炎

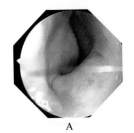

彩图 1-9-1　鼻中隔偏曲
A—"S"形偏曲,右下见一棘突;B—反"C"形左偏

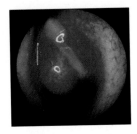

彩图 1-11-1　急性鼻窦炎

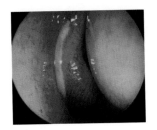

彩图 1-11-2　慢性鼻窦炎

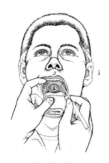

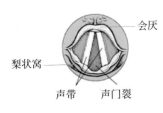

会厌

梨状窝

声带　　声门裂

彩图 2-20-2　间接喉镜检查

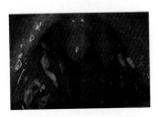

彩图 2-22-1　急性扁桃体炎

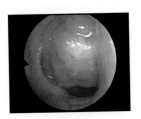

彩图 2-23-1　鼻内镜检查腺样体肥大

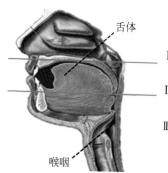

舌体

Ⅰ型：鼻腔及鼻咽水平

Ⅱ型：软腭及扁桃体水平

Ⅲ型：舌根及会厌水平

喉咽

彩图 2-28-4　OSAHS 阻塞平面

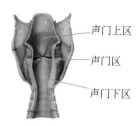

声门上区

声门区

声门下区

彩图 3-29-4　喉腔

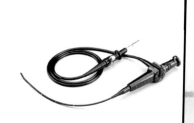

彩图 3-31-3　纤维喉镜检查

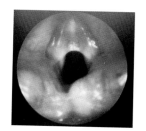

彩图 3-32-1　喉蹼

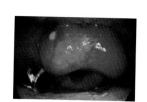

彩图 3-34-1　急性会厌炎

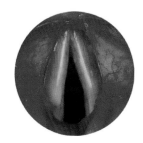

彩图 3-34-2　急性喉炎

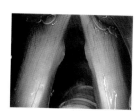

彩图 3-35-1　声带小结

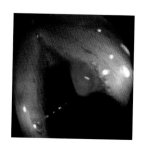

彩图 3-35-2　右声带息肉

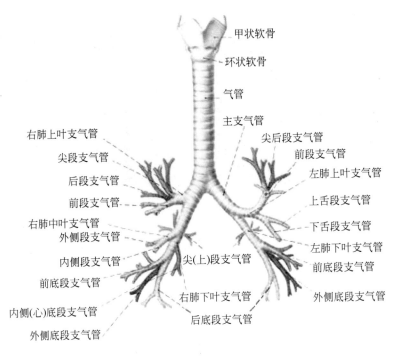

甲状软骨
环状软骨
气管
主支气管
尖后段支气管
前段支气管
左肺上叶支气管
上舌段支气管
下舌段支气管
左肺下叶支气管
前底段支气管
外侧底段支气管

右肺上叶支气管
尖段支气管
后段支气管
前段支气管
右肺中叶支气管
外侧段支气管
内侧段支气管
前底段支气管
内侧(心)底段支气管
外侧底段支气管

尖(上)段支气管
右肺下叶支气管
后底段支气管

彩图 4-42-1　气管及支气管

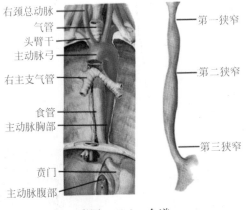

右颈总动脉
气管
头臂干
主动脉弓
右主支气管
食管
主动脉胸部
贲门
主动脉腹部

第一狭窄
第二狭窄
第三狭窄

彩图 4-42-2　食道

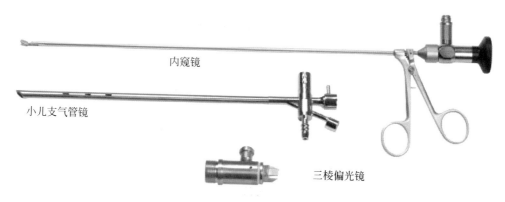

内窥镜

小儿支气管镜

三棱偏光镜

彩图 4-44-1　小儿硬性支气管镜

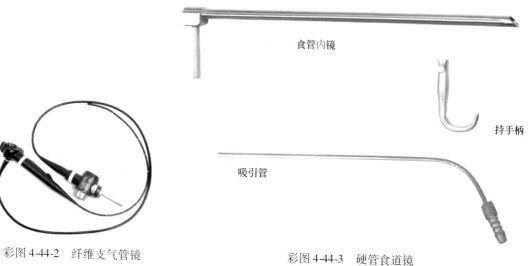

食管内镜

持手柄

吸引管

彩图 4-44-2　纤维支气管镜

彩图 4-44-3　硬管食道镜

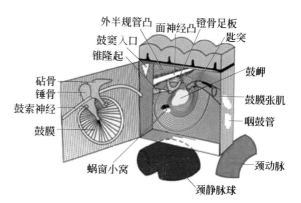

耳轮
对耳轮脚

对耳轮
耳甲腔

耳垂

对耳轮

耳屏

耳屏间切迹

对耳屏

彩图 5-49-2　耳廓的解剖标志

外半规管凸　面神经凸　镫骨足板
鼓窦入口　　　　　　匙突
锥隆起

砧骨
锤骨
鼓索神经
鼓膜

鼓岬

鼓膜张肌

咽鼓管

蜗窗小窝

颈动脉

颈静脉球

彩图 5-49-3　中耳鼓室

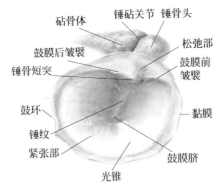

砧骨体　　锤砧关节　锤骨头

鼓膜后皱襞　　　　　松弛部

锤骨短突　　　　　　鼓膜前皱襞

鼓环　　　　　　　　黏膜

锤纹

紧张部　　　　　　　鼓膜脐

光锥

彩图 5-49-4　鼓膜标志

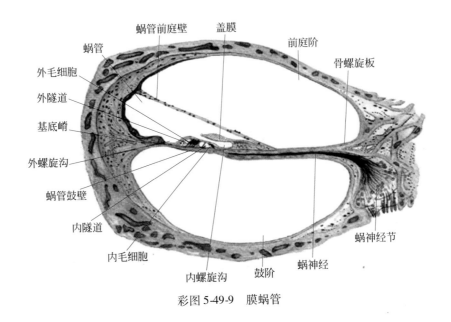

蜗管前庭壁　　盖膜

蜗管　　　　　　　　前庭阶

外毛细胞　　　　　　骨螺旋板

外隧道

基底嵴

外螺旋沟

蜗管鼓壁

内隧道

内毛细胞　　　　　　蜗神经节

内螺旋沟　　鼓阶　　蜗神经

彩图 5-49-9　膜蜗管

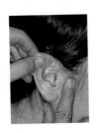

彩图 5-51-1　双手检查法

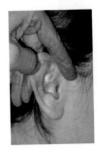

彩图 5-51-2　单手检查法

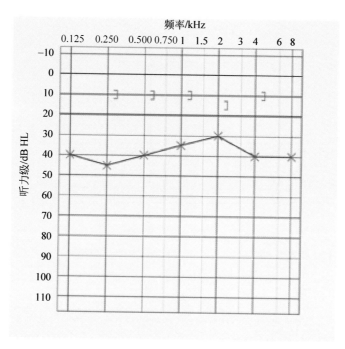

彩图 5-51-6　传导性聋(左耳)

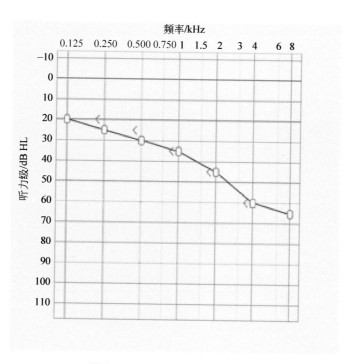

彩图 5-51-7　感音神经性聋(右耳)

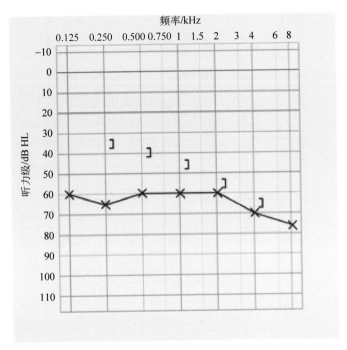

彩图 5-51-8　混合性聋（左耳）

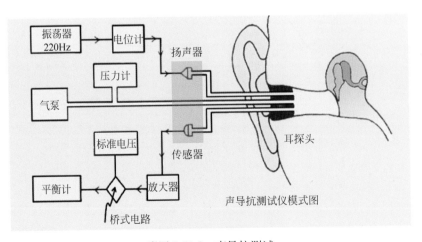

彩图 5-51-9　声导抗测试

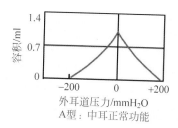

外耳道压力/mmH₂O
A型：中耳正常功能

彩图 5-51-10A　A 型鼓室图

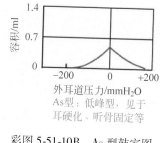

外耳道压力/mmH₂O
As型：低峰型，见于
耳硬化、听骨固定等

彩图 5-51-10B　As 型鼓室图

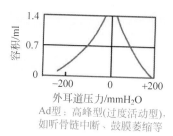

外耳道压力/mmH₂O
Ad型：高峰型(过度活动型)，
如听骨链中断、鼓膜萎缩等

彩图 5-51-10C　Ad 型鼓室图

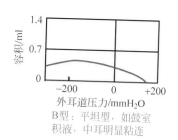

外耳道压力/mmH₂O
B型：平坦型，如鼓室
积液，中耳明显粘连

彩图 5-51-10D　B 型鼓室图

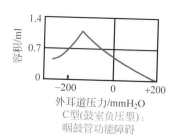

外耳道压力/mmH₂O
C型(鼓室负压型)：
咽鼓管功能障碍

彩图 5-51-10E　C 型鼓室图

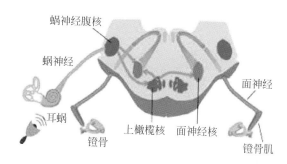

彩图 5-51-11　镫骨肌反射

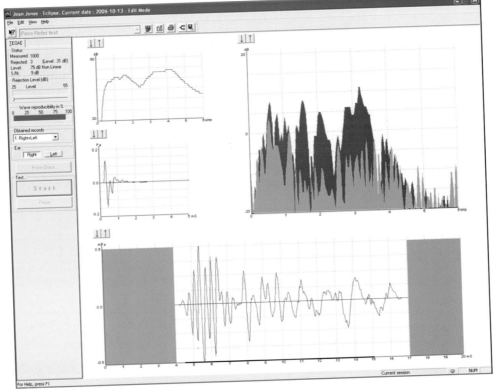

彩图 5-51-12　瞬态诱发性耳声发射

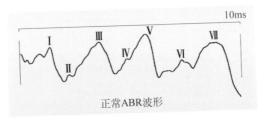

正常ABR波形

彩图 5-51-14　听性脑干诱发反应

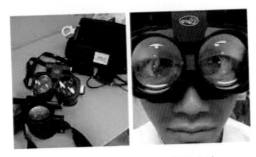

彩图 5-51-15　Frenzel 眼镜检查法

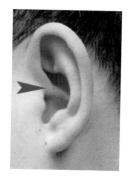

彩图 5-52-1　先天性耳前瘘管

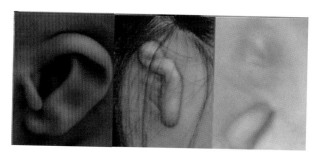

彩图 5-52-2　先天性外耳及中耳畸形

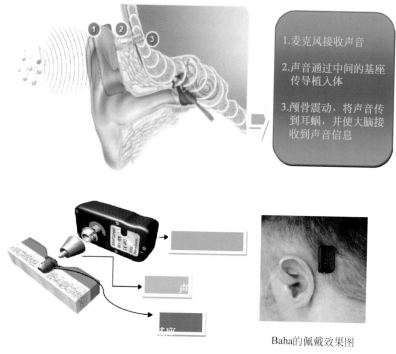

1.麦克风接收声音

2.声音通过中间的基座传导植入体

3.颅骨震动，将声音传到耳蜗，并使大脑接收到声音信息

声

基座

Baha的佩戴效果图

彩图 5-58-1　骨锚式助听器的结构与工作原理

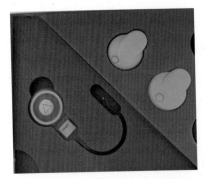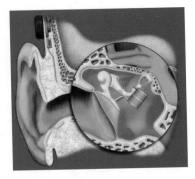

彩图 5-58-2　人工声桥组件及原理

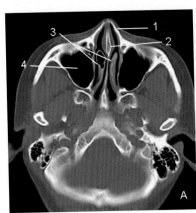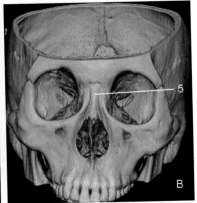

彩图 10-81-4　鼻窦 CT 三维重建

A—中鼻甲水平；B—鼻骨三维重建(SSD 图像)；1—左侧鼻骨；2—梨状骨；3—中鼻甲(右侧中鼻甲气化)；4—上颌窦；5—鼻骨全貌